甘肃省职业性尘肺病流行病学研究

赵文莉 廖萍泰 主编

甘肃科学技术出版社
甘肃·兰州

图书在版编目（CIP）数据

甘肃省职业性尘肺病流行病学研究 / 赵文莉，廖萍泰主编． -- 兰州：甘肃科学技术出版社，2024. 12.
ISBN 978-7-5424-3229-2

Ⅰ．R598.2

中国国家版本馆CIP数据核字第2024800EK3号

甘肃省职业性尘肺病流行病学研究
GANSUSHENG ZHIYEXING CHENFEIBING LIUXINGBINGXUE YANJIU

赵文莉　廖萍泰　主编

责任编辑　杜雨璇
封面设计　苟春媛

出　版	甘肃科学技术出版社
社　址	兰州市城关区曹家巷1号　730030
电　话	0931-2131575（编辑部）　0931-8773237（发行部）

发　行	甘肃科学技术出版社	印　刷	甘肃新华印刷厂
开　本	787mm×1092mm　1/16	印　张　23.25	字　数　523千
版　次	2024年12月第1版		
印　次	2024年12月第1次印刷		
书　号	ISBN 978-7-5424-3229-2	定　价　98.00元	

图书若有破损、缺页可随时与本社联系:0931-8773237
本书所有内容经作者同意授权,并许可使用
未经同意,不得以任何形式复制转载

编委会

主　审：李　慧

编委会主任：孙建云

编委会副主任：邬家龙

主　编：赵文莉　廖萍泰

副主编：寇振霞　何玉红

编　委：何小刚　邵国军　徐　佳　高金霞
　　　　戴金龙　杨　泽　王宝强　王国宁
　　　　王舒玥　张海涯　周　楠　李宣珠

前 言

尘肺病是严重降低劳动能力、致残和影响患者寿命的疾病，是我国目前危害广大劳动者身体健康最严重的职业病，在世界各国都是职业病工伤赔偿的主要疾病。尘肺病是我国发病人数最多、最常见的职业病，截至2008年底，尘肺病累计现患人数达64万多例。在国家的重视和关怀下，卫生部门和人社、医保、民政等有关部门密切协作，在尘肺病防治方面做了大量工作，取得很大成就，对控制尘肺病的发展起到积极作用。为了解我国尘肺病发病及其分布规律，1957和1964年在全国进行尘肺普查，对尘肺发病严重的厂矿进行了重点调查；1986年卫生部下达了《关于开展全国尘肺流行病学调查工作的通知》，自1987年至1990年在全国范围内开展了大规模的调查研究；2019年为进一步摸清现有职业性尘肺病患者相关基础信息，国家卫生健康委下达了在全国开展尘肺病患者随访与回顾性调查的任务，历时3年摸清了我国自1949年以来尘肺病发病、死亡情况及分布规律。

为了更好地整理总结和保存2019年甘肃省开展的尘肺病患者随访与回顾性调查工作相关资料，我们整理编辑了《甘肃省职业性尘肺病流行病学研究》，其中将调查数据分不同维度进行了深入的统计分析并提炼出了明确的结论和建议，为采取防治措施、加强管理提供了科学依据。同时还增加了尘肺病的基础理论知识和相关调查资料，便于读者查阅学习。本论著是甘肃省职业性尘肺病流行病学研究方面的历史文献，可供各地各单位和有关人员在尘肺病防治、科研、教学工作中参考。

参与本书编写工作的老师在本书的出版过程中认真搜集整理相关资料，其中赵文莉负责第一篇第一章、第二篇第一章、第十二章至第十六章及附录1~4的撰写（共计23.5万字），廖萍泰负责第一篇第二章和第三章、第二篇第二章至第十一章及附录5~9的撰写（共计26.1万字），编委承担了本书的整理与校验工作。在此对参与本书工作以及在尘肺病患者随访与回顾性调查工作中付出辛勤劳动的各位老师表示衷心感谢，鉴于能力与水平有限，难免有不尽如意之处，恳请各位专家学者及广大读者批评指正，我们将不断改进，以期更加完善。

编者

2024年3月

目 录
CONTNETS

第一篇 基础总论

第一章 尘肺病概述 / 003
 一、尘肺病的定义 / 003
 二、尘肺病的基本病理改变 / 003
 三、尘肺病的诊断 / 005
 四、尘肺病的病种类型 / 006
 五、尘肺病的临床表现 / 011
 六、尘肺病的并发症 / 014
 七、尘肺病的预防与治疗 / 015
 八、尘肺病流行病学概况 / 021

第二章 生产性粉尘 / 023
 一、生产性粉尘的定义 / 023
 二、生产性粉尘的分类 / 023
 三、生产性粉尘的来源 / 023
 四、生产性粉尘的理化特性及其卫生学意义 / 024
 五、生产性粉尘的致病作用 / 026
 六、生产性粉尘对健康的影响 / 027
 七、生产性粉尘的控制与防护 / 029

第三章 职业与健康 / 031
 一、职业性有害因素 / 031
 二、职业与健康的关系 / 032
 三、职业性损害的三级预防 / 039
 四、中国职业卫生面临的主要问题 / 040
 五、中国职业卫生工作的展望 / 043

第二篇 甘肃省职业性尘肺病随访调查研究

第一章 1949—2020年甘肃省职业性尘肺病随访调查研究 / 049
 一、背景 / 049

二、调查实施情况 / 054
三、研究内容 / 055
四、研究方法 / 056
五、质量控制 / 058
六、研究结果 / 058
七、分析与讨论 / 093
八、研究结论 / 100
九、建议 / 102
十、对实际工作的指导意义 / 103

第二章　兰州市1949—2020年职业性尘肺病流行特征分析 / 104
一、总体情况 / 105
二、职业性尘肺病现患病例人口学特征分布情况 / 106
三、职业性尘肺病现患病例分期情况 / 107
四、职业性尘肺病现患病例病种分布情况 / 108
五、职业性尘肺病现患病例工龄分布情况 / 112
六、职业性尘肺病现患病例享受保障情况 / 112
七、失访人群特征分布及原因分析 / 116
八、失访病例中现患和死亡病例估算 / 117
九、失访病例中存活病例保障情况估算 / 118

第三章　嘉峪关市1949—2020年职业性尘肺病流行特征分析 / 119
一、总体情况 / 119
二、职业性尘肺病现患病例人口学特征分布情况 / 121
三、职业性尘肺病现患病例分期情况 / 121
四、职业性尘肺病现患病例病种分布情况 / 121
五、职业性尘肺病现患病例工龄分布情况 / 123
六、职业性尘肺病现患病例享受保障情况 / 123
七、失访人群特征分布及原因分析 / 125
八、失访病例中现患和死亡病例估算 / 127
九、失访病例中存活病例保障情况估算 / 127

第四章　金昌市1949—2020年职业性尘肺病流行特征分析 / 128
一、总体情况 / 128
二、职业性尘肺病现患病例人口学特征分布情况 / 130
三、职业性尘肺病现患病例分期情况 / 130
四、职业性尘肺病现患病例病种分布情况 / 131

五、职业性尘肺病现患病例工龄分布情况 /133
六、职业性尘肺病现患病例享受保障情况 /133
七、失访人群特征分布及原因分析 /136
八、失访病例中现患和死亡病例估算 /138
九、失访病例中存活病例保障情况估算 /138

第五章 白银市1949—2020年职业性尘肺病流行特征分析 /139
一、总体情况 /140
二、职业性尘肺病现患病例人口学特征分布情况 /141
三、职业性尘肺病现患病例分期情况 /141
四、职业性尘肺病现患病例病种分布情况 /142
五、职业性尘肺病现患病例工龄分布情况 /145
六、职业性尘肺病现患病例享受保障情况 /145
七、失访人群特征分布及原因分析 /149
八、失访病例中现患和死亡病例估算 /150
九、失访病例中存活病例保障情况估算 /151

第六章 天水市1949—2020年职业性尘肺病流行特征分析 /152
一、总体情况 /152
二、职业性尘肺病现患病例人口学特征分布情况 /154
三、职业性尘肺病现患病例分期情况 /154
四、职业性尘肺病现患病例病种分布情况 /155
五、职业性尘肺病现患病例工龄分布情况 /158
六、职业性尘肺病现患病例享受保障情况 /158
七、失访人群特征分布及原因分析 /161
八、失访病例中现患和死亡病例估算 /163
九、失访病例中存活病例保障情况估算 /163

第七章 武威市1949—2020年职业性尘肺病流行特征分析 /164
一、总体情况 /164
二、职业性尘肺病现患病例人口学特征分布情况 /166
三、职业性尘肺病现患病例分期情况 /166
四、职业性尘肺病现患病例病种分布情况 /167
五、职业性尘肺病现患病例工龄分布情况 /170
六、职业性尘肺病现患病例享受保障情况 /170
七、失访人群特征分布及原因分析 /174
八、失访病例中现患和死亡病例估算 /175

九、失访病例中存活病例保障情况估算 /176

第八章 张掖市1949—2020年职业性尘肺病流行特征分析 /177
  一、总体情况 /178
  二、职业性尘肺病现患病例人口学特征分布情况 /179
  三、职业性尘肺病现患病例分期情况 /179
  四、职业性尘肺病现患病例病种分布情况 /180
  五、职业性尘肺病现患病例工龄分布情况 /184
  六、职业性尘肺病现患病例享受保障情况 /184
  七、失访人群特征分布及原因分析 /188
  八、失访病例中现患和死亡病例估算 /189
  九、失访病例中存活病例保障情况估算 /190

第九章 平凉市1949—2020年职业性尘肺病流行特征分析 /191
  一、总体情况 /191
  二、职业性尘肺病现患病例人口学特征分布情况 /193
  三、职业性尘肺病现患病例分期情况 /193
  四、职业性尘肺病现患病例病种分布情况 /194
  五、职业性尘肺病现患病例工龄分布情况 /197
  六、职业性尘肺病现患病例享受保障情况 /197
  七、失访人群特征分布及原因分析 /200
  八、失访病例中现患和死亡病例估算 /202
  九、失访病例中存活病例保障情况估算 /202

第十章 酒泉市1949—2020年职业性尘肺病流行特征分析 /203
  一、总体情况 /204
  二、职业性尘肺病现患病例人口学特征分布情况 /205
  三、职业性尘肺病现患病例分期情况 /206
  四、职业性尘肺病现患病例病种分布情况 /207
  五、职业性尘肺病现患病例工龄分布情况 /210
  六、职业性尘肺病现患病例享受保障情况 /210
  七、失访人群特征分布及原因分析 /214
  八、失访病例中现患和死亡病例估算 /216
  九、失访病例中存活病例保障情况估算 /216

第十一章 庆阳市1949—2020年职业性尘肺病流行特征分析 /217
  一、总体情况 /218
  二、职业性尘肺病现患病例人口学特征分布情况 /218

三、职业性尘肺病现患病例分期情况　　/219
　　四、职业性尘肺病现患病例病种分布情况　　/220
　　五、职业性尘肺病现患病例工龄分布情况　　/221
　　六、职业性尘肺病现患病例享受保障情况　　/221
　　七、失访人群特征分布及原因分析　　/224
　　八、失访病例中现患和死亡病例估算　　/225
　　九、失访病例中存活病例保障情况估算　　/226

第十二章　定西市1949—2020年职业性尘肺病流行特征分析　　/227
　　一、总体情况　　/228
　　二、职业性尘肺病现患病例人口学特征分布情况　　/229
　　三、职业性尘肺病现患病例分期情况　　/229
　　四、职业性尘肺病现患病例病种分布情况　　/230
　　五、职业性尘肺病现患病例工龄分布情况　　/231
　　六、职业性尘肺病现患病例享受保障情况　　/231
　　七、失访人群特征分布及原因分析　　/234
　　八、失访病例中现患和死亡病例估算　　/235
　　九、失访病例中存活病例保障情况估算　　/235

第十三章　陇南市1949—2020年职业性尘肺病流行特征分析　　/236
　　一、总体情况　　/237
　　二、职业性尘肺病现患病例人口学特征分布情况　　/238
　　三、职业性尘肺病现患病例分期情况　　/239
　　四、职业性尘肺病现患病例病种分布情况　　/239
　　五、职业性尘肺病现患病例工龄分布情况　　/241
　　六、职业性尘肺病现患病例享受保障情况　　/241
　　七、失访人群特征分布及原因分析　　/244
　　八、失访病例中现患和死亡病例估算　　/246
　　九、失访病例中存活病例保障情况估算　　/246

第十四章　临夏州1949—2020年职业性尘肺病流行特征分析　　/247
　　一、总体情况　　/248
　　二、职业性尘肺病现患病例人口学特征分布情况　　/248
　　三、职业性尘肺病现患病例分期情况　　/249
　　四、职业性尘肺病现患病例病种分布情况　　/249
　　五、职业性尘肺病现患病例工龄分布情况　　/250
　　六、职业性尘肺病现患病例享受保障情况　　/250

七、失访人群特征分布及原因分析　　/253

第十五章　甘南州1949—2020年职业性尘肺病流行特征分析　　/254
　　一、总体情况　　/255
　　二、职业性尘肺病现患病例人口学特征分布情况　　/256
　　三、职业性尘肺病现患病例分期情况　　/256
　　四、职业性尘肺病现患病例病种分布情况　　/257
　　五、职业性尘肺病现患病例工龄分布情况　　/258
　　六、职业性尘肺病现患病例享受保障情况　　/258
　　七、失访人群特征分布及原因分析　　/261
　　八、失访病例中现患和死亡病例估算　　/262
　　九、失访病例中存活病例保障情况估算　　/263

第十六章　甘肃矿区1949—2020年职业性尘肺病流行特征分析　　/264
　　一、总体情况　　/264
　　二、职业性尘肺病现患病例人口学特征分布情况　　/265
　　三、职业性尘肺病现患病例分期情况　　/265
　　四、职业性尘肺病现患病例病种分布情况　　/265
　　五、职业性尘肺病现患病例工龄分布情况　　/265
　　六、职业性尘肺病现患病例享受保障情况　　/266
　　七、失访人群特征分布及原因分析　　/268
　　八、失访病例中现患和死亡病例估算　　/268
　　九、失访病例中存活病例保障情况估算　　/269

参考文献　　/271

附　录

附录1：2019年甘肃省重点职业病监测项目工作方案　　/279
附录2：2019年尘肺病随访调查工作调度报告　　/287
附录3：甘肃省2019年职业性尘肺病随访和回顾性调查工作报告　　/296
附录4：甘肃省职业性尘肺病随访调查技术方案　　/309
附录5：甘肃省尘肺病防治攻坚行动实施方案　　/318
附录6：2020年甘肃省职业性尘肺病患者信息核查及补充调查工作方案　　/326
附录7：2020年甘肃省重点职业病监测及尘肺病随访调查工作现场技术指导与质控
　　　　工作报告　　/329
附录8：2020年甘肃省职业性尘肺病回顾性随访调查报告　　/331
附录9：甘肃省尘肺病研究相关论著　　/352

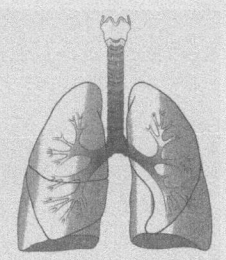

第一篇

基础总论

第一章

第一章 尘肺病概述

一、尘肺病的定义

《尘肺病诊断标准》中定义:"尘肺病(pneumoconiosis)是由于在职业活动中长期吸入生产性粉尘并在肺内潴留而引起的以肺组织弥漫性纤维化为主的全身性疾病。"但从尘肺发病机制及病理演变进展过程角度观察,尘肺病的肺组织纤维化很大程度上是由于吸入致病性粉尘,主要是吸入无机矿物性粉尘后引起的肺组织一系列病理反应的结果。这一系列病理反应包括巨噬细胞性肺泡炎、尘细胞性肉芽肿和粉尘致肺组织纤维化。三种病理反应有先后发生的过程,但也会同时存在。国际劳工组织(International Labour Organization, ILO)对尘肺病的定义是"尘肺是粉尘在肺内的蓄积和组织对粉尘存在的反应(pneumoconiosis is the accumulation of dust in the lung and the tissue reaction to its presence)"。这个定义更准确地概括了吸入粉尘后病理反应的全过程。此外,有些无机粉尘在肺内潴留,但并不引起肺泡组织结构的破坏或胶原纤维化形成,一般也不引起呼吸系统症状和肺功能损害,这类粉尘被称为惰性粉尘(inert dusts),这类粉尘在肺内的潴留被称为"良性尘肺"(benign pneumoconiosis)。因此,普通职业病范畴所说的尘肺病是指因吸入粉尘所致的肺泡功能结构单位的损伤,其早期表现为巨噬细胞肺泡炎,晚期导致不同程度的肺纤维化。必须强调的是,尘肺作为目前我国主要的职业病,和劳动保险等密切相关。

许多工业生产过程都可以产生粉尘而引起尘肺病,因此尘肺病是当前我国危害最广泛且严重的职业病。在我国产生粉尘引起尘肺的主要作业领域为:①各种金属矿山的开采,煤矿的掘井和采煤以及其他非金属矿山的开采,是产生尘肺的主要作业环境,主要作业工种是凿岩、爆破、支柱、运输;②金属冶炼业中矿石的粉碎、筛分和运输;③机械制造业中铸造的配砂、造型、铸件的清砂、喷砂以及电焊作业;④建筑材料行业,如耐火材料、玻璃、水泥、石料生产中的开采、破碎、碾磨、筛选、拌料等;石棉的开采、运输和纺织;⑤公路、铁路、水利、水电建设中的开凿隧道、爆破等。

二、尘肺病的基本病理改变

尘肺病是我国发患者数最多、最常见的职业病。自1866年Zenker首先提出尘肺(pneumocomiosis)一词,概括了因吸入粉尘所引起的肺部疾病以来,对尘肺的认识有很大的进展,而病理学在认识尘肺的病因及发病中起了重要的作用。

尘肺病是由于长期吸入生产性粉尘所引起的以肺组织纤维化为主的疾病。现在认为粉尘吸入所致的组织反应不光只限于终期的肺纤维化,应包括病理改变的全过程。

因此，认为尘肺是因吸入粉尘所致的肺泡功能结构单位的损伤，其早期表现为巨噬细胞肺泡炎，晚期导致不同程度的肺纤维化。在尘肺的发生上，粉尘的性质、浓度和粒径的大小、暴露时间是重要因素。而肺组织对粉尘的清除反应是决定尘肺发病的重要环节。正常人的呼吸道具有清除粉尘的黏液纤毛流（或称黏液纤毛阶梯）和肺泡以及间质的清除机制。这种不同层次的清除粉尘机制是一个连续的时相过程，快相约占吸入总尘量的70%~95%，在数天内即完成；慢相约占吸入总尘量的10%，一般要100d以上，甚至多年后才被排出，因为那些进入到肺间质或肺泡腔内而沉积下来的粉尘是难以清除的。当人体的清除功能减弱，吸入的粉尘量大于清除量（超负荷）时，粉尘就被蓄积在肺组织内造成肺损伤，大量及长时间的粉尘蓄积则导致尘肺病的发生。

（一）基本病理改变

肺组织内粉尘的大量蓄积势必引起肺结构的损伤，其表现不论吸入粉尘的理化特性或生物学活性如何，一般基本病变是相似的，主要表现为巨噬细胞性肺泡炎、尘细胞肉芽肿和尘性纤维化。

1. 巨噬细胞性肺泡炎

大量研究表明，任何外源性的刺激物如粉尘、化学物或生物激惹物、致敏原等，只要进入并阻留在肺泡内，首先引起的是巨噬细胞性肺泡炎。其起始阶段（数小时至72h）表现为肺泡内有大量中性多形核白细胞为主要成分的炎性渗出物，而后（3d以后）肺泡内巨噬细胞增多并取代白细胞而形成以肺泡巨噬细胞占绝对优势，伴有少量中性多形核白细胞和巨噬细胞、脱落的上皮细胞、脂类及蛋白成分的肺泡炎。在实验性矽肺中可见到中性多形核白细胞和巨噬细胞增生的"两个高峰"以及肺泡巨噬细胞吞噬尘粒，尘细胞坏死崩解的现象，肺泡上皮细胞（Ⅰ型上皮细胞）及肺毛细血管内皮细胞也有不同程度的变性坏死。现在认为中性多形核白细胞释放的活性氧（reactive oxygen species，ROS）和巨噬细胞大量合成及分泌的各种生物活性因子能直接损伤肺泡上皮细胞及毛细血管，致使肺组织结构受到明显破坏。

2. 尘细胞性肉芽肿（或结节）

在巨噬细胞性肺泡炎的基础上，粉尘和含尘巨噬细胞（尘细胞）可在肺组织的呼吸性细小支气管及肺泡内、小叶间隔、血管及支气管周围、胸膜下及区域性淋巴组织内聚集形成粉尘灶即尘斑或尘细胞肉芽肿或结节。在实验性矽肺中可观察到这种肉芽肿从起始阶段的尘细胞结节发展成为细胞纤维性结节及纤维细胞性结节，终形成胶原纤维组成的纤维性结节。晚期，胶原纤维矽结节可出现玻璃样变或相互融合病灶。应该指出的是，上述病理过程任何一个阶段的尘性病变除尘细胞、胶原纤维外，常有少量的淋巴细胞、浆细胞等其他成分。人们可根据尘细胞肉芽肿病变的不同阶段来判断某一粉尘的致肺纤维化病变的能力。

3. 尘性纤维化

当肺泡结构受到严重破坏，不能完全修复时，则为胶原纤维所取代而形成以结节为主的结节性肺纤维化或为弥漫性肺纤维化或两者兼有之。矽肺时常见有典型的结节性纤维化，晚期在结节和间质纤维化基础上可形成块状纤维性病灶。

（二）病理分型

根据我国尘肺病理诊断标准，分为三型：

①结节型尘肺病变以尘性胶原纤维结节为主，伴有其他尘性病理改变的存在。如最常见的矽肺和以矽尘为主的其他混合型粉尘所致的尘肺。

②弥漫纤维化型尘肺病变以肺的尘性弥漫性胶原纤维增生为主，伴有其他尘性病变：如石棉肺及其他硅酸盐肺，和其他含矽量低的粉尘所致的混合型尘肺。

③尘斑型尘肺病变以尘斑伴有灶周肺气肿为主，并有其他尘性病变的存在。如单纯性煤肺和其他碳系尘肺，以及一些金属尘肺。

三、尘肺病的诊断

职业性尘肺病的诊断要根据可靠的生产性矿物性粉尘接触史，以技术质量合格的X射线高千伏或数字化摄影（DR）后前位胸片表现为主要依据，结合工作场所职业卫生学、尘肺流行病学调查资料和职业健康监护资料，参考临床表现和实验室检查，排除其他类似肺部疾病后，对照尘肺病诊断标准片，方可诊断。劳动者临床表现和实验室检查符合尘肺病的特征，没有证据否定其与接触粉尘之间必然联系的，应当诊断为尘肺病。尘肺病诊断必须根据我国颁布的职业病危害因素分类目录和职业病目录，按照尘肺病诊断标准进行。我国职业病目录中规定了十三种尘肺病的病名，即：矽肺、煤工尘肺、石墨尘肺、炭黑尘肺、石棉肺、滑石尘肺、水泥尘肺、云母尘肺、陶工尘肺、铝尘肺、电焊工尘肺、铸工尘肺及其他尘肺。

职业性尘肺病的诊断分期分为：尘肺壹期、尘肺贰期和尘肺叁期。尘肺壹期为有下列表现之一者：①有总体密集度1级的小阴影，分布范围至少达到2个肺区；②接触石棉粉尘，有总体密集度1级的小阴影，分布范围只有1个肺区，同时出现胸膜斑；③接触石棉粉尘，小阴影总体密集度为0，但至少有两个肺区小阴影密集度为0/1，同时出现胸膜斑。尘肺贰期为有下列表现之一者：①有总体密集度2级的小阴影，分布范围超过4个肺区；②有总体密集度3级的小阴影，分布范围达到4个肺区；③接触石棉粉尘，有总体密集度1级的小阴影，分布范围超过4个肺区，同时出现胸膜斑并已累及部分心缘或膈面；④接触石棉粉尘，有总体密集度2级的小阴影，分布范围达到4个肺区，同时出现胸膜斑并已累及部分心缘或膈面。尘肺叁期为有下列表现之一者：①有大阴影出现，其长径不小于20mm，短径大于10mm；②有总体密集度3级的小阴影，分布范围超过4个肺区并有小阴影聚集；③有总体密集度3级的小阴影，分布范围超过4个肺区并有大阴影；④接触石棉粉尘，有总体密集度3级的小阴影，分布范围达到4个肺区，同时单个或两侧多个胸膜斑长度之和超过单侧胸壁长度的1/2或累及心缘使其部分显示蓬乱。

尘肺患者确诊后，应依据其X线诊断尘肺期、肺功能损伤程度和呼吸困难程度，进行职业病致残程度鉴定。按《劳动能力鉴定职工工伤与职业病致残等级》（GB/T

16180—2014），尘肺致残程度共分为7级，由重到轻依次为：（1）一级：尘肺叁期伴肺功能重度损伤及/或重度低氧血症〔$P_aO_2<53kPa（40mmHg）$〕。（2）二级：具备下列3种情况之一：①尘肺叁期伴肺功能中度损伤及/或中度低氧血症；②尘肺贰期伴肺功能重度损伤及/或重度低氧血症〔$P_aO_2<53kPa（40mmHg）$〕；③尘肺叁期伴活动性肺结核。（3）三级：具备下列3种情况之一：①尘肺叁期；②尘肺贰期伴肺功能中度损伤及/或中度低氧血症；③尘肺贰期合并活动性肺结核。（4）四级：具备下列3种情况之一：①尘肺贰期；②尘肺壹期伴肺功能中度损伤及/或中度低氧血症；③尘肺壹期合并活动性肺结核。（5）六级：尘肺壹期伴肺功能中度损伤及/或中度低氧血症。（6）七级：尘肺壹期，肺功能正常。

四、尘肺病的病种类型

粉尘的化学性质不同，其致病的能力及其所致的肺组织的病理学改变也有所不同，但其基本特征是肺组织弥漫性纤维化。根据矿物粉尘的性质，尘肺病可分为：由含游离二氧化硅（silicon dioxide, SiO_2）粉尘为主引起的矽肺；由含矽酸盐为主的粉尘引起的矽酸盐尘肺，包括石棉肺、水泥、滑石、云母尘肺和陶工尘肺等；由煤尘及含碳为主的粉尘引起的煤肺和碳素尘肺，包括煤工尘肺、石墨尘肺、炭黑尘肺；由金属粉尘引起的金属尘肺，如铝尘肺。因此，尘肺病是不同无机矿物性粉尘所引起的这一类疾病的总称。

中国现行的尘肺病诊断标准中包括十二种有具体病名的尘肺和一种"根据《尘肺病诊断标准》和《尘肺病理诊断标准》可以诊断的其他尘肺"，共计十三种尘肺病。十二种尘肺的名称大部分是以致病粉尘的名称命名，例如矽肺、石墨尘肺、炭黑尘肺、石棉肺、滑石尘肺、水泥尘肺、云母尘肺、铝尘肺等是以粉尘的名称命名；个别是以工种名称命名，例如煤工尘肺、陶工尘肺、电焊工尘肺、铸工尘肺则是以工种命名。其中以矽肺和煤工尘肺最为重要。矿山开采凿岩、筑路及水利电力施工的隧道开凿、采石及粉碎都产生二氧化硅粉尘，均可引起矽肺。煤矿的采煤工主要接触煤尘，引起煤工尘肺。但煤矿工人中往往既采煤，又掘进，既接触煤尘，又接触矽尘，其尘肺的病理改变及病程则较为复杂，有人称之为"煤矽肺"。但中国职业病名单中没有"煤矽肺"，故不宜作为尘肺的诊断名称。

（一）矽肺（silicosis）

是由于在生产过程中长期吸入游离SiO_2粉尘而引起的以肺部弥漫性纤维化为主的全身性疾病。我国矽肺病例约占尘肺总病例的40%，位居第二，是尘肺中危害最严重的一种。

在自然界中，游离SiO_2分布很广。在16km以内的地壳内约占5%，在95%的矿石中均含有数量不等的游离SiO_2。游离SiO_2粉尘，俗称为矽尘，石英（quartz）中的游离SiO_2达99%，故常以石英尘作为矽尘的代表。游离SiO_2按晶体结构分为结晶型（crystalline）、隐晶型（crypto crystalline）和无定型（amorphous）三种。结晶型SiO_2的硅氧四面体排列规则，如石英、鳞石英，存在于石英石，花岗岩或夹杂于其他矿物内的硅石；隐晶型 SiO_2 的硅氧四面体排列不规则，主要有玛瑙、火石和石英玻璃；无定型 SiO_2 主要存在于硅藻土、硅胶和蛋白石、石英熔炼产生的二氧化硅蒸气和在空气中凝结的气溶胶中。

游离 SiO_2 在不同温度和压力下，硅氧四面体形成多种同素异构体，随着稳定温度的升高，硅氧四面体依次为：石英、鳞石英、方石英、柯石英、超石英和人工合成的凯石英。正是由于这种特性，在工业生产热加工时，其晶体结构会发生改变。制造硅砖时，石英经高温焙烧转化为方石英和鳞石英，以硅酸盐为原料制造瓷器和黏土砖，焙烧后可含有石英、方石英和鳞石英。硅藻土焙烧后部分转化为方石英。

接触游离 SiO_2 粉尘的作业非常广泛，遍及许多领域。如：各种金属、非金属、煤炭等矿山，采掘作业中的凿岩、掘进、爆破、运输等；修建公路、铁路、水利电力工程开挖隧道，采石、建筑、交通运输等行业和作业；冶金、制造、加工业等，如冶炼厂、石粉厂、玻璃厂、耐火材料厂生产过程中的原料破碎、研磨、筛分、配料等工序，机械制造业铸造车间的原料粉碎、配料、铸型、打箱、清砂、喷砂等生产过程，陶瓷厂原料准备，珠宝加工，石器加工等均能产生大量含游离 SiO_2 粉尘。通常将接触含有10%以上游离 SiO_2 粉尘的作业，称为矽尘作业。

矽肺发病与下列素有关：粉尘中游离 SiO_2 含量、SiO_2 类型、粉尘浓度、分散度、接尘工龄、防护措施、接触者个体因素。

粉尘中游离 SiO_2 含量越高，发病时间越短，病变越严重。各种不同石英变体的致纤维化能力依次为鳞石英>方石英>石英>柯石英>超石英；晶体结构不同，致纤维化能力各异，依次为结晶型>隐晶型>无定型。

矽肺的发生发展及病变程度还与肺类粉尘蓄积量有关。肺内粉尘蓄积量主要取决于粉尘浓度、分散度、接尘时间、防护措施等。空气中粉尘浓度越高，分散度越大，接尘工龄越长，再加上防护措施差，吸入并蓄积在肺内的粉尘量就越大，越易发生矽肺，病情越严重。

工人的个体因素如年龄、营养、遗传、个体易感性、个人卫生习惯以及呼吸系统疾患对矽肺的发生也起一定作用。既往患有肺结核，尤其是接尘期间患有活动性肺结核，及其他慢性呼吸系统疾病者易罹患矽肺。

矽肺发病一般比较缓慢，接触较低浓度游离 SiO_2 粉尘多在15~20年后才发病。但发病后，即使脱离粉尘作业，病变仍可继续发展。少数由于持续吸入高浓度、高游离 SiO_2 含量的粉尘，经1~2年即发病者，称为"速发型矽肺"（acute silicosis）。还有些接尘者，虽接触较高浓度矽尘，但在脱离粉尘作业时X线胸片未发现明显异常，或发现异常但尚不能诊断为矽肺，在脱离接尘作业若干年后被诊断为矽肺，称为"晚发型矽肺"（delayed silicosis）。

（二）煤工尘肺（coal worker pneumoconiosis）

是指煤矿作业工人长期吸入生产性粉尘所引起的尘肺的总称。煤矿生产的工种和工序比较多，岩石掘进工人接触岩石粉尘（粉尘中游离含量都在10%以上），其所患尘肺为矽肺，发病工龄10~15年，病变进展快，危害严重，约占煤矿尘肺患者总数的20%~30%。采煤工作面的工人主要接触单纯性煤尘（煤尘中游离含量在5%以下），其所患尘肺为煤肺（anthracosis），发病工龄多在20~30年以上，病情进展缓慢，危害较轻。既在岩石掘进工作面也在采煤工作面工作过的工人，他们接触煤矽尘或既接触矽尘又接触过煤尘，这类尘肺称为煤矽肺（anthracosilicosis），是中国煤工尘肺最常见的类型，发病工龄多在15~20年，病情发展较快，危害较重。

煤是主要能源和化工原料之一，可分为褐煤、烟煤和无烟煤。随着采煤机械化程度的提高，煤的粉碎程度提高，粉尘产生量及分散度也随之增大。煤尘和煤矽尘是仅次于矽尘的对工人健康造成明显危害的煤矿粉尘。中国报告的尘肺病多发于煤矿企业，约占尘肺病总数的50%以上，位居第一。

煤田勘探、煤矿建设和生产的各工种，煤炭加工、运输和使用过程中均接触煤矿粉尘。煤田地质勘探过程中的钻孔、坑探、物探、采样分析等岗位；地下开采过程中的凿岩、爆破、装载、出矸推车、喷浆砌碹、掘进、打眼、采煤、运输、支柱、井下通风等岗位；露天开采的钻孔、爆破、挖掘、采装、运输、排土等岗位；洗煤厂的煤炭装卸、破碎、筛选或跳汰、水洗、浮选、设备维护岗位可接触不同类型的煤矿粉尘。此外煤球制造工、车站和码头煤炭装卸工可接触煤尘。

（三）石墨尘肺（graphite pneumoconiosis）

是长期吸入较高浓度的生产性石墨粉尘并在肺内潴留而引起的以肺组织弥漫性纤维化为主的全身性疾病。

石墨是自然界存在的单质碳，呈银灰色，具有金属光泽。比重2.1~2.3，排列为四层六角形的层状晶体结构。石墨分为天然和人工合成（又称高温石墨）两种。天然石墨是混有各种矿物质的结晶碳元素，石墨矿石中石墨含量一般为4%~20%，游离SiO_2的含量有很大差异：石墨矿含13.5%~25.9%，中碳石墨含0.5%~5.0%。天然石墨粉尘在肺组织引起的肉芽肿和间质纤维化，是由石墨本身引起的，而不是其中少量的SiO_2所致。由于采矿工人接触岩石粉尘，因此可能患矽肺。人工合成石墨是用无烟煤、焦炭、沥青等为原料，在3000℃高温电炉中处理制成，人工合成石墨几乎为纯净的结晶碳，游离SiO_2含量极低，多在0.1%以下。

石墨是一种用途很广的非金属矿物，具有耐酸碱、耐高温、导电、导热、润滑、可塑、黏着力强、抗腐蚀等优良特性。在石墨矿的开采、碎矿、浮选、烘干、筛粉和包装各工序；以石墨为原料制造各种石墨制品，如坩埚、电极、电刷、耐腐蚀管材等；石墨用作钢锭涂复剂、铸模涂料，原子反应堆的减速剂等使用过程中也产生石墨粉尘；合成石墨的生产过程中，可产生大量的粉尘，特别是石墨成品包装工序，粉尘浓度较高，尘粒很细、质轻，空气中悬浮的粉尘几乎都是可吸入粉，对人体的危害极大。石墨尘肺可分为两类：SiO_2含量在5%以下的石墨粉尘所致的尘肺为石墨肺；SiO_2含量超过5%以上的石墨粉尘所致的尘肺为石墨矽肺。石墨粉尘时间加权平均容许浓度总尘

为 $4mg/m^3$，呼吸性粉尘为 $2mg/m^3$。

（四）炭黑尘肺（carbon black pneumoconiosis）

是生产和使用炭黑的工人长期吸入较高浓度炭黑粉尘所引起的尘肺。炭黑是气态或液态碳氢化合物，是工业炭素中的主要族类，用途极广。一般多用石油、沥青、天然气、焦炭为原料，经不完全燃烧和加热降解制取。碳成分占90%~95%，含游离SiO_2 0.5%~1.5%。炭黑粉尘质量轻，颗粒细小，直径一般在0.04~1.04μm之间，极易飞扬且长时间悬浮于空气中。炭黑广泛应用于橡胶、塑料、油漆、油墨、染料、纸张及干电池等工业，为一种补强剂和着色剂。发生炭黑尘肺的主要工种是炭黑厂的筛粉、包装工，其次是使用炭黑制品工人，如电极厂配料、成型工，橡胶轮胎厂投料工。炭黑粉尘总尘的时间加权平均容许浓度为$4mg/m^3$。

（五）铝尘肺（aluminosis）

是因长期吸入较高浓度金属铝尘或氧化铝粉尘所致的尘肺。铝系银白色轻金属，分布广泛，主要分布在未分化的岩石和硅酸铝黏土中。冶炼铝和生产铝粉等过程中可产生金属铝粉和氧化铝粉尘，金属铝粉分为粒状铝粉和片状铝粉，其铝含量分别为96%和89%~94%。铝尘除动力作用外，由于带电性相同，粉尘之间相互排斥，能长时间悬浮于空气中。金属铝及其合金比重轻、强度大，作为轻型结构材料广泛用于航空、船舶、建筑材料和电器等工业部门。金属铝粉用于制造炸药、导火剂等。用氧化铝经电炉熔融成的聚晶体（白刚玉）可制成磨料粉和磨具等，还用于制造冰晶石和氟化铝，并可用于生产电器绝缘制品。氧化铝的致纤维化作用远较金属铝更轻。铝及铝合金粉尘总粉尘时间加权平均容许浓度为$3mg/m^3$，氧化铝总粉尘时间加权平均容许浓度为$4mg/m^3$。

（六）电焊工尘肺（welder's pneumoconiosis）

是长期吸入高浓度的电焊烟尘而引起的以慢性肺组织纤维增生损害为主的一种尘肺。电焊粉尘主要来自焊接烟尘。电焊时产生烟、尘取决于焊条种类和金属母材以及被焊金属。焊条是由焊芯和药皮组成，其中焊芯含有大量铁粉，还含有碳、锰、硅、铬、镍、硫和磷等。药皮主要由大理石、萤石、莰石、石英、长石、锰铁、硅铁、钛铁、白云石、云母和纯碱等组成。电焊作业时在电弧高温（2000~6000℃）作用下，焊芯、药皮、焊接母材发生复杂的冶金反应，生成大部分为氧化铁，并可含、氧化锰、氟化物、臭氧、各种微量金属和氮氧化物的混合物烟尘或气溶胶，逸散在作业环境中。

电焊烟尘粒径很小，多在0.4~0.5μm。电焊作业在建筑、机械加工、造船、国防等工业部门广泛存在锅炉、油罐或船体装备等通风不良以及密闭的容器内进行电焊作业时，接触电焊烟尘浓度较高。电焊烟尘总尘的时间加权平均容许浓度为$4mg/m^3$。

（七）铸工尘肺（founder pneumoconiosis）

是指铸造作业中的翻砂、造型作业者长期吸入成分复杂而游离SiO_2含量不高的粉尘，如陶土、高岭石、石墨、煤粉、石灰石和滑石等混合性粉尘，所引起的以结节型或尘斑型并伴有肺间质纤维化损害为主的尘肺。铸工尘肺不包括铸造中因型砂的粉碎、搅拌、运输、使用以及开箱、清砂、清理铸件时吸入游离SiO_2极高的粉尘所引起的尘肺，后者也应称为矽肺。

铸造生产过程包括型砂配制、砂型制造、砂型干燥、合箱、浇铸、打箱和清砂等工序。型砂原料主要是天然沙，SiO_2含量一般在70%以上；其次是黏土，主要成分是硅酸铝。型砂虽SiO_2量很高，但因使用型砂时要搅拌配成湿料，且砂型颗粒较大，故不易患矽肺，仅致铸工尘肺。铸造生产的铸件长分为铸钢、铸铁和有色合金铸件。铸钢的浇铸温度为1500℃，配料用耐火性强的石英砂（含游离SiO_2 77%~98%）；铸铁温度为1300℃，可用耐火性较差的天然砂（含游离SiO_2 70%~85%）；铸有色金属合金温度为1100℃以下。也多用天然砂并混有黏土、石墨粉、焦炭粉等混合性材料。在铸造过程的各工序都可产生大量粉尘，并可引起尘肺。

（八）陶工尘肺（pottery worker's pneumoconiosis）

是陶瓷工业生产过程中由于接触一定数量的陶瓷原料粉尘所引起的尘肺病。陶瓷是把石英、黏土、长石、石膏等粉碎后，经配料、制坯、成品、干燥、修坯、施釉、烧制等工艺过程制成的各种器、或材料。作业场所多为石英和硅酸盐混合粉尘。不同工种接触粉尘的性质所含游离SiO_2的量也不一致。陶瓷制品各地制坯的原料不一致，配方也不同，游离SiO_2含量通常在8.7%~65%之间，分散度小于$5\mu m$的占70%~90%。陶工在生产过程中可接触到这种混合粉尘。

（九）石棉肺（asbestosis）

是在生产过程中长期吸入石棉粉尘所引起的以肺组织弥漫性纤维化为主的疾病。其特点是全肺弥漫性纤维化，是弥漫性纤维化型尘肺的典型代表，不出现或极少出现结节性损害。石棉肺是硅酸盐尘肺中最常见、危害最严重的一种。

石棉（asbestos）是天然的纤维状的硅酸盐类矿物质的总称，可分为蛇纹石类和闪石类两种类型。蛇纹石类主要有温石棉，为银白色片状结构，并形成中空的管状纤维丝，柔软，可弯曲，具有可织性。温石棉使用量占世界全部石棉产量的95%以上，主要产于加拿大，俄罗斯和中国。闪石类为硅酸盐的链状结构，共有5种（青石棉、铁石棉、直闪石、透闪石、阳起石），质硬而脆，其中以青石棉和铁石棉的开采和使用量最大，主要产于南非、澳大利亚和芬兰等地。

石棉具有耐酸、耐碱、耐热、坚固、拉力强度大、抗腐蚀、绝缘等良好的物理和工艺性能，在工业上广泛应用。石棉纤维粗细随品种而异，其直径大小依次为直闪石>铁石棉>温石棉>青石棉。粒径愈小，则沉积在肺内的量越多，对肺组织的穿透力也越强，故青石棉致纤维化和致癌作用都最强，而且出现病变早，形成石棉小体多。温石棉富含氧化镁，在肺内易溶解，因而在肺内清除比青石棉和铁石棉快。动物实验结果显示，不同粉尘的细胞毒性依次为石英>青石棉>温石棉。

接触石棉的主要作业是采矿、加工和使用，如石棉采矿、选矿、纺织、建筑、绝缘、造船、造炉、电焊、耐火材料、石棉制品检修、保温材料制造和使用的行业。

石棉种类、石棉纤维长度、石棉纤维尘浓度、接触石棉时间和接触者个体差异等均可影响石棉肺发病。较柔软而易弯曲的温石棉纤维易被阻留于细支气管上部气道并清除，直而硬的闪石类纤维，如青石棉和铁石棉纤维可穿透肺组织，并可达到胸膜，导致胸膜疾患；过去认为只有长的石棉纤维，即>20μm才有致纤维化作用，现已证实<5μm的石棉纤维均能引起肺纤维化；粉尘中含石棉纤维量越高，接触时间越长，吸入肺内纤维越多，越易引起肺纤维化。脱离粉尘作业后仍可发生石棉肺。此外，接触者个体差异及其生活习惯，如吸烟等均与石棉肺发病有关。

（十）滑石尘肺（talcosis）

是由长期吸入滑石粉尘而引起肺部弥漫性纤维化的一种疾病，属于硅酸盐类尘肺。滑石为含镁的硅酸盐或碳酸盐矿物。具有润滑性、耐热、耐水、耐酸碱、耐腐蚀、不易导电、吸附性强等性能。用于橡胶、建筑、纺织、造纸、涂料、陶瓷、雕刻、高级绝缘材料、医药及化妆品等行业。

（十一）水泥尘肺（cement pneumoconiosis）

是长期吸入水泥粉尘而引起肺部弥漫性纤维化的一种疾病，属于硅酸盐类尘肺。由于建筑工业的发展，生产和使用水泥的人群数量相当庞大，尤其20世纪70年代乡镇小水泥厂的兴起，忽视防尘措施，劳动者在生产运输和使用水泥过程中接触大量粉尘，严重危害劳动者身体健康。

水泥分天然水泥和人工水泥。天然水泥是将有水泥样结构的自然矿物质经过煅烧、粉碎而形成。人工水泥又称硅酸盐水泥，是以石灰石、黏土为主要原料与少量校正原料，如铁粉等经破碎后按一定比例混合、磨细、混匀而成原料，原料在水泥窑内煅烧至部分融熔，即为熟料，再加适量石膏、矿渣或外加剂磨细、混匀即为水泥。近百年来由于工业不断发展，制成了各种特殊用途的水泥。如高强度硬水泥、矾土水泥、膨胀水泥、抗酸水泥等。

水泥生产过程中的原料粉碎、混合、成品的包装、运输等作业均产生大量粉尘，是职业性接触的主要来源。水泥尘肺的发病与接尘时间、粉尘浓度和分散度以及个人体质有关，一般发病时间在20年以上，最短为10年。

（十二）云母尘肺（mica pneumoconiosis）

生产工人长期吸入云母粉尘可引起云母尘肺。云母尘肺属于硅酸盐尘肺。云母为钾、镁、铝等的铝硅酸盐，是云母族矿物的总称。商业上多称"千层纸"。根据成分，可分为白云母、金云母、黑云母、锂云母等。云母是分布最广的造岩矿物之一，主要产于伟晶岩、花岗岩及云母片岩中。从事云母开采和加工的工人均可接触云母粉尘，此外还接触游离SiO_2。国内测定显示，云母开采粉尘中游离SiO_2含量均超过10%，一般在20%~55%。云母具有耐酸、隔热、绝缘等性能，广泛用于电器材料和国防工业。

五、尘肺病的临床表现

尘肺病的病理基础是肺组织弥漫性、进行性的纤维化，尘肺病的病程及临床表现决定于生产环境粉尘的浓度、暴露的时间及累计暴露剂量，以及有无合并症和个体特征。一般来说尘肺病是一种慢性疾病，病程均较长，在临床监护好的情况下，许多尘肺病患者的寿命甚至可以达到社会人群的平均水平。但短期大量地暴露于高浓度粉尘和/或游离SiO_2含量很高的粉尘，肺组织纤维化进展很快，易发生并发症，患者可在较短时间内出现病情恶化。

（一）症状

尘肺病患者的临床表现主要是以呼吸系统症状为主的咳嗽、咳痰、胸痛、呼吸困难四大症状，此外尚有喘息、咯血以及某些全身症状。

1.咳嗽

咳嗽是尘肺病患者最常见的主诉，主要和合并症有关。早期尘肺病患者咳嗽多不明显，但随着病程的进展，患者多合并慢性支气管炎，晚期患者常易合并肺部感染，均使咳嗽明显加重。特别是合并有慢性支气管炎者咳嗽可非常严重，兼具慢性支气管炎的特征，即咳嗽和季节、气候等有关。尘肺病患者合并肺部感染，往往不像一般人发生肺部感染时有明显的全身症状，可能仅表现为咳嗽明显加重。吸烟患者咳嗽较不吸烟者明显。少数患者合并喘息性支气管炎，表现为慢性长期的喘息，呼吸困难较合并单纯慢性支气管炎者更为严重。

2.咳痰

尘肺病患者咳痰是常见症状，即使在咳嗽很少的情况下，患者也会有咳痰，主要是由于呼吸系统对粉尘的清除导致分泌物增加所致。在没有呼吸系统感染的情况下，一般痰量不多，多为黏液痰。煤工尘肺病患者痰多为黑色，晚期煤工尘肺病患者可咳出大量黑色痰，其中可明显看到有煤尘颗粒，多是大块纤维化病灶由于缺血溶解坏死所致。石棉暴露工人及石棉肺病患者痰液中则可验到石棉小体。如合并肺内感染及慢性支气管炎，痰量则明显增多，痰呈黄色黏稠状或块状，常不易咳出。

3.胸痛

胸痛是尘肺病患者最常见的主诉症状，几乎每个患者或轻或重均有胸痛，其和尘肺期别以及临床表现多无相关或平行关系，早晚期患者均可有胸痛，其中可能以矽肺和石棉肺患者更多见。胸痛的部分原因可能是纤维化病变的牵扯作用，特别是有胸膜的纤维化及胸膜增厚，脏层胸膜下的肺大泡的牵拉及张力作用等。胸痛的部位不一且常有变化，多为局限性；疼痛性质多不严重，一般主诉为隐痛，亦有描述为胀痛、针刺样痛等。

4.呼吸困难

呼吸困难是尘肺病的固有症状，且和病情的严重程度相关。随着肺组织纤维化程度的加重，有效呼吸面积的减少，通气/血流比例的失调，缺氧导致呼吸困难逐渐加重。合并症的发生则明显加重呼吸困难的程度和发展速度，并累及心脏，发生肺源性心脏病，使之很快发生心肺功能失代偿而导致心功能衰竭和呼吸功能衰竭，是尘肺病患者死亡的主要原因。

5. 咯血

较为少见,可由于上呼吸道长期慢性炎症引起黏膜血管损伤,咳痰中带少量血丝;亦可能由于大块状纤维化病灶的溶解破裂损及血管而咯血量较多,一般为自限性。尘肺合并肺结核是咯血的主要原因,且咯血时间较长,量也会较多。因此,尘肺病患者如有咯血,应注意是否合并有肺结核。

6. 其他

除上述呼吸系统症状外,可有程度不同的全身症状,常见的有消化功能减弱,胃纳差,腹胀,大便秘结等。

(二) 体征

早期尘肺病患者一般无体征,随着病变的进展及合并症的出现,则可有不同的体征。听诊发现有呼吸音改变是最常见的,合并慢性支气管炎时可有呼吸音增粗、干性啰音或湿性啰音,有喘息性支气管炎时可听到喘鸣音。大块状纤维化多发生在两肺上后部位,叩诊时在胸部相应的病变部位呈浊音甚至实变音,听诊则语音变低,局部语颤可增强。晚期患者由于长期咳嗽可致肺气肿,检查可见桶状胸,肋间隙变宽,叩诊胸部呈鼓音,呼吸音变低,语音减弱。广泛的胸膜增厚也是呼吸音减低的常见原因。合并肺心病心衰者可见心衰的各种临床表现,缺氧、黏膜发绀、颈静脉充盈怒张、下肢水肿、肝脏肿大等。

(三) 实验室检查

1. 常规检查

尘肺病患者临床实验室检查主要根据病情的需要,合并感染时血常规的检查是必要的,但尘肺病患者合并慢性呼吸道感染时白细胞往往并无明显的升高。顽固的呼吸道或肺内感染可能需要痰液的细菌学培养以指导临床治疗。此外,痰液的结核菌检查对是否合并结核及治疗具有重要意义。结核菌检查应采取集菌法并多次检查,必要时需进行结核菌培养。大块状纤维化需要和合并肺癌鉴别时痰液的细胞学检查可能是有帮助的。

2. 肺功能检查

肺功能检查是肺科疾病的常规检查,它不仅是了解患者的肺功能代偿状况、评价劳动能力和致残程度的重要依据,而且在一定程度上对疾病的诊断和鉴别诊断也是有帮助的,不同类型的肺功能损害可能具有不同的临床意义,如单纯尘肺肺功能损害可能以限制性通气功能障碍或混合性通气功能障碍为主,而以严重阻塞性通气功能障碍为主可能提示合并有慢性支气管炎或喘息性支气管炎。石棉肺多为限制性通气功能障碍。肺功能残气量的增加则是肺气肿指征之一。血气分析则是合并呼吸衰竭或肺心病心衰临床急救治疗必需的检查项目。尘肺病患者的肺功能检查在本书中有章节专门讲述,此处不再赘述。

3. 其他检查

随着尘肺发病机制研究的深入,生化、免疫学指标的实验室检查,以及细胞和分子水平的实验室研究有许多进展,如血铜蓝蛋白、TNF-a、Fn、SOD、石棉暴露的癌基因改变和基因表达的研究、细胞增殖与细胞凋亡的研究等。但迄今为止,尚没有特异性的指标和/或病变程度密切相关的指标可作为诊断、鉴别诊断或判定病情的指标而应用于临床实践,也不能作为健康筛检或健康监护的检查项目。较早期关于溶菌酶、羟脯氨酸等的研究由于难以得到确切的结论,临床也难以评价,目前已基本不再有研究报道。血清铜蓝蛋白是一种糖蛋白,具有氧化酶功能,在矽肺患者的血清中可见到铜蓝蛋白增高,也见到在抗纤维化治疗后有降低,但其正常值仍不能确定,临床的确切意义也不清楚。

六、尘肺病的并发症

尘肺病患者由于长期接触生产性矿物性粉尘,使呼吸系统的清除和防御机制受到严重损害;加之尘肺病慢性进行性的长期病程,患者的抵抗力明显减低,故尘肺病患者常常发生各种不同的并发症。尘肺并发症对尘肺病患者的诊断和鉴别诊断、治疗、病程进展及预后都产生重要的影响,也是患者常见的直接死因。中国尘肺流行病学调查资料显示,尘肺病患者死因构成比呼吸系统并发症占首位,为51.8%,其中主要是肺结核和气胸;心血管疾病占第二位,为19.9%,其中主要是慢性肺源性心脏病。因此,及时正确地诊断和治疗各种并发症,是抢救患者生命、改善病情、延长寿命、提高患者生活质量的重要内容。尘肺病常见的并发症有:呼吸系统感染、气胸、肺源性心脏病、呼吸衰竭、肺结核、慢性支气管炎、肿瘤等。

(一)呼吸系统感染

呼吸系统感染,主要是肺内感染,同时也是尘肺病患者最常见的并发症。由于长期接触粉尘,在粉尘的化学和物理作用的刺激下,呼吸道黏膜损伤,常合并慢性支气管炎,呼吸道分泌物增加,长期的慢性炎症和机械刺激作用使呼吸系统的清除自净功能严重下降。肺部广泛的纤维化,使肺组织损伤,通气功能下降,纤维化组织的收缩、牵拉,使细支气管扭曲、变形、狭窄,引流受阻;加之慢性长期的病程,患者抵抗力降低,都是尘肺病患者易于发生肺内感染的原因。

感染的病原微生物可以是细菌、病毒、支原体、真菌等。院外感染以流感嗜血杆菌和肺炎双球菌为多见,其次是葡萄球菌、卡他细球菌、链球菌等;亦有大肠杆菌、绿脓杆菌等革兰氏阴性杆菌。部分尘肺病患者长期住院极易发生院内感染,治疗往往更困难。院内感染主要是患者相互交叉感染和医源性感染,以革兰氏阴性杆菌为多见,其中绿脓杆菌和大肠杆菌最多。医疗用品消毒不彻底,特别是尘肺病患者常用的雾化吸入装置、吸氧设备等是发生院内感染的主要原因。长期、反复滥用抗生素和激素导致复杂多菌群感染,微生物产生耐药性,均为造成临床治疗困难的主要原因。

(二)气胸

尘肺并发气胸是急性病症,诊断不及时或误诊,可造成严重后果,应予十分重视。肺组织纤维化使肺通气/血流比值失调,导致纤维化部位通气下降,而纤维化周边部位则代偿性充气过度造成泡性气肿，泡性气肿相互融合成为肺大泡。发生在肺脏层胸膜下的肺大泡破裂致气体进入胸腔是发生气胸的主要原因。肺组织表面和胸膜的纤维化及纤维化组织的牵拉和收缩，也可发生气胸。气胸发生往往有明显的诱因，任何能使肺内压急剧升高的原因都可导致发生气胸，主要有：合并呼吸系统感染时，咳嗽、咯痰加重，用力咳嗽和呼吸困难，通气阻力增加，肺内压升高，使肺大泡破裂；用力憋气，如负重、便秘时发生气胸；意外的呛咳，如异物对咽部及上呼吸道的刺激等。

（三）慢性肺源性心脏病

慢性肺源性心脏病是由于肺、胸或肺动脉慢性病变引起的肺循环阻力增高，右心室超负荷造成肥大，最后导致心力衰竭。尘肺病患者发生慢性肺源性心脏病的主要原因一是尘肺病变本身，二是尘肺病患者多合并慢性支气管炎。尘肺致肺组织广泛的纤维化，使肺通气面积缩小，通气/血流比例失调，局部或广泛的肺气肿使肺内压升高，压迫肺毛细血管床；肺组织纤维化也使肺毛细血管床减少，肺血管受纤维化的压迫和牵拉，管腔面积缩小；肺血管本身纤维化，管壁增厚，弹性减小；这些都使肺动脉压升高，肺循环阻力增加，从而增加右心后负荷。尘肺病患者合并慢性支气管炎是非常普遍的。长期的慢性支气管炎使气道狭窄，通气阻力增加，继之发生肺气肿、肺内压增高进一步导致肺动脉压升高，也是尘肺病患者合并慢性肺源性心脏病的主要原因。此外，尘肺病患者长期慢性缺氧可引起心肌变性，并常继发红细胞增多，使血液黏稠度增加，也导致肺循环阻力增加。中国尘肺流调资料显示，尘肺并发肺源性心脏病以煤工尘肺、石棉肺、水泥尘肺为多见，分别占死因构成比的25%、28%和29%。

（四）呼吸衰竭

尘肺并发呼吸衰竭是尘肺病患者晚期常见的结局。随着尘肺所致肺组织纤维化的进展，正常的肺组织被纤维化组织取代以及胸膜纤维化的发生，肺的容量、通气量降低，有效呼吸面积减少；纤维化部位的有效通气减少，血流则可能相对正常，而没有纤维化的部位则发生代偿性气肿或通气过度；二者均导致通气不足和通气/血流比例失调。尘肺病患者长期咳嗽、咯痰，呼吸道分泌物增多，多数合并慢性支气管炎，均导致呼吸道狭窄，呼吸阻力增高，发生阻塞性通气障碍。由于尘肺纤维化病变呈进行性加重，病程较长，晚期尘肺病患者多并发慢性代偿性呼吸衰竭。上呼吸道及肺部感染、气胸等诱因是导致发生失代偿性呼吸衰竭的主要原因；滥用镇静及安眠类药物也是导致尘肺病患者呼吸衰竭的原因之一。严重尘肺病由于肺组织大面积纤维化及合并慢性呼吸系统感染，可表现为长期的严重失代偿性呼吸衰竭。尘肺病患者的呼吸衰竭多表现为缺氧和二氧化碳潴留同时存在。缺氧对中枢神经系统、心脏和循环系统以及细胞和组织代谢、电解质平衡都有明显的影响。二氧化碳潴留对中枢神经系统、呼吸及酸碱平衡则有明显的影响。

七、尘肺病的预防与治疗

尘肺病是完全可预防的疾病，1995年国际劳工组织（International Labour Organization, ILO）和世界卫生组织（World Health Organization, WHO）联合提出"全球消除矽肺规划（international programme on global elimination of silicosis）"，这是一项预防尘肺的战略措施，中国亦在制订防治尘肺规划纲要。

（一）尘肺病的预防

三级预防是疾病预防的根本策略。尘肺病是病因明确的外源性疾病，是人类生产活动带来的疾病，预防策略应该是一级预防是根本，只要真正做好一级预防，尘肺病则可不发生。同时也要做好二级预防和三级预防。

1.控制尘源，防尘降尘

在做好工程防护、控制防尘的发生、降低粉尘浓度方面，中国已经有了非常成熟的经验，并取得了明显的效果，这就是防尘降尘的"八字方针"：水、风、密、革、护、宣、管、查。"水"即坚持湿式作业，禁止干式作业；"风"即通风除尘，排风除尘；"密"即密闭尘源或密闭、隔离操作；"革"即技术革新和工艺改革，包括使用替代原料和产品；"护"即加强个体防护；"宣"即安全卫生知识教育培训；"管"即防尘设备的维护管理和规章制度的建立，保证设备的正常运转；"查"即监督检查。实践证明，这是行之有效的防尘降尘方法，是一级预防的重要措施。

2.开展健康监护和医学筛检

对从事粉尘作业的人员开展健康监护和定期的医学检查，是早期发现尘肺病患者的主要手段。早期发现患者或高危人群，早期采取干预措施，可预防疾病的进一步发展或延缓疾病的发展，甚至可使高危人群不发展成尘肺病患者。做好健康监护和医学筛检是做好二级预防的重要措施。

3.做好三级预防，延长患者寿命，提高生活质量

对已患尘肺的患者，应该积极地开展三级预防，即预防并发症的发生，包括加强个体保健和适当的体育活动，增强机体的抵抗力；建立良好的生活习惯，不吸烟，预防感冒和发生呼吸系统感染；早期发现治疗并发症。以预防、治疗并发症、改善临床症状为目的，采取综合治疗是尘肺病患者临床治疗的主要方法。

（二）尘肺病治疗研究回顾

1.治疗研究

由于20世纪50年代末至60年代初中国尘肺病高发，且病情均十分严重，对尘肺病患者必须采取临床治疗成为迫切的任务。因此，中国开展了尘肺治疗研究，并取得了一些成绩。治疗研究大致可分以下几个阶段：

①由于大量尘肺病患者的出现，且病情较重，临床治疗主要是对症治疗，并采取保健措施，如定期疗养、呼吸训练、服用乳制品、维生素等。这一时期是临床治疗的探索阶段。

②为了满足临床患者治疗的需要，在全国大部分地区开展了治疗尘肺药物的筛选研究，主要是根据中医辨证论治的理论，以生津润肺和软坚散结为治法，根据标本兼治的原则，开展了中医治疗矽肺的药物筛选，曾筛选过1200多种中草药。

③随着克矽平抗纤维化研究的进展，开始了以抗纤维化治疗为目的的大量研究，包括各地自行开展的研究工作和国家组织的科技攻关研究，主要试用的药物有克矽平、磷酸哌喹、汉防己甲素、磷酸羟基哌喹、柠檬酸铝。大量动物试验研究的结果显示，这些药物有一定的预防和延缓纤维化进展的作用。临床研究亦报告有延缓纤维化进展的作用。

④探索新途径及综合治疗，包括大容量肺灌洗术的临床研究。

2.抗纤维化治疗研究

（1）抗纤维化药物种类

自1937年加拿大Denny首先报道用铝粉预防家兔实验性矽肺的效果后，国内外都在进行寻找抗纤维化治疗的药物。1961年西德Schlipkotter报告PVNO（克矽平，聚-2-乙烯吡啶-氮氧化物）对实验性矽肺有效，以后动物实验先后发现磷酸哌喹（1973年）、汉防己甲素（1975年）、氢氧哌喹（1978年）、柠檬酸铝（1973年）、山铝宁（1975年）等有不同程度抑制肺纤维化的作用，并相继应用于临床治疗。

（2）抗纤维化药物治疗作用机理

①铝制剂：吸附于Si表面，阻止Si与体液发生水合作用产生Si-OH。

②克矽平：克矽平的N-O优先与-OH结合，使石英不与巨噬细胞发生成氢键反应，从而保护巨噬细胞，提高巨噬细胞对矽尘毒性的抵抗力；间接增强肺对矽尘的廓清能力；阻断和延缓胶原的形成。

③磷酸哌喹：间接增强肺的排除矽尘能力；保护细胞膜和溶酶体，防止尘细胞溃解；抑制正常胶原变性成为矽肺胶原；对不溶性的矽肺胶原蛋白可降解为小分子的肽段，对胶原纤维化有逆退作用；降低脂类与糖含量，减少形成矽结节的基质；有类激素及免疫抑制作用。

④汉防己甲素：抑制胶原合成；影响细胞分泌功能，阻止胶原、糖胺聚糖从细胞内向细胞外分泌，使其不能在细胞外形成胶原纤维；使不溶性的矽肺胶原蛋白降解为小分子的肽段；可与铜离子络合，影响胶原的交联反应；降低脂类与糖含量，减少形成矽结节的基质。

（3）药物剂量及方法

磷酸哌喹，口服，每周一次，0.5~0.75g，6个月为一疗程，间隔1~2个月后继续下一疗程。汉防己甲素，口服，每日200~300mg分三次，3~6个月一疗程，间隔1~2个月后继续下一疗程。羟基磷酸哌喹，口服，每周1~2次，每次0.25g，6个月为一疗程，间隔1~2个月后继续下一疗程。柠檬酸铝，肌注每次20mg，每周一次，6个月为一疗程，间隔1~2个月后继续下一疗程。克矽平，雾化吸入，每日0.3g，3~6个月为一疗程，或静滴，每周一次2g，3~6个月为一疗程，间隔1~2个月后继续下一疗程。

（4）临床疗效

鉴于临床治疗和疗效研究的难度很大，现有的多数临床研究均难以完全遵循多中心、双盲、随机的原则，疗效的判定也比较可能。多认为抗纤维化治疗能够在一定程度上延缓纤维化的进展，并有一定的长期疗效。

（5）副反应

汉甲、磷酸哌喹、羟基磷酸哌喹副反应相似，主要表现为：

①胃肠道症状，多发生在开始几次服药后，有口苦、胃纳减退、胃痛、腹泻及腹胀等，可自行缓解。

②窦性心动过缓，少数。

③肝功能异常，特别是血清谷丙转氨酶（SALT）升高，各疗程均可发生，部分病例可自然恢复，部分病例停药后恢复。

④皮肤色素沉着及皮肤瘙痒，较普遍，以汉防己甲素为甚，多发生在1~2个疗程以后，用药时间越长表现越明显，停药后可自行消失。

3. 大容量肺灌洗治疗

①1996年Ramireg首先将全肺灌洗术应用于治疗重症进行性肺泡蛋白沉积症后，近年来，这一技术曾应用于肺泡蛋白沉积症、支气管哮喘持续状态、肺囊性纤维化、慢性支气管炎等疾患。它有清除呼吸道和肺泡中滞留的物质，缓解气道阻塞，改善呼吸功能，控制感染等作用。1982年Mason对1例尘肺患者进行肺灌洗治疗后，症状立即得到改善，但肺功能未见明显好转。1986年国内开展大容量肺灌洗治疗矽肺的实验研究和临床治疗，已积累了近5000例的治疗病例。大容量肺灌洗治疗可以排出一定数量的沉积于呼吸道和肺泡中的粉尘及由于粉尘刺激所生成的与纤维化有关的细胞因子，被认为有病因治疗的意义，同时灌洗可使滞留于呼吸道的分泌物排出，有明确改善临床症状的效果。有报道20例单纯矽肺病例，采用大容量全肺灌洗治疗，结果显示2/3患者治疗后感觉呼吸轻松，胸闷、气急迅速好转，还能适当参加体力劳动，爬楼、上坡亦不感吃力，明显优于对照组。X线胸片显示，治疗组50%稳定无变化，进展和明显进展各占25%，而对照组有40%进展、30%明显进展。

②支气管肺泡灌洗术可分：单侧全肺灌洗、双侧全肺灌洗，均需在全麻下进行。

③副作用。大容量肺灌洗是风险性较高的操作技术，特别要求麻醉技术，要有一定的条件和有经验的医师，在严格掌握适应证的情况下进行。预防和处理术中及术后并发症是重点，这些包括低氧血症、心律失常、肺不张、支气管痉挛、肺感染等。

（三）综合治疗

1. 尘肺病治疗的原则

尘肺病理改变是肺组织弥漫性纤维化，而纤维化是肺损伤后的修复机制，且理论上Ⅰ型肺泡上皮细胞是不能再生的组织，Ⅱ型上皮再生的能力也是非常有限的。因此，抗肺组织纤维化治疗的理论基础有待商榷。尘肺病是慢性病，治疗的原则应该是：预防并积极治疗并发症，延缓病情进展，减轻患者痛苦，延长患者寿命，提高生活质量。为达到这些目的临床上应以综合治疗为主：

2. 保健治疗

①加强尘肺病患者健康管理，及时脱离矽尘作业，适当安排好工作或休养，定期

复查、随访，及时发现并积极治疗并发症。

②开展健身疗法，进行防病治病及养病知识宣传，进行适当的体育活动，加强营养，提高身体抵抗力。

③良好的生活习惯，不吸烟，预防感冒和肺部感染。

3.临床治疗

①对症治疗：主要是止咳消痰，预防治疗感冒。

②支持疗法：可用中药增强机体抵抗力，如：黄芪、党参、白术、砂仁、地黄、白芨、薏仁、知母、麦冬、玉竹、天冬等。

③抗感染：慢性支气管炎合并感染及肺部感染时及时应用抗生素控制感染。

④积极治疗并发症。

⑤延缓尘肺病变的治疗：如汉甲、磷酸哌喹、羟基磷酸哌喹、柠檬酸铝、克矽平、中草药等。

（四）并发症的治疗

1.慢性肺源性心脏病的治疗

①积极控制肺部感染尽早确定病原诊断及药敏试验结果。在病原未明情况下，可首选抗耐药性革兰氏阴性细菌药物或联合应用抗生素。

②保持呼吸道通畅，清除痰液（翻身、拍背、吸痰、湿化气道、祛痰剂等）、应用气道扩张解痉剂（茶碱类静滴、$β_2$受体激动剂气雾吸入、短程使用糖皮质激素类）。

③心力衰竭治疗洋地黄应用毛花苷C，毒旋花苷K为佳，剂量为常用剂量的1/3~1/2。利尿剂选用氢氯噻嗪，间歇、少量投用，无效时，间断使用襻利尿剂（如呋塞米）。血管扩张剂：酚妥拉明、硝普钠、硝苯地平、卡托普利等有一定效果，但须防止肺通气/血流比值恶化。

④及时发现肺性脑病和弥漫性血管内凝血（DIC）的并发症，给予早期用药治疗。

2.呼吸衰竭治疗

（1）病因和诱因治疗

主要是抗肺部感染。

（2）呼吸支持

通过呼吸支持，使$PaO_2>8.0kPa$，并控制高碳酸血症，使pH维持在正常范围。

氧疗：用鼻导管、鼻塞或面罩吸O_2，用低浓度O_2吸入，提高并维持$PaO_2>8.0kPa$或$SaO_2>90\%$即可。有CO_2潴留者，用低流量吸O_2。改善通气方法如下。

①呼吸兴奋剂：有CO_2潴留者，可用呼吸兴奋剂，如尼可刹米（可拉明）2.25g加入5%葡萄糖500mL静滴，以刺激通气。

②机械通气可先试用经面罩机械通气，如效果欠佳，可建立人工气道，先用气管插管，必要时作气管切开。一般选用间歇正压通气（IPPV），出现ARDS可用呼气末正压通气（PEEP）。在撤离呼吸机时，应用同步间歇指令通气（SIMV）或压力支持通气。

(3) 并发症的控制

①电解质和酸碱平衡的紊乱：呼吸性酸中毒应通过增加通气来纠正，合并代谢性酸中毒时可补充碳酸氢钠。呼吸性酸中毒合并代谢性碱中毒且有碱血症者，可适当补充氯化钾或氯化钠溶液。血清电解质浓度异常者酌情治疗。

②上消化道出血：先暂时禁食，然后酌情给流质或半流质。氢氧化铝凝胶10mL口服，每日3次，西咪替丁（甲氰咪呱）0.4g加入40mL溶液静注，每日2次。必要时输血。

③肾功能衰竭：浮肿、少尿者应低盐饮食，并用氢氯噻嗪（双氢克尿塞）25mg，口服，每日3次，或呋塞米（速尿）20~40mg静注。若有高血压，可静滴高渗葡萄糖液，每日2~4g，葡萄糖中加入正规胰岛素1U。必要时作透析治疗。

④营养不良：经胃肠道摄入不足者可合并静脉营养。气管插管后，常规插胃管鼻饲饮食。有通气衰竭者，应适当控制碳水化合物摄入。三大营养素的比例一般为：碳水化合物50%~60%，蛋白质15%~20%，脂肪20%~30%。应用传统公式计算每日所需能量往往低于呼吸衰竭者实际需要量，应适当纠正。

3. 尘肺合并气胸的治疗

（1）闭合性气胸

肺压缩面积小于30%的气胸通常对症治疗，卧床休息，一般1~2周内可自行吸收痊愈，有气闷、气急感觉者可给鼻氧吸入。肺压缩面积大于50%的气胸，通常要求卧床，吸氧，胸腔穿刺可为首选治疗。

①胸腔穿刺：于患者病侧胸部锁骨中线外侧第2肋间进行，先行普鲁卡因皮试阴性后于局部皮内、皮下及胸膜外用1%普鲁卡因3~5mL注射局麻，2~3min后沿第3肋骨上缘锁骨中线外侧渐渐推入胸腔穿刺针同时用针筒抽吸（胸腔穿刺针尾通常带一橡胶管或乳胶管，约10cm，抽吸针筒通常采用50mL的冲洗针筒）。当针筒抽满空气后，助手钳夹橡胶管，术者排空冲洗针筒内空气，然后继续抽吸胸腔内气体，直至肺膨胀为止。如胸腔穿刺抽气治疗后气胸又出现或症状未见好转，或体征、胸片未见改善，则必须行闭式胸腔引流术。

②闭式胸腔引流术排气：于患侧胸腔第2肋间锁骨中线外侧置引流管；如需排液体时，则于患侧第5~7肋间腋中线和腋后线之间置胸引流管，患者通常取半卧位，局麻方法同上述胸腔穿刺法，局麻后者将胸引流管头部剪成鱼口状，并于其下方剪1~2个侧孔有利于引流，于侧孔尾侧约5~7cm处用一丝线结扎作为标记，以示引流管置入胸腔的深度（再根据患者胸壁的厚度适当调整），大约局麻后3min，于上述部位切开皮肤约2cm，用血管钳分开肌层，沿肋骨上缘进胸腔，并用血管钳撑开切口，将已做好深度标记的胸引流管用一血管钳夹住头部置入切口，在引流管标记处结扎、固定胸引流管，并和胸腔水封瓶相接，可加用0.98、1.47kPa（10~15cm H_2O）负压引流，如有持续漏气则暂停负压抽取，每隔6~8h后再试用负压吸引1次，至漏气停止时即持续负压吸引直至肺膨胀。

（2）张力性气胸

病情紧急者立即于患侧胸腔第2肋间锁骨中线外侧插入一粗针头，使肺内张力减低。粗针头尾部可续扎一橡皮指套，指套末端开一小孔排气用，此橡皮指套可起水封瓶作用，随即行闭式胸腔引流术（参见"闭合性气胸"的治疗）。

①一般处理：包括氧气吸入、止咳、镇痛、化痰及抗生素治疗等。

②手术适应证：张力性气胸如闭式胸腔引流术仍不能缓解者，或持续有大量气体引流出来，说明有较大的气管、支气管或肺裂伤，需开胸手术治疗。

（五）尘肺的康复医疗

尘肺的康复医疗是综合治疗的重要内容。通过康复治疗，可以增强机体的抵抗力，预防或减少并发症的发生，减轻症状，改善肺功能，提高生命质量，延长寿命。肺康复医疗方法有：

1. 卫生指导和咨询

通过各种形式向患者介绍尘肺病特点及有关不吸烟和预防并发症的知识，鼓励患者增强战胜疾病的信心，积极配合治疗。

2. 呼吸肌功能康复

包括腹式呼吸和缩唇呼吸，及膈肌起搏器应用，指导患者正确使用，耐心坚持，对改善肺功能会起到很好效果。

3. 全身康复锻炼

如户外行走、慢跑、打太极拳、健身气功、踏车等对增加活动能力，提高生命质量有帮助。

4. 营养支持

主要调整饮食习惯和食谱，如给予足够的热量外，应考虑碳水化合物、脂肪和蛋白质的适当配比，同时给予足够的维生素和微量元素。这对增强机体免疫力，预防呼吸道感染都是有益的。

5. 家庭氧疗

家庭氧疗指征为：缓解期$PaO_2<7.3kPa$ 3周以上；PaO_2 7.3~7.8kPa。伴右心衰竭或白细胞压积≥55%。家庭氧疗可延长寿命，减少住院次数，提高生命质量。

八、尘肺病流行病学概况

20世纪50年代后期中国工业化进程迅速发展，矿山开采由手工操作转为机械化生产，干式凿岩及干式作业使作业环境粉尘浓度可高达每立方米数千毫克，很快出现了大批矽肺患者。为掌握尘肺发病情况和原因，组织了许多调查研究工作，1957年和1964年在全国进行尘肺普查。同时，对尘肺发病严重的厂矿进行了重点调查，如山东坊子煤矿、辽宁盖平硅石矿、江西大吉山钨矿、西华山钨矿、湖南瑶岗仙钨矿、浙江东风萤石矿及鞍钢耐火材料厂等。1987年开展的"全国尘肺流行病学调查研究"，是应用职业流行病学方法进行的这类调查研究的一个范例。全国大部分省、自治区、直辖市都参加了这次调查工作。本次调查研究所取得的资料摸清了中华人民共和国成立以来中国各时期诊断的尘肺及其地理区域和工业行业的分布，分析了不同时期尘肺发病情况及死亡原因，结合职业病报告已成为中国尘肺病资料的主要来源。

根据到2002年底的统计，中国累计发生尘肺病患者581 377例，较1986年的统计数字增加了47%；其中累计已死亡病例139 177例，全死因累计病死率高达23.9%；现患尘肺病患者442 200例，较1986年的统计数字增加了41%，其中主要是矽肺和煤工尘肺，占总数34尘肺病的85%。从地理区域分布看，尘肺病主要集中在四川、辽宁、湖南、山西、黑龙江和河南，以上六个省总计现患病例约占全国总数的40%。从行业分布来看，以煤炭行业最为严重，其现患病例数几乎占全部病例的1/2；其次是冶金行业，占总数的12%；之后依次是有色金属、建材、机械、轻工、铁道。上述7个行业部门的尘肺病例占总数的85%，是中国尘肺防治工作的重点。应该指出的是，目前大量的乡镇企业和私人企业的兴起已成为中国经济结构中的一个非常重要的组成部分，特别是大量的矿石开采业，尤以小煤窑的开采为甚，加之小水泥制造，小冶炼业等，已成为中国尘肺病患者的主要来源。近来发生的群发性矽肺患者均来源于此，但这方面则没有准确的数字统计。根据20世纪末的统计，中国已有乡镇企业2000余万家，从业人员超过1亿人，其中约16%的工人接触粉尘作业。目前在乡镇企业中，普遍存在生产工艺落后、对粉尘危害缺乏应有的知识、只重生产、不懂防尘、没有任何防尘降尘设施等问题，这也将成为发生尘肺的主要来源。

甘肃省地处中国西部，矿产资源丰富，但由于生产工艺和经济较落后，自然条件艰苦，作业场所粉尘危害相对严重，尘肺病高发态势显著。近年来，大量高能耗、高污染、高危险、高危害企业又逐渐从发达地区向甘肃转移，职业危害因素广泛分布在煤炭、冶金、建材、有色金属、机械、化工等传统工业，以及医药、生物工程、汽车制造等新兴产业和第三产业等几十个行业当中。更为严重的是，职业危害防治的历史欠账较多，政府和企业职业危害防治投入不足，防护设施设备不到位，产生职业危害的落后工艺、技术、材料还大量存在。一些企业重生产、轻投入，甚至置职工生命健康于不顾，作业场所有毒有害因素浓（强）度不能得到有效控制，加重了生产岗位有毒有害因素的危害后果，从业人员职业病风险大大增加。此外出现了农民工外出务工回乡发病增多，技术落后、企业防护和健康监护不到位造成尘肺病高发，急进型矽肺的发生增多，群体尘肺病例出现，石棉肺病例高发等诸多问题。职业病和职业卫生信息监测系统报告，2016年全省共报告各类新发职业病199例，其中新发职业性尘肺病152例（占76.38%），2017年全省共报告各类新发职业病158例职业性尘肺病120例（占75.95%），2020年全省共报告各类新发职业病175例，其中新发职业性尘肺病150例（占85.71%）。截至2020年底，甘肃省尘肺病现患数6959例。尘肺病仍是本省发病人数最多、危害最为严重的职业病。

第二章 生产性粉尘

一、生产性粉尘的定义

粉尘是指以气溶胶状态或以烟雾状态存在的能较长时间飘浮于空气中的固体微粒。人类各种生产活动和生活活动中可产生大量的粉尘,自然界的分化腐蚀随着气体的流动也会产生粉尘。生产性粉尘是专指在人类生产活动中产生的能够较长时间飘浮于生产环境中的固体微粒。它是污染生产环境、危害劳动者健康的重要职业危害因素。

二、生产性粉尘的分类

生产性粉尘根据其化学性质可分为无机粉尘和有机粉尘两大类,与尘肺病相关的是无机粉尘。

1. 无机粉尘 (inorganic dust)

主要是矿物性粉尘,其他包括金属粉尘和人工无机粉尘,就其化学性质可再分为以下几种。

①矽尘:是指含有相当量的游离SiO_2的粉尘,如金属矿山开采、岩石开采、隧道挖掘、煤矿掘井中产生的粉尘。矽尘是生物学活性最强,对人体健康危害最大的粉尘。

②硅酸盐尘:石棉、滑石、云母、高岭土、水泥粉尘均属此类,其中以石棉粉尘最重要。此类粉尘除含有SiO_2外,还含有Mg、Fe、Ca、Al等化学元素。

③含碳粉尘:煤尘、炭黑、石墨、活性炭等粉尘,其中以煤尘暴露人数最多。

④金属粉尘:金属冶炼、电焊时产生的烟雾,如铁、锡、铅、锌、铍、铜等金属及其氧化物粉尘。

⑤人工无机粉尘:如金刚砂、玻璃及玻璃纤维、人造矿物棉(矿渣棉、岩棉、玻璃棉)等。

2. 有机粉尘 (organic dust)

有机粉尘主要是农业生产、有机化学工业、医药等行业的生产过程中产生的粉尘。其多为动植物的蛋白及有机化学物,对健康的影响主要是引起机体过敏性疾病,如职业性哮喘、过敏性肺泡炎等。单纯的有机粉尘一般不会引起尘肺病,故不赘述。

三、生产性粉尘的来源

1. 按生产方式

生产性粉尘的来源就生产方式而言,主要是以下几种。

①固体物质的机械加工如矿物质的粉碎、钻孔、研磨、打光、切削,粉碎的固体

物质的筛分、搅拌、运输等，有机物质的加工、纺织等。这是生产性粉尘的最重要的来源。

②固体物质的不完全燃烧或爆破，如煤炭的不完全燃烧产生的含大量煤尘的烟雾，矿山开采和隧道的爆破等。

③物质加热时产生的蒸气在空气中凝结或炭化形成固体微粒以气溶胶方式存在的粉尘，如电焊过程中产生的电焊烟尘，铸造及金属加工中产生的金属烟雾粉尘等。

④固体粉状物质的包装、搬运、混合、搅拌等。

2.按产业种类

生产性粉尘的来源就产业种类（行业）而言，几乎各行各业无不产生生产性粉尘，主要为以下6种行业。

（1）矿山开采业

各种金属矿山及非金属矿山的开采是产生粉尘的最主要的行业，故也是尘肺病危害最严重的行业。随着矿山开采技术的不断改进，作业环境粉尘浓度也经历了不同的阶段性的变化。原始的人工开采粉尘浓度并不高，粉尘的分散度也较低。随着风动工具的产生，矿山开采业利用风动工具凿眼爆破，在开始的干式作业阶段粉尘浓度急剧增高，形成了尘肺病发生的高峰期，以后随着湿式作业的推广，粉尘浓度又有所降低。但在煤矿采用综合采煤机械后，由于作业面大，机械粉碎力大，煤矿粉尘浓度又有上升。特别是小煤窑、小冶金矿山的开采，已成为发展中国家粉尘危害的主要来源。

（2）机械加工业

铸造业的配砂、混砂、成型以及铸件的打箱、清砂等，均是产生粉尘的主要工艺；金属的切削、研磨、打光等。最近人们注意到一些铸钢工艺中有石棉粉尘的危害，在接触工人中发现有胸膜斑的形成，应该引起重视。

（3）冶炼业

金属冶炼中矿石的粉碎、烧结、选矿等，可产生大量的粉尘。

（4）建筑材料

耐火材料、玻璃制造、水泥制造、采石、石料加工，以及陶瓷业中原料的混配、成型、烧炉、出炉和搪瓷工业。

（5）筑路业

铁道、公路修建中的隧道开凿及铺路。

（6）水电业

水利电力行业中的隧道开凿及运输。

四、生产性粉尘的理化特性及其卫生学意义

根据生产性粉尘来源、分类及其理化特性可初步判断其对人体的危害性质和程度。从卫生学角度出发，主要应考虑的粉尘理化特性如下。

1.粉尘的化学成分、浓度和接触时间

工作场所空气中粉尘的化学成分和浓度直接决定其对人体危害性质和严重程度。不同化学成分的粉尘可导致纤维化、刺激、中毒和致敏作用等。如含游离SiO_2粉尘致纤维化，某些金属（如铅及其化合物）粉尘通过肺组织吸收，引起中毒，另一些金属（如铍、铝等）粉尘可导致过敏性哮喘或肺炎。同一种粉尘，作业环境空气中浓度越高，暴露时间越长，对人体危害越严重。

2.粉尘的分散度

分散度指粉尘颗粒大小的组成，以粉尘粒径大小的数量或质量组成百分比来表示，前者称为粒子分散度，后者称为质量分散度，粒径或质量小的颗粒越多，分散度越高。粉尘粒子分散度越高，其在空气中飘浮的时间越长，沉降速度越慢，被人体吸入的机会就越多；而且，分散度越高，比表面积越大，越易参与理化反应，对人体危害越大。

不同种类的粉尘由于粉尘的密度和形状不同，同一粒径的粉尘在空气中的沉降速度不同，为了互相比较，引入空气动力学直径。尘粒的空气动力学直径（aerodynamic equivalent diameter，AED）是指某一种类的粉尘粒子，不论其形状、大小和密度如何，如果它在空气中的沉降速度与一种密度为1的球形粒子的沉降速度一样时，则这种球形粒子的直径即为该种粉尘粒子的空气动力学直径。粉尘粒子投影直径（dp）换算成AED的公式为：

$$AED (\mu m) = dp\sqrt{Q}$$

式中，dp：光镜下投影直径，μm；Q：粉尘比重。

同一空气动力学直径的尘粒，在空气中具有相同的沉降速度和悬浮时间，并趋向于沉降在人体呼吸道内的相同区域。一般认为，AED小于$15\mu m$，的粒子可进入呼吸道，其中$10\sim15\mu m$的粒子主要沉积在上呼吸道，因此把直径小于$15\mu m$的尘粒称为可吸入性粉尘（inhalable dust）；$5\mu m$以下的粒子可到达呼吸道深部和肺泡区，称之为呼吸性粉尘（respirable dust）。

3.粉尘的硬度

粒径较大、外形不规则、坚硬的尘粒可能引起呼吸道黏膜机械损伤；而进入肺泡的尘粒，由于质量小，肺泡环境湿润，并受肺泡表面活性物质影响，对肺泡的机械损伤作用可能并不明显。

4.粉尘的溶解度

某些如含有铅、砷等的有毒粉尘可在上呼吸道溶解吸收，其溶解度越高，对人体毒作用越强；相对无毒的粉尘如面粉，其溶解度越大，其毒作用越弱；石英粉尘等很难溶解，在体内持续产生危害作用。

5.粉尘的荷电性

物质在粉碎过程和流动中相互摩擦或吸附空气中离子而带电。尘粒的荷电量除取决于其粒径大小、比重外，还与作业环境温度和湿度有关。飘浮在空气中的粒子90%~95%荷正电或负电。同性电荷相斥增强了空气中粒子的稳定程度，异性电荷相吸使尘粒撞击、聚集并沉降。一般来说，荷电尘粒在呼吸道内易被阻留。

6.粉尘的爆炸性 可氧化的粉尘如煤、面粉、糖、亚麻、硫黄、铝等，在适宜的浓度下（如煤尘 $35g/m^3$；面粉、铝、硫黄 $7g/m^3$；糖 $10.3g/m^3$）一旦遇到明火、电火花和放电时，可发生爆炸。

7.粉尘的放射性

稀土的职业性放射性危害来自原料和产品中的少量天然放射性钍（^{232}Th），天然钍属于低毒性放射性核素 ^{232}Th 的半衰期为 $1.4×10^{10}$ 年，放射 α 粒子。

五、生产性粉尘的致病作用

粉尘的致病作用主要决定于其化学性质，化学性质不同，其生物学作用也不同，主要的致病作用有以下几种。

1.刺激作用（irritative effect）

吸入的生产性粉尘首先进入呼吸道刺激呼吸道黏膜，使黏膜毛细血管扩张，黏液分泌增加，以加强对粉尘的阻留作用。但长期的黏膜毛细血管扩张则导致黏膜大，继之发生黏膜营养不良而致萎缩，形成萎缩性鼻炎。硬度较大，边缘锐利的粉尘颗粒还可机械性地直接损伤黏膜细胞引起鼻炎、咽炎、喉炎。有些金属粉尘则可直接损伤鼻黏膜形成溃疡和穿孔。粉尘散落于皮肤上可堵塞皮脂腺使皮肤干燥，易于发生继发感染形成粉刺、毛囊炎等。粉尘对角膜的刺激及损伤可致角膜感觉迟钝、角膜混浊等改变。

2.非特异性炎症反应（nonspecific inflammation）

长期吸入大量粉尘可损伤呼吸道黏膜，致使黏膜上皮细胞增生肥大，黏液分泌增加，纤毛运动减弱。粉尘致呼吸道的机械性损伤也常致继发感染，因此接尘工人的慢性支气管炎是常见的与职业有关的疾病，也有人称之为"尘性慢性支气管炎"。吸烟和粉尘的联合作用可增加慢性支气管炎的发病率。

3.致纤维化作用（fibrogenicity）

尘肺是长期吸入生产性无机粉尘，主要是矿物性粉尘而致的以肺组织纤维化病变为主的一类全身性疾病的统称，其病理特点是肺组织发生弥漫性、进行性的纤维组织增生，引起呼吸功能严重受损而致劳动能力下降乃至丧失。游离 SiO_2 具有极强的细胞毒性和致纤维化作用，因此，粉尘中游离 SiO_2 含量的多少和该类粉尘致纤维化的程度密切相关。矽肺是纤维化病变最严重，进展最快，危害最大的尘肺。粉尘的致纤维化作用是粉尘对人体健康危害最大的生物学作用。此外，铍及其氧化物粉尘引起慢性铍病也是以肺纤维化为主要病理改变。

4.致癌作用（carcinogenicity）

石棉粉尘可引起支气管肺癌和间皮瘤（mesothelioma），放射性矿物质粉尘可致肺癌，金属粉尘镍，铬酸盐等也和肺癌高发有关。近来，矽尘和肺癌的关系在学术界的争论受到人们的关注，一些流行病学的研究结果提示矽尘暴露和肺癌的高发有一定的相关性，国际癌症研究机构（International Agency for Research on Cancer, IARC）主要依据这些研究结果已把矽尘列为人类致癌物，但国际劳工大会2002年提出的职业病拟议名单中，职业性肿瘤没有矽尘致肿瘤。中国职业病目录中至少目前尚未列入矽尘所致肺癌。电焊烟尘和肺癌的关系也有报道，认为电焊烟尘中的6价铬可能是致癌的主要因素。

5.粉尘沉着病

吸入某些惰性金属粉尘可引起金属粉尘在肺内的沉着，如锡、锑、铁、钡及其他一些硬金属或合金等。这类金属粉尘的沉积一般来说，对肺功能没有明确的损害，也没有致肺组织进行性纤维化的证据。但作为一种异物沉积在肺内，则会引起肺组织的反应，有的可引起急性支气管或支气管哮喘。这类粉尘引起的呼吸系统疾病，在国际劳工大会2002年提出的职业病拟议名单中列入了呼吸系统职业病，但和致纤维化矿物性粉尘引起的尘肺病是分列的。中国在2002年颁发的职业病目录中除原来的十二种尘肺病外，增加了"根据《尘肺病诊断标准》和《尘肺病理诊断标准》可以诊断的其他尘肺"，实际工作中如何理解和执行，仍是一个值得探讨的问题。

六、生产性粉尘对健康的影响

所有粉尘颗粒对身体都是有害的，不同特性的生产性粉尘，可能引起机体不同部位和程度的损害。如可溶性有毒粉尘进入呼吸道后，能很快被吸收进入血液，引起中毒；某些硬质粉尘可机械性损伤角膜及结膜，引起角膜浑浊和结膜炎等；粉尘堵塞皮脂腺和机械性刺激皮肤时，可引起粉刺、毛囊炎、脓皮病及皮肤皲裂等；粉尘进入外耳道混在皮脂中，可形成耳垢等。

生产性粉尘对机体的损害是多方面的，直接的健康损害以呼吸系统损害为主，局部以刺激和炎性作用为主。

（一）对呼吸系统的影响

机体影响最大的是呼吸系统损害，包括尘肺、粉尘沉着症、呼吸道炎症和呼吸系统肿瘤等疾病。

1.肺尘埃沉着病（pneumoconiosis）

肺尘埃沉着病（俗称尘肺）是由于在生产环境中长期吸入生产性粉尘而引起的以肺组织纤维化为主的疾病。肺尘埃沉着病是职业性疾病中影响面最广、危害最严重的一类疾病。据统计，尘肺病例约占中国职业病总人数的80%以上。根据多年临床观察，X线胸片检查，病理解剖和实验研究的资料，中国按病因将肺尘埃沉着病分为五类。

（1）矽肺（silicosis）：由于长期吸入游离SiO_2含量较高的粉尘引起。

（2）硅酸盐肺（silicatosis）：由于长期吸入含有结合SiO_2的粉尘如石棉、滑石、云母等引起。

（3）炭尘肺（carbon pneumoconiosis）：由于长期吸入煤、石墨、碳黑、活性炭等粉尘引起。

（4）混合性尘肺（mixed dust pneumoconiosis）：由于长期吸入含游离SiO_2粉尘和其他粉尘如煤尘等引起。

（5）金属尘肺（metallic pneumoconiosis）由于长期吸入某些致纤维化的金属粉尘如铝尘引起。

中国2013年公布实施的《职业病分类和目录》中规定了12种肺尘埃沉着病名单，即矽肺、石棉肺、煤工尘肺、石墨尘肺、炭黑尘肺、滑石尘肺、水泥尘肺、云母尘肺、陶工尘肺、铝尘肺、电焊工尘肺及铸工尘肺。此外，根据《职业性尘肺病的诊断》（GBZ 25—2014）和《职业性尘肺病的病理诊断》（GBZ 25—2014）可以诊断的其他尘肺列为第十三种尘肺。

2.有机粉尘引起的肺部病变

有机粉尘的生物学作用不同于无机粉尘，如吸入棉、麻引起的棉尘病，常表现为休息后第一天上班末出现胸闷，气急和/或咳嗽症状。可有急性肺通气功能改变，吸入带有霉菌孢子的植物性粉尘，如草料尘、粮谷尘、蔗渣尘等，或者吸入被细菌或血脂蛋白污染的有机粉尘，可引起过敏性肺炎。

3.金属及化合物粉尘肺沉着病和硬金属肺病

有些生产性粉尘如锡、铁、锑、钡等金属及其化合物粉尘吸入后，主要沉积于肺组织中，呈现异物反应，这类病变又称金属及其化合物粉尘肺沉着病；接触硬金属钨、钛、钴等，可引起硬金属肺病。

4.其他呼吸系统疾患

在粉尘进入的部位积聚大量的巨噬细胞，导致炎性反应，引起粉尘性气管炎、支气管炎、肺炎、哮喘性鼻炎和支气管哮喘等疾病。由于粉尘诱发的纤维化、粉尘肺沉积和炎症作用，还常引起肺通气功能的改变，表现为阻塞性肺病；刺激性化学物所致慢性阻塞性肺疾病也是粉尘接触作业人员常见疾病。在尘肺患者中还常并发肺气肿、肺心病等疾病。长期的粉尘接触还常引起机体抵抗功能下降，容易发生肺部非特异性感染，肺结核也是粉尘接触人员易患疾病。

（二）局部作用

粉尘作用于呼吸道黏膜，早期引起其功能亢进、黏膜下毛细血管扩张、充血，黏液腺分泌增加，以阻留更多的粉尘，长期则形成黏膜肥大性病变，然后由于黏膜上皮细胞营养不足，造成萎缩性病变，呼吸道抵御功能下降。皮肤长期接触粉尘可导致阻塞性皮脂炎、粉刺、毛囊炎、脓皮病。金属粉尘还可引起角膜损伤、浑浊。沥青粉尘可引起光感性皮炎。

（三）中毒作用

粉尘吸附或者含有的可溶性有毒物质如含铅、砷、锰等，可在呼吸道黏膜很快溶解吸收，呈现出相应毒物的急性中毒症状。粉尘颗粒粒径越小，其表面积越大，吸附的化学物质越多，可能引起更大的健康危害。

（四）致癌作用

某些粉尘本身是/或含有人类肯定致癌物，如石棉、游离SiO_2、镍、铬、砷等是国际癌症研究中心提出的人类肯定致癌物，含有这些物质的粉尘就可能引发呼吸和其他系统肿瘤。此外，放射性粉尘也能引起呼吸系统肿瘤。

七、生产性粉尘的控制与防护

无论发达国家还是发展中国家，生产性粉尘的危害是十分普遍的，尤以发展中国家为甚，中国政府对粉尘控制工作一直给予高度重视，在防止粉尘危害和预防尘肺发生方面做了大量的工作。我们的综合防尘和降尘措施可以概括为"革、水、密、风、护、管、教、查"八字方针，对控制粉尘危害具有指导意义。

实际工作中，生产性粉尘控制应从下述几方面着手。

（一）法律措施是保障

中华人民共和国成立以来，中国政府陆续颁布了一系列的政策、法令和条例来防止粉尘危害。如1956年国务院颁布了《关于防止厂、矿企业中的矽尘危害的决定》，1987年2月颁布了《中华人民共和国尘肺防治条例》和修订的《粉尘作业工人医疗预防措施实施办法》，使尘肺防治工作纳入了法制管理的轨道；2002年5月1日开始实施《中华人民共和国职业病防治法》，于2011年12月及2016年7月对该防治法进行修订，修订后的法律更加充分体现了职业病预防为主的方针，为控制粉尘危害和防治尘肺病提供了明确的法律依据。

中国还从卫生标准上逐步制订、修订和完善了生产场所粉尘的职业接触限值，明确地确立了防尘工作的基本目标。2007年修订的《工作场所有害因素职业接触限值第1部分：化学有害因素》（GBZ 2.1—2007）列出47种粉尘的8h时间加权容许浓度，用超限倍数来限定短时间粉尘接触水平。

（二）采取技术措施控制粉尘

各行各业需根据其粉尘产生的特点，通过技术措施控制粉尘浓度，防尘和降尘措施概括起来主要体现在：

1.改革工艺过程，革新生产设备

是消除粉尘危害的主要途径，如使用遥控操纵、计算机控制、隔室监控等措施避免工人接触粉尘。在可能的情况下，使用含石英低的原材料代替石英原料，用人工石棉替代天然石棉等。

2.湿式作业、通风除尘和抽风除尘

除尘和降尘的方法很多，既可使用除尘器，也可采用喷雾洒水、通风和负压吸尘等经济而简单实用的方法，降低作业场地的粉尘浓度。后者在露天开采和地下矿山应用较为普遍。对不能采取湿式作业的场所，可以使用密闭抽风除尘的方法。采用密闭尘源和局部抽风相结合，抽出的空气经过除尘处理后排入大气。

(三) 个体防护措施

个人防护是防止粉尘进入呼吸系统的最后一道防线，也是技术防尘措施的必要补救。在作业现场防、降尘措施难以使粉尘浓度降至国家卫生标准所要求的水平时，如井下开采的盲端，必须使用个人防护用品。工人防尘防护用品包括：防尘口罩、防尘眼镜、防尘安全帽、防尘衣、防尘鞋等。

粉尘接触作业人员还应注意个人卫生，作业点不吸烟，杜绝将粉尘污染的工作服带回家，经常进行体育锻炼，加强营养，增强个人体质。

(四) 健康监护

包括粉尘作业人员就业前、在岗期间及离岗时的医学检查以及职业健康信息管理。根据《粉尘作业工人医疗预防措施实施办法》的规定，从事粉尘作业工人必须进行就业前、在岗期间、离岗时的医学检查以及退休后的跟踪健康检查。

第三章 职业与健康

一、职业性有害因素

职业卫生与职业医学的主要任务是识别、评价、预测和控制不良劳动条件对职业从事者健康的影响。劳动条件包括：①生产工艺过程，指用特定的方法从各种原材料制成各种成品的全过程，包括原材料的生产、运输和保管、生产准备工作、毛坯制造、零件加工、产品装配、调试、检验和包装等。这一过程随生产技术、机器设备、使用材料和工艺流程变化而改变；②劳动过程，它涉及针对生产工艺流程的劳动组织、生产设备布局、作业者操作体位和劳动方式，以及智力劳动、体力劳动比例等；③生产环境，指生产作业的环境条件，包括室内作业环境和周围大气环境，以及户外作业的大自然环境。因此，在生产环境中存在的各种可能危害职业人群健康和影响劳动能力的不良因素统称为职业性有害因素（occupational hazards or occupational harmful factors），亦称职业病危害因素。职业性有害因素按其来源可分为三大类：

（一）生产工艺过程中产生的有害因素

1. 化学因素

在生产中接触到的原料、中间产品、成品和生产过程中的废气、废水、废渣中的化学毒物可对健康产生损害。化学性毒物以粉尘、烟尘、雾、蒸气或气体的形态散布于车间空气中，主要经呼吸道进入体内，还可以经皮肤、消化道进入体内。常见的化学性有害因素包括生产性毒物和生产性粉尘。主要包括：金属及类金属，如铅、汞、砷、锰等；有机溶剂，如苯及苯系物、二氯乙烷、正己烷、二硫化碳等；刺激性气体，如氯、氨、氮氧化物、光气、氟化氢、二氧化硫等；窒息性气体，如一氧化碳、硫化氢、氰化氢、甲烷等；苯的氨基和硝基化合物，如苯胺、硝基苯、三硝基甲苯、联苯胺等；高分子化合物，如氯乙烯、氯丁二烯、丙烯腈、二异氰酸甲苯酯及含氟塑料等；农药，如有机磷农药、有机氯农药、拟除虫菊酯类农药等；生产性粉尘，如矽尘、煤尘、石棉尘、水泥尘及各种有机粉尘等。

2. 物理因素

是生产环境中的构成要素。不良的物理因素，如异常气象条件（如高温、高湿、低温、高气压、低气压）；噪声、振动、非电离辐射（如可见光、紫外线、红外线、射频辐射、激光等）；电离辐射（如 X 射线 γ 射线等）可对人体产生危害。

3. 生物因素

生产原料和作业环境中存在的致病微生物或寄生虫，如炭疽杆菌、真菌孢子（吸入霉变草粉尘所致的外源性过敏性肺泡炎）、森林脑炎病毒，以及生物病原物对医务卫生人员的职业性传染等。

（二）劳动过程中的有害因素

劳动过程是指生产中为完成某项生产任务的各种操作的总和，主要涉及劳动强度、劳动组织及其方式等。这一过程产生影响健康的有害因素包括：

（1）劳动组织和制度不合理、劳动作息制度不合理等。

（2）精神（心理）性职业紧张，如机动车驾驶。

（3）劳动强度过大或生产定额不当，如安排的作业与生理状况不相适应等。

（4）个别器官或系统过度紧张，如视力紧张、发音器官过度紧张等。

（5）长时间处于不良体位、姿势或使用不合理的工具等。

（6）不良的生活方式，如吸烟或过量饮酒；缺乏体育锻炼；个人缺乏健康和预防的知识，违反安全操作规范和忽视自我保健。

（三）生产环境中的有害因素

生产环境是指职业从事者操作、观察、管理生产活动所处的外环境，涉及作业场所建筑布局、卫生防护、安全条件和设施有关的因素。常见的生产环境中有害因素包括：

（1）自然环境中的因素，如炎热季节的太阳辐射、高原环境的低气压、深井的高温高湿等。

（2）厂房建筑或布局不合理、不符合职业卫生标准，如通风不良、采光照明不足、有毒与无毒工段安排在一个车间等。

（3）由不合理生产过程或不当管理所致环境污染。

在实际生产场所和过程中，往往同时存在多种有害因素，对职业人群的健康产生联合作用，加剧了对职业从事者的健康损害。

二、职业与健康的关系

劳动是人类生存和发展的必要手段，劳动与健康本质上是相辅相成、互相促进的。良好的劳动条件促进健康，反之，不良的劳动条件导致健康损害。除少数遗传疾病外，绝大多数职业病、职业相关性疾病和早期健康损害的发生与发展均为环境与机体交互作用的结果，据估计，大多数慢性疾病70%~90%的危险度可归因于环境暴露的影响。而在阐明环境与机体交互作用对人类健康的影响时，职业人群是具有代表性的研究对象，这主要是因为：作业人数众多，中国至少有2亿人；根据主要职业性有害因素的理化性质，可了解其作用的靶系统和靶器官，所以每类作业人群大都有相对特异的发病谱；作用于人体的职业性有害因素的总剂量或强度：接触浓度（或强度）×接触时间，能相对较准确地测量和计算作业人群的接触量，能估算剂量反应关系；能更好地动态观察和分析作业工人的健康状况，这些不仅有助于职业病的研究，而且也有助于进一步阐明卫生经济负担重大的环境相关疾病的发生与机制。环境有害因素对人的损害程度，还受个体的特征决定，这些个体特征包括性别、年龄、健康状态、营养状况和遗传差异等，因此在同一职业环境中，不同工人所受的健康损害有所不同。由于职业人群多处青壮年阶段，有些还经过就业体检加以筛选，故比一般人群健康，至少在开始工作时是健康的，总发病率与死亡率将低于总体人群，这种职业健康工人效应现象在职业卫生和职业医学研究和评价中应予以考虑。由于预防工作的疏忽和技术局限性，引起职业从事者的职业性病损有工伤、职业病、职业相关疾病和早期健康损害。

（一）工伤

职业安全是生产和工作的第一要务和需求，不安全的劳动条件导致工伤。工伤属于工作中的意外事故引起的伤害，主要指在工作时间和工作场所内，因工作原因由意外事故造成职业从事者的健康伤害。其主要要素有：①工作时间；②工作地点；③工作原因。工伤常在急诊范围内，因是意外事故，较难预测。在许多发达国家，工伤已列入职业病范畴，在科学研究和实际管理工作中，都把职业安全和卫生融为一体，统称职业安全卫生（occupational safety and health）。美国早已组成综合的科学研究机构——国家职业安全卫生研究所（National Institute of Occupational Safety and Health，NIOSH）和监督机构——职业安全卫生管理局（Occupational Safety and Health Administration，OSHA）。中国以前职业卫生与职业安全分别由卫生部和国家安全生产监督管理局管辖，在教育、科研和管理方面相互独立，不仅存在诸多不便，而且由于资源不能共享，对两方面的工作都带来负面影响。近年来，中国生产性事故频繁发生，且不少为大规模的恶性事故。而这些事故是与职业卫生相关的，例如：极高浓度煤尘引起的爆炸、极高浓度毒物导致的急性中毒死亡。因生产性事故死亡和伤残所致经济损失和社会影响，已超过职业卫生问题，因此，搞好职业安全工作是一个非常迫切的任务。目前，中国已将职业安全与职业卫生融为一体，统一由安全生产监督部门管理，充分发挥保障劳动人群生命安全与健康的作用。但工伤、职业病和与职业相关疾病的预防和控制应是安全生产监督管理部门、卫生行政部门、劳动保障行政部门的共同任务。事故因其发生常与安全意识、劳动组织、机器构造、防护措施、管理体制、个人心理状态、生活方式等因素有关，须明察秋毫，重视安全风险评估，消除潜在危险因素，积极预防。

（二）职业病

广义上讲，职业病是指职业性有害因素作用于人体的强度与时间超过一定限度，人体不能代偿其所造成的功能性或器质性病理改变，从而出现相应的临床征象，影响劳动能力。2016年7月2日修正的《中华人民共和国职业病防治法》中，职业病的法定定义是：企业、事业单位和个体经济组织等用人单位的职业从事者在职业活动中，因接触粉尘、放射性物质和其他有毒、有害因素而引起的疾病。职业病的分类和目录由国务院卫生行政部门会同国务院安全生产监督管理部门、劳动保障行政部门制定、调整并公布。

1.接触职业性有害因素,是否发生职业病的3个主要条件

(1)有害因素的性质:有害因素在作业环境中的特性决定了职业人群是否发生职业健康损害以及损害的严重程度。主要涉及职业性有害因素的基本结构和理化性质。如:有机磷酸酯类农药中,R基团为乙氧基的毒性要比甲氧基大;在多种铬盐中,6价铬的致癌性最强;在不同结构的石英中,其致纤维化和矽肺能力的大小依次为结晶型>隐品型>无定型;呈气态的化学物在空气中容易扩散,扩散的程度除决定于化学物的初始浓度外,也受气态化学物的比重和环境中气流(风速)等因素的影响,如CS_2蒸气的比重为2.60,比空气重,容易下沉,在空间的分布呈梯度状态,处于低位置的工人易发生中毒,当CS_2在空气中的初始浓度小于1mg/L,则这种现象就不明显;CO的气体比重为0.96,接近于空气的比重,可在空间快速扩散,只要达到一定的浓度,工人则可中毒。

(2)有害因素的浓度和强度:除了生物因素进入人体的量还无法估计外,物理和化学因素对人的损害,都与量或强度有关,故在确诊大多数职业病时,必须要有量(作用浓度或强度)的估计。一般作用剂量(dose,D)是接触浓度或强度(concentration,C)与接触时间(time,T)的乘积,可表达为D=CT。所以要了解每个接触者的接触浓度、强度和接触时间,先要知道一个或一类职业性有害因素对人体的有害量与无害量的分界。中国公布的《工作场所有害因素接触限值—化学有害因素》(GBZ 2.1—2019),就是指这些化学物质在空气中一般不致引起健康损害的限量。有些有害物质能在体内蓄积,少量、长期接触最终也可能引起职业性损害,特别是职业病的发生。有的物质虽然本身不能在体内蓄积,但其所引起的功能性改变是可以累积的,如大多数物理有害因素长期接触都能产生健康损害。在无法估计接触量时,可用接触时间长短来粗略估计工人受到作用与损害的强度。虽然生产环境中存在的职业有害因素量相同或相似,但长时间接触与短时间接触导致的健康损害不同。因此,认真查询某种职业性有害因素的接触工龄、接触方式,对职业病诊断具有重要实用价值。

(3)个体的健康状况:尽管职业性有害因素导致机体损害的剂量(或强度)-效应关系是一个普遍规律,但是,从业人员的个体差异导致在同一作业环境中机体损害程度差异较大。在同一作业环境中,空气中化学物浓度水平相似情况下的从业人员,一部分人容易发生中毒,另一些人可能不发生中毒,在中毒者中,也有症状的轻重或出现先后之分。这种个体差异的原因,过去笼统地归结于个人体质的不同,随着对其原因研究的逐步深入发现,个体的遗传特性可能起着重要作用。如对苯胺类化学物易感者,往往有葡萄糖磷酸脱氢酶的先天性遗传缺陷;血清α-抗胰蛋白酶缺陷的个体,一旦接触刺激性气体,容易发生中毒,且易引起肺水肿等严重病变。近年来又发现铅中毒与ALAD基因型多态有关,苯中毒的易感性与P450代谢酶的基因型多态有联系,焦炉工人中携带AhR(多环芳烃受体)基因1661位点AA+GA基因型者DNA损伤水平明显高于携带GG基因型者,尽管hsp70-1、hsp70-2和hsp70-hom(热休克蛋白)基因多态性的基因型和基因频率在噪声诱发的听力损伤和正常对照组无显著性差异,但在

进行单倍型分析时发现具有单倍型5（单倍型+190A/+1267B/+2437A）的工人患听力损伤的危险度升高约3倍。

职业人群的性别对化学物毒作用的反应不同，在相同接触条件下，性别对化学物毒作用的反应存在差异，如女性对化学物的敏感性一般多高于男性，如铅、汞、锰等金属，或有机物苯乙烯、氯乙烯等。但目前尚无资料表明何种毒物明确作用于女性的特有器官或系统；而接触二溴氯丙烷的男性工人，当累计接触水平达到$500g·h/m^3$时，则可出现工人的精子数明显减少，甚至患无精子症。

无论是动物实验还是人群健康检查中，发现机体的某些器官和系统对特定的化学物特别敏感而容易受到损害，如苯的氨基和硝基化合物对红细胞和肝脏的特异性损伤；苯对造血系统的抑制，镉对肾脏的毒作用等，这些化学物的靶器官亲和力现象，为职业禁忌证的制订提供了理论基础。机体的健康状况、营养状态、生活习惯、体育锻炼、年龄因素和遗传因素等个体因素对职业性有害因素的反应不同，其健康损害差异也大，因此应该充分考虑这些因素的影响。

2.从诱发职业病的主要条件来看，职业病具有5个特点

（1）病因有特异性：只有在接触职业性有害因素后才可能患职业病。在诊断职业病时必须有职业史、职业性有害因素接触的调查，还要现场调查的证据均可明确具体接触的职业性有害因素。在控制这些因素接触后可以降低职业病的发生和发展。

（2）病因大多可以检测：通过对职业性有害因素的接触评估，由于职业因素明确，可通过检测评价人的接触水平，而发生的健康损害一般与接触水平有关，并且在一定范围内判定剂量—反应关系。

（3）不同接触人群的发病特征不同：在不同职业性有害因素的接触人群中，常有不同的发病集丛（cluster）；由于接触情况和个体差异的不同，可造成不同接触人群的发病特征不同。

（4）早期诊断，合理处理，预后较好：但仅指治疗患者，无助于保护仍在接触人群的健康。

（5）大多数职业病，目前尚缺乏特效治疗，应加强保护人群健康的预防措施：如矽肺患者的肺组织纤维化现在仍是不可逆转的。因此，只有采用有效的防尘措施、依法实施卫生监督管理、加强个人防护和健康教育，才能减少、消除职业病矽肺的发生发展。

职业病的3个发病条件和5个特点，进一步说明三级预防的重要性，保障工人健康是职业病防治、生产力促进和国民经济可持续发展的目标。

从职业病的特点看，可以说职业病是一种人为的疾病，其发生率与患病率的高低，反映着国家生产工艺技术、防护措施、自我防护意识和医疗预防工作的水平。所以世界各国对职业病，除医学的含义外，还赋予立法意义，即由国家所规定的"法定职业病"（statutory occupational diseases）。中国卫生部在1957年公布了《职业病范围和职业病患者处理办法规定》，将危害职工健康比较严重的14种职业病列为法定职业病。

1987年又颁布了修改后的职业病名单，共有职业病9大类、99种。2002年4月，卫生部和劳动与保障部联合发布了的职业病名单目录中包括尘肺（13种）、职业性放射性疾病（11种）、职业中毒（56种）、物理性因素所致职业病（5种）、生物性因素所致职业病（3种）、职业性皮肤病（8种）、职业性眼病（3种）、职业性耳鼻喉口腔疾病（3种）、职业性肿瘤（8种）及其他职业病（5种）在内的共10大类、115种职业病。随着我国社会与经济发展，2013年12月，国家卫生计生委、安全监管总局、人力资源和社会保障部及全国总工会公布了新的《职业病分类和目录》，仍然将职业病分为10类，但对3类的分类名称做了调整，并从115种增加到132种：职业性尘肺病及其他呼吸系统疾病（19种）、职业性皮肤病（9种）、职业性眼病（3种）、职业性耳鼻喉口腔疾病（4种）、职业性化学中毒（60种）、物理性因素所致职业病（7种）、职业性放射性疾病（11种）、职业性传染病（5种）、职业性肿瘤（11种）及其他职业病（3种）。因此，职业病的目录是随着科学证据、社会需求而改变的。为规范职业病的诊断，已对部分职业病制定了国家《职业病诊断标准》并公布实施。职业病的诊断具有很强的政策性和科学性，直接关系到职工的健康和国家劳动保护政策的贯彻执行。但在具体操作过程中，尤其是某些慢性中毒，因缺乏特异的症状、体征和检测指标，确诊不易。所以，职业病的诊断应有充分的资料，包括职业史、现场职业卫生调查、相应的临床表现和必要的实验室检测，并排除非职业因素所致的类似疾病，综合分析，方能做出准确合理的诊断。职业病诊断有明确的实施办法和具体的诊断细则，如：承担职业病诊断的医疗卫生机构，应当经省、自治区、直辖市人民政府卫生行政部门批准，并向社会公布本行政区域内承担职业病诊断的医疗卫生机构的名单；没有证据否定职业病危害因素与患者临床表现之间的必然联系的，应当诊断为职业病；承担职业病诊断的医疗卫生机构在进行职业病诊断时，应当组织三名以上取得职业病诊断资格的执业医师集体诊断；职业病诊断证明书应当由参与诊断的医师共同签署，并经承担职业病诊断的医疗卫生机构审核盖章。

3.职业病的诊断原则

（1）职业史：是职业病诊断的重要前提。应详细询问患者的职业史，包括现职工种、工龄、接触职业性有害因素的种类、生产工艺、操作方法、防护措施；既往工作经历，包括部队服役史、再就业史、兼职史等，以初步判断患者接触职业性有害因素的可能性和严重程度。

（2）现场调查：是诊断职业病的重要依据。应深入作业现场，进一步了解患者所在岗位的生产工艺过程、劳动过程、职业性有害因素的强度、预防措施；同一或相似接触条件下的其他作业人员有无类似发病情况等，进一步判断患者在该条件下，引起职业病的可能性。《中华人民共和国职业病防治法》中指出，职业病诊断、鉴定机构需要了解工作场所职业病危害因素情况时，可以对工作场所进行现场调查，也可以向安全生产监督管理部门提出，安全生产监督管理部门应当在规定的时间范围内组织现场调查。

（3）症状与体征：职业病的临床表现复杂多样，同一职业性有害因素在不同致病条件下可导致性质和程度截然不同的临床表现；不同职业性有害因素又可引起同一症状或体征；非职业因素也可导致与职业因素损害完全相同或相似的临床症状和体征。因此，在临床资料收集与分析时既要注意不同职业病的共同点，又要考虑到各种特殊的和非典型的临床表现；不仅要排除其他职业性有害因素所致类似疾病，还要考虑职业病与非职业病的鉴别诊断。一般来说，急性职业中毒因果关系较明确；而慢性职业中毒的因果关系有时难以确立。诊断分析应注意其临床表现与所接触职业性有害因素的毒作用性质是否相符，职业病的程度与其接触强度是否相符，尤应注意各种症状体征发生的时间顺序及与接触职业性有害因素的关系。

（4）实验室检查：对职业病的诊断具有重要意义，生物标志物（biomarker），主要包括三大类：接触生物标志物（exposure biomarker）、效应生物标志物（effect biomarker）和易感性生物标志物（susceptibility biomarker）。接触生物标志物指机体内可测量的外源性物质、其代谢产物、外源性物质或其代谢产物与靶分子或靶细胞相互作用的产物，如：铅作业工人的尿铅、血铅等作为铅的暴露标志物，焦炉作业工人尿中一羟基芘和血浆中的白蛋白加合物等可作为多环芳烃的暴露标志物。效应生物标志物指机体内可测量的生化、生理、行为或其他改变，这些改变可引起确定的或潜在的健康损害或疾病，包括：①反映毒作用的指标，如铅中毒者检测尿 δ-氨基-γ-酮戊酸（δ-ALA）、有机磷农药中毒者检测血液胆碱酯酶活性等效应生物标志物；②反映职业性有害因素所致组织器官病损的指标，包括血、尿常规检测及肝、肾功能试验等，例如镉致肾小管损伤可测定尿低分子蛋白（β_2-微球蛋白）以及其他相关指标。易感性生物标志物指能使个体易受职业性有害因素影响的个体特征，主要为一些关键的代谢酶和DNA损伤修复基因，基因多态性常作为易感性生物标志物，如：AhR基因1661位点A/A+G/A、ERCC2（rs50871和rs50872）等。

上述各项诊断原则，要全面、综合分析，才能做出切合实际的诊断。对有些暂时不能明确诊断的患者，应先作对症处理、动态观察、逐步深化认识，再作出正确的诊断，否则可能引起误诊误治，如将铅中毒所致急性腹绞痛误诊为急性阑尾炎而行阑尾切除术等。导致误诊误治的原因很多，主要是供诊断分析用的资料不全，尤其是忽视职业史及现场调查资料的收集。

为了及时掌握职业病的发病情况，以便采取预防措施，中国在2002年5月正式开始实施《职业病防治法》，并于2011年12月31日、2016年7月2日进行了两次修正。该法要求，用人单位和医疗卫生机构发现职业病患者或者疑似职业病患者时，应当及时向所在地卫生行政部门和安全生产监督管理部门报告。确诊为职业病的，用人单位还应当向所在地劳动保障行政部门报告。县级以上地方人民政府卫生行政部门负责本行政区域内的职业病统计报告的管理工作，并按照规定上报。卫生部还修改并重新颁发《职业病诊断与鉴定管理办法》（卫生部令第91号，2013年2月19日发布）及《职业病报告办法》（卫防字〔1988〕第70号），主要要求有：①急性职业中毒和急性职业病应在诊断后24h以内报告，卫生监督部门应会同有关单位下厂进行调查，提出报告，以便督促厂矿企业做好预防职业病工作，防止中毒事故再次发生；②慢性职业中毒和慢性职业病在15d内会同有关部门进行调查，提出报告并进行登记，以便及时掌握和研究职业中毒和职业病的动态，制订预防措施。

（三）职业相关疾病

广义地说，职业病也属于职业相关疾病，但一般所称职业相关疾病，与法定的职业病有所区别。职业病是指某一特定职业性有害因素所致的疾病，有立法意义。而职业相关疾病则指多因素相关的疾病，与工作有联系，但也见于非职业人群中，因而不是每一病种和每一病例都必须具备该项职业史或接触史。当这一类疾病发生于职业从事者时，由于职业性有害因素的接触，会使原有的疾病加剧、加速或复发，或者劳动能力明显减退。职业相关疾病的范围比职业病更为广泛，其导致的疾病经济负担更大。各国经济水平不同，即便一个国家，在经济发展不同阶段，某些工作相关疾病也可定为职业病。世界劳工组织强调高度重视职业相关疾病，将该类疾病列为控制和防范的重要内容，以保护及促进工人健康，促进国民经济健康、可持续发展。

常见的职业相关疾病，举例如下：

（1）行为（精神）和身心疾病如精神焦虑、忧郁、神经衰弱综合征，常由于工作繁重、各种类型的职业紧张、夜班工作，饮食失调、过量饮酒、吸烟等因素引起。有时由于对某一职业性有害因素产生恐惧心理，而致心理效应和器官功能失调，几乎所有的职业有害因素均可引起神经衰弱综合征。

（2）非特异性呼吸系统疾病包括慢性支气管炎、肺气肿和支气管哮喘等，是多因素引起的疾病。吸烟、环境空气污染、呼吸道反复感染常是主要病因。因生产环境中的化学、生物有害因素主要由呼吸道进入，而许多物理因素又可影响呼吸系统的功能，因此，在许多行业，导致急性和慢性呼吸系统疾病高发，如慢性阻塞性肺病、肺癌、下呼吸道感染，这些仍是降低国人预期寿命的主要原因。

（3）心脑血管疾病与代谢性疾病是中国预期寿命下降的最重要的疾病，而糖尿病是中国发病上升最快的疾病之一，生产环境中的各种有害因素能影响血压、心率、血脂和血糖等的系列改变，进而加快了上述疾病的发生和死亡。越来越多的研究表明，不合理的轮班作业导致了糖尿病和冠心病的显著增加。

（4）其他如消化性溃疡、腰背痛等疾病，常与某些工作有关，例如高温作业可引起和加剧消化性溃疡的发生和进展。骨骼肌肉系统疾病在许多职业中高发，不仅严重降低职业生命质量和劳动效率，而且也降低退休后的生活质量和增加了疾病的经济负担。

（四）早期健康损害

职业性有害因素对人体的作用可以在分子、细胞、组织、器官、个体及人群水平上表现出来，而职业性有害因素与机体内的各种分子（如DNA、蛋白质等）的交互作用导致了健康损害的早期效应。职业性有害因素大都主要经呼吸道进入人体，直接或/

和间接代谢后，引起一系列反应，主要包括氧化应激、炎性反应和免疫应答反应，这些反应是机体积极的、重要的防御反应。然而如果机体产生过低或过强的反应，就可能对机体不利，甚至可能是早期健康损害的危险信号。更重要的是，如果有害因素过强或机体反应异常，就会出现各种早期健康损害，如：血压、血脂和血糖的不良改变、遗传损伤增加（微核率、DNA损伤和基因突变等）、肺功能下降、动脉粥样硬化加剧、心率变异性下降等。职业性有害因素所导致的早期健康损害可发展成两种完全相反的结局：健康或疾病。如果采取积极的、正确的职业健康监护和干预治疗等二级预防措施，其早期健康损害则多恢复为健康，反之，则发展为疾病。因此，对职业性有害因素所致早期健康损害的定期检测和制订科学预防策略，在中国和谐社会的构建和促进经济快速可持续性发展等方面具有前瞻性和战略意义。

三、职业性损害的三级预防

《中华人民共和国职业病防治法》第一章总则第三条中指出：职业病防治工作坚持预防为主、防治结合的方针，建立用人单位负责、行政机关监管、行业自律、职工参与和社会监督的机制，实行分类管理、综合治理。其基本准则应按三级预防加以控制，以保护和促进职业人群的健康。

第一级预防（primary prevention）又称病因预防，是从根本上消除或控制职业性有害因素对人的作用和损害，即改进生产工艺和生产设备，合理利用防护设施及个人防护用品，以减少或消除工人接触的机会。主要有如下几个方面：①改进生产工艺和生产设备，使其符合中国工业企业设计卫生标准，如1979年颁布了《工业企业设计卫生标准》，含111项毒物和9项粉尘最高允许浓度和噪声等物理因素的卫生标准。在2010年根据《中华人民共和国职业病防治法》，修订为《工业企业设计卫生标准》（GBZ 1—2010）。②职业卫生立法和有关标准、法规制定，如2007年，经更新、修订，颁布了《工作场所有害因素职业接触限值化学有害因素》（GBZ 2.1—2007）和《工作场所有害因素职业接触限值物理因素》（GBZ 2.2—2007）等。③个人防护用品的合理使用和职业禁忌证的筛检，如生产性粉尘所导致的尘肺，可以佩戴防尘口罩；对高危职业人群，可依据《职业健康监护技术规范》（GBZ 188—2007）对就业禁忌证进行检查，凡有职业禁忌证者，禁止从事相关的工作。④控制已明确能增加发病危险的社会经济、健康行为和生活方式等个体危险因素，如禁止吸烟可预防多种慢性非传染性疾病、职业病或肿瘤。

第二级预防（secondary prevention）是早期检测和诊断人体受到职业性有害因素所致的健康损害并予以早期治疗、干预。尽管第一级预防措施是理想的方法，但所需的费用较大，在现有的技术条件下，有时难以达到理想效果，仍然可出现不同健康损害的人群，因此，第二级预防也是十分必要的。其主要手段是定期进行职业性有害因素的监测和对接触者的定期体格检查，以早期发现病损和诊断疾病，特别是早期健康损害的发现，及时预防、处理。定期体格检查的间隔期可根据下列原则而定：①疾病的发病时间和严重程度；②接触职业性有害因素的浓度或强度和时间；③接触人群的易感性。体格检查项目应鼓励常规检查并结合特异、敏感的检测指标。肺通气功能的检查或X线肺部平片，常用作对接触粉尘作业者的功能性和病理性改变的指标；心电图、脑电图和神经传导速度和听力检查；微核率可以用于接触如放射线、多环芳烃等职业性致癌因素的早期检测等，均可作为早期的检查方法。尽管早期健康损害的检查和发现是二级预防的重要环节，但是积极的、正确的、有效的干预措施与方案更为重要，因为职业性有害因素所导致的早期健康损害可发展成两种完全相反的结局：健康或疾病。

第三级预防（tertiary prevention）是指在患病以后，给予积极治疗和促进康复的措施。第三级预防原则主要包括：①对已有健康损害的接触者应调离原有工作岗位，并结合合理的治疗；②根据接触者受到健康损害的原因，对生产环境和工艺过程进行改进，既能治疗患者，又能加强一级预防；③促进患者康复，预防并发症的发生和发展。除极少数职业中毒有特殊的解毒治疗外，大多数职业病主要依据受损的靶器官或系统，采用临床治疗原则，给予对症治疗。特别对接触粉尘所致肺纤维化，目前尚无特效方法治疗。

三级预防体系相辅相成、浑然一体。第一级预防针对整个人群，是最重要的，第二和第三级是第一级预防的延伸和补充。全面贯彻和落实三级预防措施，做到源头预防、早期检测、早期处理、促进康复、预防并发症、改善生活质量，构成职业卫生与职业医学的完整体系。

四、中国职业卫生面临的主要问题

（一）职业有害因素分布广、种类多、职业卫生突发事件频发

中国是最大的发展中国家，家底薄，发展很不平衡，许多落后甚至非常落后的产业、生产工艺和产品仍大量存在；同时，30年以来中国以前所未有的速度发展，出现了一大批科技含量和生产水平都很先进，甚至在某些方面居国际领先水平的产业、生产工艺和产品。所以，当前中国职业有害因素的特点是种类多、分布广泛，从传统工业，到新兴产业以及第三产业，都存在一定的职业危害，不仅有发展中国家落后生产方式普遍存在的职业有害因素，还有发达国家存在的高科技、高技术生产带来的新的职业有害因素，如纳米材料的职业卫生问题。当前，传统的职业性有害因素仍然威胁中国职业人群，主要以粉尘、化学毒物和某些物理因素（如噪声）为主。居前几位的职业病为尘肺、化学中毒、职业性皮肤病和噪声性听力损伤。新技术、新材料的推广应用（如纳米技术及其产生的纳米尘等），已成为备受关注的新的职业性有害因素。21世纪以微电子工业和生物基因工程技术的发展在高新技术产业中占据显著地位，但是这些领域中新材料、新工艺、辐射和潜在的生物致病源对职业卫生和职业医学提出新的挑战。例如，微电子工业曾被认为是"清洁生产"（cleaner production）的典范产业，而实际上是接触化学品最多的工业，包括醚、醇、酯、酮及苯系有机溶剂，金属化合

物（如锑、锗、砷、硼、磷），以及氟化物（氟化氢）、硅化物（如三氯氢硅）等；此外，极低频磁场（extremely low-frequency magnetic fields）和射频辐射（radio frequency radiation）也是不容忽视的问题。迄今为止，虽尚未见到由于生物基因工程的应用导致重大职业危害事例的报道，但鉴于基因重组或突变而产生新的生物致病源的潜在危害，西方发达国家已制定比控制放射性核素污染更为严格的生物基因工程实验室安全卫生管理条例；基因工程产品对人类的安全性问题，亦将是毒理学评价的一个新课题。随着中国核电工业的快速发展，可能带来的职业卫生问题甚至环境问题也值得认真研究和关注，日本福岛核电站在地震和海啸中造成的核泄漏给我们敲响了警钟。

尤其应该注意的是，近年来，职业伤害与职业卫生突发事件频发，造成惨重人员伤亡和财产损失。职业伤害（occupational injuries）又称工作伤害，简称工伤，指在生产劳动过程中，由于外部因素直接作用而引起机体组织的突发性意外损伤。职业伤害轻者引起缺勤，重者可导致残疾和死亡，且涉及的大都是18~60岁的青壮年劳动力。职业伤害是劳动人群中重要的安全和健康问题，也是在发达国家和发展中国家都存在的重要公共卫生问题之一。职业卫生突发事件是指在特定条件下由于职业有害因素在短时间内高强度（浓度）地作用于职业人群，而导致的群体性严重健康损害甚至死亡事件。常见的有：设备泄漏和爆炸导致的群体急性化学性中毒、大型生产事故、核电厂泄漏、煤矿瓦斯中毒、瓦斯爆炸、煤尘爆炸等。职业卫生突发事件可在较短时间内造成大量人员职业性损伤、中毒甚至死亡，后果严重，可被认为是最严重的群发性职业损伤，应尽量避免其发生。如果职业卫生突发事件特别严重，或者上述几种同时存在，造成非常大量的人员损伤或死亡，我们也可将其称为灾害性职业卫生突发事件，当然这里的"灾害"是指"职业灾害"或"人为灾害"。职业伤害和职业卫生突发事件的原因一般是明确的，职业有害因素是主因，各种促发因素或触发因素是辅因。虽然职业伤害和职业卫生突发事件的发生有其偶然性和不确定性，但只要将职业有害因素和动因消除或严格控制在一定范围内，职业卫生突发事件就可以避免。因此，职业卫生突发事件是可预防的。中国近年来职业伤害和职业卫生突发事件呈上升趋势，不但造成严重的人员伤亡和经济损失，而且造成恶劣影响。所以严格预防和控制职业伤害和职业卫生突发事件是职业卫生工作者的重要任务。

生产环境中排出的废弃物（废气、废水、废料）是环境污染物的重要来源，由职业有害因素变为环境有害因素，将危害更大的人群，为防止这种现象发生，需加强职业卫生学与环境保护的有机结合，真正将其结合为一体，为生态文明作出更大的贡献。

（二）"进城务工人员"等特殊人群职业卫生问题与职业危害转嫁严重

随着中国经济的快速发展，第二产业和第三产业的比例逐步增加，需要大量劳动力，农村的大量劳动力进入业和服务业，被称为"进城务工人员"。在城市的各个行业里，有很多进城务人员在作，在有些行业和岗位上已由进城务人员占了主导地位，例如建筑、煤炭、采矿、道路施、水利施等。由于他们文化水平较低，往往缺乏正规培训，工业生产知识贫乏，尤其缺乏职业卫生和安全知识，自我防护能力差，因此在这个特殊人群中出现了许多职业生问题，甚至群体性职业卫生事件，尤其是近年来多次出现的农民工尘肺群发事件群体中毒性事件，不但造成恶劣的影响，而且严重危害社会安定。随着由计划济转为市场经济，用人制度也由终身制变为合同制，临时工、合同工大量出现，导致工作时间不定，工种、工作单位频繁变动，其所接触的职业有害因素也随之频繁变动，其职业卫生的应有保障难以落实，这将给职业卫生与职业医学工作提出很多新问题和解决问题的迫切要求。中国正处于经济转轨的变革时期，许多中年职工由于不适应新的产业需求而失业，由于他们曾长期接触某些职业有害因素，给他们的晚年生活带来某些潜在的危险因素，如既往长期接触矽尘者可能发生晚发型矽肺。对这个弱势群体的职业卫生问题，应给予足够关注。

另外，随着医疗水平和社会生活条件的不断改善，职业从事者的寿命逐渐延长，他们的工作寿命也相应增加。不少生产技术骨干在超过退休年龄后仍在工作，或在原单位退休后又在别的单位找到新的工作，而大部分是在缺乏技术力量而职业卫生条件相当差的乡镇或个体企业重新就业。进入老年期后，随着生理功能的衰退，不但会出现一些老年性疾病，对职业性有害因素的抵御能力也降低，容易罹患职业性病损。另外，中青年时期接触的环境因素，对老年人的晚年健康和生命质量起着重要作用。许多环境有害因素，在其低剂量或低强度接触时，对人体功能，特别是神经系统和心血管系统的影响，呈潜隐性和迟发性趋势，其有害效应随年龄增加而逐步显现出来，呈现所谓"衰老作用"。例如，铝与阿尔茨海默病的可能性联系及一些恶性肿瘤均提示，环境中的有害因素可能与早衰、某些老年性退行性疾病、恶性肿瘤的发病率增高有关。因此，职业从事者退休后和退休后再就业的健康研究是一个重要研究领域，将为中国人口老龄化到来的应对策略提供科学依据。

由于很多劳动密集型个体和"三资"企业的出现，雇用了许多女性职工，有些雇主过分追求利润，违反国家法令，甚至雇用未成年工的现象也时有发生。鉴于女性和未成年人的生理特点，更易受职业有害因素的危害，如不能对这些人群加以有效的保护，将会带来严重的职业卫生问题，甚至影响后代健康和人口素质。另外，近年来残疾人就业程度的提高，提高了这个特殊社会群体的社会地位，但不少残疾人被安排在职业危害严重的工作岗位，例如珠宝玉石加工等，对这个特殊群体的职业卫生问题也应受到关注。

全球经济一体化（globalization）是当今世界经济发展的主潮流，对有效利用各种资源、市场，推动各国经济发展，缩小包括职业卫生与安全在内的各个方面和领域的国际差距，起着重要作用。但是，在经济一体化过程中，不可避免地带来某些负面效应。其中，发达国家或地区将在本国或地区禁止的原料、生产过程或产品转移到发展中国家或地区进行生产就是一个严重的问题，称之为"危害转嫁"（hazard transfer）一些境内外地区投资方，单纯追求经济利益，忽视职业卫生、安全和环境保护，甚至对职业性有害因素采取"双重标准"，故意隐瞒有害物质的化学名，有意地向受资国和地区转嫁危害。这种倾向也发生于某些国内经营的企业，表现为发达地区向欠发达地区、城市向农村转嫁危害,而这种转嫁最严重的受害者为"进城务工人员"。而某些地区的地方政府对引进项目不严格审查,或明知其危害性,仅为短期的经济利益,牺牲环境和人民健康。20世纪90年代以来,某省的"三资"企业频频发生有机溶剂急性中毒事故,仅因二氯乙烷、三氯乙烯,以及在发达国家早已严格限制使用的苯和正己烷,中毒致死人数就达数十人,有严重后遗症和皮肤损害的上百人,在这个省和另外两个制鞋业非常发达的省,为数不少的工人因接触苯和正己烷而发生再生障碍性贫血和周围神经病变。由此可见,应对这些的主要办法是提高认识、加强监管,其根本对策是社会发展和技术创新。

五、中国职业卫生工作的展望

(一)加强职业有关疾病的研究与防控,服务健康中国

广义的环境因素指围绕人群的空间和可以直接或间接影响人类生存和发展各种因素的总体,主要包括生活环境、职业环境和社会环境中的物理、化学、生物因素,经济因素,文化因素和生活方式,如吸烟、饮酒、锻炼与休闲、睡眠、饮食等。毫无疑问,职业环境和劳动条件是广义环境因素的重要组成部分,而不同的职业人群有独特的环境因素。职业环境中的劳动条件不仅引起生理(体温、体重、腰围、血压、心率等)、生化(血脂、血糖、肝肾功能、炎性免疫因子、遗传损伤、表观遗传等)、形态(微核形成等)等的改变,而且也与如职业病、工伤、心脑血管疾病、恶性肿瘤、糖尿病、慢性阻塞性肺部疾病、精神心理性疾病等职业相关性疾病的发生和发展相关。随着社会经济环境的发展与改变,中国疾病谱和死因构成已发生显著的变化,与1990年相比,在2010年各种疾病对预期寿命损失的贡献排位中,下呼吸道疾病从第1位下降到第9位,慢性阻塞性肺病仍为第3位,而脑中风则从第2位上升到第1位,缺血性心脏病从第7位上升到第2位,肺癌从第13位上升到第5位,交通道路伤害从第10位上升到第4位。其主要危险因素为不健康饮食、烟草、室内外空气污染和职业有害因素,而许多职业有害因素又提升了附近居民和职业从事者的室内外空气污染水平,这些共同导致了许多疾病的发生发展。由于这些慢性非传染性疾病的潜伏期大多较长,所以许多疾病的发生不在职业生命周期中,而在退休后;但职业生命时期接触的有害因素,对老年人的晚年健康和生命质量的影响和作用仍不清楚,探讨劳动条件的长期健康效应是一个十分重要的研究领域和方向。而在有伤残疾病的生存时间,1990年、2010年前3位的疾病均为下背痛、重要抑郁性疾病和颈椎痛,其他骨骼肌肉系统疾病和糖尿病分别从1990年的第5、6位上升到2010年第4、5位,这些大多是与职业相关的,特别是职业从事者的不良体位、局部紧张和劳动组织不合理造成的肌肉骨骼损伤,因此,加强人类工效学的研究与应用,将有助于提高职业从事者的生命质量。这些疾病已成为国民健康头号杀手和生活质量降低的重要因素,不仅有可能拖垮国家医疗体系,而且会对国家经济持续发展造成制动效应,甚至会引发社会危机。

另一个值得高度重视的问题是职业紧张和心理障碍发生频率上升。随着信息技术

的高度发展，智力密集的办公室型脑力劳动正在逐步取代传统的体力密集型劳动。充分运用信息技术来组织和操纵生产过程，危险作业甚至可以采用遥控进行生产，为职业卫生与安全创造了许多有利条件。但随着生产自动化程度的日益提高，高新技术的广泛应用，生产效率的不断提高，现代工业重复、单调、紧张、快节奏、高脑力低体力逐渐成为主要生产方式。职业心理负荷（psychological workload）和脑力疲劳加重，就业的激烈竞争，对职业从事者素质和能力的要求越来越高，由此导致的就业状态不稳定、角色更迭和人际冲突。所有这些使就业人员产生"职业紧张"（occupational stress），引起不良的心理行为效应和精神紧张效应（strain），以至于可诱发紧张有关疾患（stress-related disorders）、职业性紧张综合征、甚至"过劳死"，已成为职业卫生的突出问题。我国的职业紧张研究尚处于初步阶段，通过对"职业相关疾病"的研究、行为功能测定和症状自评量表分析发现，高度脑力负荷的科研人员、大学教师、医务人员、噪声环境作业人员、商场营业员、"三资"企业员工的心理障碍因子，如强迫症、人际关系紧张、抑郁、焦虑、恐怖、偏执等得分明显增高。中国疾病预防控制中心精神卫生中心2009年初公布的数据显示，中国各类精神疾病患病人数在1亿人以上。所以，职业紧张已成为中国职业卫生和职业医学领域不容忽视的问题。

随着社会的进步，经济的发展，人民生活水平的提高，人们不再满足于治病疗伤，而是要求促进健康、延年益寿、提高生活质量和生命质量，这些引起就业方式的多元化，职业相关疾病的发病因素更为复杂。2008年世界劳工组织指出，职业卫生工作者，不仅要重视职业性有害因素所引起的职业病，而且也应该高度重视职业相关疾病；坚持预防为主、防治结合的方针，贯彻落实三级预防，发现劳动条件对健康的有利与有害因素，注重一级预防，采用更加先进的技术，早期发现职业健康损害，不仅要防治职业特有的健康损害，而且也要重视防治与慢性非传染性疾病相关的损害，如：体重、腰围、血压、血脂、血糖、肝肾功能等，以保护和促进职业人群的健康，做到健康中国，职业健康先行。

（二）新理念、新理论和新技术在职业卫生中的应用

职业卫生与职业医学是研究劳动条件与职业从事者健康之间关系的学科，是预防医学和临床医学的重要组成部分，是控制职业危害发生和流行的系统科学和艺术。首先，要把全球卫生、转化医学、精准健康的理念应用到职业卫生与职业医学的工作和研究中。其次，职业危害是劳动条件（环境因素）与机体交互作用的结果。在职业因素的评价和研究中，要有暴露组学的完美理念，不仅要利用国内外公认、中国特色的问卷和量表，而且要利用不断出现的自动化环境监测技术与资料，如对个体周围环境的温度、风速、有害气体等的自动化监测。更为重要的是，目前已经在不断发展的个体内暴露测定方法，如：利用电感耦合等离子体质谱能够测定血和尿中20多种金属离子水平；利用核磁共振技术和液相色谱-质谱联用（LC-MS）等方法已经能够实现人类生物样品中上万余种代谢物的检测（代谢组学，metabolome），以探索小分子代谢物在职业健康损害中的作用、诊断和预后等，还有微生物组学（microbiome）等先进方

法和技术能够分析体内多种微生物学情况等。这些新技术、新方法应用均能从不同的角度反映个体暴露的种类和水平，是阐明环境与基因交互作用的因果关系前提条件。随着现代系统生物学技术的不断发展和完善，将为职业危害机制的阐明、早期分子诊断技术的发展、干预和治疗靶点的寻找和实施提供科学基础。如随着人类基因组计划（human genome project）的完成，采用基因测序和基因芯片技术，发现了许多疾病的易感基因及其交互作用；采用表观遗传组学（epigenome，包括DNA甲基化、组蛋白修饰及新近发现的非编码RNA）、转录组学（transcriptome）和蛋白组学（proteome）等技术，能发现职业有害因素的作用特征与机制，这些技术方法能在细胞培养、动物实验和人群调查中应用。此外，要高度重视不同职业人群队列的建立和发展是重中之重，因为前瞻性队列研究是发现和证实病因、探索发病机制和验证防治策略的可行性、有效性的必要途径，也是证实环境与机体交互作用在职业损害发生、发展中作用的重要前提条件。最后，采用流行病学、临床医学、药学、基础医学、环境科学、信息科学等多学科交叉的技术与方法，整合基因组学、表观遗传组学、转录组学、蛋白质组学、代谢组学、暴露组学等新技术、新方法的数据，采用暴露组学、流行病学和系统生物学的大数据理念，从环境、基因和两者交互作用的角度着手研究，进而对职业损害的发生机制做出更全面、更完整的解释和阐明，制订出更加科学、有效的防治策略和干预措施，实现职业损害的可预防，保障国民经济发展的持续性，促进和谐社会的构建和完善。

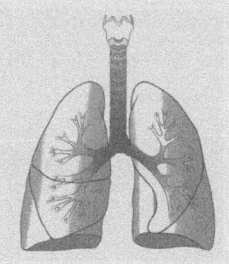

■ 第二篇

甘肃省职业性尘肺病随访调查研究

第二篇

粮食种业现合报告
专题查研式成果

第一章 1949—2020年甘肃省职业性尘肺病随访调查研究

一、背景

(一) 国外研究现状

尘肺病是严重降低劳动能力、致残和影响患者寿命的职业病，在世界各国都是职业病工伤赔偿的主要疾病。国际劳工组织（ILO）对尘肺病的定义是，"尘肺是粉尘在肺内的蓄积和组织对粉尘存在的反应"。世界各国应用流行病学方法研究尘肺的发生、发展和分布，以及与尘肺发生相关的各种因素（如作业环境粉尘浓度、分散度、粉尘中游离SiO_2含量、工人的接触工龄、接尘量等）在尘肺发病中的作用，从而为制定粉尘容许浓度、寻找工人安全接触时间、以及为预防尘肺病的发生提供科学依据。

要准确、客观地评价疾病，需要从死亡、发病、致残、疾病的流行动力学以及经济损失等多方面对疾病的危害程度进行全方位的综合评价。基于这样的认识，世界卫生组织（WHO）的有关专家经过多年研究，于1993—1994年提出了一个全新的指标，即采用由伤残（或失能）调整的生命年（Disability adjusted life year，DALY）作为评价疾病负担的指标。该指标综合考虑了死亡、发病、疾病严重权重、年龄相对重要性权重以及时间偏好率（贴现率）等因素，客观地反映了疾病对社会及人群的危害程度。因此，世界银行和世界卫生组织（WHO）已将该指标作为确定全球卫生贷款项目的重要依据。疾病负担的评价可以帮助确定当地的主要卫生问题以使有限的卫生资源得到合理配置，可以为前瞻性地制定疾病防治研究的总体策略提供背景资料，可以确定高危人群，以便实施健康干预计划，另外疾病负担指标可用来比较和评价干预措施的效果，WHO国际健康干预计划的效果就是以疾病负担的下降（即干预措施减少多少DALY损失）报告结果的。

职业病引起的健康损伤、经济损失都是疾病负担的范畴。疾病负担主要包括流行病学损失（健康和寿命损失）、经济损失（个人负担、家庭负担和社会负担）以及除此之外的无形损失。全球来看，职业病疾病负担的关注度不断提高，但是缺乏系统的研究，更多的国家列入工伤疾病经济负担研究。工伤疾病负担相关的研究角度不尽相同，例如，Spector JT等研究与工作相关的膝关节损伤疾病的负担。Driscoll T等从人体工程学角度研究职业暴露的风险因素，量化分析腰痛所带来的负担。

(二) 中国研究现状

中国尘肺病的定义是："尘肺病是由于在职业活动中长期吸入生产性粉尘并在肺内潴留而引起的以肺组织弥漫性纤维化为主的全身性疾病。"目前，中国《职业病分类和目录》中所列的尘肺病有十三种，即：矽肺、煤工尘肺、石墨尘肺、炭黑尘肺、石棉肺、滑石尘肺、水泥尘肺、云母尘肺、陶工尘肺、铝尘肺、电焊工尘肺、铸工尘肺和根据《尘肺病诊断标准》和《尘肺病理诊断标准》可以诊断的其他尘肺病。

中国是世界上尘肺病例最多的国家，尘肺也是中国发患者数最多、最常见的职业病，截至2008年底，尘肺病累计现患人数达64万多例。中国劳动卫生职业病学术界用流行病学的方法和观点去研究尘肺病的发生、发展、转归的规律。20世纪50年代后期中国工业化进程迅速发展，矿山开采由手工操作转为机械化生产，干式凿岩及石粉生产的干式作业使作业环境粉尘浓度可高达每立方米数千毫克，致使短期内出现了大批矽肺患者。为掌握尘肺发病情况和原因，20世纪50年代中国劳动卫生工作起步即从粉尘职业危害研究着手，开始了现场的劳动卫生学调查和粉尘理化性质的测定，同时开始了接尘作业人员的健康检查并逐渐走向了频繁化和制度化。研究工作者很快从这些资料中发现了粉尘浓度和粉尘中游离SiO_2含量与尘肺发病的关系，并将一些指标如发病率、患病率、壹期尘肺发病工龄、病期构成、病程等作为评价粉尘危害严重程度的指标。1957和1964年在全国进行尘肺普查，同时，对尘肺发病严重的厂矿进行了重点调查。20世纪70年代后期，研究者进一步扩大研究领域，对尘肺病的病程、晋期、存活期、预期寿命等进行了研究，并开始了尘肺病发病趋势预测的研究，提出了一系列数学模型，如时间序列模型、灰色系统模型与寿命表法等。为了解中国尘肺病发病及其分布规律，1986年卫生部下达了开展"全国尘肺流行病学调查研究"的任务，是应用职业流行病学方法进行这类调查研究的一个范例。全国大部分各省、自治区、直辖市都参加了这次调查工作。本次调查研究所取得的资料，摸清了中华人民共和国成立以来各历史年代诊断的尘肺及其在地理区域和工业行业的分布，分析了不同时期尘肺发病情况及死亡原因，结合职业病报告已成为中国尘肺病资料的主要来源。

为掌握职业病发病情况，中国历经多年，目前建立了较为完善的职业病与职业卫生信息监测系统。2006年卫生部将职业病及其影响因素纳入"中国疾病预防控制信息系统"子系统"健康危害监测信息系统"进行报告，在全国范围内启用了职业病网络直报。根据中国31个省、自治区、直辖市和新疆生产建设兵团报告，2015年共报告职业病29 180例，职业性尘肺病26 081例（占89.38%）。2016年共报告职业病31 789例，职业性尘肺病及其他呼吸系统疾病28 088例（占88.36%）。2019年全国共报告各类职业病新病例19 428例，职业性尘肺病及其他呼吸系统疾病15 947例（占82.08%），其中职业性尘肺病15 898例（占99.69%）。2021年全国共报告各类职业病新病例15 407例，职业性尘肺病及其他呼吸系统疾病11 877例（占77.09%），其中职业性尘肺病11 809例（占99.43%）。近年来全国职业病报告数据显示，尘肺病新发病例数占新发职业病病例总数的80%以上。国内多个省市利用信息监测系统数据，对辖区职业病发病现状进行相关研究。李旭东等对广东省2006至2015年报告职业病的例数、病种构成比、发病年龄和发病工龄进行统计学描述，以诊断年为自变量，使用曲线拟合方法分别对病新发病例数、发病工龄中位数、发病年龄中位数进行线性趋势检验，建立ARIMA模型对广东省2017—2020年职业病变化趋势进行预测，结果显示2006—2015年，广东省报告职业病5289例，职业性尘肺病2101例，占39.7%，职业中毒1363例，占25.8%，职业性耳鼻喉口腔疾病864例，占16.3%；职业病例数呈直线上升趋势（$R2=0.851$），尘肺病例数呈直线上升趋势（$R2=0.856$），职业性耳鼻喉口腔疾病例数呈指数上升趋势（$R2=0.914$），职业性肿瘤报告例数呈指数增长趋势（$R2=0.696$）。雷红彦等以425例青海省尘肺病诊断组诊断并在中国疾病预防控制信息系统报告的尘肺病患者为调查对象，采用描述性和推断性统计学分析方法对诊断患者的三间分布等特征进行分析，结果显示425例新诊断尘肺病例，男性418例（98.4%），平均诊断年龄为（43.5±10.1）岁，平均接尘工龄为（11.0±11.5）年，地区分布：海东、西宁、海西和海北地区尘肺诊断患者所占比例分别为54.8%、33.9%、8.7%和2.6%；农民工患者在海东地区所占比例为91.9%，行业分布：有色金属及冶金、煤炭、电力和其他行业尘肺病诊断患者所占比例分别为60.2%、11.8%、10.4%和17.7%，病种分布：矽肺、煤工尘肺和其他尘肺病所占比例分别为72.9%、12.7%和14.4%。孙伟等研究结果显示2001—2015年宁夏地区共有1607例新发尘肺病患者，患者以男性为主，发病年龄主要集中在40~50岁区间范围内，接尘工龄主要集中在20~25年区间范围内，发病工种主要是采煤工和掘进；不同种类尘肺病的发病年龄构成、接尘工龄构成和期别构成差异有统计学意义。

近年来，中国在防止粉尘危害、保护工人健康、预防尘肺发生方面作了大量工作，取得了显著成效。有关尘肺病发病的流行病学、发病机理等研究越来越多。疾病经济损失是一种"机会成本"，反映了疾病给社会带来的经济负担。如何有效测算疾病的经济损失，探讨疾病经济损失分布的特点及其影响因素，对于帮助卫生政策制定者寻求减轻经济损失的方法和途径，增加健康投资的经济效益和社会效益有重要意义。有研究测算中国每年尘肺病造成的直接经济损失达80亿元，间接损失达300亿至400亿元；还有学者认为中国已有尘肺病患者60多万人，按每例每年花费4万元计算，全国每年因此直接经济损失200多亿元。李红梅等对2016年山东省职业病住院患者疾病负担及其影响因素的研究，结果显示，患者直接经济负担平均每人每年88 562元，职业病患者DALY损失的影响因素主要为年龄、肺功能、陪护人员情况，不同尘肺分期、合并症有无对流行病学负担有影响。刘军等对吉林省职业病防治院住院的121例尘肺病患者疾病经济损失进行研究，结果显示，121例尘肺住院患者2014年人均疾病经济损失297 084.74元，人均直接经济损失55 564.34元，占18.70%，其中住院费46 120.21元，占直接经济损失的83.0%；人均间接经济损失更大，为241 520.40元，占疾病总经济损失的81.3%；在患者未来剩余的37.245年寿命中人均直接经济损失估计将高达1 534 409.25元。有研究显示，湖北省尘肺病患者年人均直接经济损失为6 363.28元，尘肺病患者年人均间接经济损失为67 207.05元；尘肺病患者预期平均寿命比一般人群缩短7~10年；年龄、工龄、并发症、尘肺分期为尘肺患者DALY损失的影响因素。

2016年，国家卫生计生委、国家发展改革委等10部门以国卫疾控印发《关于加强农民工尘肺病防治工作的意见》。尘肺病具有隐匿性和潜伏期长的特点，估计在今后一段时间内，中国尘肺病仍将呈持续高发态势。存在尘肺病危害的企业数量大，以东部经济发达地区小型企业为主，且有向中西部地区转移的趋势，主要分布在矿山、建材、有色金属、冶金等行业。要求各地加强尘肺病防治机构能力建设，保证尘肺病防治工作的经费。2019年国家卫生健康委等10部门联合下发了《关于印发尘肺病防治攻坚行动方案的通知》（国卫职健发〔2019〕46号），要求到2020年底摸清报告职业性尘肺病患者健康状况，按照"摸清底数，加强预防，控制增量，保障存量"的思路，动员各方力量，实施分类管理、分级负责、综合治理，有效加强尘肺病预防控制，大力开展尘肺病患者救治救助工作，切实保障劳动者职业健康权益。尘肺病是一种难以治愈的慢性进行性疾病，患者会因此丧失劳动能力，给劳动力市场带来的损失不可估量。因此，采取及时有效的防治措施降低尘肺病的发病率、延缓病情进展、减少尘肺病经济损失已刻不容缓。

（三）甘肃省研究现状

甘肃省地处中国西部，矿产资源丰富，但由于生产工艺和经济较落后，自然条件艰苦，作业场所粉尘危害相对严重，尘肺病高发态势显著。近年来，大量高能耗、高污染、高危险、高危害企业又逐渐从发达地区向甘肃转移，职业危害因素广泛分布在煤炭、冶金、建材、有色金属、机械、化工等传统工业，以及医药、生物工程、汽车制造等新兴产业和第三产业等几十个行业当中。更为严重的是，职业危害防治的历史欠账较多，政府和企业职业危害防治投入不足，防护设施设备不到位，产生职业危害的落后工艺、技术、材料还大量存在。一些企业重生产、轻投入，甚至置职工生命健康于不顾，作业场所有毒有害因素浓（强）度不能得到有效控制，加重了生产岗位有毒有害因素的危害后果，从业人员职业病风险大大增加。此外出现了农民工外出务工回乡发病增多，技术落后企业防护和健康监护不到位造成尘肺病高发，急进型矽肺的发生增多，群体尘肺病例出现，石棉肺病例高发等诸多问题。职业病和职业卫生信息监测系统报告，2016年全省共报告各类新发职业病199例，其中新发职业性尘肺病152例（占76.38%），2017年全省共报告各类新发职业病158例职业性尘肺病120例（占75.95%），2020年全省共报告各类新发职业病175例，其中新发职业性尘肺病150例（占85.71%）。截至2020年底，全省尘肺病现患数6959例。尘肺病仍是甘肃省发患者数最多，危害最为严重的职业病。

甘肃省在职业病和尘肺病发病特征相关分析方面已开展一定研究。赵文莉等开展的"2010—2018年甘肃省尘肺病流行特征分析"研究显示，2010—2018年间全省共报告尘肺病新发病例1269例，其中壹期尘肺818例（64.46%），贰期尘肺284例（22.38%），叁期尘肺167例（13.16%），矽肺、煤工尘肺和水泥尘肺报告发病例数位居前3位，分别占病例总数的55.71%（707/1269）、37.67%（478/1269）和3.78%（48/1269）。叁期尘肺病新发病例主要分布在私有经济类型（58.09%，79/136）、小型（59.88%，97/162）企业。截至2018年12月31日，甘肃省共报告职业性尘肺病现患病例12 211例，其中58.16%（7102/12 211）为煤工尘肺，28.15%（3438/12 211）为矽肺，主要分布在白银市（21.63%，2641/12 211）、兰州市（17.79%，2172/12 211）和武威市（13.73%，1676/12 211）。尘肺病现患病例主要分布在国有经济（76.95%，9396/12 211）、大型企业（54.23%，6622/12 211）。提示矽尘、煤尘和水泥尘是甘肃省引起尘肺病的主要职业危害因素，并且矽肺报告发病例数呈上升趋势，应引起重视。甘肃省尘肺病主要分布在国有经济类型的大型企业，但私有经济类型的小型企业所发现的尘肺病普遍病情严重，因此应重点监管。赵文莉等开展的"1949—2019年甘肃省职业性尘肺病流行特征分析"研究显示，1949—2019年甘肃省职业性尘肺病现患病例主要分布在兰州市和张掖市；为煤炭开采和洗选业。主要病种为煤工尘肺和矽肺。结论提示甘肃省近10年间矽肺发病例数明显增加，应加大对含矽矿业的监管力度。兰州、白银、武威等市的煤炭开采洗选业和有色金属矿采选业应作为今后防控重点。廖萍泰等研究"甘肃省1986—2009年33 481例接尘作业人员尘肺病诊断情况分析"中，甘肃省疾病预防控制中心1986—2009年对接尘作业体检人员X线胸片阅片结果显示，尘肺种类以矽肺和煤工尘肺为主，分别占52.23%和22.61%，其次为水泥尘肺、石墨尘肺、铝尘肺、石棉肺和电焊工尘肺。主要行业分布在建材业和煤炭业，分别占46.39%和41.83%。

目前全省职业性尘肺病疾病负担有关研究尚未见报道。因此，利用监测平台数据，开展甘肃省尘肺病流行学调查，掌握全省尘肺病分布特点和流行态势，以及其他环境经济因素对尘肺发病影响，对我省尘肺病和职业病防治工作具有十分重要的意义。

2019年按照国家卫生健康委职业健康司《关于印发2019年重点职业病监测项目工作方案的通知》和《甘肃省财政厅 甘肃省卫生健康委员会关于下达2019年基本公共卫生服务补助资金的通知》（甘财社〔2019〕59号）要求，甘肃省卫生健康委制定下发《关于印发2019年甘肃省重点职业病监测等五个职业病防治项目工作方案的通知》（甘卫职健函〔2019〕343号）。甘肃省疾病预防控制中心在省卫生健康委的安排协调下，大力推动随访调查工作的全面开展，先后下发《关于进一步做好全省尘肺病随访与回顾性调查工作的通知》（甘疾控职放发〔2019〕272号）和《关于加快推进全省职业性尘肺病患者随访与回顾性调查工作的通知》（甘疾控职放发〔2019〕364号），全年共计举办2期现场培训班和1次视频会议，对全省尘肺病随访调查工作组织开展了2次技术指导与质量控制。截至2020年1月8日，全省共计开展随访调查15 269例，无任何线索信息者246例。随访到的病例中存活7855例，占51.4%；死亡5435例，占35.6%；找到线索但信息不全者1979例，占13.0%。2019年国家下达任务数15 515例，甘肃省随访调查到存活和死亡病例共计13 290例，随访调查率为85.7%。

2020年甘肃省在2019年尘肺病随访调查工作基础上，以前期未随访调查到或调查结果存疑、信息不全的患者信息为重点，开展深入随访调查和核实，协调同级公安、民政、人社、医保等部门，摸清全省职业性尘肺病患者的健康状况与保障情况，确保数据质量。

二、调查实施情况

（一）组织实施

1. 全力协调开展部门间联合信息核查。接到国家五部门联合下发的《关于开展职业性尘肺病患者有关信息核查工作的通知》（国卫办职健函〔2020〕299号）后，甘肃省卫生健康委高度重视，即刻着手安排有关工作，并于4月29日邀请全省公安、民政、人社、医保有关工作处室负责同志，召开尘肺病患者信息核查协调联席会议。会上进一步沟通明确了各部门职责及需要协助核查的内容，从而建立了各部门协作调查的机制。随后制定并由省卫生健康委、公安厅、民政厅、人社厅和医保局等5部门联合制定并下发《关于印发〈2020年甘肃省职业性尘肺病患者信息核查及补充调查工作方案〉的通知》（甘卫职健函〔2020〕324号）。

2. 制订工作方案。接到国家卫生健康委和中国疾控中心下发的项目方案和项目技术方案后，第一时间阅读学习并结合甘肃省尘肺病随访调查工作实际情况，省卫生健康委和省疾病预防控制中心先后制订并印发了《2020年甘肃省尘肺病随访调查工作实施方案》（甘卫职健函〔2020〕323号）和《2020年甘肃省尘肺病随访调查工作技术方案》（甘疾控职放发〔2020〕230号）。

3. 加强培训，突出重点开展技术指导。省卫生健康委、省疾病预防控制中心组织全省各市州、县区卫生健康行政部门和疾控中心有关工作负责人参加"2020年职业性尘肺病随访调查工作视频培训会议"。重点对国家2020年职业性尘肺病随访调查工作进行要求，甘肃省今年的尘肺病随访调查工作思路、方法、步骤和质控要求等进行了深入细致的培训。

省疾病预防控制中心派出四个督查组，分别对白银、兰州、平凉、武威、金昌、嘉峪关、天水等重点地区开展了监督指导。督导人员深入厂矿企业与基层调查人员一起想办法、找突破，取得了一定进展。省卫生健康委职业健康处对平凉、白银等工作进展缓慢地区的有关行政科室负责人进行了电话约谈和指导。

（二）随访调查实施

1. 职业病报告、监测部门随访调查实施情况

2020年5月22日全省随访调查工作动员和培训视频会后，各级卫生健康行政部门和疾病预防控制中心按照下发的工作方案和技术方案，全面启动了2020年尘肺病随访调查工作。省疾病预防控制中心将经公安机关第一次比对后身份证与姓名不一致或生存情况存疑的2315例、失访的1979例信息，以及依托全民健康信息平台及电子病历库、健康档案库查找到的1793例线索信息，逐级下发到市县调查单位，开展进一步核实和补充查找。同时，各级发挥主观能动性，积极从企业、医疗机构、社保部门、档案馆等查找历史记录资料，并主动联系当地公安部门进行信息核查，千方百计查找、补充、核实患者信息。

积极面向社会发布公告。全省14个市州及存在粉尘危害严重企业的县区均发布了

"关于开展职业性尘肺病患者信息登记的公告",发布在卫生部门官方网站、微信号、新闻头条并刊登在各地方报刊上,尽最大努力找到失访的尘肺病患者。

2.跨部门协查实施情况

省卫生健康委全力协调确定了卫生、公安、民政、人社、医保5部门的联合协作信息核查工作机制,各部门积极配合开展有关信息的核查及补充工作。

医保和民政部门分别组织开展了3次核查,核查量达18 524人次;公安部门组织开展2次核查,核查量达18 358人次;人社部门组织开展1次核查,核查量达16 699人次。通过各部门的联合核查,一是找到了部分失访患者信息,二是更正了2019年不确定的调查信息,三是为进一步随访调查提供了线索信息,从而不断压缩失访比例,提高获取信息质量。

此外,为了获得更多线索,省卫生健康委积极协调省总工会,通过重点行业和企业工会系统,获取尘肺病患者线索信息,进一步开展随访调查,2020年省总工会系统提供尘肺病患者信息共计103例,其中与现有信息重复40例,最终补充63例。

3.跨省市协查实施情况

2020年甘肃省协助外省核查职业性尘肺病病例信息共计74例,均提供至我省公安、医保、民政和人社部门进行核查,其中核查到信息24例,其他信息各部门均未查找到有关线索。

甘肃省没有委托外省开展信息核查工作。原因主要有两种情况:一是部分甘肃籍在外打工人员,我省通过联系家属或本人已经获取到有关信息;二是失访患者中大部分均无身份证号码,无法核查所在地,也无法委托其他省份协助核查。

三、研究内容

(一)甘肃省1949—2020年职业性尘肺病流行特征分析。

通过回顾性调查搜集甘肃省1949—2020年职业性尘肺病患者信息,分析甘肃省职业性尘肺病发病的趋势,评估尘肺病防控效果;对比分析甘肃省职业性尘肺病的地区、病种、行业、工龄、期别等的分布及其变化情况,进一步分析尘肺病防控工作的薄弱环节。

(二)甘肃省2010—2020年职业性尘肺病疾病负担研究。

流行病学疾病负担研究:分析10年间甘肃省职业性尘肺病的累积发病率、死亡率和病死率。

全球疾病负担研究:估算2010—2020年甘肃省居民因职业性尘肺病死亡或伤残造成的生命损失:伤残调整寿命年(DALY),并分析影响DALY的主要因素。

(三)职业性尘肺病患者就医直接经济负担研究。

通过计算职业性尘肺病患者各年度职业性尘肺病患者门诊医疗费用、住院医疗费用、门诊患者人均医药费用、住院患者人均医药费用以及人均直接医疗费用,从而描述甘肃省职业性尘肺病患者就医直接经济负担情况。

四、研究方法

（一）资料收集

1.职业性尘肺病流行特征分析：1949—2005年诊断的职业性尘肺病患者信息通过向职业病诊断机构、企业、全民健康信息系统等调查获取并分析。2006—2020年诊断的职业性尘肺病患者信息通过"职业病与职业卫生信息监测系统"获取。

同时，协调公安、民政、人社、医保等部门协助核查患者姓名、身份证号码、存活情况、医疗保险、工伤保险、低保情况等信息。

2.职业性尘肺病疾病负担研究：2010—2020年诊断的职业性尘肺病新发病例信息通过中国疾病预防控制信息系统下的"职业病及健康危害因素监测信息系统"获取，同时补充2019年以来开展的职业性尘肺病随访调查中发现的漏报病例。2010—2020年间死亡的职业性尘肺病病例信息通过随访调查核实、查证，具体方法同上。在计算伤残损失寿命年（years lived with disability，YLD）和早死损失寿命年（years of life lost，YLL）过程中，全国年龄别人口数和死亡人口状况来源于2010年第6次全国人口普查数据；伤残权重（disability weight，DW）和缓解率的数据来源于GBD（Global Burden of Disease）2015年研究报告；全球预期寿命表来源于GBD 2010年研究报告。

3.职业性尘肺病患者就医直接经济负担研究：依托"甘肃省全民健康信息平台"，将甘肃省2006—2020年诊断的职业性尘肺病病例数据，与平台电子病历库和健康档案库信息进行匹配比对，筛出匹配病例2018—2020年因呼吸系统疾病门诊就诊及医药费用支出信息，计算职业性尘肺病患者各年度职业性尘肺病患者门诊医疗费用、住院医疗费用、门诊患者人均医药费用、住院患者人均医药费用以及人均直接医疗费用，从而描述甘肃省职业性尘肺病患者就医直接经济负担情况。

4.甘肃省2010—2020年人口资料来源于甘肃省统计年鉴。

（二）调查方式

1.制订调查表，核心指标包括：身份证号、性别、出生日期、工龄、接尘工龄、病种、诊断日期、期别、贫困状况、诊疗和医药费用支出情况、参保情况、死亡日期等。

2.通过"职业病与职业卫生信息监测系统"导出数据，电话联系，入户调查，亲属、工友等相关人员调查，企业调查，人社部门调查，民政部门调查，公安和死因监测系统查询等方式开展信息调查。

（三）主要指标及计算公式

1.对甘肃省2010—2020年职业性尘肺病发病数据按照年份、年龄组、工龄、期别、病种、地区进行统计与分析并计算其构成比；对甘肃省2010—2020年职业性尘肺病发病病例和死亡病例按年份统计并计算其发病率、死亡率及病死率。

发病率（/10万）=观察时段的新发病例数/同期平均人口数×100 000

死亡率（/10万）=观察时段的死亡病例数/同期平均人口数×100 000

病死率=某时期内因尘肺病死亡人数/同期患尘肺病的患者数

2.伤残调整生命年（DALX）是指从发病到死亡所损失的全部健康寿命年，包括因过早死亡所致的寿命损失年（YLL）和因疾病所致伤残引起的健康寿命损失年（YLD）两部分，可定量的计算因尘肺病造成的早死与残疾对健康寿命年的损失，可对疾病死亡和疾病伤残而损失的健康寿命年进行综合测量。计算公式如下：

DALYs=YLLs+YLDs

YLL为疾病导致的死亡DALY损失，YLD为疾病导致的残疾DALY损失。

YLL和YLD的计算都用下式：

$$\int_{x=\alpha}^{x=\alpha+L} DCxe^{-\beta x}e^{-\gamma(x-\alpha)}dx$$

积分后得到公式：

$$-DCe^{-\beta\alpha}\left\{e^{-(\beta+\gamma)L}\left[1+(\beta+\gamma)(L+\alpha)\right]-\left[1+(\beta+\gamma)\alpha\right]\right\}/(\beta+\gamma)^{2}$$

式中，x为年龄；D为残疾权数（死亡取值1）；C为年龄权数调节因子，取值0.1658；β为年龄参数函数，取值0.04；γ为贴现率，取值0.03；α为死亡或残疾的发生年龄；L为死亡的损失时间或伤残持续时间。以西方家庭模型寿命表编号第26级来计算健康生命年损失。残疾权数参照GBD的伤残等级分类及22个提示症状，尘肺患者残疾等级参考《劳动能力鉴定职工工伤与职业病致残等级》（GB/T 16180—2014）中职工工伤与职业病致残程度鉴定分级确定。尘肺患者伤残等级七级到一级，对应的残疾权重值是0.25~0.85，伤残等级每增加一级，残疾权重增加0.10。

3.直接经济负担相关指标计算

（1）直接医疗费用：为疾病经济负担中直接经济负担的一部分。主要由患者的门诊费、药费、诊疗费、检查费、床位费、护理费、手术费和康复费等加和而成。人均直接医疗费用=（各年度门诊医疗费用+住院医疗费用）/就医总人数。

（2）门诊患者人均医药费用：又称诊疗人均医药费用、人均门诊费用。门诊患者人均医药费用=医疗门诊收入/总诊疗人数。

（3）住院患者人均医药费用：又称出院者人均医药费用、人均住院费用。住院患者人均医药费用=医疗住院收入/出院人数。

（四）数据处理与分析

采用Excel 2013软件进行数据整理、描述统计。采用SPSS 25.0软件进行统计分析运算，具体涉及以下几方面：①采用卡方检验比较多个独立样本的显著性差异性；②采用多元线性回归进行影响因素分析，检验水准=0.05；③采用单因素ANOVA检验比较单样本不同影响因素间的显著性差异；④采用Kruskal-Wallis H检验对不同年度、期别、工龄、病种等职业性尘肺病患者人均直接医疗费用、门诊和住院患者人均医药费用的比较进行分析。⑤以对数变换后的人均直接医疗费用、门诊和住院患者人均医药费用为因变量，以诊断期别、工龄、病种、地区等指标为自变量，进行多元线性逐步回归，分析可能影响职业性尘肺病患者就医直接经济负担的具体因素。

五、质量控制

（一）实施过程质控

第一，在随访调查工作开展之初，进行了统一规范化培训，结合2019年工作中发现的问题，对调查表中各项内容的填写和数据录入要求进行了详细的培训说明，随访调查人员按照统一方法、统一标准、统一控制的原则开展职业性尘肺病患者随访调查工作。

第二，安排固定的调查人员在每日结束调查后对当日调查信息填写情况进行检查、核实，具体查阅填写信息完整情况、核查调查信息是否有明显错项和逻辑错误等问题，如发现有问题需及时核实、更正。每日调查结束后，及时回收并妥善保管调查表。

第三，数据录入人员须严格按照要求填写录入，方式统一为Excel表格中录入或修改，并要求：新增信息涂黄色，更正信息涂红色，以便后期核查确认。录入过程中对调查信息进行二次检查，如发现有逻辑错误或缺漏项等问题，及时与原始资料进行核对和更正，确保信息准确。

第四，在省、市疾病预防控制中心设立质量考核小组，在调查过程中随机抽取5%的调查表，复核调查录入信息与调查表、原始资料的一致性，复核结果（符合率）纳入年底项目工作考核中。截至2020年8月14日，甘肃省疾控中心抽样复核828例，调查结果符合率为98.1%；各市州疾控中心共完成复核1567例，调查结果符合率为96.9%。

（二）数据分析质控

扎实开展数据审核质控工作。着重从以下几方面设置逻辑校验公式，把好最后一道关。

一是出生日期与已收集的身份证号码中日期应一致；二是身份证号码位数只有15位和18位两种类型；三是存活患者填写了死亡日期或者死亡患者无死亡日期；四是接尘工龄和首诊年龄的差值不应小于16，实际接尘月数不应超过11；五是接尘工龄和年龄的差值不应小于16；六是首次诊断年龄不应小于16岁；七是三个期别诊断日期的时间先后逻辑和时间间隔应不少于1年。

六、研究结果

（一）甘肃省1949—2020年职业性尘肺病流行特征分析

1.总体情况

通过本项研究，随访调查到1950—2020年共计诊断15 711例职业性尘肺病病例，其中调查明确为现患病例者7389例，占总病例数的47.03%；死亡6206例，占39.50%；失访2116例，占13.47%。（见表1-1）

表1-1 甘肃省各年度职业性尘肺病报告及存活情况

首次诊断年份	各年度职业性尘肺病报告例数	已随访到的病例		合计	现患比例（%）
		现患病例	死亡病例		
1986年及以前	4939	646	4074	4720	13.69
1987	174	54	106	160	33.75
1988	290	56	218	274	20.44
1989	125	42	67	109	38.53
1990	135	40	89	129	31.01
1991	68	33	30	63	52.38
1992	103	33	53	86	38.37
1993	89	29	52	81	35.80
1994	203	57	101	158	36.08
1995	105	50	47	97	51.55
1996	120	58	42	100	58.00
1997	353	195	141	336	58.04
1998	471	283	156	439	64.46
1999	194	109	53	162	67.28
2000	353	253	42	295	85.76
2001	502	284	148	432	65.74
2002	530	329	157	486	67.70
2003	416	354	39	393	90.08
2004	477	394	41	435	90.57
2005	1335	961	76	1037	92.67
2006	423	321	94	415	77.35
2007	95	72	11	83	86.75
2008	260	196	52	248	79.03
2009	140	116	18	134	86.57
2010	381	283	88	371	76.28
2011	212	171	23	194	88.14
2012	264	209	51	260	80.38

续表

首次诊断年份	各年度职业性尘肺病报告例数	已随访到的病例		合计	现患比例（%）
		现患病例	死亡病例		
2013	293	250	43	293	85.32
2014	166	146	19	165	88.48
2015	347	314	33	347	90.49
2016	152	142	10	152	93.42
2017	311	288	22	310	92.90
2018	255	249	6	255	97.65
2019	361	356	4	360	98.89
2020	16	16	0	16	100
年度不详	1053	0	0	0	0
合计	15 711	7389	6206	13 595	54.35

2.职业性尘肺病现患病例人口学特征分布情况

按照用人单位所在地分析甘肃省现患职业性尘肺患者口学特征分布情况，结果显示甘肃省现患职业性尘肺患者平均首诊年龄为49.96±11.81岁，年龄中位数49.68岁。现患职业性尘肺患者中97.71%为男性；男性平均首诊年龄50.08±11.80岁，年龄中位数49.86岁；女性平均首诊年龄44.50±10.84岁，年龄中位数43.38岁（见表1-2）。

表1-2 甘肃省职业性尘肺病现患病例人口学特征分布情况

地区	男性				女性				合计		
	例数	%	年龄均值±SD	年龄中位数	例数	%	年龄均值±SD	年龄中位数	例数	年龄均值±SD	年龄中位数
兰州市	1916	97.76	51.87±12.64	51.20	44	2.24	41.46±9.13	40.20	1960	51.63±12.66	50.91
嘉峪关市	187	98.94	49.73±12.34	49.78	2	1.06	40.27±7.55	40.27	189	49.63±12.32	49.71
金昌市	377	96.66	52.61±11.89	52.00	13	3.34	57.65±8.81	61.42	389	52.78±11.83	52.36
白银市	1318	99.17	50.11±11.72	50.56	11	0.83	37.90±8.74	39.27	1329	50.01±11.75	50.47
天水市	124	96.12	49.53±11.47	49.10	5	3.88	50.27±10.36	48.14	129	49.56±11.39	48.95
武威市	522	96.85	48.83±10.30	47.72	17	3.15	40.85±8.32	39.11	539	48.58±10.33	47.54
张掖市	1473	97.94	49.55±11.10	49.44	31	2.06	46.99±10.53	44.90	1504	49.50±11.09	49.34
平凉市	200	98.04	48.05±10.84	47.25	4	1.96	51.61±7.94	50.06	204	48.12±10.79	47.25
酒泉市	905	95.87	47.87±11.57	47.95	39	4.13	44.54±11.50	44.37	944	47.73±11.58	47.78

续表

地区	男性				女性				合计			
	例数	%	年龄均值±SD	年龄中位数	例数	%	年龄均值±SD	年龄中位数	例数	%	年龄均值±SD	年龄中位数
庆阳市	18	100	46.56±9.88	48.61	0	0.00	—	—	18	46.56±9.88	48.61	
定西市	15	93.75	47.66±5.86	48.25	1	6.25	30.05±0.00	30.05	16	46.56±7.17	48.18	
陇南市	128	98.46	46.80±11.45	47.35	2	1.54	36.53±4.91	36.53	130	46.64±11.44	47.26	
临夏州	11	100	52.71±11.35	52.73	0	0.00	—	—	11	52.71±11.35	52.73	
甘南州	22	100	52.84±10.79	49.64	0	0.00	—	—	22	52.84±10.79	49.64	
甘肃矿区	4	100	54.05±12.15	52.48	0	0.00	—	—	4	54.05±12.15	52.48	
合计	7220	97.71	50.08±11.80	49.86	169	2.29	44.50±10.84	43.38	7389	49.96±11.81	49.68	

3. 职业性尘肺病现患病例分期情况

分析现患职业性尘肺病病例分期情况，结果显示甘肃省各地新发的壹期职业性尘肺病患者数量最多，占比73.69%；其次为贰期患者，占比21.27%（见表1-3-1）。

不同的尘肺病病种也以壹期患者居多，其中云母尘肺、陶工尘肺、铝尘肺和石墨尘肺的壹期患者占比在96.0%以上（见表1-3-2）。

表1-3-1　甘肃省职业性尘肺病现患病例分期情况

地区	职业性尘肺病分期						合计	χ^2	P
	壹期	%	贰期	%	叁期	%			
兰州市	1524	77.76	353	18.01	83	4.23	1960		
嘉峪关市	140	74.07	39	20.63	10	5.29	189		
金昌市	260	66.67	92	23.59	38	9.74	390		
白银市	956	71.93	306	23.02	67	5.04	1329		
天水市	100	77.52	28	21.71	1	0.78	129		
武威市	396	73.47	124	23.01	19	3.53	539		
张掖市	1162	77.26	260	17.29	82	5.45	1504	125.645	<0.001
平凉市	126	61.76	60	29.41	18	8.82	204		
酒泉市	640	67.8	267	28.28	37	3.92	944		
庆阳市	14	77.78	3	16.67	1	5.56	18		
定西市	12	75	3	18.75	1	6.25	16		
陇南市	89	68.46	27	20.77	14	10.77	130		
临夏州	10	90.91	1	9.09	0	0	11		
甘南州	15	68.18	6	27.27	1	4.55	22		

续表

地区	职业性尘肺病分期						合计	χ^2	P
	壹期	%	贰期	%	叁期	%			
甘肃矿区	1	25	3	75	0	0	4		
合 计	5445	73.69	1572	21.27	372	5.03	7389		

表1-3-2 各类职业性尘肺病现患病例分期情况

尘肺病种	职业性尘肺病分期						合计	χ^2	P
	壹期	%	贰期	%	叁期	%			
矽 肺	2033	67.68	748	24.90	223	7.42	3004		
煤工尘肺	2655	77.14	664	19.29	123	3.57	3442		
石墨尘肺	25	96.15	0	0.00	1	3.85	26		
炭黑尘肺	20	86.96	3	13.04	0	0.00	23		
石棉肺	240	76.43	56	17.83	18	5.73	314		
滑石尘肺	5	62.50	1	12.50	2	25.00	8		
水泥尘肺	204	77.86	57	21.76	1	0.38	262	159.496	<0.001
云母尘肺	2	100.00	0	0.00	0	0.00	2		
陶工尘肺	9	100.00	0	0.00	0	0.00	9		
铝尘肺	35	97.22	1	2.78	0	0.00	36		
电焊工尘肺	42	85.71	7	14.29	0	0.00	49		
铸工尘肺	35	70.00	15	30.00	0	0.00	50		
其他尘肺	140	85.37	20	12.20	4	2.44	164		
合 计	5445	73.69	1572	21.27	372	5.03	7389		

4.职业性尘肺病现患病例病种分布情况

(1) 地区分布情况

结果显示,甘肃省职业性尘肺病患者主要分布在兰州市(占26.53%)、张掖市(占20.35%)、白银市(占17.99%)和酒泉市(占12.78%)。主要尘肺病病种为煤工尘肺(占46.58%)和矽肺(占40.66%);其中兰州、武威、张掖、平凉等市以煤工尘肺为主,金昌、白银、定西、陇南、临夏等市以矽肺为主。石墨尘肺、炭黑尘肺、水泥尘肺、铝尘肺、电焊工尘肺等尘肺病患者主要分布于兰州市,石棉肺患者主要分布于酒泉、兰州、张掖、白银等市(见表1-4-1)。

(2) 行业分布情况

结果显示,甘肃省职业性尘肺病患者主要分布在煤炭开采和洗选业(占60.56%)、有色金属矿采选业(占14.10%),其次为非金属矿采选业(占6.43%)、建筑业(占3.68%)、黑色金属矿采选业(占2.56%)、非金属矿物制品业(占2.22%)、黑色金属冶炼和压延加工业(占1.80%)、有色金属冶炼和压延加工业(占1.73%)等行业(见表1-4-2)。

表1-4-1 甘肃省不同地区职业性尘肺病现患病例病种分布情况

地区	矽肺		煤工尘肺		石墨尘肺		炭黑尘肺		石棉肺		滑石尘肺		水泥尘肺		云母尘肺		陶工尘肺		铝尘肺		电焊工尘肺		铸工尘肺		其他尘肺		合计	x^2	P
	例数	%	例数	%	例数	%	例数	%	例数	%	例数	%	例数	%	例数	%	例数	%	例数	%	例数	%	例数	%	例数	%		
兰州市	710	36.22	1016	51.84	9	0.46	13	0.66	54	2.76	1	0.05	73	3.72	0	0.00	2	0.10	19	0.97	16	0.82	9	0.46	38	1.94	1960	903.433	<0.001
嘉峪关市	76	40.21	85	44.97	1	0.53	1	0.53	6	3.17	0	0.00	6	3.17	0	0.00	0	0.00	3	1.59	3	1.59	1	0.53	7	3.70	189		
金昌市	217	55.64	126	32.31	4	1.03	0	0.00	21	5.38	0	0.00	5	1.28	0	0.00	0	0.00	1	0.26	4	1.03	2	0.51	10	2.56	390		
白银市	688	51.77	514	38.68	1	0.08	3	0.23	32	2.41	2	0.15	40	3.01	0	0.00	0	0.00	3	0.23	4	0.30	6	0.45	36	2.71	1329		
天水市	45	34.88	38	29.46	0	0.00	1	0.78	9	6.98	0	0.00	17	13.18	0	0.00	0	0.00	1	0.78	3	2.33	8	6.20	7	5.43	129		
武威市	140	25.97	319	59.18	4	0.74	1	0.19	14	2.60	0	0.00	37	6.86	1	0.19	0	0.00	1	0.19	5	0.93	8	1.48	9	1.67	539		
张掖市	589	39.16	778	51.73	3	0.20	2	0.13	48	3.19	4	0.27	41	2.73	0	0.00	3	0.20	1	0.07	4	0.27	8	0.53	23	1.53	1504		
平凉市	58	28.43	129	63.24	0	0.00	0	0.00	4	1.96	0	0.00	2	0.98	0	0.00	3	1.47	1	0.49	1	0.49	0	0.00	6	2.94	204		
酒泉市	373	39.51	371	39.30	4	0.42	2	0.21	118	12.50	0	0.00	37	3.92	1	0.11	1	0.11	5	0.53	7	0.74	5	0.53	20	2.12	944		
庆阳市	8	44.44	4	22.22	0	0.00	0	0.00	1	5.56	0	0.00	2	11.11	0	0.00	0	0.00	0	0.00	0	0.00	2	11.11	1	5.56	18		
定西市	9	56.25	3	18.75	0	0.00	0	0.00	2	12.50	0	0.00	0	0.00	0	0.00	0	0.00	0	0.00	0	0.00	0	0.00	2	12.50	16		
陇南市	74	56.92	46	35.38	0	0.00	0	0.00	3	2.31	1	0.77	0	0.00	0	0.00	0	0.00	0	0.00	0	0.00	1	0.77	5	3.85	130		
临夏州	6	54.55	5	45.45	0	0.00	0	0.00	0	0.00	0	0.00	0	0.00	0	0.00	0	0.00	0	0.00	0	0.00	0	0.00	0	0.00	11		
甘南州	10	45.45	7	31.82	0	0.00	0	0.00	2	9.09	0	0.00	2	9.09	0	0.00	0	0.00	1	4.55	0	0.00	0	0.00	0	0.00	22		
甘肃矿区	1	25.00	1	25.00	0	0.00	0	0.00	0	0.00	0	0.00	0	0.00	0	0.00	0	0.00	0	0.00	2	50.00	0	0.00	0	0.00	4		
合计	3004	40.66	3442	46.58	26	0.35	23	0.31	314	4.25	8	0.11	262	3.55	2	0.03	9	0.12	36	0.49	49	0.66	50	0.68	164	2.22	7389		

表1-4-2 甘肃省不同行业职业性尘肺病现患病例病种分布情况

行业	矽肺 例数	%	煤工尘肺 例数	%	石墨尘肺 例数	%	炭黑尘肺 例数	%	石棉肺 例数	%	滑石尘肺 例数	%	水泥尘肺 例数	%	云母尘肺 例数	%	陶工尘肺 例数	%	铝尘肺 例数	%	电焊工尘肺 例数	%	铸工尘肺 例数	%	其他尘肺 例数	%	合计 例数	%	χ²	P
1	8	53.33	7	46.67	0	0.00	0	0.00	0	0.00	0	0.00	0	0.00	0	0.00	0	0.00	0	0.00	0	0.00	0	0.00	0	0.00	15	0.20		
2	2	22.22	5	55.56	0	0.00	0	0.00	0	0.00	1	11.11	0	0.00	0	0.00	0	0.00	0	0.00	0	0.00	1	11.11	0	0.00	9	0.12		
3	0	0.00	1	100.00	0	0.00	0	0.00	0	0.00	0	0.00	0	0.00	0	0.00	0	0.00	0	0.00	0	0.00	0	0.00	0	0.00	1	0.01		
5	0	0.00	4	50.00	1	12.50	0	0.00	1	12.50	0	0.00	0	0.00	0	0.00	0	0.00	1	12.50	0	0.00	0	0.00	1	12.50	8	0.11		
6	1675	37.43	2375	53.07	10	0.22	9	0.20	128	2.86	6	0.13	137	3.06	0	0.00	4	0.09	19	0.42	17	0.38	24	0.54	71	1.59	4475	60.56		
7	10	47.62	5	23.81	0	0.00	0	0.00	3	14.29	0	0.00	1	4.76	0	0.00	0	0.00	0	0.00	0	0.00	1	4.76	1	4.76	21	0.28		
8	110	58.20	54	28.57	2	1.06	2	1.06	5	2.65	0	0.00	6	3.17	0	0.00	0	0.00	0	0.00	3	1.59	1	0.53	6	3.17	189	2.56		
9	552	52.98	385	36.95	2	0.19	1	0.10	27	2.59	1	0.10	20	1.92	1	0.10	1	0.10	3	0.29	5	0.48	7	0.67	37	3.55	1042	14.10		
10	181	38.11	142	29.89	1	0.21	1	0.21	107	22.53	1	0.21	24	5.05	0	0.00	3	0.63	1	0.21	4	0.84	2	0.42	9	1.89	475	6.43		
11	13	65.00	7	35.00	0	0.00	0	0.00	0	0.00	0	0.00	0	0.00	0	0.00	0	0.00	0	0.00	0	0.00	0	0.00	0	0.00	20	0.27		
12	14	40.00	18	51.43	0	0.00	0	0.00	1	2.86	0	0.00	1	2.86	0	0.00	0	0.00	0	0.00	0	0.00	0	0.00	1	2.86	35	0.47	1967.616	<0.001
13	0	0.00	2	100.00	0	0.00	0	0.00	0	0.00	0	0.00	0	0.00	0	0.00	0	0.00	0	0.00	0	0.00	0	0.00	0	0.00	2	0.03		
14	1	50.00	1	50.00	0	0.00	0	0.00	0	0.00	0	0.00	0	0.00	0	0.00	0	0.00	0	0.00	0	0.00	0	0.00	0	0.00	2	0.03		
15	2	40.00	2	40.00	0	0.00	0	0.00	0	0.00	0	0.00	1	20.00	0	0.00	0	0.00	0	0.00	0	0.00	0	0.00	0	0.00	5	0.07		
17	1	20.00	4	80.00	0	0.00	0	0.00	0	0.00	0	0.00	0	0.00	0	0.00	0	0.00	0	0.00	0	0.00	0	0.00	0	0.00	5	0.07		
18	1	50.00	1	50.00	0	0.00	0	0.00	0	0.00	0	0.00	0	0.00	0	0.00	0	0.00	0	0.00	0	0.00	0	0.00	0	0.00	2	0.03		
19	0	0.00	0	0.00	0	0.00	0	0.00	0	0.00	0	0.00	0	0.00	0	0.00	0	0.00	0	0.00	0	0.00	0	0.00	1	100.00	1	0.01		
20	1	33.33	2	66.67	0	0.00	0	0.00	0	0.00	0	0.00	0	0.00	0	0.00	0	0.00	0	0.00	0	0.00	0	0.00	0	0.00	3	0.04		
21	0	0.00	2	66.67	0	0.00	0	0.00	1	33.33	0	0.00	0	0.00	0	0.00	0	0.00	0	0.00	0	0.00	0	0.00	0	0.00	3	0.04		
22	2	33.33	3	50.00	0	0.00	0	0.00	1	16.67	0	0.00	0	0.00	0	0.00	0	0.00	0	0.00	0	0.00	0	0.00	0	0.00	6	0.08		
23	0	0.00	1	100.00	0	0.00	0	0.00	0	0.00	0	0.00	0	0.00	0	0.00	0	0.00	0	0.00	0	0.00	0	0.00	0	0.00	1	0.01		

续表

行业	矽肺 例数	%	煤工尘肺 例数	%	石墨尘肺 例数	%	炭黑尘肺 例数	%	石棉肺 例数	%	滑石尘肺 例数	%	水泥尘肺 例数	%	云母尘肺 例数	%	陶工尘肺 例数	%	铝尘肺 例数	%	电焊工尘肺 例数	%	铸工尘肺 例数	%	其他尘肺 例数	%	合计 例数	%	χ^2	P
24	0	0.00	0	0.00	0	0.00	0	0.00	1	100.00	0	0.00	0	0.00	0	0.00	0	0.00	0	0.00	0	0.00	0	0.00	0	0.00	1	0.01	1 967.616	<0.001
25	12	35.29	13	38.24	0	0.00	0	0.00	4	11.76	0	0.00	0	0.00	0	0.00	0	0.00	0	0.00	4	11.76	1	2.94	0	0.00	34	0.46		
26	10	43.48	7	30.43	0	0.00	0	0.00	1	4.35	0	0.00	1	4.35	0	0.00	0	0.00	0	0.00	1	4.35	1	4.35	2	8.70	23	0.31		
27	0	0.00	1	100.00	0	0.00	0	0.00	0	0.00	0	0.00	0	0.00	0	0.00	0	0.00	0	0.00	0	0.00	0	0.00	0	0.00	1	0.01		
28	1	50.00	1	50.00	0	0.00	0	0.00	0	0.00	0	0.00	0	0.00	0	0.00	0	0.00	0	0.00	0	0.00	0	0.00	0	0.00	2	0.03		
29	1	20.00	2	40.00	0	0.00	2	40.00	0	0.00	0	0.00	0	0.00	0	0.00	0	0.00	0	0.00	0	0.00	0	0.00	0	0.00	5	0.07		
30	71	43.29	56	34.15	0	0.00	1	0.61	4	2.44	0	0.00	17	10.37	0	0.00	0	0.00	1	0.61	2	1.22	1	0.61	10	6.10	164	2.22		
31	59	44.36	54	40.60	5	3.76	5	3.76	1	0.75	0	0.00	3	2.26	0	0.00	0	0.00	0	0.00	1	0.75	0	0.00	5	3.76	133	1.80		
32	43	33.59	60	46.88	1	0.78	0	0.00	2	1.56	0	0.00	9	7.03	0	0.00	0	0.00	7	5.47	2	1.56	0	0.00	4	3.13	128	1.73		
33	9	40.91	7	31.82	0	0.00	0	0.00	0	0.00	0	0.00	1	4.55	0	0.00	0	0.00	0	0.00	2	9.09	3	13.64	0	0.00	22	0.30		
34	2	33.33	3	50.00	0	0.00	1	16.67	0	0.00	0	0.00	0	0.00	0	0.00	0	0.00	0	0.00	0	0.00	0	0.00	0	0.00	6	0.08		
35	7	100.00	0	0.00	0	0.00	0	0.00	0	0.00	0	0.00	0	0.00	0	0.00	0	0.00	0	0.00	0	0.00	0	0.00	0	0.00	7	0.09		
36	1	100.00	0	0.00	0	0.00	0	0.00	0	0.00	0	0.00	0	0.00	0	0.00	0	0.00	0	0.00	0	0.00	0	0.00	0	0.00	1	0.01		
37	3	21.43	6	42.86	0	0.00	0	0.00	1	7.14	0	0.00	1	7.14	0	0.00	0	0.00	0	0.00	2	14.29	0	0.00	1	7.14	14	0.19		
38	8	32.00	7	28.00	0	0.00	0	0.00	2	8.00	0	0.00	3	12.00	0	0.00	0	0.00	1	4.00	2	8.00	2	8.00	0	0.00	25	0.34		
39	2	66.67	0	0.00	0	0.00	0	0.00	0	0.00	0	0.00	1	33.33	0	0.00	0	0.00	0	0.00	0	0.00	0	0.00	0	0.00	3	0.04		
40	3	100.00	0	0.00	0	0.00	0	0.00	0	0.00	0	0.00	0	0.00	0	0.00	0	0.00	0	0.00	0	0.00	0	0.00	0	0.00	3	0.04		
41	19	43.18	13	29.55	0	0.00	0	0.00	3	6.82	0	0.00	3	6.82	0	0.00	0	0.00	0	0.00	1	2.27	3	6.82	2	4.55	44	0.60		
43	7	46.67	6	40.00	0	0.00	0	0.00	0	0.00	0	0.00	1	6.67	0	0.00	0	0.00	0	0.00	0	0.00	1	6.67	0	0.00	15	0.20		
44	26	38.24	34	50.00	1	1.47	0	0.00	1	1.47	0	0.00	3	4.41	0	0.00	0	0.00	0	0.00	2	2.94	0	0.00	1	1.47	68	0.92		
45	101	37.13	113	41.54	3	1.10	1	0.37	14	5.15	0	0.00	26	9.56	0	0.00	1	0.37	3	1.10	1	0.37	1	0.37	8	2.94	272	3.68		

续表

行业	砂肺		煤工尘肺		石墨尘肺		炭黑尘肺		石棉肺		滑石尘肺		水泥尘肺		云母尘肺		陶工尘肺		铝尘肺		电焊工尘肺		铸工尘肺		其他尘肺		合计		χ^2	P
	例数	%	例数	%	例数	%	例数	%	例数	%	例数	%	例数	%	例数	%	例数	%	例数	%	例数	%	例数	%	例数	%		
46	2	33.33	4	66.67	0	0.00	0	0.00	0	0.00	0	0.00	0	0.00	0	0.00	0	0.00	0	0.00	0	0.00	0	0.00	0	0.00	6	0.08		
47	12	63.16	5	26.32	0	0.00	0	0.00	0	0.00	0	0.00	1	5.26	0	0.00	0	0.00	0	0.00	0	0.00	1	5.26	0	0.00	19	0.26		
48	1	50.00	1	50.00	0	0.00	0	0.00	0	0.00	0	0.00	0	0.00	0	0.00	0	0.00	0	0.00	0	0.00	0	0.00	0	0.00	2	0.03		
51	2	100.00	0	0.00	0	0.00	0	0.00	0	0.00	0	0.00	0	0.00	0	0.00	0	0.00	0	0.00	0	0.00	0	0.00	0	0.00	2	0.03		
52	1	50.00	1	50.00	0	0.00	0	0.00	0	0.00	0	0.00	0	0.00	0	0.00	0	0.00	0	0.00	0	0.00	0	0.00	0	0.00	2	0.03		
53	2	66.67	1	33.33	0	0.00	0	0.00	0	0.00	0	0.00	0	0.00	0	0.00	0	0.00	0	0.00	0	0.00	0	0.00	0	0.00	3	0.04		
54	5	29.41	6	35.29	0	0.00	0	0.00	6	35.29	0	0.00	0	0.00	0	0.00	0	0.00	0	0.00	0	0.00	0	0.00	0	0.00	17	0.23		
55	2	66.67	0	0.00	0	0.00	0	0.00	0	0.00	0	0.00	0	0.00	0	0.00	0	0.00	0	0.00	0	0.00	0	0.00	1	33.33	3	0.04		
56	1	14.29	5	71.43	0	0.00	0	0.00	0	0.00	0	0.00	0	0.00	0	0.00	0	0.00	0	0.00	0	0.00	0	0.00	1	14.29	7	0.09		
57	3	50.00	3	50.00	0	0.00	0	0.00	0	0.00	0	0.00	0	0.00	0	0.00	0	0.00	0	0.00	0	0.00	0	0.00	0	0.00	6	0.08		
58	1	50.00	1	50.00	0	0.00	0	0.00	0	0.00	0	0.00	0	0.00	0	0.00	0	0.00	0	0.00	0	0.00	0	0.00	0	0.00	2	0.03		
59	14	48.28	11	37.93	0	0.00	0	0.00	0	0.00	0	0.00	2	6.90	0	0.00	0	0.00	0	0.00	0	0.00	0	0.00	2	6.90	29	0.39		
总计	3004	40.66	3442	46.58	26	0.35	23	0.31	314	4.25	8	0.11	262	3.55	2	0.03	9	0.12	36	0.49	49	0.66	50	0.68	164	2.22	7389	100.00	1 967.616	<0.001

*行业编码:1.农业 2.林业 3.畜牧业 4.渔业 5.农、林、牧、渔服务业 6.煤炭开采和洗选业 7.石油和天然气开采业 8.黑色金属矿采选业 9.有色金属矿采选业 10.非金属矿采选业 11.开采辅助活动 12.其他采矿业 13.农副食品加工业 14.食品制造业 15.酒、饮料和精制茶制造业 16.烟草制品业 17.纺织业 18.纺织服装、服饰业 19.皮革、毛皮、羽毛及其制品和制鞋业 20.木材加工和木、竹、藤、棕、草制品业 21.家具制造业 22.造纸和纸制品业 23.印刷和记录媒介复制业 24.文教、工美、体育和娱乐用品制造业 25.石油加工、炼焦和核燃料加工业 26.化学原料和化学制品制造业 27.医药制造业 28.化学纤维制造业 29.橡胶和塑料制品业 30.非金属矿物制品业 31.黑色金属冶炼和压延加工业 32.有色金属冶炼和压延加工业 33.金属制品业 34.通用设备制造业 35.专用设备制造业 36.汽车制造业 37.铁路、船舶、航空航天和其他运输设备制造业 38.电气机械和器材制造业 39.计算机、通信和其他电子设备制造业 40.仪器仪表制造业 41.其他制造业 42.废弃资源综合利用业 43.金属制品、机械和设备修理业 44.电力、热力、燃气及水生产和供应业 45.建筑业 46.批发和零售业 47.交通运输、仓储和邮政业 48.住宿和餐饮业 49.信息传输、软件和信息技术服务业 50.金融业 51.房地产业 52.租赁和商务服务业 53.科学研究和技术服务业 54.水利、环境和公共设施管理业 55.居民服务、修理和其他服务业 56.教育 57.卫生和社会工作 58.文化、体育和娱乐业 59.公共管理、社会保障和社会组织。

5.职业性尘肺病现患病例工龄分布情况

结果显示,甘肃省职业性尘肺病患者的接尘工龄平均为19.33±8.84年,中位数为20.00年;接尘工龄较短的病种有:矽肺、石棉肺、云母尘肺及其他尘肺,接尘工龄较长的病种有:铝尘肺和炭黑尘肺。

甘肃省接尘工龄小于或等于5年的职业性尘肺病患者有431例,多为矽肺和煤工尘肺。(见表1-5)

表1-5 职业性尘肺病现患病例接尘工龄分布情况(工龄单位:年)

尘肺病病种	病例数	平均值±SD	中位数	H	P	工龄≤5年病例数
矽肺	3004	17.62±8.75	20.00			269
煤工尘肺	3442	20.44±8.49	20.00			114
石墨尘肺	26	23.18±10.47	22.50			0
炭黑尘肺	23	25.21±9.78	25.00			1
石棉肺	314	17.73±8.68	16.13			24
滑石尘肺	8	19.71±8.06	20.38			0
水泥尘肺	262	24.17±7.75	25.00	305.874	<0.001	0
云母尘肺	2	17.71±2.42	17.71			0
陶工尘肺	9	18.37±9.77	15.00			0
铝尘肺	36	26.92±9.83	25.25			1
电焊工尘肺	49	23.87±10.27	23.00			0
铸工尘肺	50	22.38±9.39	22.58			1
其他尘肺	164	17.23±9.78	20.00			21
合计	7389	19.33±8.84	20.00			431

6.职业性尘肺病现患病例享受保障情况

(1)职业性尘肺病现患病例社会保障享受情况

甘肃省现患职业性尘肺病患者中,享受工伤保险待遇者5485例,占74.23%;享有用人单位赔付者609例,占8.24%;有医疗保险者7136例,占96.58%;有大病医疗保险者4404例,占59.60%;有其他保障(例如医疗救助、贫困救助等)者702例,占9.50%;无任何保障者154例,占2.08%。甘肃省无任何保障的职业性尘肺病患者主要集中在兰州市、酒泉市、张掖市和白银市;临夏州的无任何保障者占比最高,占

18.18%（见表1-6-1）。

甘肃省不同首诊日期的职业性尘肺病现患病例享受工伤保险、用人单位赔付、医疗保险的比例不同，差异有统计学意义（$\chi^2=1\,433.522$ $P=0.000$，$\chi^2=1\,206.275$ $P=0.000$，$\chi^2=925.383$ $P=0.000$）。其中2000—2009年诊断的职业性尘肺病患者享受工伤保险待遇、用人单位赔付和医疗保险的比例均最高，分别为79.91%、9.57%和98.45%。首诊日期为1980—1989年的职业性尘肺病患者无任何保障的比例最高，为13.78%；2010—2020年的比例最低，为0.70%（见表1-6-2）。

甘肃省不同首诊期别职业性尘肺病现患病例享受用人单位赔付、医疗保险的比例不同，差异有统计学意义（$\chi^2=6.553$ $P=0.038$，$\chi^2=37.557$ $P=0.000$），其中叁期的职业性尘肺病患者享受医疗保险和用人单位赔付的比例最高，分别为99.19%、9.68%。不同首诊期别职业性尘肺病现患病例享受工伤保险的比例相同，差异没有统计学意义（$\chi^2=2.022$ $P=0.364$）。不同首诊期别职业性尘肺病患者无任何保障的比例不同，差异有统计学意义（$\chi^2=7.069$ $P=0.029$），其中叁期的职业性尘肺病患者无任何保障的比例最低，为0.27%（见表1-6-3）。

（2）职业性尘肺病现患病例医保报销情况

甘肃省未享受工伤保险，但享受居民医疗保险的职业性尘肺病患者共计1744例，其中医保门诊报销比例低于50%的患者有1105例，占63.36%；医保门诊报销比例高于80%的患者有161例，占9.23%。医保住院报销比例低于50%的患者有1187例，占68.06%；医保住院报销比例高于80%的患者有50例，占2.87%。省内医保门诊报销比例高于50%的职业性尘肺病患者占比较多（大于50%）的市州有：定西市、陇南市和临夏州；省内各市州职业性尘肺病患者医保住院报销比例多低于50%。

甘肃省未享受工伤保险，但享受居民医疗保险的1744例职业性尘肺病患者中，享受低保者共计139人，每月每人享受的低保金额平均为376元（见表1-6-4）。

甘肃省不同首诊日期的职业性尘肺病患者医保门诊报销比例构成不同，差异有统计学意义（$\chi^2=539.378$ $P=0.000$）；医保住院报销比例构成不同，差异有统计学意义（$\chi^2=109.048$ $P=0.000$）（见表1-6-5）。

甘肃省不同首诊期别的职业性尘肺病患者医保门诊报销比例构成不同，差异有统计学意义（$\chi^2=82.743$ $P=0.000$）；医保住院报销比例构成不同，差异有统计学意义（$\chi^2=34.712$ $P=0.000$）（见表1-6-6）。

（3）职业性尘肺病现患病例低保补助情况

甘肃省现患职业性尘肺病患者中，享受低保者共计373人，占5.05%。各市州享受低保比例构成不同，差异有统计学意义（$\chi^2=75.428$ $P=0.000$）；其中享受低保比例较高的市州是庆阳市和定西市，分别占11.11%和18.75%。不同首诊期别患者享受低保比例构成不同，差异有统计学意义（$\chi^2=61.781$ $P=0.000$）；其中享受低保比例较高的首诊期别为叁期，占13.17%（见表1-6-7）。

表1-6-1 不同地区职业性尘肺病现患病例享受各类保障情况

地区	总病例数	工伤保险		用人单位赔付		医疗保险		大病医疗保险		其他保障		无任何保障	
		例数	%	例数	%	例数	%	例数	%	例数	%	例数	%
兰州市	1960	1539	78.52	186	9.49	1887	96.28	917	46.79	163	8.32	46	2.35
嘉峪关市	189	158	83.60	23	12.17	183	96.83	122	64.55	15	7.94	2	1.06
金昌市	390	351	90.00	23	5.90	374	95.90	195	50.00	23	5.90	1	0.26
白银市	1329	1064	80.06	170	12.79	1298	97.67	726	54.63	189	14.22	18	1.35
天水市	129	75	58.14	10	7.75	125	96.90	75	58.14	10	7.75	2	1.55
武威市	539	440	81.63	32	5.94	531	98.52	386	71.61	37	6.86	2	0.37
张掖市	1504	986	65.56	59	3.92	1466	97.47	1119	74.40	97	6.45	29	1.93
平凉市	204	163	79.90	18	8.82	194	95.10	98	48.04	12	5.88	5	2.45
酒泉市	944	590	62.50	52	5.51	890	94.28	646	68.43	144	15.25	41	4.34
庆阳市	18	10	55.56	3	16.67	18	100.00	9	50.00	0	0.00	0	0.00
定西市	16	2	12.50	0	0.00	16	100.00	13	81.25	0	0.00	0	0.00
陇南市	130	84	64.62	27	20.77	119	91.54	79	60.77	8	6.15	6	4.62
临夏州	11	8	72.73	3	27.27	9	81.82	5	45.45	2	18.18	2	18.18
甘南州	22	11	50.00	3	13.64	22	100.00	10	45.45	2	9.09	0	0.00
甘肃矿区	4	4	100.00	0	0.00	4	100.00	4	100.00	0	0.00	0	0.00
合计	7389	5485	74.23	609	8.24	7136	96.58	4404	59.60	702	9.50	154	2.08

表1-6-2 不同首诊日期职业性尘肺病现患病例社会保障享受情况

首诊日期	总病例数	工伤保险		用人单位赔付		医疗保险		无任何保障	
		n	%	n	%	n	%	n	%
1949—1979	348	217	62.36	32	9.20	312	89.66	19	5.46
1980—1989	450	220	48.89	38	8.44	383	85.11	62	13.78
1990—1999	887	602	67.87	69	7.78	840	94.70	30	3.38
2000—2009	3280	2621	79.91	314	9.57	3229	98.45	26	0.79
2010—2020	2424	1825	75.29	156	6.44	2372	97.85	17	0.70
合计	7389	5485	74.23	609	8.24	7136	96.58	154	2.08
χ^2		1 433.522		1 206.275		925.383		1 126.008	
P		0.000		0.000		0.000		0.000	

表1-6-3 不同首诊期别职业性尘肺病现患病例社会保障享受情况

首诊期别	总病例数	工伤保险		用人单位赔付		医疗保险		无任何保障	
		n	%	n	%	n	%	n	%
壹期	5445	3957	72.67	436	8.01	5248	96.38	126	2.31
贰期	1572	1233	78.44	137	8.72	1519	96.63	27	1.72
叁期	372	295	79.30	36	9.68	369	99.19	1	0.27
合计	7389	5485	74.23	609	8.24	7136	96.58	154	2.08
χ^2		2.022		6.553		37.557		7.069	
P		0.364		0.038		0.000		0.029	

表1-6-4 职业性尘肺病现患病例医保报销比例和低保情况

地区	现患病例	应调查医保报销比例总人数*	门诊医保报销比例			住院医保报销比例			享受低保人数	每月每人享受低保金额（元）
			<50%	50%~80%	>80%	<50%	50%~80%	>80%		
兰州市	1960	373	258	80	22	257	99	4	28	359
嘉峪关市	189	29	16	10	3	21	7	1	4	388
金昌市	390	36	29	5	2	27	6	3	4	262
白银市	1329	246	145	71	25	141	91	9	19	382
天水市	129	52	44	4	4	44	8	0	1	84
武威市	539	97	62	26	8	63	27	6	6	350
张掖市	1504	489	276	139	67	327	143	12	48	384
平凉市	204	36	22	8	4	28	6	0	3	359
酒泉市	944	312	219	71	15	232	62	11	17	448
庆阳市	18	8	6	1	1	7	1	0	1	584
定西市	16	14	5	6	2	7	5	1	2	350
陇南市	130	40	14	17	7	24	12	2	4	341
临夏州	11	1	0	0	1	0	1	0	1	350
甘南州	22	11	9	2	0	9	1	1	1	84
甘肃矿区	4	0	0	0	0	0	0	0	0	0
合计	7389	1744	1105	440	161	1187	469	50	139	376
χ^2			81.513			56.007				
P			<0.001			0.001				

*应调查医保报销比例总人数指未享受工伤保险，但享受居民医保总人数。

表1-6-5 不同首诊日期职业性尘肺病现患病例医保报销比例情况

首诊日期	使用医保的现患病例数	医保门诊报销比例						医保住院报销比例					
		<50%		50%~80%		>80%		<50%		50%~80%		>80%	
		n	%	n	%	n	%	n	%	n	%	n	%
1949—1979	306	254	83.01	33	10.78	19	6.21	231	75.49	60	19.61	15	4.90
1980—1989	366	303	82.79	39	10.66	24	6.56	282	77.05	70	19.13	14	3.83
1990—1999	808	741	91.71	59	7.30	8	0.99	571	70.67	190	23.51	47	5.82
2000—2009	3157	2882	91.29	241	7.63	34	1.08	2179	69.02	693	21.95	285	9.03
2010—2020	2143	1479	69.02	478	22.31	186	8.68	1543	72.00	546	25.48	54	2.52
合计	6780	5659	83.47	850	12.54	271	4.00	4806	70.88	1559	22.99	415	6.12
χ^2				539.378						109.048			
P				0.000						0.000			

表1-6-6 不同首诊期别职业性尘肺病现患病例医保报销比例情况

首诊期别	使用医保的现患病例数	医保门诊报销比例						医保住院报销比例					
		<50%		50%~80%		>80%		<50%		50%~80%		>80%	
		n	%	n	%	n	%	n	%	n	%	n	%
壹期	5256	4451	84.68	599	11.40	206	3.92	3798	72.26	1143	21.75	315	5.99
贰期	1248	1025	82.13	169	13.54	54	4.33	827	66.27	328	26.28	93	7.45
叁期	276	183	66.30	82	29.71	11	3.99	181	65.58	88	31.88	7	2.54
合计	6780	5659	83.47	850	12.54	271	4.00	4806	70.88	1559	22.99	415	6.12
χ^2				82.743						34.712			
P				0.000						0.000			

表1-6-7 甘肃省职业性尘肺病现患病例低保补助情况

项目	总病例数	低保补助情况		χ^2	P
		n	%		
兰州市	1960	70	3.57		
嘉峪关市	189	9	4.76		
金昌市	390	15	3.85		
白银市	1329	52	3.91		
天水市	129	3	2.33		
武威市	539	34	6.31	75.428	0.000
张掖市	1504	75	4.99		
平凉市	204	6	2.94		
酒泉市	944	94	9.96		
庆阳市	18	2	11.11		
定西市	16	3	18.75		
陇南市	130	8	6.15		

续表

项目	总病例数	低保补助情况		χ^2	P
		n	%		
临夏州	11	1	9.09		
甘南州	22	1	4.55		
甘肃矿区	4	0	0.00		
首诊期别					
壹期	5445	230	4.22		
贰期	1572	94	5.98	61.781	0.000
叁期	372	49	13.17		
合计	7389	373	5.05		

7.失访人群特征分布及原因分析

甘肃省随访调查到1949—2020年诊断的15 711例职业性尘肺病患者信息，其中未能调查到存活情况的失访病例数共计2116例，占13.47%。获取的失访病例均有部分线索信息，仅有姓名的病例有170例，有姓名和身份证的病例有268例，但其中多为姓名和身份证号码匹配不一致，造成继续查找的困难较大（见表1-7-1、2）。

表1-7-1 职业性尘肺病失访人群基本情况

地区	失访总人数*	无任何个案资料病例		仅有姓名的病例		有姓名和身份证的病例	
		例数	%	例数	%	例数	%
兰州市	339	0	0.00	17	5.01	57	16.81
嘉峪关市	23	0	0.00	1	4.35	2	8.70
金昌市	55	0	0.00	0	0.00	7	12.73
白银市	511	0	0.00	36	7.05	74	14.48
天水市	32	0	0.00	2	6.25	4	12.50
武威市	69	0	0.00	0	0.00	6	8.70
张掖市	443	0	0.00	23	5.19	55	12.42
平凉市	122	0	0.00	0	0.00	13	10.66
酒泉市	264	0	0.00	37	14.02	23	8.71
庆阳市	3	0	0.00	0	0.00	0	0.00
定西市	3	0	0.00	0	0.00	0	0.00
陇南市	3	0	0.00	0	0.00	1	33.33
临夏州	0	0	0.00	0	—	0	—
甘南州	3	0	0.00	1	33.33	0	0.00
甘肃矿区	4	0	0.00	0	0.00	2	50.00
不详市	242	0	0.00	53	21.90	24	9.92
合计	2116	0	0.00	170	8.03	268	12.67

*失访总人数=截至2019年底任务总数+诊断未报告的个案总数-随访到的总人数。

表1-7-2 失访病例首次诊断年份分布情况

首次诊断年份	报告病例数	失访人数*
1986年及以前	4939	219
1987	174	14
1988	290	16
1989	125	16
1990	135	6
1991	68	5
1992	103	17
1993	89	8
1994	203	45
1995	105	8
1996	120	20
1997	353	17
1998	471	32
1999	194	32
2000	353	58
2001	502	70
2002	530	44
2003	416	23
2004	477	42
2005	1335	298
2006	423	8
2007	95	12
2008	260	12
2009	140	6
2010	381	10
2011	212	18
2012	264	4
2013	293	0
2014	166	1
2015	347	0
2016	152	0
2017	311	1
2018	255	0
2019	361	1
2020	16	0
年度不详	1053	1053
合计	15 711	2116

*各年失访病例数=该年报告总病例数-该年已随访的报告病例数。

8. 失访病例中现患和死亡病例估算

甘肃省随访调查到1949—2020年诊断的15 711例职业性尘肺病患者信息,其中未能调查到存活情况的失访病例数共计2116例。通过划分首诊年度时间段,计算各时间段内现患病例和死亡病例所占比例,以此概率推算失访的2116例尘肺病患者中有1225例存活,891例死亡。我省有1053例失访患者因诊断日期缺失而无法划分进入相应时间段,因而使用总体存活患者占比率和死亡患者占比率估算该部分失访患者存活情况(见表1-8)。

表1-8 失访病例存活情况估算

报告时期	总报告病例	随访到的报告病例				失访病例总数	失访病例估算	
		现患例数	占比(%)	死亡例数	占比(%)		现患例数	死亡例数
1986年及以前	4939	646	13.69	4074	86.31	219	30	189
1987—1989	589	152	27.99	391	72.01	46	13	33
1990—1999	1841	887	53.73	764	46.27	190	102	88
2000—2005	3613	2575	83.66	503	16.34	535	448	87
2006—2010	1299	988	78.98	263	21.02	48	38	10
2011—2020	2377	2141	90.97	211	9.03	25	23	2
年度不详	1053	—	—	—	—	1053	572	481
合计	15 711	7389	54.30	6206	45.70	2116	1225	891

9. 失访病例中存活病例保障情况估算

通过划分首诊年度时间段,计算各时间段内职业性尘肺病现患病例中享受保障(包括工伤保险、用人单位赔付、医疗保险等保障类型中任意一种)的患者所占比例,以此概率推算可能存活的1225例尘肺病患者中,有1202例按比例享有保障。我省有1053例失访患者因诊断日期缺失而无法划分进入相应时间段,因而使用总体保障享受比例估算该部分失访患者保障情况(见表1-9)。

表1-9 失访病例保障情况估算

报告时期	总报告病例	随访到的报告病例			失访病例总数	失访病例估算	
		现患例数	享受保障例数*	占比(%)		现患例数	享受保障例数
1986年及以前	4939	646	601	93.03	219	30	28
1987—1989	589	152	116	76.32	46	13	10
1990—1999	1841	887	857	96.62	190	102	99
2000—2005	3613	2575	2552	99.11	535	448	444
2006—2010	1299	988	984	99.60	48	38	38
2011—2020	2377	2141	2111	99.34	25	23	23
年度不详	1053	—	—	—	1053	572	560
合计	15 711	7389	7221	97.94	2116	1225	1202

*享受任意一种保障情况即为享受保障。

10.死因情况信息汇总

调查显示,用人单位在甘肃省的死亡病例共计6206例,病种主要为煤工尘肺(占57.82%)和矽肺(占38.45%)。死亡病例多分布在兰州、白银、张掖、酒泉等市。在死因监测系统中查询到有死因信息者共计240例,其中有1例用人单位所在地不在本省,故用人单位在本省的查询到死因信息者共计239例。根本死因分布主要为:恶性肿瘤3例,呼吸系统疾病4例,消化系统疾病1例,其他死因231例(见表1-10)。

表1-10 死亡患者死因分布情况

地区	死亡总人数	尘肺病病种			死因系统查询到有死因信息总人数	根本死因主要类别人数*			
		矽肺	煤工尘肺	其他		②	③	⑦	⑬
兰州市	1662	625	976	61	53	0	0	1	52
嘉峪关市	115	45	69	1	5	1	0	0	4
金昌市	286	112	164	10	8	1	0	0	7
白银市	1647	638	938	71	77	1	4	0	72
天水市	104	39	60	5	6	0	0	0	6
武威市	217	85	125	7	8	0	0	0	8
张掖市	1308	507	757	44	50	0	0	0	50
平凉市	210	77	127	6	10	0	0	0	10
酒泉市	528	220	286	22	21	0	0	0	21
庆阳市	10	1	7	2	0	0	0	0	0
定西市	14	5	8	1	0	0	0	0	0
陇南市	16	9	7	0	0	0	0	0	0
临夏州	9	2	7	0	0	0	0	0	0
甘南州	64	14	48	2	0	0	0	0	0
甘肃矿区	15	7	8	0					
不详市	1	0	1	0					
总计	6206	2386	3588	232	239	3	4	1	231

*根本死因主要类别人数根据各地区死因系统查询情况填写排名前五位的死因类别编号及人数。[分类编码:①传染病和寄生虫病(A00-B99)②恶性肿瘤(C00-C97)③呼吸系统疾病(J00-J99)④内分泌、营养和代谢疾病(E00-E90)⑤精神和行为障碍(F00-F99)⑥神经系统疾病(G00-G99)⑦消化系统疾病(K00-K93)⑧心脏病(I00-I52)⑨脑血管病(I60-I69)⑩肌肉骨骼和结缔组织疾病(M00-M99)⑪泌尿生殖系统疾病(N00-N99)⑫损失和中毒(V01-Y98)⑬其他死因(无法归于以上死因)]

（二）甘肃省2010—2020年职业性尘肺病疾病负担研究

1.一般情况

2010—2020年间甘肃省新发职业性尘肺病病例共2851例，平均年龄为（55.99±12.19）岁，平均工龄为（17.25±9.78）年。以壹期（占73.97%，2109/2851），矽肺（47.91%，1366/2851）和煤工尘肺（占45.70%，1303/2851）为主。地区分布以兰州市病例最多共726例（占25.46%），其次是张掖市543例（占19.05%），白银市434例（占15.22%），酒泉市404例（占14.17%）。2010年新发病例最多共371例（占13.01%）（见表1-11）。

2010—2020年间甘肃省职业性尘肺病死亡病例共2560例，平均死亡年龄为（73.73±10.51）岁，平均工龄为（17.71±8.04）年。以壹期（占88.48%，2265/2560），矽肺（44.65%，1143/2560）和煤工尘肺（占49.92%，1278/2560）为主。地区分布以兰州市死亡病例最多共671例（占26.55%），其次是白银市656例（占25.96%），张掖市518例（占20.50%），酒泉市232例（占9.18%）。2015年死亡病例最多共330例（占12.89%）（见表1-11）。

2.甘肃省职业性尘肺病的累积发病率、死亡率和病死率

2010—2020年甘肃省职业性尘肺病的年均发病率为0.999 2/10万，年均死亡率为0.897 3/10万，病死率为25.75%。甘肃省职业性尘肺病发病率在2010年达到研究期内最高水平（1.452 1/10万），2020年达到研究期内最低水平（0.540 1/10万），整个研究期内并未出现明显的上升及下降趋势。在2011—2020年间，死亡率和病死率均呈现显著的先升高后下降趋势，死亡率在2015年达到最高（1.273 7/10万），在2020年达到最低（0.468 4/10万）（见表1-11）。

表1-11 2010—2020年甘肃省职业性尘肺病的发病率、死亡率以及病死率

年份	发患者数	死亡人数	发病率（/10万）	死亡率（/10万）	病死率（%）
2010	371	244	1.4521	0.9550	3.23
2011	194	176	0.7578	0.6875	2.34
2012	260	203	1.0140	0.7917	2.67
2013	293	214	1.1367	0.8302	2.79
2014	165	277	0.6390	1.0727	3.63
2015	348	330	1.3432	1.2737	4.28
2016	152	265	0.5847	1.0194	3.52
2017	310	258	1.1878	0.9885	3.41
2018	255	260	0.9712	0.9902	3.44
2019	360	209	1.3651	0.7925	2.73
2020	143	124	0.5401	0.4684	1.63
总计	2851	2560	0.9992	0.8973	25.75

3.不同期别甘肃省职业性尘肺病的DALY负担水平

2010至2020年间甘肃省职业性尘肺病的累计DALY为28 932.96元（人·年），其中壹期累计DALY为19 920.14元（人·年），贰期累计DALY为5 654.60元（人·年），叁期累计DALY为3 358.22元（人·年）。随着期别的增加，DALY水平呈现逐渐降低趋势。各年份的DALY负担水平均随着期别的增加呈现下降趋势（见表1-12-1）。

甘肃省职业性尘肺病的累计DALY水平在2010年最高为3 838.59元（人·年），在2020年最低为1 279.84元（人·年）。与2010年相比，2020年甘肃省职业性尘肺病造成的DALY在各期别中均下降，其中叁期的下降最明显，DALY增幅为-44.49%。2010与2020年职业性尘肺病疾病负担以壹期的人群为主，其DALY平均值为1 780.88元（人·年）（见表1-12-2）。

表1-12-1　2010—2020年不同期别甘肃省职业性尘肺病的DALY负担水平［元（人·年）］

期别	2010	2011	2012	2013	2014	2015	2016	2017	2018	2019	2020	小计
壹期	2 846.85	1 475.45	1 991.25	2 135.04	1 652.30	2 297.34	1 575.68	1 840.89	1 749.82	1 640.60	714.92	19 920.14
贰期	683.26	937.39	448.15	380.49	428.74	520.68	324.24	279.98	626.52	631.48	393.67	5 654.60
叁期	308.48	287.05	422.63	308.41	280.55	310.83	308.59	186.19	395.57	378.66	171.25	3 358.22
合计	3 838.59	2 699.89	2 862.03	2 823.93	2 361.59	3 128.85	2 208.52	2 307.06	2 771.91	2 650.74	1 279.84	28 932.96

表1-12-2　2010与2020年不同期别甘肃省职业性尘肺病的DALY负担比较

期别	2010年			2020年			DALY增幅（%）	DALY均值［元(人·年)］
	DALY	YLD	YLL	DALY	YLD	YLL		
壹期	2 846.85	789.20	2 057.65	714.92	410.72	304.20	-74.89	1 780.88
贰期	683.26	467.33	215.93	393.67	268.39	125.28	-42.38	538.46
叁期	308.48	244.63	63.86	171.25	116.33	54.92	-44.49	239.87
合计	3 838.59	1 501.15	2 337.44	1 279.84	795.44	484.40	-66.66	2 559.22

4.不同工龄甘肃省职业性尘肺病的DALY负担水平

不同工龄甘肃省职业性尘肺病的累计DALY负担水平明显不同，工龄在10~15年甘肃省职业性尘肺病的累计DALY负担水平最高，为9 933.91元（人·年），工龄为5年以下甘肃省职业性尘肺病的累计DALY负担水平最低，为2 127.04元（人·年）。各年份职业性尘肺病的累计DALY负担水平也均是在工龄10~15年时达到最高，在工龄5年以下时达到最低（见表1-13-1）。

与2010年相比，2020年甘肃省职业性尘肺病造成的DALY、YLD以及YLL在各工龄段均下降。2010与2020年职业性尘肺病疾病负担以10~15年工龄为主，其DALY平均值为722.70元（人·年），其次是≥25年工龄，其DALY平均值为637.78元（人·年）；2010与2020年职业性尘肺病疾病负担以<5年工龄最低，其DALY平均值为142.72元（人·年）（见表1-13-2）。

表1-13-1　2010—2020年不同工龄甘肃省职业性尘肺病的DALY负担水平［元（人·年）］

工龄（年）	2010年	2011年	2012年	2013年	2014年	2015年	2016年	2017年	2018年	2019年	2020年	小计
<5	170.62	456.25	104.75	112.82	205.96	198.32	117.55	113.55	239.13	293.27	114.81	2 127.04
5~10	544.09	333.73	424.09	351.16	357.30	459.83	382.75	312.23	542.80	505.46	190.74	4 404.17
10~15	1 185.32	971.59	984.36	978.80	879.15	1 102.59	918.59	725.84	1 032.54	895.04	260.09	9 933.91
15~20	439.40	310.61	503.59	372.59	241.86	469.51	226.88	359.61	312.73	286.29	215.26	3 738.34
20~25	489.90	315.31	449.90	440.30	305.11	334.63	199.94	339.64	282.21	293.47	232.64	3 683.04
≥25	1 009.27	312.40	395.34	568.26	372.21	563.98	362.81	456.20	362.50	377.21	266.29	5 046.47
合计	3 838.59	2 699.89	2 862.03	2 823.93	2 361.59	3 128.85	2 208.52	2 307.06	2 771.91	2 650.74	1 279.84	28 932.96

表1-13-2　2010与2020年不同工龄甘肃省职业性尘肺病的DALY负担比较

工龄（年）	2010年			2020年			DALY增幅（%）	DALY均值［元(人·年)］
	DALY	YLD	YLL	DALY	YLD	YLL		
<5	170.62	117.85	52.77	114.81	103.77	11.04	-32.71	142.72
5~10	544.09	308.79	235.30	190.74	132.54	58.20	-64.94	367.42
10~15	1 185.32	330.47	854.85	260.09	166.19	93.90	-78.06	722.70
15~20	439.40	196.89	242.51	215.26	163.76	51.51	-51.01	327.33
20~25	489.90	170.19	319.70	232.64	105.56	127.08	-52.51	361.27
≥25	1 009.27	376.95	632.31	266.29	123.62	142.67	-73.62	637.78
合计	3 838.59	1 501.15	2 337.44	1 279.84	795.44	484.40	-66.66	2 559.22

5.不同地区甘肃省职业性尘肺病的DALY负担水平

2010—2020年甘肃省职业性尘肺病的累计DALY负担水平在兰州市最高，达到6 886.00元（人·年），其次是白银市、张掖市和酒泉市，累计DALY负担水平分别为5 966.96元（人·年）、5 567.28元（人·年）和3 773.56元（人·年），以临夏州的DALY负担水平最低为11.30元（人·年），累计DALY负担水平的地区分布与病例的地区分布相一致。各年份的DALY负担水平也均是在兰州市、白银市、张掖市、酒泉市这些地区较高（见表1-14-1）。

与2010年相比，2020年甘肃省除了庆阳市外其余各地区职业性尘肺病的DALY负担均出现降低，兰州市、白银市、天水市、武威市、张掖市、酒泉市、定西市、陇南市以及甘南市这些地区的降幅均超过50%，嘉峪关市的降幅最小为7.14%，庆阳市的增幅最大，2020年庆阳市DALY负担水平明显高于2010年。在2010年和2020年也是白银市、兰州市、酒泉市和张掖市这四个地区的职业性尘肺病疾病负担相对较高，其DALY平均值分别为572.27元（人·年）、547.49元（人·年）、405.62元（人·年）和388.94元（人·年）（见表1-14-2）。

表1-14-1　2010年至2020年不同地区甘肃省职业性尘肺病的DALY负担水平[元（人·年）]

地区	2010年	2011年	2012年	2013年	2014年	2015年	2016年	2017年	2018年	2019年	2020年	小计
兰州	944.31	612.57	577.97	789.17	500.25	908.88	518.33	628.39	667.44	588.02	150.68	6 886.00
嘉峪关	75.99	27.18	163.94	189.86	112.07	72.45	45.65	73.54	87.03	72.41	70.57	990.68
金昌	200.15	117.42	121.55	54.26	97.25	115.46	177.09	115.31	239.19	210.94	114.87	1 563.49
白银	801.78	590.85	774.60	563.61	499.35	653.38	413.10	449.51	444.29	433.71	342.77	5 966.96
天水	37.35	48.91	72.94	57.01	13.63	55.05	26.04	84.66	28.21	8.12	18.52	450.44
武威	223.52	163.20	212.39	87.42	147.31	135.69	103.38	87.03	129.65	174.92	94.50	1 559.01
张掖	669.64	495.44	424.94	577.57	565.96	621.19	546.82	502.27	565.31	489.90	108.23	5 567.28
平凉	180.00	111.49	181.40	159.41	114.19	122.03	134.76	68.90	68.15	71.11	131.63	1 343.08
酒泉	650.53	519.74	290.32	273.80	230.55	373.82	194.50	235.55	380.54	463.51	160.72	3 773.56
庆阳	3.13	0.00	0.00	8.93	16.35	0.00	0.00	5.39	17.08	24.71	69.87	145.46
定西	8.65	0.00	10.89	6.24	4.44	4.15	11.85	5.09	4.75	28.33	0.00	84.40
陇南	19.21	4.91	16.03	31.39	31.73	60.73	29.03	34.31	108.53	68.63	7.04	411.55
临夏	0.00	0.00	0.00	0.00	0.00	2.61	2.79	3.56	0.00	2.35	0.00	11.30
甘南	24.33	8.20	15.05	25.25	28.50	3.41	5.17	13.55	31.76	14.08	10.45	179.74
合计	3 838.59	2 699.89	2 862.03	2 823.93	2 361.59	3 128.85	2 208.52	2 307.06	2 771.91	2 650.74	1 279.84	28 932.96

表1-14-2　2010年与2020年不同地区甘肃省职业性尘肺病的DALY负担比较

地区	2010年			2020年			DALY增幅（%）	DALY均值[元（人·年）]
	DALY	YLD	YLL	DALY	YLD	YLL		
兰州	944.31	376.62	567.70	150.68	78.98	71.69	-84.04	547.49
嘉峪关	75.99	31.36	44.63	70.57	53.24	17.33	-7.14	73.28
金昌	200.15	85.66	114.49	114.87	97.39	17.48	-42.61	157.51
白银	801.78	203.74	598.04	342.77	176.71	166.05	-57.25	572.27
天水	37.35	9.97	27.37	18.52	5.73	12.79	-50.42	27.93
武威	223.52	139.44	84.09	94.50	42.72	51.78	-57.72	159.01
张掖	669.64	206.26	463.38	108.23	28.59	79.65	-83.84	388.94
平凉	180.00	84.87	95.13	131.63	118.65	12.99	-26.87	155.82
酒泉	650.53	335.31	315.22	160.72	108.85	51.87	-75.29	405.62
庆阳	3.13	3.13	0.00	69.87	69.87	0.00	2 134.94	36.50
定西	8.65	2.30	6.34	0.00	0.00	0.00	-100.00	4.32
陇南	19.21	19.21	0.00	7.04	4.28	2.76	-63.32	13.13
临夏	0.00	0.00	0.00	0.00	0.00	0.00	—	0.00
甘南	24.33	3.28	21.06	10.45	10.45	0.00	-57.07	17.39
合计	3 838.59	1 501.15	2 337.44	1 279.84	795.44	484.40	-66.66	2 559.22

6. 不同病种甘肃省职业性尘肺病的DALY负担水平

2010年甘肃省职业性尘肺病中以煤工尘肺造成的疾病负担最高，其次是矽肺和水泥尘肺。2020年甘肃省职业性尘肺病中以矽肺造成的疾病负担最高，其次是煤工尘肺和石棉肺。与2010年相比，2020年甘肃省职业性尘肺病中矽肺、煤工尘肺、炭黑尘肺、水泥尘肺及其他尘肺的DALY负担降低；石墨尘肺、石棉肺、陶工尘肺、铝尘肺、铸工尘肺的DALY负担增加（见表1-15-1、2）。

表1-15-1　2010至2020年不同病种甘肃省职业性尘肺病的DALY负担水平［元（人·年）］

病种	2010年	2011年	2012年	2013年	2014年	2015年	2016年	2017年	2018年	2019年	2020年	小计
矽肺	1 593.80	1 428.28	1 264.03	1 280.02	1 347.18	1 366.19	1 212.88	1 065.11	1 382.70	1 204.92	608.56	13 753.66
煤工尘肺	2 124.95	1 121.91	1 530.16	1 328.53	941.91	1 593.39	846.69	1 110.04	1 187.14	1 045.51	584.50	13 414.73
石墨尘肺	3.12	0.00	3.02	4.18	0.00	5.52	11.89	4.73	6.25	0.00	3.31	42.03
炭黑尘肺	6.07	0.00	0.00	0.00	12.94	0.00	0.00	0.00	0.00	0.00	0.00	19.01
石棉肺	11.51	33.86	9.62	2.59	0.00	53.34	24.67	12.58	115.56	167.29	31.18	462.19
滑石尘肺	0.00	0.00	0.00	15.44	0.00	10.53	12.77	0.00	4.24	0.00	0.00	42.98
水泥尘肺	71.12	66.61	26.95	93.84	18.63	50.05	39.65	22.97	24.51	17.03	12.01	443.37
云母尘肺	0.00	0.00	0.00	0.00	0.00	3.87	0.00	0.00	0.00	0.00	0.00	3.87
陶工尘肺	1.46	0.00	0.00	20.61	5.38	2.09	1.07	0.00	0.00	0.00	12.29	42.90
铝尘肺	5.74	0.00	0.00	16.65	9.95	17.66	0.00	4.56	8.91	21.87	9.46	94.80
电焊工尘肺	0.00	22.90	11.42	47.83	3.96	1.78	13.36	17.22	3.40	12.52	0.00	134.40
铸工尘肺	8.37	4.14	0.00	14.25	0.00	3.77	11.64	26.51	0.00	48.77	15.01	132.46
其他尘肺	12.45	22.19	16.82	0.00	21.64	20.66	33.89	43.34	39.21	132.83	3.52	346.56
合计	3 838.59	2 699.89	2 862.03	2 823.93	2 361.59	3 128.85	2 208.52	2 307.06	2 771.91	2 650.74	1 279.84	28 932.96

表1-15-2 2010年与2020年不同病种甘肃省职业性尘肺病的DALY负担比较

病种	2010年			2020年			DALY增幅（%）	DALY均值［元(人·年)］
	DALY	YLD	YLL	DALY	YLD	YLL		
矽肺	1 593.80	803.48	790.32	608.56	410.77	197.79	−61.82	1 101.18
煤工尘肺	2 124.95	639.75	1 485.21	584.50	347.81	236.69	−72.49	1 354.72
石墨尘肺	3.12	3.12	0.00	3.31	0.00	3.31	6.29	3.22
炭黑尘肺	6.07	6.07	0.00	0.00	0.00	0.00	−100.00	3.03
石棉肺	11.51	0.00	11.51	31.18	9.27	21.91	170.95	21.34
水泥尘肺	71.12	34.63	36.49	12.01	12.01	0.00	−83.11	41.57
陶工尘肺	1.46	0.00	1.46	12.29	12.29	0.00	742.04	6.87
铝尘肺	5.74	5.74	0.00	9.46	0.00	9.46	64.82	7.60
铸工尘肺	8.37	8.37	0.00	15.01	3.29	11.72	79.41	11.69
其他尘肺	12.45	0.00	12.45	3.52	0.00	3.52	−71.76	7.98
合计	3 838.59	1 501.15	2 337.44	1 279.84	795.44	484.40	−66.66	2 559.22

7.DALY影响因素分析

以尘肺患者DALY损失为因变量，以期别、工龄、病种（以其他尘肺病为参照）、地区（以白银市为参照，白银市DALY平均水平接近全省平均水平）可能影响尘肺患者DALY损失的指标为自变量，进行多元线性逐步回归分析。结果显示期别、工龄、病种、地区均为DALY损失的影响因素（$P<0.05$）。在其他因素不变的情况下，随着尘肺患者的期别增加，其DALY损失增加。各地区中兰州、嘉峪关DALY较白银及全省平均水平低（$P<0.05$）；平凉DALY较白银及全省平均水平高（$P<0.05$）（见表1-16）。

表1-16 DALY影响因素分析结果

项目	未标准化回归		标准化回归系数	T	P
	回归系数	标准误			
常数	2.559	0.438		5.847	0.000
期别	3.216	0.091	0.442	35.430	0.000
工龄	−0.419	0.033	−0.158	−12.745	0.000
兰州	−0.372	0.147	−0.040	−2.538	0.011
嘉峪关	−0.616	0.287	−0.028	−2.144	0.032
金昌	−0.421	0.238	−0.024	−1.767	0.077
天水	0.603	0.427	0.018	1.410	0.159
武威	−0.105	0.242	−0.006	−0.432	0.666
张掖	−0.304	0.156	−0.030	−1.945	0.052
平凉	0.696	0.276	0.033	2.524	0.012

续表

项目	未标准化回归		标准化回归系数	T	P
	回归系数	标准误			
酒泉	-0.060	0.181	-0.005	-0.332	0.740
庆阳	-0.391	0.712	-0.007	-0.549	0.583
定西	-0.999	0.835	-0.015	-1.197	0.231
陇南	-0.358	0.450	-0.010	-0.795	0.427
临夏	-2.452	1.758	-0.017	-1.395	0.163
甘南	-0.103	0.621	-0.002	-0.166	0.868
矽肺	0.801	0.400	0.099	2.004	0.045
煤工尘肺	1.026	0.400	0.127	2.564	0.010
石墨尘肺	-0.030	1.178	0.000	-0.025	0.980
炭黑尘肺	4.337	2.522	0.021	1.720	0.086
石棉肺	1.084	0.586	0.030	1.849	0.064
滑石尘肺	2.039	1.620	0.016	1.259	0.208
水泥尘肺	1.742	0.565	0.052	3.084	0.002
云母尘肺	-0.164	3.533	-0.001	-0.046	0.963
陶工尘肺	-1.466	1.130	-0.017	-1.297	0.195
铝尘肺	2.522	0.988	0.034	2.552	0.011
电焊工尘肺	1.801	0.846	0.029	2.129	0.033
铸工尘肺	0.011	0.763	0.000	0.014	0.988

（三）甘肃省职业性尘肺病患者就医直接经济负担研究

1.一般情况

通过将甘肃省2006—2020年诊断的职业性尘肺病病例数据，与"甘肃省全民健康信息平台"信息匹配比对，共计筛出1379例职业性尘肺病患者在2018年至2020年间因呼吸系统疾病门诊就诊信息。其中男性1357例，占98.4%。工龄小于10年者538例（占39.0%），介于10~20年之间者512例（占37.1%），大于等于20年者329例（占23.9%）。期别为壹期者914例（占66.28%），贰期313例（占22.7%），叁期152（占11.02%）。病种主要为矽肺658例（占47.72%），其次为煤工尘肺522例（占37.85%）。地区主要分布在张掖339例（占24.6%），兰州260例（占18.9%），酒泉260例（占18.9%），白银206例（占14.9%）（见表1-17-1）。

筛出953例职业性尘肺病患者在2018—2020年间因呼吸系统疾病住院就医信息。其中男性937例，占98.32%。工龄小于10年者389例（占40.8%），介于10~20年之间者367例（占38.5%），大于等于20年者197例（占20.7%）。期别为壹期者621例（占65.2%），贰期205例（占21.5%），叁期127（占13.3%）。病种主要为矽肺483例（占

50.7%），其次为煤工尘肺332（占34.8%）。地区主要分布在张掖223例（占23.4%），酒泉191例（占20.0%），兰州179例（占18.8%），白银156例（占16.4%）（见表1-17-2）。

共计筛出1460例职业性尘肺病患者在2018—2020年间因呼吸系统疾病在门诊和住院就医信息。其中男性1434例，占98.22%。工龄小于10年者561例（占38.42%），介于10~20年之间者552例（占37.81%），大于等于20年者347例（占23.77%）。期别为壹期者963例（占65.96%），贰期334例（占22.88%），叁期163例（占11.16%）。病种主要为矽肺695例（占47.60%），其次为煤工尘肺548例（占37.53%）。地区主要分布在张掖356例（占24.38%），兰州276例（占18.90%），酒泉273例（占18.70%），白银217例（占14.86%）（见表1-17-3）。

表1-17-1　2018—2020年甘肃省职业性尘肺患者门诊就诊一般情况

项目	2018年 n（%）	2019年 n（%）	2020年 n（%）	合计 n（%）
性别				
男	701（97.91）	559（99.47）	97（96.04）	1357（98.4）
女	15（2.09）	3（0.53）	4（3.96）	22（1.6）
年龄				
<50	252（35.2）	109（19.4）	22（21.78）	383（27.77）
50~60	168（23.46）	231（41.1）	32（31.68）	431（31.25）
60~70	187（26.12）	156（27.76）	28（27.72）	371（26.9）
≥70	109（15.22）	66（11.74）	19（18.81）	194（14.07）
工龄				
<5	95（13.27）	81（14.41）	15（14.85）	191（13.85）
5~10	181（25.28）	141（25.09）	25（24.75）	347（25.16）
10~15	184（25.7）	115（20.46）	26（25.74）	325（23.57）
15~20	103（14.39）	75（13.35）	9（8.91）	187（13.56）
20~25	97（13.55）	81（14.41）	12（11.88）	190（13.78）
≥25	56（7.82）	69（12.28）	14（13.86）	139（10.08）
期别				
壹期	473（66.06）	369（65.66）	72（71.29）	914（66.28）
贰期	173（24.16）	120（21.35）	20（19.8）	313（22.7）
叁期	70（9.78）	73（12.99）	9（8.91）	152（11.02）
病种				
矽肺	319（44.55）	301（53.56）	38（37.62）	658（47.72）
煤工尘肺	297（41.48）	186（33.1）	39（38.61）	522（37.85）
石墨尘肺	2（0.28）	1（0.18）	0（0）	3（0.22）
炭黑尘肺	0（0）	0（0）	0（0）	0（0）

续表

项目	2018年 n（%）	2019年 n（%）	2020年 n（%）	合计 n（%）
石棉肺	44（6.15）	42（7.47）	16（15.84）	102（7.4）
滑石尘肺	2（0.28）	0（0）	0（0）	2（0.15）
水泥尘肺	15（2.09）	19（3.38）	4（3.96）	38（2.76）
云母尘肺	0（0）	0（0）	0（0）	0（0）
陶工尘肺	2（0.28）	0（0）	0（0）	2（0.15）
铝尘肺	1（0.14）	0（0）	0（0）	1（0.07）
电焊工尘肺	3（0.42）	2（0.36）	0（0）	5（0.36）
铸工尘肺	0（0）	2（0.36）	1（0.99）	3（0.22）
其他尘肺	31（4.33）	9（1.6）	3（2.97）	43（3.12）
地区				
兰州	135（18.85）	103（18.33）	22（21.78）	260（18.85）
嘉峪关	16（2.23）	29（5.16）	3（2.97）	48（3.48）
金昌	21（2.93）	36（6.41）	3（2.97）	60（4.35）
白银	109（15.22）	81（14.41）	16（15.84）	206（14.94）
天水	9（1.26）	5（0.89）	1（0.99）	15（1.09）
武威	40（5.59）	51（9.07）	9（8.91）	100（7.25）
张掖	190（26.54）	125（22.24）	24（23.76）	339（24.58）
平凉	23（3.21）	13（2.31）	3（2.97）	39（2.83）
酒泉	144（20.11）	101（17.97）	15（14.85）	260（18.85）
庆阳	4（0.56）	3（0.53）	0（0）	7（0.51）
定西	6（0.84）	2（0.36）	3（2.97）	11（0.8）
陇南	16（2.23）	12（2.14）	2（1.98）	30（2.18）
临夏	0（0）	1（0.18）	0（0）	1（0.07）
甘南	3（0.42）	0（0）	0（0）	3（0.22）
合计	716（100）	562（100）	101（100）	1379（100）

表1-17-2　2018—2020年甘肃省职业性尘肺患者住院就诊一般情况

项目	2018年 n（%）	2019年 n（%）	2020年 n（%）	合计 n（%）
性别				
男	369（97.88）	286（98.62）	282（98.6）	937（98.32）
女	8（2.12）	4（1.38）	4（1.4）	16（1.68）
年龄				
<50	109（28.91）	67（23.1）	61（21.33）	237（24.87）
50~60	105（27.85）	102（35.17）	104（36.36）	311（32.63）

续表

项目		2018年 n（%）	2019年 n（%）	2020年 n（%）	合计 n（%）
	60~70	107（28.38）	71（24.48）	68（23.78）	246（25.81）
	≥70	56（14.85）	50（17.24）	53（18.53）	159（16.68）
工龄					
	<5	53（14.06）	36（12.41）	41（14.34）	130（13.64）
	5~10	106（28.12）	70（24.14）	83（29.02）	259（27.18）
	10~15	96（25.46）	71（24.48）	70（24.48）	237（24.87）
	15~20	52（13.79）	38（13.1）	40（13.99）	130（13.64）
	20~25	45（11.94）	49（16.9）	31（10.84）	125（13.12）
	≥25	25（6.63）	26（8.97）	21（7.34）	72（7.56）
期别					
	壹期	255（67.64）	192（66.21）	174（60.84）	621（65.16）
	贰期	73（19.36）	60（20.69）	72（25.17）	205（21.51）
	叁期	49（13）	38（13.1）	40（13.99）	127（13.33）
病种					
	矽肺	193（51.19）	141（48.62）	149（52.1）	483（50.68）
	煤工尘肺	139（36.87）	104（35.86）	89（31.12）	332（34.84）
	石墨尘肺	1（0.27）	1（0.34）	0（0）	2（0.21）
	炭黑尘肺	0（0）	0（0）	0（0）	0（0）
	石棉肺	23（6.1）	21（7.24）	33（11.54）	77（8.08）
	滑石尘肺	1（0.27）	1（0.34）	0（0）	2（0.21）
	水泥尘肺	4（1.06）	8（2.76）	2（0.7）	14（1.47）
	云母尘肺	0（0）	0（0）	0（0）	0（0）
	陶工尘肺	0（0）	0（0）	0（0）	0（0）
	铝尘肺	1（0.27）	0（0）	0（0）	1（0.1）
	电焊工尘肺	2（0.53）	1（0.34）	0（0）	3（0.31）
	铸工尘肺	0（0）	2（0.69）	1（0.35）	3（0.31）
	其他尘肺	13（3.45）	11（3.79）	12（4.2）	36（3.78）
地区					
	兰州	74（19.63）	58（20）	47（16.43）	179（18.78）
	嘉峪关	18（4.77）	4（1.38）	8（2.8）	30（3.15）
	金昌	14（3.71）	21（7.24）	16（5.59）	51（5.35）
	白银	59（15.65）	52（17.93）	45（15.73）	156（16.37）
	天水	6（1.59）	1（0.34）	1（0.35）	8（0.84）
	武威	24（6.37）	17（5.86）	23（8.04）	64（6.72）

续表

项目	2018年 n（%）	2019年 n（%）	2020年 n（%）	合计 n（%）
张掖	91（24.14）	68（23.45）	64（22.38）	223（23.4）
平凉	6（1.59）	6（2.07）	4（1.4）	16（1.68）
酒泉	70（18.57）	53（18.28）	68（23.78）	191（20.04）
庆阳	1（0.27）	0（0）	1（0.35）	2（0.21）
定西	5（1.33）	4（1.38）	2（0.7）	11（1.15）
陇南	8（2.12）	6（2.07）	5（1.75）	19（1.99）
临夏	0（0）	0（0）	1（0.35）	1（0.1）
甘南	1（0.27）	0（0）	1（0.35）	2（0.21）
合计	377（100）	290（100）	286（100）	953（100）

表1-17-3　2018—2020年甘肃省职业性尘肺患者门诊和住院就诊一般情况

项目	分组	例数（n）	构成比（%）
性别			
	男性	1434	98.22
	女性	26	1.78
工龄			
	<10	561	38.42
	10~20	552	37.81
	≥20	347	23.77
期别			
	壹期	963	65.96
	贰期	334	22.88
	叁期	163	11.16
病种			
	矽肺	695	47.60
	煤工尘肺	548	37.53
	石墨尘肺	3	0.21
	石棉肺	116	7.95
	滑石尘肺	2	0.14
	水泥尘肺	40	2.74
	陶工尘肺	2	0.14
	铝尘肺	1	0.07
	电焊工尘肺	5	0.34
	铸工尘肺	4	0.27
	其他尘肺	44	3.01

续表

项目	分组	例数（n）	构成比（%）
地区			
	兰州	276	18.90
	嘉峪关	51	3.49
	金昌	69	4.73
	白银	217	14.86
	天水	15	1.03
	武威	107	7.33
	张掖	356	24.38
	平凉	41	2.81
	酒泉	273	18.70
	庆阳	7	0.48
	定西	13	0.89
	陇南	31	2.12
	临夏	1	0.07
	甘南	3	0.21
	合计	1460	100

2.不同年度职业性尘肺病就医直接经济负担

（1）不同年度职业性尘肺病患者门诊和住院直接医疗费用

2018—2020年甘肃省职业性尘肺病门诊患者人均医药费用为178.4元。三年间门诊患者人均医药费用有差异（$H=11.381$，$P=0.003$），2019年门诊患者人均医药费用较高为239.4元。2018—2020年甘肃省职业性尘肺病住院患者人均医药费用为3 601.3元，三年间住院患者人均医药费用差异无统计学意义（$H=2.606$，$P=0.272$）。（见表1-18-1）

表1-18-1　2018—2020年甘肃省职业性尘肺病患者门诊和住院直接医疗费用情况（元）

时间（年）	门诊病例数（n）	人均门诊费用	住院病例数（n）	人均住院费用
2018	716	137.8	377	3524.4
2019	562	239.4	290	3707.7
2020	101	126.5	286	3558.4
合计	1379	178.4	953	3601.3
H		11.381		2.606
P		0.003		0.272

（2）不同年度职业性尘肺病患者医疗总费用和人均直接医疗费用情况

2018—2020年甘肃省职业性尘肺病患者医疗总费用为5 631 830.73元，其中2018年就医患者例数最多，医疗总费用最高。2018—2020年甘肃省职业性尘肺病患者人均直接医疗费用为3 857.42元，三年间患者人均直接医疗费用有差异（$H=137.71$，$P<$

0.001），其中2020年人均直接医疗费用最高为4 629.16元（见表1-18-2）。

表1-18-2 2018—2020年甘肃省职业性尘肺病患者医疗总费用和人均直接医疗费用情况

年度	例数（n）	医疗总费用（元）	人均直接医疗费用（元）
2018	887	2 259 514.52	2 547.37
2019	740	1 673 413.38	2 261.37
2020	367	1 698 902.83	4 629.16
合计	1460*	5 631 830.73	3 857.42
H			137.71
P			<0.001

*：由于不同年度间有相同病例重复就医记录，因此各年度的就医患者例数加和大于分析病例的总例数。

3. 不同期别患者2018—2020年间就医直接经济负担

（1）不同期别患者2018—2020年间门诊和住院直接医疗费用

结果显示2018—2020年甘肃省不同期别门诊患者人均医药费用不同，差异有统计学意义（$H=11.381$，$P=0.003$），其中叁期职业性尘肺病门诊患者人均医药费用较壹期和贰期门诊患者人均医药费用高。分年度分析可见2019年不同期别职业性尘肺病门诊患者人均医药费用不同，叁期门诊患者人均医药费用明显高于壹期和贰期患者（$H=13.119$，$P=0.001$）。2018—2020年甘肃省不同期别职业性尘肺病患者住院经济负担有随期别增加而升高的趋势，但差异不显著（$H=2.631$，$P=0.268$）（见表1-19-1）。

表1-19-1 甘肃省不同期别职业性尘肺病患者2018—2020年门诊和住院直接医疗费用情况（元）

项目	病例数（n）	2018	2019	2020	合计
门诊					
壹期	914	115.4	208.1	125.1	153.6
贰期	313	148.3	288.9	106.9	199.6
叁期	152	263.4	316.7	181.8	284.2
H		0.284	13.119	5.394	11.381
P		0.867	0.001	0.067	0.003
住院					
壹期	621	3 496.5	3 721.3	3 439.2	3 575.2
贰期	205	3 404.1	3 721.2	3 540.2	3 526.7
叁期	127	3 849.4	3 617.4	4 109.5	3 849.4
H		0.965	0.653	2.559	2.631
P		0.617	0.721	0.278	0.268

（2）不同期别患者在2018—2020年间医疗总费用和人均直接医疗费用情况

结果显示2018—2020年甘肃省不同期别职业性尘肺病患者人均直接医疗费用差异有统计学意义（$H=16.644$，$P<0.001$），其中叁期职业性尘肺病患者人均直接医疗费用最高，为4 954.80元。壹期职业性尘肺病患者就医例数和医疗总费用最高，分别为963例、3 625 617.71元（见表1-19-2）。

表1-19-2　甘肃省不同期别患者2018—2020年间医疗总费用和人均直接医疗费用情况

期别	例数（n）	医疗总费用（元）	人均直接医疗费用（元）	H	P
壹期	963	3 625 617.71	3 764.92	16.644	<0.001
贰期	334	1 198 580.11	3 588.56		
叁期	163	807 632.91	4 954.80		

4.不同工龄患者2018—2020年间就医直接经济负担

（1）不同工龄患者2018—2020年间门诊和住院直接医疗费用

结果可见2018—2020年间甘肃省不同工龄职业性尘肺病门诊和住院患者人均医药费用有随工龄延长而下降趋势，但差异并不明显，没有统计学意义（H=5.655，P=0.341；H=3.797，P=0.579）。（见表1-20-1）

表1-20-1　甘肃省不同工龄职业性尘肺病患者2018—2020年门诊和住院直接医疗费用情况（元）

项目	病例数（n）	2018	2019	2020	合计
门诊					
<10	538	130.0	421.7	102.6	248.3
10~20	512	166.3	123.3	171.3	150.7
≥20	329	98.7	116.9	103.0	107.3
H		2.886	6.392	5.371	5.655
P		0.718	0.270	0.372	0.341
住院					
<10	389	3 499.1	3 720.0	3 469.1	3 550.7
10~20	367	3 649.7	3 733.6	3 526.3	3 624.5
≥20	197	3 259.4	3 720.5	3 116.4	3 455.8
H		3.348	4.326	1.796	3.797
P		0.647	0.504	0.877	0.579

（2）不同工龄患者在2018—2020年间医疗总费用和人均直接医疗费用情况

结果可见2018—2020年间甘肃省不同工龄职业性尘肺病患者人均直接医疗费用差异有统计学意义（H=14.964，P=0.001），其中工龄为10~20年的职业性尘肺病患者人均直接医疗费用和医疗总费用均最高，分别为4221.73元和2 330 393.12元。工龄大于20年的职业性尘肺病患者就医例数、医疗总费用和人均直接医疗费用均最低（见表1-20-2）。

表1-20-2　甘肃省不同工龄患者2018—2020年间医疗总费用和人均直接医疗费用情况

工龄	例数（n）	医疗总费用（元）	人均直接医疗费用（元）	H	P
<10	561	2 214 974.66	3 948.26		
10~20	552	2 330 393.12	4 221.73	14.964	0.001
≥20	347	1 086 462.95	3 131.02		

5. 不同病种患者2018—2020年间直接经济负担

（1）不同病种患者2018—2020年间门诊和住院直接医疗费用

结果显示2018—2020年甘肃省不同病种的职业性尘肺病门诊患者人均医药费用不同，差异有统计学意义（H=85.567，P=0.000），其中石墨尘肺门诊患者人均医药费用最高，其次为铸工尘肺和石棉肺患者。2018—2020年甘肃省不同病种的职业性尘肺病住院患者人均医药费用差异无统计学意义（H=5.175，P=0.819）（见表1-21-1）。

表1-21-1 甘肃省不同病种职业性尘肺病患者2018—2020年门诊和住院直接医疗费用情况（元）

项目	病例数（n）	2018	2019	2020	合计
门诊					
矽肺	658	126.9	233.7	130.5	175.9
煤工尘肺	522	132.6	285.7	110.9	185.5
石墨尘肺	3	253.4	500.0	0.0	335.6
石棉肺	102	337.1	184.8	166.3	247.6
滑石尘肺	2	42.9	0.0	0.0	42.9
水泥尘肺	38	73.7	104.7	76.7	89.5
陶工尘肺	2	39.0	0.0	0.0	39.0
铝尘肺	1	60.6	0.0	0.0	60.6
电焊工尘肺	5	57.5	43.0	0.0	51.7
铸工尘肺	3	0.0	98.1	333.6	176.6
其他尘肺	43	64.6	62.7	63.4	64.1
H		44.529	31.001	8.920	85.567
P		0.000	0.000	0.112	0.000
住院					
矽肺	483	3 420.9	3 861.2	3 485.0	3 635.8
煤工尘肺	332	3 596.4	3 462.4	3 546.1	3 561.7
石墨尘肺	2	3 773.2	5 802.7	0.0	4 787.9
石棉肺	77	3 404.2	4 609.3	3 446.5	3 684.7
滑石尘肺	2	7 387.7	3 721.9	0.0	5 554.8
水泥尘肺	14	2 312.3	4 284.4	7 320.9	3 820.4
铝尘肺	1	15 166.3	0.0	0.0	15 166.3
电焊工尘肺	3	4 238.5	4 150.1	0.0	4 150.1
铸工尘肺	3	0.0	3 693.1	2 070.4	3 585.1
其他尘肺	36	3 315.4	3 068.0	3 430.9	3 276.0
H		5.507	11.744	1.646	5.175
P		0.702	0.163	0.896	0.819

（2）不同病种患者在2018—2020年间医疗总费用和人均直接医疗费用情况

结果显示2018—2020年甘肃省不同病种职业性尘肺病患者人均直接医疗费用差异有统计学意义（H=41.451，P<0.001），其中石棉肺患者人均直接医疗费用最高，为5 764.93元。矽肺患者就医例数和医疗总费用最高，分别为695例，2 675 850.75元（见表1-21-2）。

表1-21-2　甘肃省不同病种患者2018—2020年间医疗总费用和人均直接医疗费用情况

病种	例数（n）	医疗总费用（元）	人均直接医疗费用（元）	H	P
矽肺	695	2 675 850.75	3 850.14		
煤工尘肺	548	1 997 320.44	3 644.75		
石棉肺	116	668 731.40	5 764.93	41.451	<0.001
水泥尘肺	40	67 015.04	1 675.38		
其他类型尘肺	61	222 913.10	3 654.31		

6.不同地区患者2018—2020年间门诊和住院直接医疗费用

结果显示2018—2020年甘肃省不同地区职业性尘肺病患者人均门诊费用不同，差异有统计学意义（H=30.727，P=0.004）；其中门诊费用水平较高的地区是临夏州、金昌市、天水市，门诊费用水平较低的地区有庆阳市、甘南州、定西市。2018—2020年甘肃省不同地区职业性尘肺病患者人均住院费用差异没有统计学意义（H=11.104，P=0.602）（见表1-22）。

表1-22　甘肃省不同地区职业性尘肺病患者2018—2020年门诊和住院直接医疗费用情况（元）

项目	病例数（n）	2018	2019	2020	合计
门诊					
兰州	260	55.0	72.2	83.4	64.4
嘉峪关	48	43.7	70.9	48.1	67.3
金昌	60	52.3	109.4	117.7	82.8
白银	206	50.7	55.0	81.9	54.9
天水	15	80.0	68.9	123.3	80.0
武威	100	52.9	56.1	132.4	56.9
张掖	339	60.0	72.4	88.4	65.1
平凉	39	41.5	71.8	158.6	61.6
酒泉	260	57.0	70.0	103.8	66.0
庆阳	7	44.5	29.8	0.0	29.8

续表

项目	病例数（n）	2018	2019	2020	合计
定西	11	45.0	68.7	21.0	44.9
陇南	30	57.0	50.2	51.2	52.2
临夏	1	0.0	90.0	0.0	90.0
甘南	3	34.9	0.0	0.0	34.9
H		9.980	29.505	11.436	30.727
P		0.618	0.003	0.325	0.004
住院					
兰州	179	3 401.0	3 806.1	3 460.8	3 641.2
嘉峪关	30	3 270.7	4 549.4	2 711.5	3 118.0
金昌	51	3 205.9	3 965.1	3 766.6	3 812.0
白银	156	3 761.8	3 812.2	4 101.2	3 876.0
天水	8	2 800.4	3 599.2	2 958.8	2 969.6
武威	64	3 244.2	3 576.3	2 740.0	3 207.3
张掖	223	3 773.2	3 744.7	3 427.5	3 654.7
平凉	16	4 058.6	3 907.7	2 855.8	3 433.0
酒泉	191	3 389.6	3 451.8	4 053.3	3 555.9
庆阳	2	2 632.9	0.0	2 678.6	2 655.8
定西	11	2 566.5	4 430.6	3 207.5	4 248.2
陇南	19	4 096.8	3 890.7	2 544.2	3 167.5
临夏	1	0.0	0.0	4 001.4	4 001.4
甘南	2	5 027.8	0.0	14 124.7	9 576.3
H		7.513	3.600	14.221	11.104
P		0.822	0.964	0.358	0.602

7.甘肃省职业性尘肺病患者就医直接经济负担影响因素分析

（1）门诊和住院直接医疗费用影响因素分析

将诊断期别、工龄、病种作为可能影响职业性尘肺病门诊和住院患者人均医药费用的因素，进行多元线性逐步回归分析。结果显示期别，工龄，病种（石棉肺、石墨尘肺、矽肺）为门诊和住院患者人均医药费用直接经济负担的影响因素（$P<0.05$）（见表1-23-1）。

表1-23-1 直接经济负担多因素回归分析

项目	未标准化回归		标准化回归系数	T	P
	回归系数	标准误			
常数	1.705	0.069	—	24.704	0.000
诊断期别	0.08	0.016	0.129	4.918	0.000
工龄	−0.027	0.007	−0.099	−3.674	0.000
矽肺	0.159	0.065	0.187	2.447	0.015
煤工尘肺	0.071	0.066	0.081	1.077	0.282
石墨尘肺	0.576	0.246	0.063	2.342	0.019
石棉肺	0.409	0.075	0.251	5.430	0.000
滑石尘肺	−0.023	0.298	−0.002	−0.077	0.939
水泥尘肺	0.145	0.092	0.056	1.568	0.117
陶工尘肺	−0.099	0.298	−0.009	−0.332	0.740
铝尘肺	0.107	0.416	0.007	0.258	0.796
电焊工尘肺	−0.009	0.195	−0.001	−0.047	0.963
铸工尘肺	0.413	0.246	0.045	1.675	0.094

（2）人均直接医疗费用的影响因素分析

将对数变换后的职业性尘肺病患者人均直接医疗费用为因变量，以诊断期别、工龄、病种（以其他类型尘肺为参照）可能影响职业性尘肺病患者医疗费用的因素为自变量，进行多元线性逐步回归分析。结果显示诊断期别，工龄，病种为职业性尘肺病患者医疗费用的影响因素（$P<0.05$），其中诊断期别与医疗费用间呈正向相关关系，工龄呈负向相关关系（见表1-23-2）。

表1-23-2 职业性尘肺病患者人均直接医疗费用的多因素回归分析

参数	未标准化回归		标准化回归系数	T	P
	回归系数	标准误			
常数	3.217	0.133	—	24.230	<0.001
诊断期别	0.104	0.034	0.078	3.025	0.003
工龄	−0.052	0.016	−0.087	−3.278	0.001
矽肺	−0.172	0.120	−0.095	−1.439	0.150
煤工尘肺	−0.344	0.121	−0.183	−2.840	0.005
石棉肺	−0.039	0.142	−0.011	−0.273	0.785
水泥尘肺	−0.721	0.183	−0.129	−3.938	<0.001

七、分析与讨论

职业性尘肺病是在职业活动中长期吸入生产性粉矿物尘并在肺内潴留而引起的以肺组织弥漫性纤维化为主的全身性慢性疾病，患病即使脱离粉尘作业环境，肺组织纤维化也会进行性损害肺功能，引起各种并发症，严重降低劳动能力、致残和影响寿命，对劳动者的身心健康造成显著影响。目前尘肺病尚无治愈方法，需要终身康复治疗。尘肺病患者易发生多种并发症，是患者病情恶化和死亡的主要原因。尘肺病是目前我国职业病中发病率最高、死亡危险性较大、对劳动者健康危害最严重的一类职业病，近年来全国职业病报告数据显示，尘肺病新发病例数占新发职业病病例总数的80%以上，2010—2017年间甘肃省诊断的职业病中仅尘肺病就占据87.53%，防治工作形势十分严峻。

在罹患尘肺病的劳动者中发生因病致贫、因病返贫的情况普遍存在。根据调查，中国平均每例尘肺病造成的经济负担为207.5万元，其中医疗费用主要用于并发症的治疗。有研究测算中国每年尘肺病造成的直接经济损失达80亿元，间接损失达300亿至400亿元。

本研究通过分析甘肃省1949—2020年间职业性尘肺病病例基本情况及分布特征，揭示其发展规律，摸清患者社会保障享受情况，分析甘肃省职业性尘肺病患者不同年度直接医疗费用及其可能影响因素，对比分析11年间我省职业性尘肺病疾病负担的水平和变化趋势，为研究加强尘肺病患者兜底保障措施、合理配置卫生资源、因地制宜精准管理和科学施策提供参考依据。

（一）甘肃省1949—2020年职业性尘肺病流行特征分析

通过本项研究，随访调查发现甘肃省1949—2020年共计诊断15 711例职业性尘肺病病例，其中调查明确为现患病例者7389例，占总病例数的47.03%；死亡6206例，占39.50%；失访2116例，占13.47%。

1.职业性尘肺病现患病例人口学特征分布情况

按照用人单位所在地分析甘肃省现患职业性尘肺患者口学特征分布情况，结果显示甘肃省现患职业性尘肺患者平均首诊年龄为49.96±11.81岁，年龄中位数49.68岁，本研究与湖南省研究报告相同，高于广东省、青海省和上海市金山区，低于天津市、上海市青浦区和济宁市。现患职业性尘肺患者中97.71%为男性；男性平均首诊年龄50.08±11.80岁，年龄中位数49.86岁；女性平均首诊年龄44.50±10.84岁，年龄中位数43.38岁。可见职业性尘肺病患者绝大部分为男性，而女性对粉尘职业危害因素抵抗力更差，首诊年龄较男性提前约6年，更易罹患职业性尘肺病，因此不建议女性从事接尘作业岗位。

2.职业性尘肺病现患病例分期情况

分析现患职业性尘肺病病例分期情况，结果显示甘肃省各地新发的壹期职业性尘肺病患者数量最多，占比73.69%；其次为贰期患者，占比21.27%。不同的尘肺病病种也以壹期患者居多，其中云母尘肺、陶工尘肺、铝尘肺和石墨尘肺的壹期患者占比96.0%以上。因此加强对壹期职业性尘肺病患者的康复救治更具公共卫生意义。

3.职业性尘肺病现患病例病种分布情况

结果显示，甘肃省职业性尘肺病病种主要为煤工尘肺（占46.58%）和矽肺（占

40.66%），这与2010—2018年甘肃省职业性尘肺病病种分布以矽肺为主不同，表明甘肃省在近10年间矽肺发病例数明显增加，超过了煤工尘肺报告病例数，应加大对甘肃省含矽矿业的监管力度，加强对第三方检测机构的考核质控，为广大接尘作业者营造健康的工作环境。

甘肃省职业性尘肺病患者主要分布在兰州市（占26.53%）、张掖市（占20.35%）、白银市（占17.99%）和酒泉市（占12.78%）。这与2010年至2018年甘肃省职业性尘肺病地区分布以白银市、兰州市和武威市为主的分布特点不同。由此可见在甘肃省各地区近10年的发展中，张掖市和酒泉市的尘肺病发病逐渐下降，而武威市尘肺病病例明显增加。各市州中兰州、武威、张掖、平凉等市以煤工尘肺为主，金昌、白银、定西、陇南、临夏等市以矽肺为主。石墨尘肺、炭黑尘肺、水泥尘肺、铝尘肺、电焊工尘肺等尘肺病患者主要分布于兰州市，石棉肺患者主要分布于酒泉、兰州、张掖、白银等市。

4. 职业性尘肺病现患病例行业分布情况

结果显示，甘肃省职业性尘肺病患者主要分布在煤炭开采和洗选业（占60.56%）、有色金属矿采选业（占14.10%），其次为非金属矿采选业（占6.43%）、建筑业（占3.68%）、黑色金属矿采选业（占2.56%）、非金属矿物制品业（占2.22%）、黑色金属冶炼和压延加工业（占1.80%）、有色金属冶炼和压延加工业（占1.73%）等行业。

5. 职业性尘肺病现患病例工龄分布情况

结果显示，甘肃省职业性尘肺病患者的接尘工龄平均为19.33±8.84年，中位数为20.00年，高于广东省、青海省、上海市金山区和青浦区，低于天津市、大连市。接尘工龄较短的病种有：矽肺、石棉肺、云母尘肺及其他尘肺，接尘工龄较长的病种有：铝尘肺和炭黑尘肺。

甘肃省接尘工龄小于或等于5年的职业性尘肺病患者有431例，多为矽肺和煤工尘肺。在《甘肃省职业病防治"十三五"规划》中对于接尘工龄不足5年的新发职业性尘肺病例数有明确目标要求，因此应强化监管和源头治理，加强重点地区、重点行业、重点企业和重点人群的尘肺病监测工作，尽早发现早期尘肺病变和粉尘作业禁忌证的工人，及时调离粉尘作业岗位，早发现、早诊断、早治疗。

6. 职业性尘肺病现患病例社会保障享受情况

本研究显示，甘肃省现患职业性尘肺病患者中，享受工伤保险待遇者5485例，占74.23%，高于重庆市工伤保险待遇享受比例（65.6%，22 730/34 625），低于重庆市开州区（87.5%，2739/3357）。享有用人单位赔付者609例，占8.24%。有医疗保险者7136例，占96.58%，略低于重庆某县尘肺病患者医疗保险享受比例（93.46%，2045/2188）。有大病医疗保险者4404例，占59.60%。有其他保障（例如医疗救助、贫困救助等）者702例，占9.50%。无任何保障者154例，占2.08%，略高于重庆市（2.4%，828/34 625）。甘肃省无任何保障的职业性尘肺病患者主要集中在兰州市、酒泉市、张掖市和白银市；临夏州的无任何保障者占比最高，占18.18%。研究显示，甘肃省职业性尘肺病患者享有工伤保险比例高于用人单位赔付比例，且我省享有工伤保险比例处于全国中等水平，享受低保者的比例不高，这可能与我省职业性尘肺病患者构成有关。

甘肃省不同首诊日期的职业性尘肺病现患病例享受工伤保险、用人单位赔付、医疗保险的比例不同，其中2000—2009年诊断的职业性尘肺病患者享受工伤保险待遇、用人单位赔付和医疗保险的比例均最高，分别为79.91%、9.57%和98.45%。首诊日期为1980—1989年的职业性尘肺病患者无任何保障的比例最高，为13.78%；2010—2020年的比例最低，为0.70%。甘肃省不同首诊期别职业性尘肺病现患病例享受用人单位赔付、医疗保险的比例不同，其中叁期的职业性尘肺病患者享受医疗保险和用人单位赔付的比例最高，分别为99.19%、9.68%。不同首诊期别职业性尘肺病患者无任何保障的比例不同，其中叁期的职业性尘肺病患者无任何保障的比例最低，为0.27%。

本次随访调查中发现，甘肃省职业性尘肺病患者多为有主体责任单位的劳动者，对于无固定用人单位的流动劳动者或农民工能进行职业病诊断的数量不多，而此类劳动者多为临床诊断，且多数患者经济状况差、没有工伤保险或企业赔付，有研究显示，截至2018年，全国农民工工伤保险参保率仅为28.04%（8085/28 836）。分析出现这一问题的原因主要是：①职业病诊断医师对职业病诊断把控较严，要求劳动者必须提供用人单位出具的职业史证明或劳动关系证明才能进行下一步诊断，而无固定用人单位或用人单位已经不存在的劳动者多无法提供，从而造成职业病诊断受阻；②无所属用人单位的劳动者即便诊断为职业性尘肺病，也无相应补偿，职业病诊断医师为避免后续可能出现的问题，多选择避免做出职业性疾病的诊断。

7. 职业性尘肺病现患病例医保报销情况

甘肃省未享受工伤保险，但享受居民医疗保险的职业性尘肺病患者共计1744例，其中医保门诊报销比例低于50%的患者有1105例，占63.36%；医保门诊报销比例高于80%的患者有161例，占9.23%。医保住院报销比例低于50%的患者有1187例，占68.06%；医保住院报销比例高于80%的患者有50例，占2.87%。省内医保门诊报销比例高于50%的职业性尘肺病患者占比较多（大于50%）的市州有：定西市、陇南市和临夏州。省内各市州职业性尘肺病患者医保住院报销比例多低于50%，报销比例仍处较低水平，在医保报销比例低于50%的患者中还有部分为有医保但没有就医者，有研究表明患者的就医行为并不主要取决于自己的主观感受和生活水平，更多地取决于患者就医的费用及支出是否由社会保障来承担。因此，降低医保报销门槛、提高报销比例，对于促进尘肺病患者就医、改善生活及生命质量具有重要意义。

8. 职业性尘肺病现患病例低保补助情况

甘肃省现患职业性尘肺病患者中，享受低保者共计373人，占5.05%。各市州享受低保比例构成不同，其中享受低保比例较高的市州是庆阳市和定西市，分别占11.11%和18.75%。不同首诊期别患者享受低保比例构成不同，其中享受低保比例较高的首诊期别为叁期，占13.17%。

9.失访病例特征分布及病例信息估算分析

甘肃省随访调查到1949—2020年诊断的15 711例职业性尘肺病患者信息,其中未能调查到存活情况的失访病例数共计2116例,占13.47%。获取的失访病例均有部分线索信息,仅有姓名的病例有170例,有姓名和身份证的病例有268例,但其中多为姓名和身份证号码匹配不一致,造成继续查找的困难较大。

通过划分首诊年度时间段,一是计算各时间段内现患病例和死亡病例所占比例,以此概率推算失访的2116例尘肺病患者中有1225例存活,891例死亡。二是计算各时间段内职业性尘肺病现患病例中享受保障(包括工伤保险、用人单位赔付、医疗保险等保障类型中任意一种)的患者所占比例,以此概率推算可能存活的1225例尘肺病患者中,有1202例按比例享有保障。

10.死因情况信息汇总

调查显示,用人单位在甘肃省的死亡病例共计6206例,病种主要为煤工尘肺(占57.82%)和矽肺(占38.45%)。死亡病例多分布在兰州、白银、张掖、酒泉等市。在死因监测系统中查询到有死因信息者共计240例,其中有1例用人单位所在地不在本省,故用人单位在本省的查询到死因信息者共计239例。根本死因分布主要为:恶性肿瘤3例,呼吸系统疾病4例,消化系统疾病1例,其他死因231例。

(二)甘肃省2010—2020年职业性尘肺病疾病负担研究

1.甘肃省职业性尘肺病的累积发病率、死亡率和病死率

2010—2020年甘肃省职业性尘肺病的年均发病率为0.999 2/10万,年均死亡率为0.897 3/10万,病死率为25.75%。均高于1990—2017年中国人群矽肺的发病率(0.89/10万)和死亡率(0.46/10万)。甘肃省职业性尘肺病发病率在2010年达到研究期内最高水平(1.452 1/10万),2020年达到研究期内最低水平(0.540 1/10万),整个研究期内并未出现明显的上升及下降趋势。在2011—2020年间,死亡率和病死率均呈现显著的先升高后下降趋势,死亡率在2015年达到最高(1.273 7/10万),在2020年达到最低(0.468 4/10万)。

2.不同年度甘肃省职业性尘肺病的DALY负担水平

2010—2020年间甘肃省职业性尘肺病的累计DALY为28 932.96元(人·年),在2010年最高为3 838.59元(人·年),在2020年最低为1 279.84元(人·年)。DALY的构成由2010年以YLL为主(2 337.44/3 838.59,60.89%)变化为2020年以YLD为主(795.44/1 279.84,62.15%),由此可见甘肃省近十年来通过努力在降低职业性尘肺病造成的DALY损失方面取得一定的进步,且随着医疗水平的不断提高,因过早死亡而丧失的寿命年损失逐年减少,转而以伤残损失年为主。

3.不同期别甘肃省职业性尘肺病的DALY负担水平

2010—2020年间甘肃省职业性尘肺病壹期患者累计DALY为19920.14元(人·年),贰期患者累计DALY为5 654.60元(人·年),叁期患者累计DALY为3 358.22元(人·年)。由此可见随着期别的增加,DALY水平呈现逐渐降低趋势,且各年份的DALY负

担水平均随着期别的增加呈现下降趋势。与2010年相比，2020年甘肃省职业性尘肺病造成的DALY在各期别中均下降，其中叁期的下降最明显，DALY增幅为-44.49%。本研究发现，2010—2020年间甘肃省职业性尘肺病的DALY损失均以壹期患者为主，这可能是由于我省近十年职业性尘肺病的诊断期别均以壹期为主，DALY损失中壹期职业性尘肺病的占比最大，因此加强对壹期职业性尘肺病患者及时有效的康复和医疗救治，减少合并症、延缓疾病病程发展、减轻伤残程度，更具有公共卫生学意义。此外，多元线性回归结果显示，在其他因素不变的情况下，DALY损失与职业性尘肺病期别呈正向相关，因此规范开展职业健康监护，早发现早诊断早康复对于降低尘肺病患者的DALY损失有积极作用。

4.不同工龄甘肃省职业性尘肺病的DALY负担水平

不同工龄甘肃省职业性尘肺病的累计DALY负担水平明显不同，工龄在10~15年甘肃省职业性尘肺病的累计DALY负担水平最高，为9 933.91元（人·年），工龄为5年以下甘肃省职业性尘肺病的累计DALY负担水平最低，为2 127.04元（人·年）。各年份职业性尘肺病的累计DALY负担水平也均是在工龄10~15年时达到最高，在工龄5年以下时达到最低。

与2010年相比，2020年甘肃省职业性尘肺病造成的DALY、YLD以及YLL在各工龄段均下降。2010与2020年职业性尘肺病疾病负担以10~15年工龄为主，其DALY平均值为722.70元（人·年），其次是≥25年工龄，其DALY平均值为637.78元（人·年）；2010与2020年职业性尘肺病疾病负担以<5年工龄最低，其DALY平均值为142.72元（人·年）。

5.不同地区甘肃省职业性尘肺病的DALY负担水平

2010—2020年甘肃省职业性尘肺病的累计DALY负担水平在兰州市最高，达到6 886.00元（人·年），其次是白银市、张掖市和酒泉市，累计DALY负担水平分别为5 966.96元（人·年）、5 567.28元（人·年）和3 773.56元（人·年），以临夏州的DALY负担水平最低为11.30元（人·年），累计DALY负担水平的地区分布与病例的地区分布相一致。各年份的DALY负担水平也均是在兰州市、白银市、张掖市、酒泉市这些地区较高。

与2010年相比，2020年甘肃省除了庆阳市外其余各地区职业性尘肺病的DALY负担均出现降低，兰州市、白银市、天水市、武威市、张掖市、酒泉市、定西市、陇南市以及甘南市这些地区的降幅均超过50%，嘉峪关市的降幅最小为7.14%，庆阳市的增幅最大，2020年庆阳市DALY负担水平明显高于2010年。在2010年和2020年也是白银市、兰州市、酒泉市和张掖市这四个地区的职业性尘肺病疾病负担相对较高，其DALY平均值分别为572.27元（人·年）、547.49元（人·年）、405.62元（人·年）和388.94元（人·年）。

6.不同病种甘肃省职业性尘肺病的DALY负担水平

2010年甘肃省职业性尘肺病中以煤工尘肺造成的疾病负担最高，其次是矽肺和水泥尘肺。2020年甘肃省职业性尘肺病中以矽肺造成的疾病负担最高，其次是煤工尘肺和石棉肺。与2010年相比，2020年甘肃省职业性尘肺病中矽肺、煤工尘肺、炭黑尘肺、水泥尘肺及其他尘肺的DALY负担降低；石墨尘肺、石棉肺、陶工尘肺、铝尘肺、铸工尘肺的DALY负担增加。由此可见，甘肃省不同病种的职业性尘肺病所造成的疾病负担从2010年以煤工尘肺造成的疾病负担最高，随后逐渐转变为以矽肺造成的疾病负担最高，且十一年累计DALY损失也以矽肺［13 753.66元（人·年）］较高，其次为煤工尘肺［13 414.73元（人·年）］。这与甘肃省2010—2018年职业性尘肺病流行特征分析中病种分布以矽肺为主的结论一致，因此应进一步加大对甘肃省含矽矿业和煤矿等的监管力度，加强对第三方检测机构的考核质控，为广大接尘作业者营造健康的工作环境，减少DALY损失。

7.DALY影响因素分析

以尘肺患者DALY损失为因变量，以期别、工龄、病种（以其他尘肺病为参照）、地区（以白银市为参照，白银市DALY平均水平接近全省平均水平）可能影响尘肺患者DALY损失的指标为自变量，进行多元线性逐步回归分析。结果显示期别、工龄、病种、地区均为DALY损失的影响因素。在其他因素不变的情况下，随着尘肺患者的期别增加，其DALY损失增加。各地区中兰州、嘉峪关DALY较白银及全省平均水平低；平凉DALY较白银及全省平均水平高。

（三）甘肃省职业性尘肺病患者就医直接经济负担研究

"甘肃省全民健康信息平台"（以下简称"平台"）是通过与各级各类医疗机构HIS系统对接，抓取全省各级医疗机构就诊患者信息，包括诊疗情况、医疗费用、医保报销费用、部分重点关注疾病发展情况等，从而形成劳动者个人集就诊、治疗等信息于一体的电子健康档案病例库，达到针对个人的精细化、全流程追踪管理。科研中借助平台中的信息，相较传统的询问调查，能有效减少信息回顾偏移的发生，从而使获得的信息更加客观、准确。

1.不同年度职业性尘肺病就医直接经济负担

2018—2020年甘肃省职业性尘肺病患者医疗总费用为5 631 830.73元，其中2018年就医患者例数最多，医疗总费用最高。2018—2020年甘肃省职业性尘肺病患者人均直接医疗费用为3 857.42元，低于2017年甘肃省住院患者人均医疗费用5 763.9元，低于2014年吉林省职业病防治院尘肺住院患者人均住院费用，高于上海市虹口区肺结核患者直接医疗总费用中位数2800元，略高于成都市糖尿病患者年人均直接经济负担（3 611.04元/年）。三年间患者人均直接医疗费用有差异，其中2020年人均直接医疗费用最高为4 629.16元。

2.不同期别患者2018—2020年间就医直接经济负担

结果显示2018—2020年甘肃省不同期别职业性尘肺病患者人均直接医疗费用不同，其中叁期职业性尘肺病患者人均直接医疗费用最高，为4 954.80元。由此可见叁期患者疾病病情较为严重，相应的就医经济负担也较重，建议在减轻职业性尘肺病患者就医经济负担的政策制定中考虑期别因素，适度加大对叁期患者的医保报销比例。壹期职业性尘肺病患者就医例数和医疗总费用最高，分别为963例、3 625 617.71元，这主要是由于我省职业性尘肺病壹期患者数量占比较高所致。

3.不同工龄患者2018—2020年间就医直接经济负担

结果可见2018—2020年间甘肃省不同工龄职业性尘肺病患者人均直接医疗费用不同，其中工龄为10~20年的职业性尘肺病患者人均直接医疗费用和医疗总费用均最高，分别为4 221.73元和2 330 393.12元。工龄大于20年的职业性尘肺病患者就医例数、医疗总费用和人均直接医疗费用均最低，由此提示加强对接尘工龄为10~20年的职业性尘肺病患者开展及时有效的康复治疗，对于减轻患者经济负担、延缓病情发展、提高后期患者生存质量等更具有公共卫生学意义。

4.不同病种患者2018—2020年间直接经济负担

结果显示2018—2020年甘肃省不同病种职业性尘肺病患者人均直接医疗费用有差异，其中石棉肺患者人均直接医疗费用最高，为5 764.93元，这可能由于石棉肺患者病情较重，医疗经济负担也相应较重。矽肺患者就医例数和医疗总费用最高，分别为695例、2 675 850.75元，这与我省职业性尘肺病病种分布以矽肺为主一致。因此建议在有关政策制定中，加大对矽肺和石棉肺患者医保报销比例，在减轻职业性尘肺病患者疾病经济负担中，更具公共卫生学意义。

5.不同地区患者2018—2020年间直接经济负担

结果显示2018—2020年甘肃省不同地区职业性尘肺病患者人均门诊费用不同，其中门诊费用水平较高的地区是临夏州、金昌市、天水市，门诊费用水平较低的地区有庆阳市、甘南州、定西市。2018—2020年甘肃省不同地区职业性尘肺病患者人均住院费用差异不明显。

6.患者就医直接经济负担影响因素分析

将对数变换后的职业性尘肺病患者人均直接医疗费用为因变量，以诊断期别、工龄、病种（以其他类型尘肺为参照）可能影响职业性尘肺病患者医疗费用的因素为自变量，进行多元线性逐步回归分析。结果显示诊断期别、工龄、病种为职业性尘肺病患者医疗费用的影响因素，其中诊断期别与医疗费用间呈正向相关关系，工龄呈负向相关关系，这可能是由于工龄长的尘肺病患者病情基本趋于稳定，门诊常规治疗即可，对于工龄较短且期别高的职业性尘肺病患者，往往病情较重，医疗直接经济负担也较重。

八、研究结论

（1）甘肃省1949—2020年共计诊断15 711例职业性尘肺病病例，其中调查明确为现患病例者7389例，占总病例数的47.03%；死亡6206例，占39.50%；失访2116例，占13.47%。

（2）甘肃省现患职业性尘肺患者平均首诊年龄为49.96±11.81岁，年龄中位数

49.68岁。职业性尘肺病患者绝大部分为男性，而女性对粉尘职业危害因素抵抗力更差，首诊年龄较男性提前约6年，更易罹患职业性尘肺病，因此不建议女性从事接尘作业岗位。

（3）甘肃省各地新发的壹期职业性尘肺病患者数量最多，占比73.69%；不同的尘肺病病种也以壹期患者居多。

（4）1949—2020年间甘肃省职业性尘肺病病种主要为煤工尘肺和矽肺，这与2010年至2018年甘肃省职业性尘肺病病种分布以矽肺为主不同。

（5）1949—2020年间甘肃省职业性尘肺病患者主要分布在兰州市、张掖市、白银市和酒泉市。这与2010—2018年甘肃省职业性尘肺病地区分布以白银市、兰州市和武威市为主的分布特点不同。

（6）甘肃省职业性尘肺病患者主要分布在煤炭开采和洗选业、有色金属矿采选业，其次为非金属矿采选业、建筑业、黑色金属矿采选业、非金属矿物制品业、黑色金属冶炼和压延加工业、有色金属冶炼和压延加工业等行业。

（7）甘肃省职业性尘肺病患者的接尘工龄平均为19.33±8.84年，中位数为20.00年。

（8）甘肃省现患职业性尘肺病患者中，享受工伤保险待遇者5485例，占74.23%；享有用人单位赔付者609例，占8.24%；有医疗保险者7136例，占96.58%；无任何保障者154例，占2.08%。甘肃省无任何保障的职业性尘肺病患者主要集中在兰州市、酒泉市、张掖市和白银市；临夏州的无任何保障者占比最高。

（9）省内各市州职业性尘肺病患者医保住院报销比例多低于50%，报销比例仍处较低水平。

（10）甘肃省现患职业性尘肺病患者中，享受低保者共计373人，占5.05%。各市州享受低保比例构成不同，其中享受低保比例较高的市州是庆阳市和定西市。

（11）2010—2020年甘肃省职业性尘肺病的年均发病率为0.999 2/10万，年均死亡率为0.897 3/10万，病死率为25.75%。均高于1990—2017年中国人群矽肺的发病率（0.89/10万）和死亡率（0.46/10万）。

（12）2010至2020年间甘肃省职业性尘肺病的累计DALY为28 932.96元（人·年）。DALY的构成由2010年以YLL为主变化为2020年以YLD为主，由此可见甘肃省近十年来通过努力在降低职业性尘肺病造成的DALY损失方面取得一定的进步，且随着医疗水平的不断提高，因过早死亡而丧失的寿命年损失逐年减少，转而以伤残损失年为主。

（13）甘肃省近十年职业性尘肺病的诊断期别均以壹期为主，DALY损失中壹期职业性尘肺病患者的占比也最大，因此加强对壹期职业性尘肺病患者及时有效的康复和医疗救治，减少合并症、延缓疾病病程发展、减轻伤残程度，更具有公共卫生学意义。

（14）DALY损失与职业性尘肺病期别呈正向相关，因此规范开展职业健康监护，早发现早诊断早康复，积极控制尘肺病患者病情发展，对于降低尘肺病患者的DALY损失有积极作用。

（15）2010年甘肃省职业性尘肺病中以煤工尘肺造成的疾病负担最高，随后逐渐转变为以矽肺造成的疾病负担最高，应进一步加大对甘肃省含矽矿业和煤矿等的监管力度，加强对第三方检测机构的考核质控，为广大接尘作业者营造健康的工作环境，减少DALY损失。

（16）期别、工龄、病种、地区均为DALY损失的影响因素。在其他因素不变的情况下，随着尘肺患者的期别增加，其DALY损失增加。各地区中兰州、嘉峪关DALY较白银及全省平均水平低；平凉DALY较白银及全省平均水平高。

（17）2018—2020年甘肃省职业性尘肺病患者医疗总费用为5 631 830.73元，人均直接医疗费用为3 857.42元。不同期别职业性尘肺病患者人均直接医疗费用不同，其中叁期职业性尘肺病患者人均直接医疗费用最高。

（18）工龄为10~20年的职业性尘肺病患者人均直接医疗费用和医疗总费用均最高。工龄大于20年的职业性尘肺病患者就医例数、医疗总费用和人均直接医疗费用均最低。由此提示加强对接尘工龄为10~20年的职业性尘肺病患者开展及时有效的康复治疗，对于减轻患者经济负担、延缓病情发展、提高后期患者生存质量等更具有公共卫生学意义。

（19）甘肃省不同病种职业性尘肺病患者人均直接医疗费用有差异，其中石棉肺患者人均直接医疗费用最高，这可能由于石棉肺患者病情较重，医疗经济负担也相应较重。矽肺患者就医例数和医疗总费用最高，这与我省职业性尘肺病病种分布以矽肺为主一致。

（20）诊断期别、工龄、病种为职业性尘肺病患者医疗费用的影响因素，其中诊断期别与医疗费用间呈正向相关关系，工龄呈负向相关关系，这可能是由于工龄长的尘肺病患者病情基本趋于稳定，门诊常规治疗即可，对于工龄较短且期别高的职业性尘肺病患者，往往病情较重，医疗直接经济负担也较重。

（21）依据本研究结果，对今后我省职业性尘肺病的防控管理工作提出以下建议。

九、建议

（1）叁期患者疾病病情最为严重，DALY损失和就医经济负担也最重，建议在减轻职业性尘肺病患者就医经济负担的政策制定中考虑期别因素，加大对叁期患者的医保报销比例，从而切实减轻叁期患者的医疗负担。此外，建议加大对矽肺和石棉肺患者医保报销比例，在减轻职业性尘肺病患者疾病经济负担中，更具公共卫生学意义。

（2）加强对壹期、接尘工龄为10~20年的职业性尘肺病患者及时有效的康复和医疗救治，减少合并症、延缓疾病病程发展、减轻伤残程度，对于减轻患者经济负担、大幅降低全省职业性尘肺病患者的DALY损失、提高后期患者生存质量等，具有显著公共卫生学意义。

（3）研究制定针对无主体责任单位劳动者或农民工罹患尘肺病者的兜底保障政策，统筹结合工伤保险、医疗保险、大病救助、低保补助等相关政策，为此类患者提供康复医疗保障。从而引领职业病诊断医师在把握职业病诊断原则的基础上以人为本，让确实患有职业病的弱势群体得到政策保障，减轻患者经济负担，维护社会稳定。

（4）通过采取降低医保报销门槛、提高报销比例，将尘肺病纳入贫困人口大病救治方案，对贫困人口中的尘肺病患者开通绿色通道、实行一站式结算等措施，切实减免患者就医自付费用，对于促进尘肺病患者就医、改善生活及生命质量具有重要意义。

（5）早发现早诊断早康复对于降低尘肺病患者的DALY损失有积极作用。因此应加强对职业健康检查机构的质量控制，督促规范开展职业健康监护，提高监测发现劳动者健康问题的灵敏度。

（6）进一步加大对甘肃省含矽矿业的监管力度，加强对第三方检测机构的考核质控，为广大接尘作业者营造健康的工作环境。

（7）强化监管和源头治理，加强重点地区、重点行业、重点企业和重点人群的尘肺病监测工作，尽早发现早期尘肺病变和粉尘作业禁忌证的工人，及时调离粉尘作业岗位，早发现、早诊断、早治疗。

十、对实际工作的指导意义

（1）调查掌握了甘肃省1949—2020年诊断的职业性尘肺病患者数量及现患情况。分析甘肃省职业性尘肺病患者首诊年份分布、主要期别、行业、发病工龄、保障待遇享受以及病种、地区分布变化等情况，为探讨确定甘肃省职业性尘肺病防治管理重点人群和方向，精准管理和科学施策提供参考依据。

（2）分析研究2010—2020年间甘肃省职业性尘肺病的累计DALY及其构成变化情况。发现DALY的构成由2010年以YLL为主变化为2020年以YLD为主，由此可见甘肃省近十年来通过努力在降低职业性尘肺病造成的DALY损失方面取得一定的进步，且随着医疗水平的不断提高，因过早死亡而丧失的寿命年损失逐年减少，转而以伤残损失为主。进而确定下一步应将早期有效的康复治疗、降低患者伤残损失作为今后我省职业病防治工作的重点。

（3）总结对比全省不同工龄、病种和期别职业性尘肺病患者就医直接经济负担情况，分析探讨影响我省职业性尘肺病患者就医直接经济负担的主要因素和关键控制点，从而提出针对性措施，减轻患者经济负担，更具公共卫生学指导意义。

（4）揭示早发现早诊断早康复对于降低尘肺病患者的DALY损失有积极作用。因此应加强对职业健康检查机构的质量控制，督促规范开展职业健康监护，提高监测发现劳动者健康问题的灵敏度。强化监管和源头治理，加强重点地区、重点行业、重点企业和重点人群的尘肺病监测工作，尽早发现早期尘肺病变和粉尘作业禁忌证的工人，及时调离粉尘作业岗位。争取做到职业性尘肺病的早预防、早干预、早发现、早诊断、早治疗、早管理、早康复。

（5）分析探讨我省职业性尘肺病防治管理工作的薄弱环节和关键控制点，并提出有针对性的合理化建议，为进一步完善我省职业性尘肺病防治管理工作机制、明确今后我省重点工作内容和方向提供参考依据。

第二章 兰州市1949—2020年职业性尘肺病流行特征分析

兰州市是甘肃省省会，地处中国陆域版图的几何中心，是西北地区重要的中心城市、工业基地和综合交通枢纽、丝绸之路经济带的核心节点城市。兰州市现辖城关、七里河、西固、安宁、红古5区和永登、榆中、皋兰3县，以及兰州高新技术产业开发区、兰州经济技术开发区2个国家级开发区，地域总面积1.32万平方千米，市区面积1631.6平方千米，全市常住人口达到442.51万人。兰州市地处青藏高原向黄土高原过渡地带，城区海拔约1520米，属温带大陆性气候，年平均气温10.3℃，夏无酷暑，冬无严寒，是著名的避暑胜地。兰州处于大西北的"十字路口"，接南通北、承东启西，是全国9大物流区域、10大物流通道和21个全国性物流节点城市之一，有西北地区最为密集的铁路网，是新亚欧大陆桥和中国面向中亚、西亚开放的战略通道。兰州是全国最早接受近代工业文明的城市之一。清朝末年，陕甘总督左宗棠督甘兴办"洋务"，先后创办兰州制造局和甘肃机器织呢局。中华人民共和国成立后，兰州被国家确定为重点建设的工业基地之一，在"一五""二五""三线建设"期间，布局建设了被誉为"共和国长子"的中国石油工业部兰州炼油厂、兰州石油化工机械厂等一批大中型企业，创造了共和国工业领域许多"中国第一"和"中国之最"，成为国家重要的石油化工基地、生物制药基地和装备制造基地。面向"十四五"，兰州市委市政府提出重振"兰州制造"战略，坚定不移走制造强市之路，坚持"改旧"和"育新"并重，保持制造业比重稳步提升，着力构建绿色制造产业体系，积极打造先进石化、装备制造、生物医药、绿色冶金四大优势产业集群，培育壮大航空航天、新材料、新能源、核燃料、新型建材、节能环保、食品加工、烟草制品八大支柱产业集群，构建起多元支撑、稳定可靠的现代工业产业体系。

2023年，兰州市在"职业病危害项目申报系统"申报企业625家，在册职工总数105 859人，接尘企业个数498家。

2023年，兰州市备案的职业健康检查机构32家，其中城关区14家（兰州大学第一医院、甘肃国际旅行卫生保健中心、甘肃惠康健康管理有限公司白银路门诊部、甘肃省第三人民医院、甘肃省疾控预防控制中心诊疗体检中心、甘肃省康复中心医院、甘肃省人民医院、甘肃众享健康体检中心、兰州慈铭体检综合门诊部、兰州普惠体检综合门诊部、兰州市第二人民医院、兰州四零七体检中心、兰州泽爱无假日健康体检有限责任公司综合门诊部、甘肃中医药大学附属医院），安宁区1家（兰州市安宁区万里医院），七里河区5家（甘肃省中医院、兰州兰石医院、兰州美年大健康健康管理有限公司奥亚门诊部、兰州市第一人民医院、兰州市七里河区阿干医院），西固区3家（兰州市西固区人民医院、中核五〇四医院、甘肃宝石花医院），红古区2家（兰州市第五医院、兰州市红古区人民医院），皋兰县3家（皋兰县人民医院、皋兰县黑石中心卫生院、皋兰县石洞镇卫生院），永登县2家（兰州连铝总医院、兰州腾达西铁医院），榆中县2家（榆中县第一人民医院、甘肃和平医院）。兰州市备案的职业病诊断机构4家，其中城关区2家（甘肃省疾病预防控制中心、甘肃省第三人民医院），红古区1家（兰州市第五医院）、西固区1家（甘肃宝石花医院）。

在"甘肃省职业病防治综合管理信息平台"，兰州市2020年报告接尘作业劳动者职业健康检查体检个案14 615人，占全省接尘作业劳动者职业健康检查体检个案总数18.55%；2021年报告接尘作业劳动者职业健康检查体检个案17 759人，占全省接尘作业劳动者职业健康检查体检个案总数18.24%；2022年报告接尘作业劳动者职业健康检查体检个案15 569人，占全省接尘作业劳动者职业健康检查体检个案总数13.74%。

一、总体情况

通过本项研究，随访调查到1950—2020年兰州市共计诊断3961例职业性尘肺病病例，其中调查明确为现患病例者1960例，占总病例数的49.48%；死亡1662例，占41.95%；失访339例，占8.56%（见表2-1）。

表2-1　兰州市各年度职业性尘肺病报告及存活情况

首次诊断年份	各年度职业性尘肺病报告例数	已随访到的病例		合计	现患比例（%）
		现患病例	死亡病例		
1986年及以前	1306	171	1093	1264	13.53
1987	44	13	28	41	31.71
1988	77	19	56	75	25.33
1989	31	13	16	29	44.83
1990	41	13	26	39	33.33
1991	18	12	5	17	70.59
1992	31	13	15	28	46.43
1993	16	5	10	15	33.33
1994	63	18	39	57	31.58
1995	30	8	20	28	28.57
1996	23	10	11	21	47.62
1997	116	68	41	109	62.39
1998	98	62	31	93	66.67
1999	47	26	15	41	63.41
2000	75	47	14	61	77.05

续表

首次诊断年份	各年度职业性尘肺病报告例数	已随访到的病例		合计	现患比例（%）
		现患病例	死亡病例		
2001	116	66	43	109	60.55
2002	133	86	43	129	66.67
2003	73	65	8	73	89.04
2004	87	75	6	81	92.59
2005	251	192	21	213	90.14
2006	117	90	24	114	78.95
2007	23	18	1	19	94.74
2008	105	86	17	103	83.50
2009	48	42	4	46	91.30
2010	134	109	25	134	81.34
2011	41	33	8	41	80.49
2012	77	65	10	75	86.67
2013	115	102	13	115	88.70
2014	30	27	3	30	90.00
2015	150	147	3	150	98.00
2016	29	27	2	29	93.10
2017	113	106	6	112	94.64
2018	58	54	4	58	93.10
2019	71	70	1	71	98.59
2020	2	2	0	2	100.00
年度不详	172	0	0	0	0.00
合计	3961	1960	1662	3622	54.11

二、职业性尘肺病现患病例人口学特征分布情况

按照用人单位所在地分析兰州市现患职业性尘肺患者口学特征分布情况，结果显示兰州市现患职业性尘肺患者平均首诊年龄为51.63±12.66岁，年龄中位数50.91岁。现患职业性尘肺患者中97.76%为男性；男性平均首诊年龄51.87±12.64岁，年龄中位数51.20岁；女性平均首诊年龄41.65±9.76岁，年龄中位数41.65岁（见表2-2）。

表2-2 兰州市职业性尘肺病现患病例人口学特征分布情况

地区	男性				女性				合计		
	例数	%	年龄均值±SD	年龄中位数	例数	%	年龄均值±SD	年龄中位数	例数	年龄均值±SD	年龄中位数
城关区	54	96.43	47.44±11.93	46.26	2	3.57	41.65±9.76	41.65	56	47.24±11.83	46.26
七里河区	266	96.38	51.8±11.31	51.81	10	3.62	42.5±6.97	44.51	276	51.47±11.31	51.45
安宁区	15	93.75	42.43±10.87	42.01	1	6.25	37.92±0	37.92	16	42.15±10.56	41.68
西固区	52	96.30	50.81±10.59	50.56	2	3.70	54.29±20.03	54.29	54	50.94±10.77	50.56
红古区	1238	98.10	52.97±13.09	52.09	24	1.90	40.1±8.35	38.03	1262	52.72±13.14	51.88
皋兰县	5	100.00	46.55±4.86	45.93	4	80.00	41.67±14.7	37.21	5	46.55±4.86	45.93
永登县	197	98.01	49.24±11.8	49.88	1	0.50	40.55±0	40.55	201	49.09±11.86	49.52
榆中县	89	98.89	47.8±10.93	47.85	44	48.89	41.46±9.13	40.20	90	47.72±10.9	47.58
合计	1916	97.76	51.87±12.64	51.20	2	3.57	41.65±9.76	41.65	1960	51.63±12.66	50.91

三、职业性尘肺病现患病例分期情况

分析现患职业性尘肺病病例分期情况，结果显示兰州市各县区新发的壹期职业性尘肺病患者数量最多，占比77.76%；其次为贰期患者，占比18.01%（见表2-3-1）。

不同的尘肺病病种也以壹期患者居多，其中滑石尘肺、陶工尘肺、铝尘肺、电焊工尘肺和石墨尘肺的壹期患者占比超过90.0%（见表2-3-2）。

表2-3-1 兰州市职业性尘肺病现患病例分期情况

地区	职业性尘肺病分期						合计	χ^2	P
	壹期	%	贰期	%	叁期	%			
城关区	41	73.21	10	17.86	5	8.93	56		
七里河区	215	77.90	54	19.57	7	2.54	276		
安宁区	12	75.00	4	25.00	0	0.00	16		
西固区	43	79.63	8	14.81	3	5.56	54	32.302	0.005
红古区	999	79.16	207	16.40	56	4.44	1262		
皋兰县	4	80.00	0	0.00	1	20.00	5		
永登县	152	75.62	39	19.40	10	4.98	201		
榆中县	58	64.44	31	34.44	1	1.11	90		
合计	1524	77.76	353	18.01	83	4.23	1960		

表2-3-2 各类职业性尘肺病现患病例分期情况

尘肺病种	职业性尘肺病分期						合计	χ^2	P
	壹期	%	贰期	%	叁期	%			
矽肺	498	70.14	166	23.38	46	6.48	710		
煤工尘肺	832	81.89	155	15.26	29	2.85	1016		
石墨尘肺	8	88.89	0	0.00	1	11.11	9		
炭黑尘肺	11	84.62	2	15.38	0	0.00	13		
石棉肺	43	79.63	6	11.11	5	9.26	54		
滑石尘肺	1	100.00	0	0.00	0	0.00	1	53.326	<0.001
水泥尘肺	58	79.45	14	19.18	1	1.37	73		
陶工尘肺	2	100.00	0	0.00	0	0.00	2		
铝尘肺	18	94.74	1	5.26	0	0.00	19		
电焊工尘肺	15	93.75	1	6.25	0	0.00	16		
铸工尘肺	8	88.89	1	11.11	0	0.00	9		
其他尘肺	30	78.95	7	18.42	1	2.63	38		
合计	1524	77.76	353	18.01	83	4.23	1960		

四、职业性尘肺病现患病例病种分布情况

(一)地区分布情况

兰州市职业性尘肺病患者主要分布在红古区(占64.39%)、七里河区(占14.08%)、永登县(占10.26%)和榆中县(占4.59%)。主要尘肺病病种为煤工尘肺(占51.84%)、矽肺(占36.22%)和水泥尘肺(占3.72%);其中红古区、七里河区、榆中县、西固区等以煤工尘肺为主,永登县、城关区、榆中县、皋兰县、七里河区等以矽肺为主。石墨尘肺、炭黑尘肺、铝尘肺、电焊工尘肺、铸工尘肺和其他尘肺主要分布在红古,石棉肺患者主要分布在安宁区,水泥尘肺主要分布在皋兰县(见表2-4-1)。

(二)行业分布情况

兰州市职业性尘肺病患者主要分布在煤炭开采和洗选业(占75.97%)、黑色金属冶炼和压延加工业(占4.13%)、有色金属冶炼和压延加工业(占3.88%)、非金属矿物制品业(占3.72%)、电力、热力、燃气及水生产和供应业(占1.79%)、建筑业(占1.38%)等行业(见表2-4-2)。

表2-4-1 兰州市不同地区职业性尘肺病现患病例病种分布情况

地区	矽肺		煤工尘肺		石墨尘肺		炭黑尘肺		石棉肺		滑石尘肺		水泥尘肺		陶工尘肺		铝尘肺		电焊工尘肺		铸工尘肺		其他尘肺		合计		χ^2	P
	例数	%	例数	%	例数	%	例数	%	例数	%	例数	%	例数	%	例数	%	例数	%	例数	%	例数	%	例数	%	例数	%	
城关区	24	42.86	25	44.64	0	0.00	2	3.57	2	3.57	0	0.00	2	3.57	0	0.00	0	0.00	1	1.79	0	0.00	0	0.00	56	2.86	153.817	<0.001
七里河区	105	38.04	141	51.09	1	0.36	0	0.00	8	2.90	0	0.00	7	2.54	1	0.36	1	0.36	3	1.09	3	1.09	6	2.17	276	14.08		
安宁区	4	25.00	6	37.50	0	0.00	0	0.00	2	12.50	0	0.00	2	12.50	0	0.00	0	0.00	1	6.25	0	0.00	1	6.25	16	0.82		
西固区	14	25.93	27	50.00	0	0.00	0	0.00	0	0.00	0	0.00	4	7.41	0	0.00	5	9.26	2	3.70	0	0.00	2	3.70	54	2.76		
红古区	420	33.28	703	55.71	8	0.63	10	0.79	36	2.85	1	0.08	37	2.93	1	0.08	10	0.79	8	0.63	6	0.48	22	1.74	1262	64.39		
皋兰县	2	40.00	2	40.00	0	0.00	0	0.00	0	0.00	0	0.00	1	20.00	0	0.00	0	0.00	0	0.00	0	0.00	0	0.00	5	0.26		
永登县	104	51.74	66	32.84	0	0.00	1	0.50	3	1.49	0	0.00	16	7.96	0	0.00	3	1.49	1	0.50	0	0.00	7	3.48	201	10.26		
榆中县	37	41.11	46	51.11	0	0.00	0	0.00	3	3.33	0	0.00	4	4.44	0	0.00	0	0.00	0	0.00	0	0.00	0	0.00	90	4.59		
合计	710	36.22	1016	51.84	9	0.46	13	0.66	54	2.76	1	0.05	73	3.72	2	0.10	19	0.97	16	0.82	9	0.46	38	1.94	1960	100.00		

表2-4-2 兰州市不同行业职业性尘肺病现患病例病种分布情况

行业	矽肺		煤工尘肺		石墨尘肺		炭黑尘肺		石棉肺		滑石尘肺		水泥尘肺		云母尘肺		陶工尘肺		铝尘肺		电焊工尘肺		铸工尘肺		其他尘肺		合计		χ^2	P
	例数	%	例数	%	例数	%	例数	%	例数	%	例数	%	例数	%	例数	%	例数	%	例数	%	例数	%	例数	%	例数	%	例数	%	
1	1	100.00	0	0.00	0	0.00	0	0.00	0	0.00	0	0.00	0	0.00	0	0.00	0	0.00	0	0.00	0	0.00	0	0.00	0	0.00	1	0.05	672.139	<0.001
6	514	34.52	829	55.67	4	0.27	5	0.34	43	2.89	0	0.00	43	2.89	0	0.00	1	0.07	12	0.81	7	0.47	23	1.54	1489	75.97		
7	7	43.75	4	25.00	0	0.00	0	0.00	0	0.00	0	0.00	1	6.25	0	0.00	1	6.25	0	0.00	1	6.25	1	6.25	16	0.82		
8	7	87.50	1	12.50	0	0.00	0	0.00	0	0.00	0	0.00	0	0.00	0	0.00	0	0.00	0	0.00	0	0.00	0	0.00	8	0.41		
9	4	30.77	8	61.54	0	0.00	0	0.00	0	0.00	0	0.00	0	0.00	0	0.00	0	0.00	1	7.69	0	0.00	0	0.00	13	0.66		

续表

行业	矽肺		煤工尘肺		石墨尘肺		炭黑尘肺		石棉肺		滑石尘肺		水泥尘肺		云母尘肺		陶工尘肺		铝尘肺		电焊工尘肺		铸工尘肺		其他尘肺		合计		χ²	P
	例数	%	例数	%	例数	%	例数	%	例数	%	例数	%	例数	%	例数	%	例数	%	例数	%	例数	%	例数	%	例数	%	例数	%		
10	22	40.74	22	40.74	0	0.00	0	0.00	0	0.00	0	0.00	8	14.81	0	0.00	1	1.85	0	0.00	0	0.00	0	0.00	1	1.85	54	2.76		
12	0	0.00	2	66.67	0	0.00	0	0.00	0	0.00	0	0.00	1	33.33	0	0.00	0	0.00	0	0.00	0	0.00	0	0.00	0	0.00	3	0.15		
15	0	0.00	0	0.00	0	0.00	0	0.00	0	0.00	0	0.00	1	100.00	0	0.00	0	0.00	0	0.00	0	0.00	0	0.00	0	0.00	1	0.05		
18	1	50.00	1	50.00	0	0.00	0	0.00	0	0.00	0	0.00	0	0.00	0	0.00	0	0.00	0	0.00	0	0.00	0	0.00	0	0.00	2	0.10		
20	1	50.00	1	50.00	0	0.00	0	0.00	0	0.00	0	0.00	0	0.00	0	0.00	0	0.00	0	0.00	0	0.00	0	0.00	0	0.00	2	0.10		
24	0	0.00	0	0.00	0	0.00	0	0.00	1	100.00	0	0.00	0	0.00	0	0.00	0	0.00	0	0.00	0	0.00	0	0.00	0	0.00	1	0.05		
25	4	44.44	3	33.33	0	0.00	0	0.00	0	0.00	0	0.00	0	0.00	0	0.00	0	0.00	0	0.00	1	11.11	1	11.11	0	0.00	9	0.46		
26	2	66.67	1	33.33	0	0.00	0	0.00	0	0.00	0	0.00	0	0.00	0	0.00	0	0.00	0	0.00	0	0.00	0	0.00	0	0.00	3	0.15		
27	0	0.00	1	100.00	0	0.00	0	0.00	0	0.00	0	0.00	0	0.00	0	0.00	0	0.00	0	0.00	0	0.00	0	0.00	0	0.00	1	0.05		
28	0	0.00	1	100.00	0	0.00	0	0.00	0	0.00	0	0.00	0	0.00	0	0.00	0	0.00	0	0.00	0	0.00	0	0.00	0	0.00	1	0.05		
29	1	20.00	2	40.00	0	0.00	2	40.00	0	0.00	0	0.00	0	0.00	0	0.00	0	0.00	0	0.00	0	0.00	0	0.00	0	0.00	5	0.26		
30	39	53.42	21	28.77	0	0.00	1	1.37	2	2.74	0	0.00	3	4.11	0	0.00	0	0.00	1	1.37	1	1.37	0	0.00	5	6.85	73	3.72		
31	31	38.27	32	39.51	5	6.17	5	6.17	1	1.23	0	0.00	2	2.47	0	0.00	0	0.00	0	0.00	1	1.23	0	0.00	4	4.94	81	4.13		
32	25	32.89	41	53.95	0	0.00	0	0.00	0	0.00	0	0.00	2	2.63	0	0.00	0	0.00	5	6.58	1	1.32	0	0.00	2	2.63	76	3.88		
33	1	25.00	2	50.00	0	0.00	0	0.00	0	0.00	0	0.00	0	0.00	0	0.00	0	0.00	0	0.00	1	25.00	0	0.00	0	0.00	4	0.20		
35	2	100.00	0	0.00	0	0.00	0	0.00	0	0.00	0	0.00	0	0.00	0	0.00	0	0.00	0	0.00	0	0.00	0	0.00	0	0.00	2	0.10		
36	1	100.00	0	0.00	0	0.00	0	0.00	0	0.00	0	0.00	0	0.00	0	0.00	0	0.00	0	0.00	0	0.00	0	0.00	0	0.00	1	0.05		
37	3	25.00	4	33.33	0	0.00	0	0.00	1	8.33	0	0.00	1	8.33	0	0.00	0	0.00	0	0.00	2	16.67	0	0.00	1	8.33	12	0.61		
38	4	44.44	2	22.22	0	0.00	0	0.00	1	11.11	0	0.00	1	11.11	0	0.00	0	0.00	0	0.00	1	11.11	0	0.00	0	0.00	9	0.46		
39	2	66.67	0	0.00	0	0.00	0	0.00	0	0.00	0	0.00	1	33.33	0	0.00	0	0.00	0	0.00	0	0.00	0	0.00	0	0.00	3	0.15		

续表

行业	矽肺 例数	%	煤工尘肺 例数	%	石墨尘肺 例数	%	炭黑尘肺 例数	%	石棉肺 例数	%	滑石尘肺 例数	%	水泥尘肺 例数	%	云母尘肺 例数	%	陶工尘肺 例数	%	铝尘肺 例数	%	电焊工尘肺 例数	%	铸工尘肺 例数	%	其他尘肺 例数	%	合计 例数	%	χ^2	P
40	1	100.00	0	0.00	0	0.00	0	0.00	0	0.00	0	0.00	0	0.00	0	0.00	0	0.00	0	0.00	0	0.00	0	0.00	0	0.00	1	0.05		
41	6	66.67	1	11.11	0	0.00	0	0.00	1	11.11	0	0.00	1	11.11	0	0.00	0	0.00	0	0.00	0	0.00	0	0.00	0	0.00	9	0.46		
43	2	50.00	2	50.00	0	0.00	0	0.00	0	0.00	0	0.00	0	0.00	0	0.00	0	0.00	0	0.00	0	0.00	0	0.00	0	0.00	4	0.20		
44	10	28.57	22	62.86	0	0.00	0	0.00	0	0.00	0	0.00	2	5.71	0	0.00	0	0.00	0	0.00	1	2.86	0	0.00	0	0.00	35	1.79		
45	12	44.44	8	29.63	0	0.00	0	0.00	1	3.70	0	0.00	5	18.52	0	0.00	0	0.00	0	0.00	0	0.00	0	0.00	1	3.70	27	1.38		
47	5	83.33	1	16.67	0	0.00	0	0.00	0	0.00	0	0.00	0	0.00	0	0.00	0	0.00	0	0.00	0	0.00	0	0.00	0	0.00	6	0.31		
53	1	100.00	0	0.00	0	0.00	0	0.00	0	0.00	0	0.00	0	0.00	0	0.00	0	0.00	0	0.00	0	0.00	0	0.00	0	0.00	1	0.05		
54	0	0.00	0	0.00	0	0.00	0	0.00	1	100.00	0	0.00	0	0.00	0	0.00	0	0.00	0	0.00	0	0.00	0	0.00	0	0.00	1	0.05		
56	0	0.00	1	100.00	0	0.00	0	0.00	0	0.00	0	0.00	0	0.00	0	0.00	0	0.00	0	0.00	0	0.00	0	0.00	0	0.00	1	0.05		
57	0	0.00	1	100.00	0	0.00	0	0.00	0	0.00	0	0.00	0	0.00	0	0.00	0	0.00	0	0.00	0	0.00	0	0.00	0	0.00	1	0.05		
59	1	25.00	2	50.00	0	0.00	0	0.00	0	0.00	0	0.00	1	25.00	0	0.00	0	0.00	0	0.00	0	0.00	0	0.00	0	0.00	4	0.20		
总计	710	36.22	1016	51.84	9	0.46	13	0.66	54	2.76	1	0.05	73	3.72	0	0.00	2	0.10	19	0.97	16	0.82	9	0.46	38	1.94	1960	100.00		

*行业编码：1.农业 2.林业 3.畜牧业 4.渔业 5.农、林、牧、渔服务业 6.煤炭开采和洗选业 7.石油和天然气开采业 8.黑色金属矿采选业 9.有色金属矿采选业 10.非金属矿采选业 11.开采辅助活动 12.其他采矿业 13.农副食品加工业 14.食品制造业 15.酒、饮料和精制茶制造业 16.烟草制品业 17.纺织业 18.纺织服装、服饰业 19.皮革、毛皮、羽毛及其制品和制鞋业 20.木材加工和木、竹、藤、棕、草制品业 21.家具制造业 22.造纸和纸制品业 23.印刷和记录媒介复制业 24.文教、工美、体育和娱乐用品制造业 25.石油加工、炼焦和核燃料加工业 26.化学原料和化学制品制造业 27.医药制造业 28.化学纤维制造业 29.橡胶和塑料制品业 30.非金属矿物制品业 31.黑色金属冶炼和压延加工业 32.有色金属冶炼和压延加工业 33.金属制品业 34.通用设备制造业 35.专用设备制造业 36.汽车制造业 37.铁路、船舶、航空航天和其他运输设备制造业 38.电气机械和器材制造业 39.计算机、通信和其他电子设备制造业 40.仪器仪表制造业 41.其他制造业 42.废弃资源综合利用业 43.金属制品、机械和设备修理业 44.电力、热力、燃气及水生产和供应业 45.建筑业 46.批发和零售业 47.交通运输业 48.住宿和餐饮业 49.信息传输、软件和信息技术服务业 50.金融业 51.房地产业 52.租赁和商务服务业 53.科学研究和技术服务业 54.水利、环境和公共设施管理业 55.居民服务、修理和其他服务业 56.教育 57.卫生和社会工作 58.文化、体育和娱乐业 59.公共管理、社会保障和社会组织。

五、职业性尘肺病现患病例工龄分布情况

兰州市职业性尘肺病患者的接尘工龄平均为20.19±9.1年，中位数为20.00年；接尘工龄较短的病种有：滑石尘肺、石棉肺、其他尘肺及矽肺，接尘工龄较长的病种有：陶工尘肺、炭黑尘肺、电焊工尘肺、石墨尘肺、水泥尘肺和铝尘肺。兰州市接尘工龄小于或等于5年的职业性尘肺病患者有103例，多为矽肺和煤工尘肺（见表2-5）。

表2-5　职业性尘肺病现患病例接尘工龄分布情况（工龄单位：年）

尘肺病病种	病例数	平均值±SD	中位数	H	P	工龄≤5年病例数
矽肺	710	17.94±8.99	19.00			69
煤工尘肺	1016	21.27±8.68	20.00			23
石墨尘肺	9	26.51±13.35	29.83			0
炭黑尘肺	13	26.63±10.91	29.00			1
石棉肺	54	16.8±8.44	15.42			5
滑石尘肺	1	6.83±0	6.83	112.868	<0.001	0
水泥尘肺	73	25.03±7.46	25.50			0
陶工尘肺	2	27.42±14.97	27.42			0
铝尘肺	19	25.91±7.22	22.00			0
电焊工尘肺	16	26.52±11.34	23.50			0
铸工尘肺	9	26.54±11.88	23.50			0
其他尘肺	38	17.86±9.95	18.00			5
合计	1960	20.19±9.1	20.00			103

六、职业性尘肺病现患病例享受保障情况

（一）职业性尘肺病现患病例社会保障享受情况

兰州市现患职业性尘肺病患者中，享受工伤保险待遇者1539例，占78.52%；享有用人单位赔付者186例，占9.49%；有医疗保险者1887例，占96.28%；有大病医疗保险者917例，占46.79%；有其他保障（例如医疗救助、贫困救助等）者163例，占8.32%；无任何保障者46例，占2.35%。兰州市无任何保障的职业性尘肺病患者主要集中在七里河区、城关区、永登县和红古区；七里河区的无任何保障者占比最高，占3.62%（见表2-6-1）。

兰州市不同首诊日期的职业性尘肺病现患病例享受工伤保险、用人单位赔付、医疗保险的比例不同，差异有统计学意义（χ^2=299.543　P=0.000，χ^2=254.977　P=0.000，χ^2=172.960　P=0.000）。其中2010—2020年诊断的职业性尘肺病患者享受工伤保险待遇比例均最高（占84.91%），1980—1989年诊断的职业性尘肺病患者享受用人单位赔付比例均最高（占12.70%），2000—2009年诊断的职业性尘肺病患者享受医疗保险的比例均最高（占98.44%）。首诊日期为1980—1989年和1949—1979年的职业性尘肺病患者无任何保障的比例最高，分别为11.90%和10.00%；2000—2009年的比例最低，为

0.78%（见表2-6-2）。

兰州市不同首诊期别职业性尘肺病现患病例享受用工伤保险、人单位赔付、医疗保险的比例相同，差异没有统计学意义（$\chi^2=0.816$ $P=0.665$，$\chi^2=2.611$ $P=0.271$，$\chi^2=5.697$ $P=0.058$）。不同首诊期别职业性尘肺病患者无任何保障的比例相同，差异没有统计学意义（$\chi^2=5.037$ $P=0.081$）（见表2-6-3）。

（二）职业性尘肺病现患病例医保报销情况

兰州市未享受工伤保险，但享受居民医疗保险的职业性尘肺病患者共计373例，其中医保门诊报销比例低于50%的患者有258例，占67.17%；医保门诊报销比例高于80%的患者有22例，占5.90%。医保住院报销比例低于50%的患者有257例，占68.90%；医保住院报销比例高于80%的患者有4例，占1.07%。市内各县区职业性尘肺病患者医保住院报销比例多低于50%。兰州市未享受工伤保险，但享受居民医疗保险的373例职业性尘肺病患者中，享受低保者共计28人，每月每人享受的低保金额平均为359元（表2-6-4）。

兰州市不同首诊日期的职业性尘肺病患者医保门诊报销比例构成不同，差异有统计学意义（$\chi^2=59.559$ $P=0.000$）；医保住院报销比例构成不同，差异有统计学意义（$\chi^2=39.1888$ $P=0.000$）（见表2-6-5）。

兰州市不同首诊期别的职业性尘肺病患者医保门诊报销比例构成相同，差异没有统计学意义（$\chi^2=8.014$ $P=0.091$）；医保住院报销比例构成相同，差异没有统计学意义（$\chi^2=6.409$ $P=0.171$）（见表2-6-6）。

（三）职业性尘肺病现患病例低保补助情况

甘肃省现患职业性尘肺病患者中，享受低保者共计70人，占3.57%。各县区享受低保比例构成相同，差异没有统计学意义（$\chi^2=6.589$ $P=0.473$）；其中享受低保比例较高的县区是永登县和七里河区，分别占5.47%和4.71%。不同首诊期别患者享受低保比例构成不同，差异有统计学意义（$\chi^2=12.153$ $P=0.002$）；其中享受低保比例较高的首诊期别为叁期，占9.64%（见表2-6-7）。

表2-6-1 不同地区职业性尘肺病现患病例享受各类保障情况

地区	总病例数	工伤保险		用人单位赔付		医疗保险		大病医疗保险		其他保障		无任何保障	
		例数	%	例数	%	例数	%	例数	%	例数	%	例数	%
城关区	56	47	83.93	2	3.57	53	94.64	23	41.07	8	14.29	2	3.57
七里河区	276	215	77.90	67	24.28	263	95.29	154	55.80	53	19.20	10	3.62
安宁区	16	10	62.50	0	0.00	15	93.75	6	37.50	0	0.00	0	0.00
西固区	54	42	77.78	15	27.78	54	100.00	27	50.00	12	22.22	0	0.00
红古区	1262	1037	82.17	63	4.99	1218	96.51	562	44.53	73	5.78	27	2.14
皋兰县	5	3	60.00	0	0.00	5	100.00	2	40.00	0	0.00	0	0.00
永登县	201	144	71.64	36	17.91	191	95.02	103	51.24	13	6.47	6	2.99
榆中县	90	41	45.56	3	3.33	88	97.78	40	44.44	4	4.44	1	1.11
合计	1960	1539	78.52	186	9.49	1887	96.28	917	46.79	163	8.32	46	2.35

表2-6-2　不同首诊日期职业性尘肺病现患病例社会保障享受情况

首诊日期	总病例数	工伤保险		用人单位赔付		医疗保险		无任何保障	
		n	%	n	%	n	%	n	%
1949—1979	90	55	61.11	8	8.89	79	87.78	9	10.00
1980—1989	126	76	60.32	16	12.70	110	87.30	15	11.90
1990—1999	235	164	69.79	24	10.21	224	95.32	8	3.40
2000—2009	767	614	80.05	75	9.78	755	98.44	6	0.78
2010—2020	742	630	84.91	63	8.49	719	96.90	8	1.08
合计	1960	1539	78.52	186	9.49	1887	96.28	46	2.35
χ^2		299.543		254.977		172.960		254.878	
P		0.000		0.000		0.000		0.000	

表2-6-3　不同首诊期别职业性尘肺病现患病例社会保障享受情况

首诊期别	总病例数	工伤保险		用人单位赔付		医疗保险		无任何保障	
		n	%	n	%	n	%	n	%
壹期	1524	1201	78.81	143	9.38	1459	95.73	42	2.76
贰期	353	276	78.19	31	8.78	346	98.02	3	0.85
叁期	83	62	74.70	12	14.46	82	98.80	1	1.20
合计	1960	1539	78.52	186	9.49	1887	96.28	46	2.35
χ^2		0.816		2.611		5.697		5.037	
P		0.665		0.271		0.058		0.081	

表2-6-4　职业性尘肺病现患病例医保报销比例和低保情况

地区	现患病例	应调查医保报销比例总人数*	门诊医保报销比例			住院医保报销比例			享受低保人数	每月每人享受低保金额（元）
			<50%	50%~80%	>80%	<50%	50%~80%	>80%		
城关区	56	7	6	0	0	3	3	0	0	0
七里河区	276	51	35	10	1	32	14	0	5	263
安宁区	16	6	5	1	0	5	1	0	0	0
西固区	54	12	7	3	1	8	3	0	1	350
红古区	1262	198	129	54	13	142	51	3	18	392
皋兰县	5	2	2	0	0	2	0	0	0	0
永登县	201	49	29	11	6	35	11	0	3	325
榆中县	90	48	45	1	1	30	16	1	1	350
合计	1960	373	258	80	22	257	99	4	28	359
χ^2			26.653			6.512				
P			0.021			0.952				

*应调查医保报销比例总人数指未享受工伤保险，但享受居民医保总人数。

表2-6-5 不同首诊日期职业性尘肺病现患病例医保报销比例情况

首诊日期	使用医保的现患病例数	医保门诊报销比例						医保住院报销比例					
		<50%		50%~80%		>80%		<50%		50%~80%		>80%	
		n	%	n	%	n	%	n	%	n	%	n	%
1949—1979	77	66	85.71	7	9.09	4	5.19	61	79.22	14	18.18	2	2.60
1980—1989	99	87	87.88	7	7.07	5	5.05	83	83.84	15	15.15	1	1.01
1990—1999	208	199	95.67	6	2.88	3	1.44	150	72.12	52	25.00	6	2.88
2000—2009	718	662	92.20	50	6.96	6	0.84	519	72.28	146	20.33	53	7.38
2010—2020	590	478	81.02	82	13.90	30	5.08	458	77.63	124	21.02	8	1.36
合计	1692	1492	88.18	152	8.98	48	2.84	1271	75.12	351	20.74	70	4.14
χ^2		59.559						39.188					
P		0.000						0.000					

表2-6-6 不同首诊期别职业性尘肺病现患病例医保报销比例情况

首诊期别	使用医保的现患病例数	医保门诊报销比例						医保住院报销比例					
		<50%		50%~80%		>80%		<50%		50%~80%		>80%	
		n	%	n	%	n	%	n	%	n	%	n	%
壹期	1287	1143	88.81	110	8.55	34	2.64	968	75.21	259	20.12	60	4.66
贰期	327	288	88.07	29	8.87	10	3.06	245	74.92	72	22.02	10	3.06
叁期	78	61	78.21	13	16.67	4	5.13	58	74.36	20	25.64	0	0.00
合计	1692	1492	88.18	152	8.98	48	2.84	1271	75.12	351	20.74	70	4.14
χ^2		8.014						6.409					
P		0.091						0.171					

表2-6-7 甘肃省职业性尘肺病现患病例低保补助情况

项目	总病例数	低保补助情况		χ^2	P
		n	%		
地区					
城关区	56	1	1.79		
七里河区	276	13	4.71		
安宁区	16	0	0.00		
西固区	54	1	1.85		
红古区	1262	43	3.41	6.589	0.473
皋兰县	5	0	0.00		
永登县	201	11	5.47		
榆中县	90	1	1.11		
首诊期别					
壹期	1524	45	2.95		
贰期	353	17	4.82	12.153	0.002
叁期	83	8	9.64		
合计	1960	70	3.57		

七、失访人群特征分布及原因分析

兰州市随访调查到1949—2020年诊断的3961例职业性尘肺病患者信息，其中未能调查到存活情况的失访病例数共计339例，占8.56%。获取的失访病例均有部分线索信息，仅有姓名的病例有17例，有姓名和身份证的病例有57例，但其中多为姓名和身份证号码匹配不一致，造成继续查找的困难较大（见表2-7-1、2）。

表2-7-1 职业性尘肺病失访人群基本情况

地区	失访总人数*	无任何个案资料病例		仅有姓名的病例		有姓名和身份证的病例	
		例数	%	例数	%	例数	%
城关区	13	0	0.00	1	7.69	0	0.00
七里河区	34	0	0.00	2	5.88	5	14.71
安宁区	42	0	0.00	7	16.67	7	16.67
西固区	8	0	0.00	0	0.00	2	25.00
红古区	209	0	0.00	0	0.00	37	17.70
皋兰县	0	0	0.00	0	—	0	—
永登县	18	0	0.00	6	33.33	4	22.22
榆中县	5	0	0.00	0	0.00	1	20.00
不详市	10	0	0.00	1	10.00	1	10.00
合计	339	0	0.00	17	5.01	57	16.81

*失访总人数=截至2019年底任务总数+诊断未报告的个案总数−随访到的总人数。

表2-7-2 失访病例首次诊断年份分布情况

首次诊断年份	报告病例数	失访人数*
1986年及以前	1306	42
1987	44	3
1988	77	2
1989	31	2
1990	41	2
1991	18	1
1992	31	3
1993	16	1
1994	63	6
1995	30	2
1996	23	2

续表

首次诊断年份	报告病例数	失访人数*
1997	116	7
1998	98	5
1999	47	6
2000	75	14
2001	116	7
2002	133	4
2003	73	0
2004	87	6
2005	251	38
2006	117	3
2007	23	4
2008	105	2
2009	48	2
2010	134	0
2011	41	0
2012	77	2
2013	115	0
2014	30	0
2015	150	0
2016	29	0
2017	113	1
2018	58	0
2019	71	0
2020	2	0
年度不详	172	172
合计	3961	339

*各年失访病例数=该年报告总病例数-该年已随访的报告病例数。

八、失访病例中现患和死亡病例估算

兰州市随访调查到1949—2020年诊断的3961例职业性尘肺病患者信息，其中未能调查到存活情况的失访病例数共计339例。通过划分首诊年度时间段，计算各时间段内现患病例和死亡病例所占比例，以此概率推算失访的339例尘肺病患者中有171例存活，142例死亡。兰州市有172例失访患者因诊断日期缺失而无法划分进入相应时间段，因而使用总体存活患者占比率和死亡患者占比率估算该部分失访患者存活情况（见表2-8）。

表2-8 失访病例存活情况估算

报告时期	总报告病例	随访到的报告病例				失访病例总数	失访病例估算	
		现患例数	占比（%）	死亡例数	占比（%）		现患例数	死亡例数
1986年及以前	1306	171	13.09	1093	83.69	42	5	35
1987—1989	152	45	29.61	100	65.79	7	2	5
1990—1999	483	235	48.65	213	44.10	35	17	15
2000—2005	735	531	72.24	135	18.37	69	50	13
2006—2010	427	345	80.80	71	16.63	11	9	2
2011—2020	686	633	92.27	50	7.29	3	3	0
年度不详	172	0	0.00	0	0.00	172	85	72
合计	3961	1960	49.48	1662	41.96	339	171	142

九、失访病例中存活病例保障情况估算

通过划分首诊年度时间段，计算各时间段内职业性尘肺病现患病例中享受保障（包括工伤保险、用人单位赔付、医疗保险等保障类型中任意一种）的患者所占比例，以此概率推算可能存活的171例尘肺病患者中，有167例按比例享有保障。兰州市有172例失访者因诊断日期缺失而无法划分进入相应时间段，因而使用总体保障享受比例估算该部分失访患者保障情况（见表2-9）。

表2-9 失访病例保障情况估算

报告时期	总报告病例	随访到的报告病例				失访病例总数	失访病例估算	
		现患例数	享受保障例数*	占比（%）			现患例数	享受保障例数
1986年及以前	1306	171	156	91.23		42	5	5
1987—1989	152	45	36	80.00		7	2	2
1990—1999	483	235	227	96.60		35	17	16
2000—2005	735	531	528	99.44		69	50	50
2006—2010	427	345	341	98.84		11	9	9
2011—2020	686	633	626	98.89		3	3	3
年度不详	172	0	0	—		172	85	83
合计	3961	1960	1914	97.65		339	171	167

*享受任意一种保障情况即为享受保障。

第三章　嘉峪关市1949—2020年职业性尘肺病流行特征分析

嘉峪关市地处甘肃省河西走廊中部西端，位于甘、新、青、蒙四省区地理中心，古丝绸之路交通要冲，历来被称为"河西第一隘口""边陲锁钥"，因"天下第一雄关"嘉峪关而命名，是举世闻名的万里长城西端起点。嘉峪关市1965年设市，是全国四个不设区县的地级市之一，现辖雄关街道办事处、钢城街道办事处和郊区工作办公室，有31个城市社区、3个镇、17个行政村。总面积1224平方千米，建成区面积70.4平方千米，总人口31.5万。嘉峪关市因矿建企、因企设市、因关得名，是随着1958年"酒泉钢铁公司"建设而发展起来的一座新兴的现代化工业旅游生态城市，是西部重要的老工业基地和西北最大的钢铁工业基地，具备千万吨优质钢铁、百万千瓦级光伏发电、百万吨铝制品深加工能力，形成了以冶金工业为主体，新能源、装备制造、电力、化工、新型建材、食品酿造为骨干的现代工业体系。

2023年，嘉峪关市在"职业病危害项目申报系统"申报企业136家，在册职工总数28 203人，接尘企业个数101家。

2023年，嘉峪关市备案的职业健康检查机构4家，分别为嘉峪关市中医医院、酒钢医院、嘉峪关市建设社区卫生服务中心、嘉峪关市第一人民医院。嘉峪关市备案的职业病诊断机构2家，分别为酒钢医院、中核四〇四医院。

在"甘肃省职业病防治综合管理信息平台"，嘉峪关市2020年报告接尘作业劳动者职业健康检查体检个案6147人，占全省接尘作业劳动者职业健康检查体检个案总数7.80%；2021年报告接尘作业劳动者职业健康检查体检个案5903人，占全省接尘作业劳动者职业健康检查体检个案总数6.06%；2022年报告接尘作业劳动者职业健康检查体检个案7138人，占全省接尘作业劳动者职业健康检查体检个案总数6.30%。

一、总体情况

通过本项研究，随访调查到嘉峪关市1950—2020年共计诊断327例职业性尘肺病病例，其中调查明确为现患病例者189例，占总病例数的57.80%；死亡115例，占35.17%；失访23例，占7.03%（见表3-1）。

表3-1　嘉峪关市各年度职业性尘肺病报告及存活情况

首次诊断年份	各年度职业性尘肺病报告例数	已随访到的病例		合计	现患比例（%）
		现患病例	死亡病例		
1986年及以前	101	23	77	100	23.00
1987	1	0	1	1	0.00
1988	9	2	6	8	25.00

续表

首次诊断年份	各年度职业性尘肺病报告例数	已随访到的病例		合计	现患比例（%）
		现患病例	死亡病例		
1989	3	3	0	3	100.00
1990	1	0	1	1	0.00
1991	0	0	0	0	—
1992	3	1	2	3	33.33
1993	2	1	1	2	50.00
1994	1	0	1	1	0.00
1995	1	0	1	1	0.00
1996	3	3	0	3	100.00
1997	8	7	1	8	87.50
1998	9	6	3	9	66.67
1999	3	2	0	2	100.00
2000	5	5	0	5	100.00
2001	8	6	1	7	85.71
2002	14	7	7	14	50.00
2003	12	12	0	12	100.00
2004	11	9	0	9	100.00
2005	26	24	2	26	92.31
2006	8	5	3	8	62.50
2007	3	3	0	3	100.00
2008	3	2	1	3	66.67
2009	3	2	1	3	66.67
2010	7	7	0	7	100.00
2011	2	1	0	1	100.00
2012	11	9	2	11	81.82
2013	12	11	1	12	91.67
2014	8	6	2	8	75.00
2015	4	3	1	4	75.00
2016	0	0	0	0	—
2017	9	9	0	9	100.00
2018	7	7	0	7	100.00
2019	12	12	0	12	100.00
2020	1	1	0	1	100.00
年度不详	16	0	0	0	—
合计	327	189	115	304	62.17

二、职业性尘肺病现患病例人口学特征分布情况

按照用人单位所在地分析嘉峪关市现患职业性尘肺患者口学特征分布情况,结果显示嘉峪关市现患职业性尘肺患者平均首诊年龄为49.63±12.32岁,年龄中位数49.71岁。现患职业性尘肺患者中98.94%为男性;男性平均首诊年龄49.73±12.34岁,年龄中位数49.78岁;女性平均首诊年龄40.27±7.55岁,年龄中位数40.27岁。

三、职业性尘肺病现患病例分期情况

分析现患职业性尘肺病病例分期情况,结果显示嘉峪关市新发的壹期职业性尘肺病患者数量最多,占比74.07%;其次为贰期患者,占比20.63%。

不同的尘肺病病种也以壹期患者居多,其中石墨尘肺、炭黑尘肺、铝尘肺和铸工尘肺的壹期患者占比达100.00%(见表3-2)。

表3-2 各类职业性尘肺病现患病例分期情况

尘肺病种	壹期	%	贰期	%	叁期	%	合计	χ^2	P
矽肺	50	65.79	23	30.26	3	3.95	76		
煤工尘肺	66	77.65	12	14.12	7	8.24	85		
石墨尘肺	1	100.00	0	0.00	0	0.00	1		
炭黑尘肺	1	100.00	0	0.00	0	0.00	1		
石棉肺	5	83.33	1	16.67	0	0.00	6	11.683	0.863
水泥尘肺	5	83.33	1	16.67	0	0.00	6		
铝尘肺	3	100.00	0	0.00	0	0.00	3		
电焊工尘肺	2	66.67	1	33.33	0	0.00	3		
铸工尘肺	1	100.00	0	0.00	0	0.00	1		
其他尘肺	6	85.71	1	14.29	0	0.00	7		
合计	140	74.07	39	20.63	10	5.29	189		

四、职业性尘肺病现患病例病种分布情况

(一)地区分布情况

嘉峪关市职业性尘肺病患者主要尘肺病病种为煤工尘肺(占44.97%)、矽肺(占40.21%)、其他尘肺(占3.70%)、石棉肺(占3.17%)和水泥尘肺(占3.17%)。

(二)行业分布情况

嘉峪关市职业性尘肺病患者主要分布在黑色金属矿采选业(占42.86%)、黑色金属冶炼和压延加工业(占20.63%)、煤炭开采和洗选业(占13.23%)、有色金属冶炼和压延加工业(占5.82%)、有色金属矿采选业(占3.17%)以及电力、热力、燃气及水生产和供应业(占2.12%)等行业(见表3-3)。

表3-3 嘉峪关市不同行业职业性尘肺病现患病例病种分布情况

行业	矽肺 例数	%	煤工尘肺 例数	%	石墨尘肺 例数	%	炭黑尘肺 例数	%	石棉肺 例数	%	水泥尘肺 例数	%	铝尘肺 例数	%	电焊工尘肺 例数	%	铸工尘肺 例数	%	其他尘肺 例数	%	合计 例数	%	χ^2	P
6	5	20.00	18	72.00	0	0.00	0	0.00	0	0.00	0	0.00	1	4.00	0	0.00	0	0.00	1	4.00	25	13.23		
8	29	35.80	34	41.98	1	1.23	1	1.23	3	3.70	5	6.17	0	0.00	1	1.23	1	1.23	6	7.41	81	42.86		
9	3	50.00	3	50.00	0	0.00	0	0.00	0	0.00	0	0.00	0	0.00	0	0.00	0	0.00	0	0.00	6	3.17		
25	0	0.00	0	0.00	0	0.00	0	0.00	0	0.00	0	0.00	0	0.00	1	100.00	0	0.00	0	0.00	1	0.53		
30	0	0.00	2	50.00	0	0.00	0	0.00	1	25.00	0	0.00	0	0.00	1	25.00	0	0.00	0	0.00	4	2.12		
31	22	56.41	16	41.03	0	0.00	0	0.00	0	0.00	1	2.56	0	0.00	0	0.00	0	0.00	0	0.00	39	20.63	157.539	0.584
32	5	45.45	3	27.27	0	0.00	0	0.00	1	9.09	0	0.00	2	18.18	0	0.00	0	0.00	0	0.00	11	5.82		
33	2	66.67	1	33.33	0	0.00	0	0.00	0	0.00	0	0.00	0	0.00	0	0.00	0	0.00	0	0.00	3	1.59		
34	1	50.00	1	50.00	0	0.00	0	0.00	0	0.00	0	0.00	0	0.00	0	0.00	0	0.00	0	0.00	2	1.06		
44	3	75.00	0	0.00	0	0.00	0	0.00	1	25.00	0	0.00	0	0.00	0	0.00	0	0.00	0	0.00	4	2.12		
45	0	0.00	1	100.00	0	0.00	0	0.00	0	0.00	0	0.00	0	0.00	0	0.00	0	0.00	0	0.00	1	0.53		
46	1	50.00	1	50.00	0	0.00	0	0.00	0	0.00	0	0.00	0	0.00	0	0.00	0	0.00	0	0.00	2	1.06		
47	0	0.00	1	100.00	0	0.00	0	0.00	0	0.00	0	0.00	0	0.00	0	0.00	0	0.00	0	0.00	1	0.53		
48	0	0.00	1	100.00	0	0.00	0	0.00	0	0.00	0	0.00	0	0.00	0	0.00	0	0.00	0	0.00	1	0.53		
51	2	100.00	0	0.00	0	0.00	0	0.00	0	0.00	0	0.00	0	0.00	0	0.00	0	0.00	0	0.00	2	1.06		
54	1	50.00	1	50.00	0	0.00	0	0.00	0	0.00	0	0.00	0	0.00	0	0.00	0	0.00	0	0.00	2	1.06		
56	0	0.00	1	100.00	0	0.00	0	0.00	0	0.00	0	0.00	0	0.00	0	0.00	0	0.00	0	0.00	1	0.53		
57	2	100.00	0	0.00	0	0.00	0	0.00	0	0.00	0	0.00	0	0.00	0	0.00	0	0.00	0	0.00	2	1.06		
59	0	0.00	1	100.00	0	0.00	0	0.00	0	0.00	0	0.00	0	0.00	0	0.00	0	0.00	0	0.00	1	0.53		
总计	76	40.21	85	44.97	1	0.53	1	0.53	6	3.17	6	3.17	3	1.59	3	1.59	1	0.53	7	3.70	189	100.00		

*行业编码：1.农业 2.林业 3.畜牧业 4.渔业 5.农、林、牧、渔服务业 6.煤炭开采和洗选业 7.石油和天然气开采业 8.黑色金属矿采选业 9.有色金属矿采选业 10.非金属矿采选业 11.开采辅助活动 12.其他采矿业 13.农副食品加工业 14.食品制造业 15.酒、饮料和精制茶制造业 16.烟草制品业 17.纺织业 18.纺织服装、服饰业 19.皮革、毛皮、羽毛及其制品和制鞋业 20.木材加工和木、竹、藤、棕、草制品业 21.家具制造业 22.造纸和纸制品业 23.印刷和记录媒介复制业 24.文教、工美、体育和娱乐用品制造业 25.石油加工、炼焦和核燃料加工业 26.化学原料和化学制品制造业 27.医药制造业 28.化学纤维制造业 29.橡胶和塑料制品业 30.非金属矿物制品业 31.黑色金属冶炼和压延加工业 32.有色金属冶炼和压延加工业 33.金属制品业 34.通用设备制造业 35.专用设备制造业 36.汽车制造业 37.铁路、船舶、航空航天和其他运输设备制造业 38.电气机械和器材制造业 39.计算机、通信和其他电子设备制造业 40.仪器仪表制造业 41.其他制造业 42.废弃资源综合利用业 43.金属制品、机械和设备修理业 44.电力、热力、燃气及水生产和供应业 45.建筑业 46.批发和零售业 47.交通运输、仓储和邮政业 48.住宿和餐饮业 49.信息传输、软件和信息技术服务业 50.金融业 51.房地产业 52.租赁和商务服务业 53.科学研究和技术服务业 54.水利、环境和公共设施管理业 55.居民服务、修理和其他服务业 56.教育 57.卫生和社会工作 58.文化、体育和娱乐业 59.公共管理、社会保障和社会组织。

五、职业性尘肺病现患病例工龄分布情况

嘉峪关市职业性尘肺病患者的接尘工龄平均为19.13±8.66年，中位数为20.00年；接尘工龄较短的病种有：铸工尘肺、石墨尘肺、电焊工尘肺和其他尘肺，接尘工龄较长的病种有：铝尘肺和炭黑尘肺。嘉峪关市接尘工龄小于或等于5年的职业性尘肺病患者有8例，多为矽肺和煤工尘肺（见表3-4）。

表3-4 职业性尘肺病现患病例接尘工龄分布情况（工龄单位：年）

尘肺病病种	病例数	平均值±SD	中位数	H	P	工龄≤5年病例数
矽肺	76	18.07±7.51	20.00			3
煤工尘肺	85	19.6±9.54	20.00			5
石墨尘肺	1	14±0	14.00			0
炭黑尘肺	1	23.75±0	23.75			0
石棉肺	6	21.5±7.8	20.46	12.865	0.169	0
水泥尘肺	6	22.68±4.9	20.50			0
铝尘肺	3	32.78±9.42	30.08			0
电焊工尘肺	3	15.5±11.3	10.00			0
铸工尘肺	1	10±0	10.00			0
其他尘肺	7	17.1±8.06	20.00			0
合计	189	19.13±8.66	20.00			8

六、职业性尘肺病现患病例享受保障情况

（一）职业性尘肺病现患病例社会保障享受情况

嘉峪关市现患职业性尘肺病患者中，享受工伤保险待遇者158例，占83.60%；享有用人单位赔付者23例，占12.17%；有医疗保险者183例，占96.83%；有大病医疗保险者122例，占64.55%；有其他保障（例如医疗救助、贫困救助等）者15例，占7.94%；无任何保障者2例，占1.06%。

嘉峪关市不同首诊日期的职业性尘肺病现患病例享受工伤保险、医疗保险、无任何保障的比例相同，差异没有统计学意义（χ^2=43.824 P=0.394，χ^2=61.052 P=0.029，χ^2=45.734 P=0.320）。嘉峪关市不同首诊日期的职业性尘肺病现患病例享受用人单位赔付的比例不同，差异有统计学意义（χ^2=67.793 P=0.007），其中1949—1979年诊断的职业性尘肺病患者享受用人单位赔付的比例均最高，为33.33%（见表3-5）。

嘉峪关市不同首诊期别职业性尘肺病现患病例享受工伤保险、用人单位赔付、医疗保险和无任何保障的比例相同，差异没有统计学意义（χ^2=5.136 P=0.077，χ^2=2.676 P=0.262，χ^2=0.858 P=0.651，χ^2=0.707 P=0.702）（见表3-6）。

（二）职业性尘肺病现患病例医保报销情况

嘉峪关市未享受工伤保险，但享受居民医疗保险的职业性尘肺病患者共计29例，

其中医保门诊报销比例低于50%的患者有16例，占55.17%；医保门诊报销比例高于80%的患者有3例，占10.34%。医保住院报销比例低于50%的患者有21例，占72.41%；医保住院报销比例高于80%的患者有1例，占3.4%。嘉峪关市未享受工伤保险，但享受居民医疗保险的29例职业性尘肺病患者中，享受低保者共计4人，每月每人享受的低保金额平均为388元。

嘉峪关市不同首诊日期的职业性尘肺病患者医保门诊报销比例构成不同，差异有统计学意义（$\chi^2=25.992$ $P=0.001$）；医保住院报销比例构成相同，差异没有统计学意义（$\chi^2=11.527$ $P=0.174$）（见表3-7）。

嘉峪关市不同首诊期别的职业性尘肺病患者医保门诊报销比例构成不同，差异有统计学意义（$\chi^2=22.089$ $P=0.000$）；医保住院报销比例构成相同，差异没有统计学意义（$\chi^2=1.702$ $P=0.790$）（见表3-8）。

（三）职业性尘肺病现患病例低保补助情况

嘉峪关市现患职业性尘肺病患者中，享受低保者共计9人，占4.76%。不同首诊期别患者享受低保比例构成相同，差异没有统计学意义（$\chi^2=0.687$ $P=0.709$）（见表3-9）。

表3-5 不同首诊日期职业性尘肺病现患病例社会保障享受情况

首诊日期	总病例数	工伤保险		用人单位赔付		医疗保险		无任何保障	
		n	%	n	%	n	%	n	%
1949—1979	15	12	80.00	5	33.33	13	86.67	0	0.00
1980—1989	13	11	84.62	4	30.77	13	100.00	0	0.00
1990—1999	20	15	75.00	2	10.00	19	95.00	1	5.00
2000—2009	75	66	88.00	10	13.33	74	98.67	1	1.33
2010—2020	66	54	81.82	2	3.03	64	96.97	0	0.00
合计	189	158	83.60	23	12.17	183	96.83	2	1.06
χ^2		43.824		67.793		61.052		45.734	
P		0.394		0.007		0.029		0.320	

表3-6 不同首诊期别职业性尘肺病现患病例社会保障享受情况

首诊期别	总病例数	工伤保险		用人单位赔付		医疗保险		无任何保障	
		n	%	n	%	n	%	n	%
壹期	140	117	83.57	16	11.43	136	97.14	2	1.43
贰期	39	35	89.74	7	17.95	37	94.87	0	0.00
叁期	10	6	60.00	0	0.00	10	100.00	0	0.00
合计	189	158	83.60	23	12.17	183	96.83	2	1.06
χ^2		5.136		2.676		0.858		0.707	
P		0.077		0.262		0.651		0.702	

表3-7 不同首诊日期职业性尘肺病现患病例医保报销比例情况

首诊日期	使用医保的现患病例数	医保门诊报销比例						医保住院报销比例					
		<50%		50%~80%		>80%		<50%		50%~80%		>80%	
		n	%	n	%	n	%	n	%	n	%	n	%
1949—1979	13	11	84.62	1	7.69	1	7.69	9	69.23	3	23.08	1	7.69
1980—1989	13	11	84.62	1	7.69	1	7.69	12	92.31	0	0.00	1	7.69
1990—1999	19	18	94.74	1	5.26	0	0.00	15	78.95	4	21.05	0	0.00
2000—2009	72	68	94.44	2	2.78	2	2.78	45	62.50	19	26.39	8	11.11
2010—2020	57	37	64.91	17	29.82	3	5.26	39	68.42	17	29.82	1	1.75
合计	174	145	83.33	22	12.64	7	4.02	120	68.97	43	24.71	11	6.32
χ^2				25.992						11.527			
P				0.001						0.174			

表3-8 不同首诊期别职业性尘肺病现患病例医保报销比例情况

首诊期别	使用医保的现患病例数	医保门诊报销比例						医保住院报销比例					
		<50%		50%~80%		>80%		<50%		50%~80%		>80%	
		n	%	n	%	n	%	n	%	n	%	n	%
壹期	127	108	85.04	13	10.24	6	4.72	91	71.65	29	22.83	7	5.51
贰期	37	33	89.19	3	8.11	1	2.70	23	62.16	11	29.73	3	8.11
叁期	10	4	40.00	6	60.00	0	0.00	6	60.00	3	30.00	1	10.00
合计	174	145	83.33	22	12.64	7	4.02	120	68.97	43	24.71	11	6.32
χ^2				22.089						1.702			
P				0.000						0.790			

表3-9 嘉峪关省职业性尘肺病现患病例低保补助情况

项目	总病例数	低保补助情况		χ^2	P
		n	%		
地区					
嘉峪关市	189	9	4.76		
首诊期别					
壹期	140	6	4.29	0.687	0.709
贰期	39	2	5.13		
叁期	10	1	10.00		
合计	189	9	4.76		

七、失访人群特征分布及原因分析

嘉峪关市随访调查到1949—2020年诊断的327例职业性尘肺病患者信息，其中未能调查到存活情况的失访病例数共计23例，占7.03%。获取的失访病例均有部分线索信息，仅有姓名的病例有1例，有姓名和身份证的病例有2例，但其中多为姓名和身份证号码匹配不一致，造成继续查找的困难较大（见表3-10）。

表3-10 失访病例首次诊断年份分布情况

首次诊断年份	报告病例数	失访人数*
1986年及以前	101	1
1987	1	0
1988	9	1
1989	3	0
1990	1	0
1991	0	0
1992	3	0
1993	2	0
1994	1	0
1995	1	0
1996	3	0
1997	8	0
1998	9	0
1999	3	1
2000	5	0
2001	8	1
2002	14	0
2003	12	0
2004	11	2
2005	26	0
2006	8	0
2007	3	0
2008	3	0
2009	3	0
2010	7	0
2011	2	1
2012	11	0
2013	12	0
2014	8	0
2015	4	0
2016	0	0
2017	9	0
2018	7	0
2019	12	0
2020	1	0
年度不详	16	16
合计	327	23

*各年失访病例数=该年报告总病例数-该年已随访的报告病例数。

八、失访病例中现患和死亡病例估算

嘉峪关市随访调查到1949—2020年诊断的327例职业性尘肺病患者信息,其中未能调查到存活情况的失访病例数共计23例。通过划分首诊年度时间段,计算各时间段内现患病例和死亡病例所占比例,以此概率推算失访的23例尘肺病患者中有14例存活,8例死亡。该市有16例失访患者因诊断日期缺失而无法划分进入相应时间段,因而使用总体存活患者占比率和死亡患者占比率估算该部分失访患者存活情况(见表3-11)。

表3-11 失访病例存活情况估算

报告时期	总报告病例	随访到的报告病例				失访病例总数	失访病例估算	
		现患例数	占比(%)	死亡例数	占比(%)		现患例数	死亡例数
1986年及以前	101	23	22.77	77	76.24	1	0	1
1987—1989	13	5	38.46	7	53.85	1	0	1
1990—1999	31	20	64.52	10	32.26	1	1	0
2000—2005	76	63	82.89	10	13.16	3	2	0
2006—2010	24	19	79.17	5	20.83	0	0	0
2011—2020	66	59	89.39	6	9.09	1	1	0
年度不详	16	0	0.00	0	0.00	16	9	6
合计	327	189	57.80	115	35.17	23	14	8

九、失访病例中存活病例保障情况估算

通过划分首诊年度时间段,计算各时间段内职业性尘肺病现患病例中享受保障(包括工伤保险、用人单位赔付、医疗保险等保障类型中任意一种)的患者所占比例,以此概率推算可能存活的14例尘肺病患者中,有14例按比例享有保障。嘉峪关市有16例失访患者因诊断日期缺失而无法划分进入相应时间段,因而使用总体保障享受比例估算该部分失访患者保障情况(见表3-12)。

表3-12 失访病例保障情况估算

报告时期	总报告病例	随访到的报告病例			失访病例总数	失访病例估算	
		现患例数	享受保障例数*	占比(%)		现患例数	享受保障例数
1986年及以前	101	23	23	22.77	1	0	0
1987—1989	13	5	5	38.46	1	0	0
1990—1999	31	20	19	61.29	1	1	1
2000—2005	76	63	62	81.58	3	2	2
2006—2010	24	19	19	79.17	0	0	0
2011—2020	66	59	59	89.39	1	1	1
年度不详	16	0	0	0.00	16	9	9
合计	327	189	187	57.19	23	14	14

*享受任意一种保障情况即为享受保障。

第四章　金昌市1949—2020年职业性尘肺病流行特征分析

金昌市地处河西走廊中段，有"河西咽喉、丝路孔道"之称，是"一带一路"的重要节点。金昌市辖金川区和永昌县，全市有12个乡镇、6个街道，139个村、43个社区，总面积8927平方千米，总人口46.98万。金昌市拥有世界第三、亚洲第一的硫化铜镍矿床——金川矿山，缘矿设企、因企设市，因盛产镍被誉为"中国镍都"，驻金省属国有企业金川集团是世界领先的镍钴生产基地、铂族金属提炼中心和中国北方地区最大的铜生产企业。全市制造业在《国民经济行业分类》制造业31个大类中占18个（占比58%），新能源电池材料及电池产业所需的原材料65%以上可在金昌本地生产供应，铂、钯、锇、铱、钌、铑等稀贵金属储量居全国之首。风能、太阳能资源丰富，年平均日照辐射总量达到6200兆焦/平方米，年平均日照2955小时，风电规划区域70米高度实测年平均风速5.8米/秒以上，可开发风光电规模约1500万千瓦，现已建成风光电263.15万千瓦（占全市电力总装机容量的60%）。先后被确定为全国首批工业资源综合利用示范基地、国家新材料产业化基地、国家新材料高技术产业基地、国家新型工业化示范基地、国家新能源示范城市、国家循环经济示范城市。

2023年，金昌市在"职业病危害项目申报系统"申报企业120家，在册职工总数35 406人，接尘企业个数102家。

2023年，金昌市备案的职业健康检查机构5家，其中金川区3家（金昌市人民医院、金昌市中西医结合医院、金昌市中心医院），永昌县2家（金昌市第一人民医院、永昌县人民医院）。金昌市备案的职业病诊断机构1家，为金昌市中心医院。

在"甘肃省职业病防治综合管理信息平台"，金昌市2020年报告接尘作业劳动者职业健康检查体检个案7054人，占全省接尘作业劳动者职业健康检查体检个案总数8.95%；2021年报告接尘作业劳动者职业健康检查体检个案6184人，占全省接尘作业劳动者职业健康检查体检个案总数6.35%；2022年报告接尘作业劳动者职业健康检查体检个案10 917人，占全省接尘作业劳动者职业健康检查体检个案总数9.63%。

一、总体情况

通过本项研究，随访调查到金昌市1950—2020年共计诊断731例职业性尘肺病病例，其中调查明确为现患病例者390例，占总病例数的53.35%；死亡286例，占39.12%；失访55例，占7.52%（见表4-1）。

表4-1 金昌市各年度职业性尘肺病报告及存活情况

首次诊断年份	各年度职业性尘肺病报告例数	已随访到的病例		合计	现患比例（%）
		现患病例	死亡病例		
1986年及以前	227	31	186	217	14.29
1987	5	1	4	5	20.00
1988	14	1	13	14	7.14
1989	1	0	1	1	0.00
1990	6	2	3	5	40.00
1991	2	1	1	2	50.00
1992	5	3	2	5	60.00
1993	8	2	5	7	28.57
1994	8	1	6	7	14.29
1995	6	4	2	6	66.67
1996	6	2	4	6	33.33
1997	10	4	6	10	40.00
1998	21	11	9	20	55.00
1999	5	5	0	5	100.00
2000	26	21	4	25	84.00
2001	21	14	7	21	66.67
2002	19	13	5	18	72.22
2003	16	11	4	15	73.33
2004	13	11	1	12	91.67
2005	46	39	4	43	90.70
2006	18	13	5	18	72.22
2007	3	2	0	2	100.00
2008	13	9	4	13	69.23
2009	11	11	0	11	100.00
2010	23	20	2	22	90.91
2011	11	10	1	11	90.91
2012	12	11	1	12	91.67

续表

首次诊断年份	各年度职业性尘肺病报告例数	已随访到的病例		合计	现患比例（%）
		现患病例	死亡病例		
2013	8	7	1	8	87.50
2014	15	14	1	15	93.33
2015	20	19	1	20	95.00
2016	20	20	0	20	100.00
2017	17	15	2	17	88.24
2018	37	37	0	37	100.00
2019	25	24	1	25	96.00
2020	1	1	0	1	100.00
年度不详	32	0	0	0	0.00
合计	731	390	286	676	57.69

二、职业性尘肺病现患病例人口学特征分布情况

按照用人单位所在地分析金昌市现患职业性尘肺患者口学特征分布情况，结果显示金昌市年龄缺失值1，金昌市现患职业性尘肺患者平均首诊年龄为52.78±11.83岁，年龄中位数52.36岁。现患职业性尘肺患者中96.66%为男性；男性平均首诊年龄52.61±11.89岁，年龄中位数52.00岁；女性平均首诊年龄57.65±8.81岁，年龄中位数61.42岁（见表4-2）。

表4-2 金昌市职业性尘肺病现患病例人口学特征分布情况

地区	男性				女性				合计			
	例数	%	年龄均值±SD	年龄中位数	例数	%	年龄均值±SD	年龄中位数	例数	年龄均值±SD	年龄中位数	
金川区	240	96.39	53.71±12.56	54.56	9	3.61	58.5±8.8	62.86	249	53.88±12.46	54.98	
永昌县	136	97.14	50.68±10.38	50.24	4	2.86	55.73±9.83	54.89	140	50.83±10.37	50.24	
合计	376	96.66	52.61±11.89	52.00	13	3.34	57.65±8.81	61.42	389	52.78±11.83	52.36	

三、职业性尘肺病现患病例分期情况

分析现患职业性尘肺病病例分期情况，结果显示金昌市各地新发的壹期职业性尘肺病患者数量最多，占比66.67%；其次为贰期患者，占比23.59%（见表4-3-1）。

不同的尘肺病病种也以壹期患者居多，其中铝尘肺、石墨尘肺和铝尘肺的壹期患

者占比达100.0%（见表4-3-2）。

表4-3-1 金昌市职业性尘肺病现患病例分期情况

地区	职业性尘肺病分期						合计	χ²	P
	壹期	%	贰期	%	叁期	%			
金川区	179	71.89	59	23.69	11	4.42	249	22.869	0.000
永昌县	81	57.45	33	23.40	27	19.15	141		
合计	260	66.67	92	23.59	38	9.74	390		

表4-3-2 各类职业性尘肺病现患病例分期情况

尘肺病种	职业性尘肺病分期						合计	χ²	P
	壹期	%	贰期	%	叁期	%			
矽肺	140	64.52	49	22.58	28	12.90	217		
煤工尘肺	86	68.25	36	28.57	4	3.17	126		
石墨尘肺	4	100.00	0	0.00	0	0.00	4	33.295	0.007
石棉肺	14	66.67	1	4.76	6	28.57	21		
水泥尘肺	3	60.00	2	40.00	0	0.00	5		
铝尘肺	1	100.00	0	0.00	0	0.00	1		
电焊工尘肺	3	75.00	1	25.00	0	0.00	4		
铸工尘肺	0	0.00	2	100.00	0	0.00	2		
其他尘肺	9	90.00	1	10.00	0	0.00	10		
合计	260	66.67	92	23.59	38	9.74	390		

四、职业性尘肺病现患病例病种分布情况

（一）地区分布情况

金昌市职业性尘肺病患者分布在金川区（占63.85%）和永昌县（占36.15%）。主要尘肺病病种为矽肺（占55.64%）、煤工尘肺（占32.31%）和石棉肺（占5.38%）。金川区以矽肺、煤工尘肺、水泥尘肺和其他尘肺病患者为主，永昌县以矽肺、煤工尘肺、石墨尘肺、石棉肺、铝尘肺、电焊工尘肺病患者为主（见表4-4-1）。

（二）行业分布情况

金昌市职业性尘肺病患者主要分布在有色金属矿采选业（占56.15%）、非金属矿采选业（占21.03%）、煤炭开采和洗选业（占14.62%）和黑色金属矿采选业（占4.36%）等行业（见表4-4-2）。

表4-4-1 金昌市不同地区职业性尘肺病现患病例病种分布情况

地区	矽肺		煤工尘肺		石墨尘肺		石棉肺		水泥尘肺		铝尘肺		电焊工尘肺		铸工尘肺		其他尘肺		合计		χ^2	P
	例数	%	例数	%	例数	%	例数	%	例数	%	例数	%	例数	%	例数	%	例数	%	例数	%		
金川区	151	60.64	76	30.52	1	0.40	7	2.81	3	1.20	0	0.00	1	0.40	2	0.80	8	3.21	249	63.85	21.537	0.006
永昌县	66	46.81	50	35.46	3	2.13	14	9.93	2	1.42	1	0.71	3	2.13	0	0.00	2	1.42	141	36.15		
合计	217	55.64	126	32.31	4	1.03	21	5.38	5	1.28	1	0.26	4	1.03	2	0.51	10	2.56	390	100.00		

表4-4-2 金昌市不同行业职业性尘肺病现患病例病种分布情况

行业	矽肺		煤工尘肺		石墨尘肺		石棉肺		水泥尘肺		铝尘肺		电焊工尘肺		铸工尘肺		其他尘肺		合计		χ^2	P
	例数	%	例数	%	例数	%	例数	%	例数	%	例数	%	例数	%	例数	%	例数	%	例数	%		
1	2	100.00	0	0.00	0	0.00	0	0.00	0	0.00	0	0.00	0	0.00	0	0.00	0	0.00	2	0.51	51.596	0.999
6	31	54.39	20	35.09	1	1.75	2	3.51	0	0.00	0	0.00	1	1.75	0	0.00	2	3.51	57	14.62		
7	1	100.00	0	0.00	0	0.00	0	0.00	0	0.00	0	0.00	0	0.00	0	0.00	0	0.00	1	0.26		
8	6	35.29	8	47.06	1	5.88	0	0.00	1	5.88	0	0.00	1	5.88	0	0.00	0	0.00	17	4.36		
9	123	56.16	74	33.79	1	0.46	8	3.65	3	1.37	0	0.00	2	0.91	0	0.00	8	3.65	219	56.15		
10	47	57.32	20	24.39	1	1.22	10	12.20	1	1.22	1	1.22	2	2.44	0	0.00	0	0.00	82	21.03		
11	1	50.00	1	50.00	0	0.00	0	0.00	0	0.00	0	0.00	0	0.00	0	0.00	0	0.00	2	0.51		
31	1	100.00	0	0.00	0	0.00	0	0.00	0	0.00	0	0.00	0	0.00	0	0.00	0	0.00	1	0.26		
44	1	50.00	1	50.00	0	0.00	0	0.00	0	0.00	0	0.00	0	0.00	0	0.00	0	0.00	2	0.51		
45	2	66.67	0	0.00	0	0.00	1	33.33	0	0.00	0	0.00	0	0.00	0	0.00	0	0.00	3	0.77		
47	1	100.00	0	0.00	0	0.00	0	0.00	0	0.00	0	0.00	0	0.00	0	0.00	0	0.00	1	0.26		
59	1	33.33	2	66.67	0	0.00	0	0.00	0	0.00	0	0.00	0	0.00	0	0.00	0	0.00	3	0.77		
总计	217	55.64	126	32.31	4	1.03	21	5.38	5	1.28	1	0.26	4	1.03	2	0.51	10	2.56	390	100.00		

*行业编码：1.农业 2.林业 3.畜牧业 4.渔业 5.农、林、牧、渔服务业 6.煤炭开采和洗选业 7.石油和天然气开采业 8.黑色金属矿采选业 9.有色金属矿采选业 10.非金属矿采选业 11.开采辅助活动 12.其他采矿业 13.农副食品加工业 14.食品制造业 15.酒、饮料和精制茶制造业 16.烟草制品业 17.纺织业 18.纺织服装、服饰业 19.皮革、毛皮、羽毛及其制品和制鞋业 20.木材加工和木、竹、藤、棕、草制品业 21.家具制造业 22.造纸和纸制品业 23.印刷和记录媒介复制业 24.文教、工美、体育和娱乐用品制造业 25.石油加工、炼焦和核燃料加工业 26.化学原料和化学制品制造业 27.医药制造业 28.化学纤维制造业 29.橡胶和塑料制品业 30.非金属矿物制品业 31.黑色金属冶炼和压延加工业 32.有色金属冶炼和压延加工业 33.金属制品业 34.通用设备制造业 35.专用设备制造业 36.汽车制造业 37.铁路、船舶、航空航天和其他运输设备制造业 38.电气机械和器材制造业 39.计算机、通信和其他电子设备制造业 40.仪器仪表制造业 41.其他制造业 42.废弃资源综合利用业 43.金属制品、机械和设备修理业 44.电力、热力、燃气及水生产和供应业 45.建筑业 46.批发和零售业 47.交通运输、仓储和邮政业 48.住宿和餐饮业 49.信息传输、软件和信息技术服务业 50.金融业 51.房地产业 52.租赁和商务服务业 53.科学研究和技术服务业 54.水利、环境和公共设施管理业 55.居民服务、修理和其他服务业 56.教育 57.卫生和社会工作 58.文化、体育和娱乐业 59.公共管理、社会保障和社会组织。

五、职业性尘肺病现患病例工龄分布情况

金昌市职业性尘肺病患者的接尘工龄平均为19.66±9.14年，中位数为20.00年；接尘工龄较短的病种有：石棉肺、铸工尘肺及其他尘肺，接尘工龄较长的病种有：水泥尘肺、铝尘肺、石墨尘肺和煤工尘肺。金昌市接尘工龄小于或等于5年的职业性尘肺病患者有20例，多为矽肺、煤工尘肺和石棉肺（见表4-5）。

表4-5 职业性尘肺病现患病例接尘工龄分布情况（工龄单位：年）

尘肺病病种	病例数	平均值±SD	中位数	H	P	工龄≤5年病例数
矽肺	217	19.42±9.11	20.00			10
煤工尘肺	126	21.31±8.79	20.00			5
石墨尘肺	4	22.5±9.81	26.50			0
石棉肺	21	13.01±7.66	12.00			3
水泥尘肺	5	26.63±6.82	30.00	25.043	0.002	0
铝尘肺	1	25.5±0	25.50			0
电焊工尘肺	4	20.17±8.83	19.79			0
铸工尘肺	2	19.13±15.38	19.13			0
其他尘肺	10	12.79±9.03	8.42			2
合计	390	19.66±9.14	20.00			20

六、职业性尘肺病现患病例享受保障情况

（一）职业性尘肺病现患病例社会保障享受情况

金昌市现患职业性尘肺病患者中，享受工伤保险待遇者351例，占90.00%；享有用人单位赔付者23例，占5.90%；有医疗保险者374例，占95.90%；有大病医疗保险者194例，占49.74%；有其他保障（例如医疗救助、贫困救助等）者23例，占5.90%；无任何保障者1例，占0.26%。金昌市无任何保障的职业性尘肺病患者主要集中永昌县（见表4-6-1）。

金昌市不同首诊日期的职业性尘肺病现患病例享受工伤保险、用人单位赔付、医疗保险的比例不同，差异有统计学意义（$\chi^2=84.050$ $P=0.002$，$\chi^2=89.900$ $P=0.001$，$\chi^2=110.706$ $P=0.000$）。其中1990—1999年诊断的职业性尘肺病患者享受工伤保险待遇的比例最高为97.14%，1980—1989年诊断的职业性尘肺病患者享受用人单位赔付的比例最高为9.09%，1980—1989年诊断的职业性尘肺病患者享受医疗保险的比例均最高100.00%。金昌市不同首诊日期的职业性尘肺病现患病例无任何保障的比例相同，差异没有统计学意义（$\chi^2=17.617$ $P=1.000$）（见表4-6-2）。

金昌市不同首诊性别职业性尘肺病现患病例享受工伤保险、用人单位赔付、医疗保险和无任何保障的比例相同，差异没有统计学意义（$\chi^2=1.937$ $P=0.380$，$\chi^2=0.826$ $P=0.662$，$\chi^2=2.052$ $P=0.359$，$\chi^2=0.501$ $P=0.778$）（见表4-6-3）。

（二）职业性尘肺病现患病例医保报销情况

金昌市未享受工伤保险，但享受居民医疗保险的职业性尘肺病患者共计36例，其中医保门诊报销比例低于50%的患者有29例，占81.00%；医保门诊报销比例高于80%的患者有2例，占6.00%。医保住院报销比例低于50%的患者有27例，占75.00%；医保住院报销比例高于80%的患者有3例，占8.33%。各县区职业性尘肺病患者医保住院报销比例多低于50%。金昌市未享受工伤保险，但享受居民医疗保险的36例职业性尘肺病患者中，享受低保者共计4人，每月每人享受的低保金额平均为262元（见表4-6-4）。

金昌市不同首诊日期的职业性尘肺病患者医保门诊报销比例构成相同，差异没有统计学意义（χ^2=18.333 P=0.019）；医保住院报销比例构成相同，差异没有统计学意义（χ^2=13.919 P=0.084）（见表4-6-5）。

金昌市不同首诊期别的职业性尘肺病患者医保门诊报销比例构成不同，差异有统计学意义（χ^2=12.877 P=0.012）；医保住院报销比例构成不同，差异有统计学意义（χ^2=8.900 P=0.064）（见表4-6-6）。

（三）职业性尘肺病现患病例低保补助情况

金昌市现患职业性尘肺病患者中，享受低保者共计15人，占3.85%。各县区享受低保比例构成不同，差异有统计学意义（χ^2=6.292 P=0.012）；其中享受低保比例较高的县区是永昌县（占7.09%）。不同首诊期别患者享受低保比例构成不同，差异有统计学意义（χ^2=17.319 P=0.000）；其中享受低保比例较高的首诊期别为叁期，占15.79%（见表4-6-7）。

表4-6-1　不同地区职业性尘肺病现患病例享受各类保障情况

地区	总病例数	工伤保险		用人单位赔付		医疗保险		大病医疗保险		其他保障		无任何保障	
		例数	%	例数	%	例数	%	例数	%	例数	%	例数	%
金川区	249	225	90.36	17	6.83	238	95.58	108	43.37	18	7.23	0	0.00
永昌县	141	126	89.36	6	4.26	136	96.45	86	60.99	5	3.55	1	0.71
合计	390	351	90.00	23	5.90	374	95.90	194	49.74	23	5.90	1	0.26

表4-6-2　不同首诊日期职业性尘肺病现患病例社会保障享受情况

首诊日期	总病例数	工伤保险		用人单位赔付		医疗保险		无任何保障	
		n	%	n	%	n	%	n	%
1949—1979	22	19	86.36	0	0.00	18	81.82	0	0.00
1980—1989	11	9	81.82	1	9.09	11	100.00	0	0.00
1990—1999	35	34	97.14	2	5.71	31	88.57	0	0.00
2000—2009	144	129	89.58	8	5.56	139	96.53	1	0.69
2010—2020	178	160	89.89	12	6.74	175	98.31	0	0.00
合计	390	351	90.00	23	5.90	374	95.90	1	0.26
χ^2		84.050		89.900		110.706		17.617	
P		0.002		0.001		0.000		1.000	

表 4-6-3　不同首诊期别职业性尘肺病现患病例社会保障享受情况

首诊期别	总病例数	工伤保险		用人单位赔付		医疗保险		无任何保障	
		n	%	n	%	n	%	n	%
壹期	260	235	90.38	16	6.15	249	95.77	1	0.38
贰期	92	80	86.96	6	6.52	87	94.57	0	0.00
叁期	38	36	94.74	1	2.63	38	100.00	0	0.00
合计	390	351	90.00	23	5.90	374	95.90	1	0.26
χ^2		1.937		0.826		2.052		0.501	
P		0.380		0.662		0.359		0.778	

表 4-6-4　职业性尘肺病现患病例医保报销比例和低保情况

地区	现患病例	应调查医保报销比例总人数*	门诊医保报销比例			住院医保报销比例			享受低保人数	每月每人享受低保金额（元）
			<50%	50%~80%	>80%	<50%	50%~80%	>80%		
金川区	249	22	18	3	1	17	3	2	2	204
永昌县	141	14	11	2	1	10	3	1	2	320
合计	390	36	29	5	2	27	6	3	4	262
χ^2			0.118			0.390				
P			0.943			0.823				

*应调查医保报销比例总人数指未享受工伤保险，但享受居民医保总人数。

表 4-6-5　不同首诊日期职业性尘肺病现患病例医保报销比例情况

首诊日期	使用医保的现患病例数	医保门诊报销比例						医保住院报销比例					
		<50%		50%~80%		>80%		<50%		50%~80%		>80%	
		n	%	n	%	n	%	n	%	n	%	n	%
1949—1979	17	16	94.12	0	0.00	1	5.88	15	88.24	2	11.76	0	0.00
1980—1989	9	6	66.67	2	22.22	1	11.11	8	88.89	1	11.11	0	0.00
1990—1999	30	28	93.33	1	3.33	1	3.33	21	70.00	8	26.67	1	3.33
2000—2009	137	131	95.62	6	4.38	0	0.00	95	69.34	28	20.44	14	10.22
2010—2020	168	146	86.90	18	10.71	4	2.38	132	78.57	32	19.05	4	2.38
合计	361	327	90.58	27	7.48	7	1.94	271	75.07	71	19.67	19	5.26
χ^2		18.333						13.919					
P		0.019						0.084					

表4-6-6 不同首诊期别职业性尘肺病现患病例医保报销比例情况

首诊期别	使用医保的现患病例数	医保门诊报销比例						医保住院报销比例					
		<50%		50%~80%		>80%		<50%		50%~80%		>80%	
		n	%	n	%	n	%	n	%	n	%	n	%
壹期	238	221	92.86	12	5.04	5	2.10	189	79.41	37	15.55	12	5.04
贰期	85	76	89.41	7	8.24	2	2.35	56	65.88	23	27.06	6	7.06
叁期	38	30	78.95	8	21.05	0	0.00	26	68.42	11	28.95	1	2.63
合计	361	327	90.58	27	7.48	7	1.94	271	75.07	71	19.67	19	5.26
χ^2				12.877						8.900			
P				0.012						0.064			

表4-6-7 金昌市职业性尘肺病现患病例低保补助情况

项目	总病例数	低保补助情况		χ^2	P
		n	%		
地区					
金川区	249	5	2.01	6.292	0.012
永昌县	141	10	7.09		
首诊期别					
壹期	260	5	1.92		
贰期	92	4	4.35	17.319	0.000
叁期	38	6	15.79		
合计	390	15	3.85		

七、失访人群特征分布及原因分析

金昌市随访调查到1949—2020年诊断的731例职业性尘肺病患者信息，其中未能调查到存活情况的失访病例数共计55例，占7.52%。获取的失访病例均有部分线索信息，仅有姓名和身份证的病例有7例，但其中多为姓名和身份证号码匹配不一致，造成继续查找的困难较大（见表4-7-1、2）。

表4-7-1 职业性尘肺病失访人群基本情况

地区	失访总人数*	无任何个案资料病例		仅有姓名的病例		有姓名和身份证的病例	
		例数	%	例数	%	例数	%
金川区	52	0	0.00	0	0.00	6	11.54
永昌县	3	0	0.00	0	0.00	1	33.33
合计	55	0	0.00	0	0.00	7	12.73

*失访总人数=截至2019年底任务总数+诊断未报告的个案总数−随访到的总人数。

表4-7-2 失访病例首次诊断年份分布情况

首次诊断年份	报告病例数	失访人数*
1986年及以前	227	10
1987	5	0
1988	14	0
1989	1	0
1990	6	1
1991	2	0
1992	5	0
1993	8	1
1994	8	1
1995	6	0
1996	6	0
1997	10	0
1998	21	1
1999	5	0
2000	26	1
2001	21	0
2002	19	1
2003	16	1
2004	13	1
2005	46	3
2006	18	0
2007	3	1
2008	13	0
2009	11	0
2010	23	1
2011	11	0
2012	12	0
2013	8	0
2014	15	0
2015	20	0
2016	20	0
2017	17	0
2018	37	0
2019	25	0
2020	1	0
年度不详	32	32
合计	731	55

*各年失访病例数=该年报告总病例数-该年已随访的报告病例数。

八、失访病例中现患和死亡病例估算

金昌市随访调查到1949—2020年诊断的731例职业性尘肺病患者信息，其中未能调查到存活情况的失访病例数共计55例。通过划分首诊年度时间段，计算各时间段内现患病例和死亡病例所占比例，以此概率推算失访的55例尘肺病患者中有27例存活，24例死亡。我省有32例失访患者因诊断日期缺失而无法划分进入相应时间段，因而使用总体存活患者占比率和死亡患者占比率估算该部分失访患者存活情况（见表4-8）。

表4-8 失访病例存活情况估算

报告时期	总报告病例	随访到的报告病例				失访病例总数	失访病例估算	
		现患例数	占比（%）	死亡例数	占比（%）		现患例数	死亡例数
1986年及以前	227	31	13.66	186	81.94	10	1	8
1987—1989	20	2	10.00	18	90.00	0	0	0
1990—1999	77	35	45.45	38	49.35	4	2	2
2000—2005	141	109	77.30	25	17.73	7	5	1
2006—2010	68	55	80.88	11	16.18	2	2	0
2011—2020	166	158	95.18	8	4.82	0	0	0
年度不详	32	0	0.00	0	0.00	32	17	13
合计	731	390	53.35	286	39.12	55	27	24

九、失访病例中存活病例保障情况估算

通过划分首诊年度时间段，计算各时间段内职业性尘肺病现患病例中享受保障（包括工伤保险、用人单位赔付、医疗保险等保障类型中任意一种）的患者所占比例，以此概率推算可能存活的27例尘肺病患者中，有27例按比例享有保障。金昌市有32例失访患者因诊断日期缺失而无法划分进入相应时间段，因而使用总体保障享受比例估算该部分失访患者保障情况（见表4-9）。

表4-9 失访病例保障情况估算

报告时期	总报告病例	随访到的报告病例			失访病例总数	失访病例估算	
		现患例数	享受保障例数*	占比（%）		现患例数	享受保障例数
1986年及以前	227	31	31	100.00	10	1	1
1987—1989	20	2	2	100.00	0	0	0
1990—1999	77	35	35	100.00	4	2	2
2000—2005	141	109	108	99.08	7	5	5
2006—2010	68	55	55	100.00	2	2	2
2011—2020	166	158	158	100.00	0	0	0
年度不详	32	0	0	—	32	17	17
合计	731	390	389	99.74	55	27	27

*享受任意一种保障情况即为享受保障。

第五章　白银市1949—2020年职业性尘肺病流行特征分析

白银市地处黄河上游、甘肃中部，现辖白银、平川两区和会宁、靖远、景泰三县，区域总面积2.12万平方千米，人口181.2万人。白银市是全国唯一以贵金属命名的城市，素以"铜城"闻名遐迩，矿产资源丰富，境内发现矿产45种，金属矿藏有铜、铅、锌、金、银等30多种，煤炭储量16亿吨，凹凸棒资源探明储量50亿吨，陶土储量40亿吨，被列为国家级地质找矿整装勘察区。白银是享誉全国的工业重地，是我国规模最大的多品种有色金属工业基地、西部重要的新型化工能源基地、国家火炬计划有色金属新材料及制品特色产业基地、全国新型工业化产业示范基地，以银光集团、靖煤集团、中核钛白、中天化工等为举旗引领企业，培育壮大军民融合光气化工、新型煤化工、氟化工、无机盐化工等特色化工产业，全球规模最大的钛白粉单体工厂和磷酸铁锂材料生产基地落户白银，打造全省循环化工产业基地。白银市具有良好的能源结构，既有丰富的煤电、水电、传统能源，又是国家风电、光伏发电重点区域，白银电网是甘肃第二大电网，西气东输、西电东送主干线横贯境内，是西部地区重要的能源通道。白银高新技术产业开发区是全国105个国家级高新区之一，是兰白科技创新改革试验区和兰白自主创新示范区的核心区。白银高新区和5个省级开发区组成的白银工业集中区，总规划面积300.54平方千米，建成区面积91.22平方千米，入驻企业700多家，银西生态产业园荣获国家级绿色园区称号，"一区六园"成为西部一流、全国知名的工业良港。

2023年，白银市在"职业病危害项目申报系统"申报企业324家，在册职工总数47550人，接尘企业个数209家。

2023年，白银市备案的职业健康检查机构12家，其中白银区6家（白银市第一人民医院、白银美年大健康管理有限公司综合门诊部、白银市第一人民医院稀土分院、白银市康复医院、白银有色集团股份有限公司劳动卫生研究所、白银市第二人民医院），会宁县1家（会宁县人民医院），景泰县2家（景泰县疾病预防控制中心、景泰县人民医院），靖远县1家（靖远县人民医院），平川区2家（白银市中心医院、白银市平川区人民医院）。白银市备案的职业病诊断机构3家，分别为白银有色集团股份有限公司劳动卫生研究所、白银市第一人民医院、白银市中心医院。

在"甘肃省职业病防治综合管理信息平台"，白银市2020年报告接尘作业劳动者职业健康检查体检个案14 574人，占全省接尘作业劳动者职业健康检查体检个案总数18.50%；2021年报告接尘作业劳动者职业健康检查体检个案16 583人，占全省接尘作业劳动者职业健康检查体检个案总数17.03%；2022年报告接尘作业劳动者职业健康检查体检个案19 669人，占全省接尘作业劳动者职业健康检查体检个案总数17.35%。

一、总体情况

通过本项研究，随访调查到白银市1950—2020年共计诊断3487例职业性尘肺病病例，其中调查明确为现患病例者1329例，占总病例数的38.11%；死亡1647例，占47.23%；失访511例，占14.65%（见表5-1）。

表5-1 白银市各年度职业性尘肺病报告及存活情况

首次诊断年份	各年度职业性尘肺病报告例数	已随访到的病例		合计	现患比例（%）
		现患病例	死亡病例		
1986年及以前	1256	127	1077	1204	10.55
1987	53	10	38	48	20.83
1988	65	12	49	61	19.67
1989	32	9	20	29	31.03
1990	29	9	19	28	32.14
1991	21	6	13	19	31.58
1992	25	5	18	23	21.74
1993	20	8	9	17	47.06
1994	43	10	20	30	33.33
1995	24	14	8	22	63.64
1996	18	9	7	16	56.25
1997	74	31	39	70	44.29
1998	101	41	51	92	44.57
1999	43	15	18	33	45.45
2000	62	43	7	50	86.00
2001	96	44	41	85	51.76
2002	154	94	48	142	66.20
2003	136	121	12	133	90.98
2004	172	148	15	163	90.80
2005	224	131	16	147	89.12
2006	89	59	28	87	67.82
2007	18	12	4	16	75.00
2008	36	19	15	34	55.88
2009	21	15	5	20	75.00
2010	62	37	23	60	61.67
2011	39	30	2	32	93.75
2012	47	28	18	46	60.87
2013	42	32	10	42	76.19
2014	20	19	1	20	95.00

续表

首次诊断年份	各年度职业性尘肺病报告例数	已随访到的病例		合计	现患比例（%）
		现患病例	死亡病例		
2015	46	39	7	46	84.78
2016	29	25	4	29	86.21
2017	51	47	4	51	92.16
2018	35	34	1	35	97.14
2019	44	44	0	44	100.00
2020	2	2	0	2	100.00
年度不详	258	0	0	0	0.00
合计	3487	1329	1647	2976	44.66

二、职业性尘肺病现患病例人口学特征分布情况

按照用人单位所在地分析白银市现患职业性尘肺患者口学特征分布情况，结果显示白银市现患职业性尘肺患者平均首诊年龄为50.01±11.75岁，年龄中位数50.47岁。现患职业性尘肺患者中99.17%为男性；男性平均首诊年龄50.11±11.72岁，年龄中位数50.56岁；女性平均首诊年龄37.9±8.74岁，年龄中位数39.27岁（见表5-2）。

表5-2 白银市职业性尘肺病现患病例人口学特征分布情况

地区	男性				女性				合计		
	例数	%	年龄均值±SD	年龄中位数	例数	%	年龄均值±SD	年龄中位数	例数	年龄均值±SD	年龄中位数
白银区	442	98.88	48.25±13.11	48.14	5	1.12	35.79±11.31	39.27	447	48.11±13.15	47.85
会宁县	13	100.00	47.42±11.19	50.01	0	—	—	—	13	47.42±11.19	50.01
景泰县	23	100.00	51.38±9.87	51.51	0	—	—	—	23	51.38±9.87	51.51
靖远县	21	100.00	50.48±10.6	51.10	0	—	—	—	21	50.48±10.6	51.10
平川区	819	99.27	51.12±10.87	51.12	6	0.73	39.66±6.49	40.15	825	51.03±10.89	51.06
合计	1318	99.17	50.11±11.72	50.56	11	0.83	37.9±8.74	39.27	1329	50.01±11.75	50.47

三、职业性尘肺病现患病例分期情况

分析现患职业性尘肺病病例分期情况，结果显示白银市各地新发的壹期职业性尘肺病患者数量最多，占比71.93%；其次为贰期患者，占比23.02%（见表5-3-1）。

不同的尘肺病病种也以壹期患者居多，其中石墨尘肺、炭黑尘肺、铝尘肺、电焊工尘肺、铸工尘肺和水泥的壹期患者占比80.0%以上（见表5-3-2）。

表5-3-1 白银市职业性尘肺病现患病例分期情况

地区	职业性尘肺病分期						合计	χ^2	P
	壹期	%	贰期	%	叁期	%			
白银区	334	74.72	100	22.37	13	2.91	447		
会宁县	10	76.92	3	23.08	0	0.00	13		
景泰县	17	73.91	6	26.09	0	0.00	23	11.919	0.155
靖远县	15	71.43	6	28.57	0	0.00	21		
平川区	580	70.30	191	23.15	54	6.55	825		
合 计	956	71.93	306	23.02	67	5.04	1329		

表5-3-2 各类职业性尘肺病现患病例分期情况

尘肺病种	职业性尘肺病分期						合计	χ^2	P
	壹期	%	贰期	%	叁期	%			
矽肺	481	69.91	174	25.29	33	4.80	688		
煤工尘肺	377	73.35	108	21.01	29	5.64	514		
石墨尘肺	1	100.00	0	0.00	0	0.00	1		
炭黑尘肺	3	100.00	0	0.00	0	0.00	3		
石棉肺	21	65.63	9	28.13	2	6.25	32		
滑石尘肺	1	50.00	0	0.00	1	50.00	2	20.908	0.403
水泥尘肺	33	82.50	7	17.50	0	0.00	40		
铝尘肺	3	100.00	0	0.00	0	0.00	3		
电焊工尘肺	4	100.00	0	0.00	0	0.00	4		
铸工尘肺	5	83.33	1	16.67	0	0.00	6		
其他尘肺	27	75.00	7	19.44	2	5.56	36		
合 计	956	71.93	306	23.02	67	5.04	1329		

四、职业性尘肺病现患病例病种分布情况

（一）地区分布情况

白银市职业性尘肺病患者主要分布在平川区（占62.08%）和白银区（占33.63%）。主要尘肺病病种为矽肺（占51.77%）和煤工尘肺（占38.68%）；其中会宁县、靖远县、平川区、白银区、景泰县以矽肺为主，煤工尘肺次之。石墨尘肺、炭黑尘肺主要分布于平川区、景泰县，水泥尘肺、铝尘肺、电焊工尘肺和其他尘肺病患者主要分布于平川区、白银区，滑石尘肺和铸工尘肺主要分布在平川区，石棉肺患者主要分布于平川区和白银区（见表5-4-1）。

（二）行业分布情况

白银职业性尘肺病患者主要分布在煤炭开采和洗选业（占66.06%）、有色金属矿采选业（占30.93%）（见表5-4-2）。

表5-4-1 白银市不同地区职业性尘肺病现患病例病种分布情况

地区	矽肺		煤工尘肺		石墨尘肺		炭黑尘肺		石棉肺		滑石尘肺		水泥尘肺		铝尘肺		电焊工尘肺		铸工尘肺		其他尘肺		合计		χ^2	P
	例数	%	例数	%	例数	%	例数	%	例数	%	例数	%	例数	%	例数	%	例数	%	例数	%	例数	%	例数	%		
白银区	237	53.02	163	36.47	0	0.00	0	0.00	10	2.24	0	0.00	13	2.91	1	0.22	2	0.45	0	0.00	21	4.70	447	33.63		
会宁县	10	76.92	2	15.38	0	0.00	0	0.00	0	0.00	0	0.00	0	0.00	0	0.00	0	0.00	0	0.00	1	7.69	13	0.98		
景泰县	9	39.13	9	39.13	0	0.00	1	4.35	0	0.00	0	0.00	2	8.70	0	0.00	0	0.00	1	4.35	0	0.00	23	1.73		
靖远县	14	66.67	7	33.33	0	0.00	0	0.00	0	0.00	0	0.00	0	0.00	0	0.00	0	0.00	0	0.00	0	0.00	21	1.58		
平川区	418	50.67	333	40.36	1	0.12	2	0.24	22	2.67	2	0.24	25	3.03	2	0.24	1	0.12	5	0.61	14	1.70	825	62.08		
合计	688	51.77	514	38.68	1	0.08	3	0.23	32	2.41	2	0.15	40	3.01	3	0.23	4	0.30	6	0.45	36	2.71	1329	100.00	68.422	0.003

表5-4-2 白银市不同行业职业性尘肺病现患病例病种分布情况

行业	矽肺		煤工尘肺		石墨尘肺		炭黑尘肺		石棉肺		滑石尘肺		水泥尘肺		铝尘肺		电焊工尘肺		铸工尘肺		其他尘肺		合计		χ^2	P
	例数	%	例数	%	例数	%	例数	%	例数	%	例数	%	例数	%	例数	%	例数	%	例数	%	例数	%	例数	%		
1	0	0.00	1	100.00	0	0.00	0	0.00	0	0.00	0	0.00	0	0.00	0	0.00	0	0.00	0	0.00	0	0.00	1	0.08		
5	0	0.00	1	100.00	0	0.00	0	0.00	0	0.00	0	0.00	0	0.00	0	0.00	0	0.00	0	0.00	0	0.00	1	0.08		
6	459	52.28	341	38.84	1	0.11	3	0.34	22	2.51	2	0.23	25	2.85	2	0.23	2	0.23	6	0.68	15	1.71	878	66.06		
8	2	66.67	1	33.33	0	0.00	0	0.00	0	0.00	0	0.00	0	0.00	0	0.00	0	0.00	0	0.00	0	0.00	3	0.23	111.300	0.992
9	209	50.85	159	38.69	0	0.00	0	0.00	9	2.19	0	0.00	12	2.92	1	0.24	2	0.49	0	0.00	19	4.62	411	30.93		
10	2	100.00	0	0.00	0	0.00	0	0.00	0	0.00	0	0.00	0	0.00	0	0.00	0	0.00	0	0.00	0	0.00	2	0.15		
26	0	0.00	0	0.00	0	0.00	0	0.00	0	0.00	0	0.00	1	100.00	0	0.00	0	0.00	0	0.00	0	0.00	1	0.08		

续表

行业	矽肺 例数	%	煤工尘肺 例数	%	石墨尘肺 例数	%	炭黑尘肺 例数	%	石棉肺 例数	%	滑石尘肺 例数	%	水泥尘肺 例数	%	铝尘肺 例数	%	电焊工尘肺 例数	%	铸工尘肺 例数	%	其他尘肺 例数	%	合计 例数	%	χ^2	P
30	2	33.33	2	33.33	0	0.00	0	0.00	0	0.00	0	0.00	2	33.33	0	0.00	0	0.00	0	0.00	0	0.00	6	0.45		
31	3	42.86	4	57.14	0	0.00	0	0.00	0	0.00	0	0.00	0	0.00	0	0.00	0	0.00	0	0.00	0	0.00	7	0.53		
33	1	100.00	0	0.00	0	0.00	0	0.00	0	0.00	0	0.00	0	0.00	0	0.00	0	0.00	0	0.00	0	0.00	1	0.08		
44	0	0.00	1	100.00	0	0.00	0	0.00	0	0.00	0	0.00	0	0.00	0	0.00	0	0.00	0	0.00	0	0.00	1	0.08		
45	1	25.00	2	50.00	0	0.00	0	0.00	1	25.00	0	0.00	0	0.00	0	0.00	0	0.00	0	0.00	0	0.00	4	0.30		
52	1	100.00	0	0.00	0	0.00	0	0.00	0	0.00	0	0.00	0	0.00	0	0.00	0	0.00	0	0.00	0	0.00	1	0.08		
55	1	100.00	0	0.00	0	0.00	0	0.00	0	0.00	0	0.00	0	0.00	0	0.00	0	0.00	0	0.00	0	0.00	1	0.08		
56	0	0.00	1	50.00	0	0.00	0	0.00	0	0.00	0	0.00	0	0.00	0	0.00	0	0.00	0	0.00	1	50.00	2	0.15		
59	7	77.78	1	11.11	0	0.00	0	0.00	0	0.00	0	0.00	0	0.00	0	0.00	0	0.00	0	0.00	1	11.11	9	0.68		
总计	688	51.77	514	38.68	1	0.08	3	0.23	32	2.41	2	0.15	40	3.01	3	0.23	4	0.30	6	0.45	36	2.71	1329	100.00		

*行业编码：1.农业 2.林业 3.畜牧业 4.渔业 5.农、林、牧、渔服务业 6.煤炭开采和洗选业 7.石油和天然气开采业 8.黑色金属矿采选业 9.有色金属矿采选业 10.非金属矿采选业 11.开采辅助活动 12.其他采矿业 13.农副食品加工业 14.食品制造业 15.酒、饮料和精制茶制造业 16.烟草制品业 17.纺织业 18.纺织服装、服饰业 19.皮革、毛皮、羽毛及其制品和制鞋业 20.木材加工和木、竹、藤、棕、草制品业 21.家具制造业 22.造纸和纸制品业 23.印刷和记录媒介复制业 24.文教、工美、体育和娱乐用品制造业 25.石油加工、炼焦和核燃料加工业 26.化学原料和化学制品制造业 27.医药制造业 28.化学纤维制造业 29.橡胶和塑料制品业 30.非金属矿物制品业 31.黑色金属冶炼和压延加工业 32.有色金属冶炼和压延加工业 33.金属制品业 34.通用设备制造业 35.专用设备制造业 36.汽车制造业 37.铁路、船舶、航空航天和其他运输设备制造业 38.电气机械和器材制造业 39.计算机、通信和其他电子设备制造业 40.仪器仪表制造业 41.其他制造业 42.废弃资源综合利用业 43.金属制品、机械和设备修理业 44.电力、热力、燃气及水生产和供应业 45.建筑业 46.批发和零售业 47.交通运输、仓储和邮政业 48.住宿和餐饮业 49.信息传输、软件和信息技术服务业 50.金融业 51.房地产业 52.租赁和商务服务业 53.科学研究和技术服务业 54.水利、环境和公共设施管理业 55.居民服务、修理和其他服务业 56.教育 57.卫生和社会工作 58.文化、体育和娱乐业 59.公共管理、社会保障和社会组织。

五、职业性尘肺病现患病例工龄分布情况

白银市职业性尘肺病患者的接尘工龄平均为19.39±7.87年,中位数为20.00年;接尘工龄较短的病种有:电焊工尘肺、其他尘肺、矽肺、石棉肺及煤工尘肺,接尘工龄较长的病种有:石墨尘肺、水泥尘肺、炭黑尘肺和滑石尘肺。白银市接尘工龄小于或等于5年的职业性尘肺病患者有60例,多为矽肺、煤工尘肺和其他尘肺(见表5-5)。

表5-5 职业性尘肺病现患病例接尘工龄分布情况(工龄单位:年)

尘肺病病种	病例数	平均值±SD	中位数	H	P	工龄≤5年病例数
矽肺	688	18.77±7.46	20.00			40
煤工尘肺	514	19.83±8	20.00			16
石墨尘肺	1	39±0	39.00			0
炭黑尘肺	3	25±9.17	23.00			0
石棉肺	32	19.59±7.56	19.50			0
滑石尘肺	2	24.17±4.83	24.17	48.861	<0.001	0
水泥尘肺	40	26.11±7.06	26.96			0
铝尘肺	3	24.58±8.41	20.50			0
电焊工尘肺	4	15.44±11.83	11.00			0
铸工尘肺	6	21.14±10.44	20.00			0
其他尘肺	36	15.71±8.91	17.50			4
合计	1329	19.39±7.87	20.00			60

六、职业性尘肺病现患病例享受保障情况

(一)职业性尘肺病现患病例社会保障享受情况

白银市现患职业性尘肺病患者中,享受工伤保险待遇者1064例,占80.06%;享有用人单位赔付者170例,占12.79%;有医疗保险者1298例,占97.67%;有大病医疗保险者726例,占54.63%;有其他保障(例如医疗救助、贫困救助等)者189例,占14.22%;无任何保障者18例,占1.35%。白银市无任何保障的职业性尘肺病患者主要集中在白银区和平川区(见表5-6-1)。

白银市不同首诊日期的职业性尘肺病现患病例享受工伤保险、用人单位赔付、医疗保险、无任何保障的比例不同,差异有统计学意义(χ^2=227.236 P=0.000,χ^2=390.062 P=0.000,χ^2=147.275 P=0.000,χ^2=54.876 P=0.000)。其中1949—1979年诊断的职业性尘肺病患者享受工伤保险待遇比例均最高、2000—2009年诊断的职业性尘肺病患者享受用人单位赔付比例均最高、2010—2020年诊断的职业性尘肺病患者享受医疗保险的比例均最高,分别为87.69%、19.10%和99.11%。首诊日期为1980—1989年的职业性尘肺病患者无任何保障的比例最高,为10.75%;2010—2020年的比例最低,

为 0.30%（见表 5-6-2）。

白银市不同首诊期别职业性尘肺病现患病例享受工伤保险、用人单位赔付、医疗保险的差异没有统计学意义（$\chi^2=5.388$ $P=0.068$，$\chi^2=2.081$ $P=0.353$，$\chi^2=0.233$ $P=0.890$）。不同首诊期别职业性尘肺病患者无任何保障的比例的差异没有统计学意义（$\chi^2=1.012$ $P=0.603$）（见表 5-6-3）。

（二）职业性尘肺病现患病例医保报销情况

白银市未享受工伤保险，但享受居民医疗保险的职业性尘肺病患者共计 246 例，其中医保门诊报销比例低于 50% 的患者有 145 例，占 58.94%；医保门诊报销比例高于 80% 的患者有 25 例，占 10.16%。医保住院报销比例低于 50% 的患者有 141 例，占 57.31%；医保住院报销比例高于 80% 的患者有 9 例，占 3.66%。市内医保门诊报销比例低于 50% 的职业性尘肺病患者占比较多，如平川区和白银区；市内各市州职业性尘肺病患者医保住院报销比例多低于 50%。白银市未享受工伤保险，但享受居民医疗保险的 246 例职业性尘肺病患者中，享受低保者共计 19 人，每月每人享受的低保金额平均为 382 元（见表 5-6-4）。

白银市不同首诊日期的职业性尘肺病患者医保门诊报销比例构成不同，差异有统计学意义（$\chi^2=154.073$ $P=0.000$）；医保住院报销比例构成相同，差异没有统计学意义（$\chi^2=11.112$ $P=0.195$）（见表 5-6-5）。

白银市不同首诊期别的职业性尘肺病患者医保门诊报销比例构成不同，差异有统计学意义（$\chi^2=32.445$ $P=0.000$）；医保住院报销比例构成相同，差异没有统计学意义（$\chi^2=2.614$ $P=0.624$）（见表 5-6-6）。

（三）职业性尘肺病现患病例低保补助情况

白银市现患职业性尘肺病患者中，享受低保者共计 52 人，占 3.91%。各区县享受低保比例构成的差异没有统计学意义（$\chi^2=5.142$ $P=0.273$）。不同首诊期别患者享受低保比例构成的差异没有统计学意义（$\chi^2=9.110$ $P=0.011$）（见表 5-6-7）。

表 5-6-1 不同地区职业性尘肺病现患病例享受各类保障情况

地区	总病例数	工伤保险		用人单位赔付		医疗保险		大病医疗保险		其他保障		无任何保障	
		例数	%	例数	%	例数	%	例数	%	例数	%	例数	%
白银区	447	372	83.22	28	6.26	437	97.76	213	47.65	36	8.05	8	1.79
会宁县	13	7	53.85	1	7.69	13	100.00	6	46.15	1	7.69	0	0.00
景泰县	23	16	69.57	2	8.70	23	100.00	14	60.87	2	8.70	0	0.00
靖远县	21	12	57.14	1	4.76	21	100.00	16	76.19	1	4.76	0	0.00
平川区	825	657	79.64	138	16.73	804	97.45	477	57.82	149	18.06	10	1.21
合计	1329	1064	80.06	170	12.79	1298	97.67	726	54.63	189	14.22	18	1.35

表5-6-2　不同首诊日期职业性尘肺病现患病例社会保障享受情况

首诊日期	总病例数	工伤保险		用人单位赔付		医疗保险		无任何保障	
		n	%	n	%	n	%	n	%
1949—1979	65	57	87.69	2	3.08	62	95.38	1	1.54
1980—1989	93	61	65.59	6	6.45	82	88.17	10	10.75
1990—1999	148	107	72.30	14	9.46	143	96.62	3	2.03
2000—2009	686	592	86.30	131	19.10	677	98.69	3	0.44
2010—2020	337	247	73.29	17	5.04	334	99.11	1	0.30
合计	1329	1064	80.06	170	12.79	1298	97.67	18	1.35
χ^2			227.236		390.062		147.275		54.876
P			0.000		0.000		0.000		0.000

表5-6-3　不同首诊期别职业性尘肺病现患病例社会保障享受情况

首诊期别	总病例数	工伤保险		用人单位赔付		医疗保险		无任何保障	
		n	%	n	%	n	%	n	%
壹期	956	751	78.56	123	12.87	933	97.59	14	1.46
贰期	306	259	84.64	35	11.44	299	97.71	4	1.31
叁期	67	54	80.60	12	17.91	66	98.51	0	0.00
合计	1329	1064	80.06	170	12.79	1298	97.67	18	1.35
χ^2			5.388		2.081		0.233		1.012
P			0.068		0.353		0.890		0.603

表5-6-4　职业性尘肺病现患病例医保报销比例和低保情况

地区	现患病例	应调查医保报销比例总人数*	门诊医保报销比例			住院医保报销比例			享受低保人数	每月每人享受低保金额（元）
			<50%	50%~80%	>80%	<50%	50%~80%	>80%		
白银区	447	66	36	21	8	32	32	1	5	441
会宁县	13	6	6	0	0	6	0	0	0	0
景泰县	23	7	4	3	0	3	3	1	0	0
靖远县	21	9	3	5	1	2	7	0	2	217
平川区	825	158	96	42	16	98	49	7	12	385
合计	1329	246	145	71	25	141	91	9	19	382
χ^2				9.329			56.007			
P				0.315			0.001			

*应调查医保报销比例总人数指未享受工伤保险，但享受居民医保总人数。

表5-6-5 不同首诊日期职业性尘肺病现患病例医保报销比例情况

首诊日期	使用医保的现患病例数	医保门诊报销比例						医保住院报销比例					
		<50%		50%~80%		>80%		<50%		50%~80%		>80%	
		n	%	n	%	n	%	n	%	n	%	n	%
1949—1979	60	57	95.00	2	3.33	1	1.67	46	76.67	10	16.67	4	6.67
1980—1989	81	72	88.89	3	3.70	6	7.41	59	72.84	18	22.22	4	4.94
1990—1999	137	126	91.97	10	7.30	1	0.73	103	75.18	30	21.90	4	2.92
2000—2009	669	632	94.47	33	4.93	4	0.60	469	70.10	159	23.77	41	6.13
2010—2020	308	209	67.86	69	22.40	30	9.74	220	71.43	81	26.30	7	2.27
合计	1255	1096	87.33	117	9.32	42	3.35	897	71.47	298	23.75	60	4.78
χ^2				154.073						11.112			
P				0.000						0.195			

表5-6-6 不同首诊期别职业性尘肺病现患病例医保报销比例情况

首诊期别	使用医保的现患病例数	医保门诊报销比例						医保住院报销比例					
		<50%		50%~80%		>80%		<50%		50%~80%		>80%	
		n	%	n	%	n	%	n	%	n	%	n	%
壹期	898	797	88.75	71	7.91	30	3.34	643	71.60	208	23.16	47	5.23
贰期	295	255	86.44	28	9.49	12	4.07	210	71.19	73	24.75	12	4.07
叁期	62	44	70.97	18	29.03	0	0.00	44	70.97	17	27.42	1	1.61
合计	1255	1096	87.33	117	9.32	42	3.35	897	71.47	298	23.75	60	4.78
χ^2				32.445						2.614			
P				0.000						0.624			

表5-6-7 甘肃省职业性尘肺病现患病例低保补助情况

项目	总病例数	低保补助情况		χ^2	P
		n	%		
地区					
白银区	447	13	2.91		
会宁县	13	0	0.00		
景泰县	23	0	0.00	5.142	0.273
靖远县	21	2	9.52		
平川区	825	37	4.48		
首诊期别					
壹期	956	31	3.24		
贰期	306	14	4.58	9.110	0.011
叁期	67	7	10.45		
合计	1329	52	3.91		

七、失访人群特征分布及原因分析

白银市随访调查到1949—2020年诊断的3487例职业性尘肺病患者信息，其中未能调查到存活情况的失访病例数共计511例，占14.65%。获取的失访病例均有部分线索信息，仅有姓名的病例有36例，有姓名和身份证的病例有74例，但其中多为姓名和身份证号码匹配不一致，造成继续查找的困难较大（见表5-7-1、2）。

表5-7-1 职业性尘肺病失访人群基本情况

地区	失访总人数*	无任何个案资料病例		仅有姓名的病例		有姓名和身份证的病例	
		例数	%	例数	%	例数	%
白银区	193	0	0.00	1	0.52	26	13.47
会宁县	0	0	0.00	0	—	0	—
景泰县	1	0	0.00	0	0.00	0	0.00
靖远县	0	0	0.00	0	—	0	—
平川区	306	0	0.00	33	10.78	46	15.03
不详县区	11	0	0.00	2	18.18	2	18.18
合计	511	0	0.00	36	7.05	74	14.48

*失访总人数=截至2019年底任务总数+诊断未报告的个案总数−随访到的总人数。

表5-7-2 失访病例首次诊断年份分布情况

首次诊断年份	报告病例数	失访人数*
1986年及以前	1256	52
1987	53	5
1988	65	4
1989	32	3
1990	29	1
1991	21	2
1992	25	2
1993	20	3
1994	43	13
1995	24	2
1996	18	2
1997	74	4
1998	101	9
1999	43	10
2000	62	12

续表

首次诊断年份	报告病例数	失访人数*
2001	96	11
2002	154	12
2003	136	3
2004	172	9
2005	224	77
2006	89	2
2007	18	2
2008	36	2
2009	21	1
2010	62	2
2011	39	7
2012	47	1
2013	42	0
2014	20	0
2015	46	0
2016	29	0
2017	51	0
2018	35	0
2019	44	0
2020	2	0
年度不详	258	258
合计	3487	511

*各年失访病例数=该年报告总病例数−该年已随访的报告病例数。

八、失访病例中现患和死亡病例估算

白银市随访调查到1949—2020年诊断的3487例职业性尘肺病患者信息，其中未能调查到存活情况的失访病例数共计511例。通过划分首诊年度时间段，计算各时间段内现患病例和死亡病例所占比例，以此概率推算失访的511例尘肺病患者中有222例存活，224例死亡。白银市有258例失访患者因诊断日期缺失而无法划分进入相应时间段，因而使用总体存活患者占比率和死亡患者占比率估算该部分失访患者存活情况（见表5-8）。

表5-8 失访病例存活情况估算

报告时期	总报告病例	随访到的报告病例				失访病例总数	失访病例估算	
		现患例数	占比（%）	死亡例数	占比（%）		现患例数	死亡例数
1986年及以前	1256	127	10.11	1077	85.75	52	5	45
1987—1989	150	31	20.67	107	71.33	12	2	9
1990—1999	398	148	37.19	202	50.75	48	18	24
2000—2005	844	581	68.84	139	16.47	124	85	20
2006—2010	226	142	62.83	75	33.19	9	6	3
2011—2020	355	300	84.51	47	13.24	8	7	1
年度不详	258	0	0.00	0	0.00	258	98	122
合计	3487	1329	38.11	1647	47.23	511	222	224

九、失访病例中存活病例保障情况估算

通过划分首诊年度时间段，计算各时间段内职业性尘肺病现患病例中享受保障（包括工伤保险、用人单位赔付、医疗保险等保障类型中任意一种）的患者所占比例，以此概率推算可能存活的222例尘肺病患者中，有159例按比例享有保障。白银市有258例失访患者因诊断日期缺失而无法划分进入相应时间段，因而使用总体保障享受比例估算该部分失访患者保障情况（见表5-9）。

表5-9 失访病例保障情况估算

报告时期	总报告病例	随访到的报告病例				失访病例总数	失访病例估算	
		现患例数	享受保障例数*	占比（%）			现患例数	享受保障例数
1986年及以前	1256	127	121	9.63		52	5	5
1987—1989	150	31	26	17.33		12	2	2
1990—1999	398	148	145	36.43		48	18	17
2000—2005	844	581	578	68.48		124	85	85
2006—2010	226	142	142	62.83		9	6	6
2011—2020	355	300	299	84.23		8	7	7
年度不详	258	0	0	0.00		258	98	37
合计	3487	1329	1311	37.60		511	222	159

*享受任意一种保障情况即为享受保障。

第六章　天水市1949—2020年职业性尘肺病流行特征分析

天水市位于甘肃省东南部，辖秦州、麦积两区和武山、甘谷、秦安、清水、张家川回族自治县五县及国家级经济技术开发区，共有113个乡镇、10个街道办事处，总面积1.43万平方千米，总人口372万。天水是全国三线建设布局的老工业基地和重要的装备制造业基地之一，传统工业主要以集成电路、机械制造、电工电器、医药食品、建筑建材为主，集成电路封装测试、数控机床、中高压开关柜等在全国有较高知名度；航空维修制造、新材料新能源等新兴产业正在培育发展，具有较强的产业配套能力和竞争优势。国家级天水经济技术开发区和20多个工业园区发展势头良好，基础设施日益完善，项目承载能力较强，已成为承接产业转移的重要平台。天水是全省人口大市，常住人口数仅次于兰州。科研单位、高等院校和职业技术学校集中，技术工人整体素质较高。有70多万人常年在外务工，劳务品牌拥有良好口碑。

2023年，天水市在"职业病危害项目系统"申报企业190家，在册职工总数32 207人，接尘企业个数114家。

2023年，天水市备案的职业健康检查机构9家，其中秦州区4家（天水市中医医院、天水美年大健康管理有限公司秦州综合门诊部、天水市第一人民医院、天水四零七医院），麦积区1家（天水市中西医结合医院），甘谷县1家（甘谷县人民医院），清水县1家（清水县人民医院），张家川回族自治县1家（张家川回族自治县第一人民医院），武山县1家（武山县人民医院）。天水市备案的职业病诊断机构1家，为天水市疾病预防控制中心。

在"甘肃省职业病防治综合管理信息平台"，天水市2020年报告接尘作业劳动者职业健康检查体检个案1812人，占全省接尘作业劳动者职业健康检查体检个案总数2.30%；2021年报告接尘作业劳动者职业健康检查体检个案1770人，占全省接尘作业劳动者职业健康检查体检个案总数1.82%；2022年报告接尘作业劳动者职业健康检查体检个案1979人，占全省接尘作业劳动者职业健康检查体检个案总数1.75%。

一、总体情况

通过本项研究，随访调查到天水市1950—2020年共计诊断265例职业性尘肺病病例，其中调查明确为现患病例者129例，占总病例数的48.68%；死亡104例，占39.25%；失访32例，占12.08%（见表6-1）。

表6-1 天水市各年度职业性尘肺病报告及存活情况

首次诊断年份	各年度职业性尘肺病报告例数	已随访到的病例		合计	现患比例（%）
		现患病例	死亡病例		
1986年及以前	78	13	62	75	17.33
1987	3	0	3	3	0.00
1988	4	1	2	3	33.33
1989	4	0	4	4	0.00
1990	4	1	3	4	25.00
1991	3	2	1	3	66.67
1992	1	0	1	1	0.00
1993	4	1	3	4	25.00
1994	3	0	3	3	0.00
1995	1	0	1	1	0.00
1996	4	3	0	3	100
1997	7	3	4	7	42.86
1998	23	22	1	23	95.65
1999	6	6	0	6	100
2000	4	3	0	3	100
2001	4	2	2	4	50.00
2002	9	6	2	8	75.00
2003	9	8	1	9	88.89
2004	5	4	0	4	100
2005	13	11	0	11	100
2006	10	7	3	10	70.00
2007	3	1	1	2	50.00
2008	4	4	0	4	100
2009	1	1	0	1	100
2010	4	3	1	4	75.00
2011	2	1	1	2	50.00
2012	5	4	0	4	100
2013	5	3	2	5	60.00
2014	2	1	1	2	50.00
2015	5	4	1	5	80.00
2016	1	1	0	1	100
2017	6	5	1	6	83.33

续表

首次诊断年份	各年度职业性尘肺病报告例数	已随访到的病例		合计	现患比例（%）
		现患病例	死亡病例		
2018	1	1	0	1	100
2019	7	7	0	7	100
2020	0	0	0	0	0.00
年度不详	20	0	0	0	—
合计	265	129	104	233	55.36

二、职业性尘肺病现患病例人口学特征分布情况

按照用人单位所在地分析天水市现患职业性尘肺患者口学特征分布情况，结果显示天水市现患职业性尘肺患者平均首诊年龄为49.56±11.39岁，年龄中位数48.95岁。现患职业性尘肺患者中96.12%为男性；男性平均首诊年龄49.53±11.47岁，年龄中位数49.10岁；女性平均首诊年龄50.27±10.36岁，年龄中位数48.14岁（见表6-2）。

表6-2 天水市职业性尘肺病现患病例人口学特征分布情况

地区	男性				女性				合计			
	例数	%	年龄均值±SD	年龄中位数	例数	%	年龄均值±SD	年龄中位数	例数	年龄均值±SD	年龄中位数
秦州区	51	96.23	48.01±11.8	47.52	2	3.77	49.84±15.27	49.84	53	48.08±11.77	47.52
麦积区	17	100	52.75±10.35	54.35	0	—	—	—	17	52.75±10.35	54.35
甘谷县	18	94.74	49.04±11.66	48.85	1	5.26	48.14±0	48.14	19	48.99±11.34	48.14
武山县	38	95.00	50.36±11.46	48.50	2	5.00	51.76±13.67	51.76	40	50.43±11.38	48.50
合计	124	96.12	49.53±11.47	49.10	5	3.88	50.27±10.36	48.14	129	49.56±11.39	48.95

三、职业性尘肺病现患病例分期情况

分析现患职业性尘肺病病例分期情况，结果显示天水市各地新发的壹期职业性尘肺病患者数量最多，占比77.52%；其次为贰期患者，占比21.71%（见表6-3-1）。

不同的尘肺病病种也以壹期患者居多，其中煤工尘肺、石棉尘肺、铝尘肺和铸工尘肺的壹期患者占比85.0%以上（见表6-3-2）。

表6-3-1　天水市职业性尘肺病现患病例分期情况

地区	职业性尘肺病分期						合计	χ^2	P
	壹期	%	贰期	%	叁期	%			
秦州区	44	83.02	8	15.09	1	1.89	53		
麦积区	13	76.47	4	23.53	0	0.00	17	8.247	0221
甘谷县	17	89.47	2	10.53	0	0.00	19		
武山县	26	65.00	14	35.00	0	0.00	40		
合计	100	77.52	28	21.71	1	0.78	129		

表6-3-2　各类职业性尘肺病现患病例分期情况

尘肺病种	职业性尘肺病分期						合计	χ^2	P
	壹期	%	贰期	%	叁期	%			
矽肺	34	75.56	10	22.22	1	2.22	45		
煤工尘肺	33	86.84	5	13.16	0	0.00	38		
炭黑尘肺	0	0.00	1	100.00	0	0.00	1		
石棉肺	8	88.89	1	11.11	0	0.00	9		
水泥尘肺	7	41.18	10	58.82	0	0.00	17	26.250	0.051
铝尘肺	1	100.00	0	0.00	0	0.00	1		
电焊工尘肺	2	66.67	1	33.33	0	0.00	3		
铸工尘肺	8	100.00	0	0.00	0	0.00	8		
其他尘肺	7	100.00	0	0.00	0	0.00	7		
合计	100	77.52	28	21.71	1	0.78	129		

四、职业性尘肺病现患病例病种分布情况

（一）地区分布情况

天水市职业性尘肺病患者主要分布在秦州区（占41.09%）和武山县（占31.01%）。主要尘肺病病种为矽肺（占34.88%）、煤工尘肺（占29.46%）、水泥尘肺（占13.18%）和石棉肺（占6.98%）；其中秦州区以矽肺（49.06%）为主，甘谷县以煤工尘肺（42.11%）为主，武山县以水泥尘肺（37.50%）为主。矽肺患者主要分布于秦州区，煤工尘肺、石棉肺患者主要分布于甘谷县，水泥尘肺主要分布于武山县（见表6-4-1）。

（二）行业分布情况

天水市职业性尘肺病患者主要分布在建筑业（占17.83%）非金属矿物制品业（占15.50%）、煤炭开采和洗选业（占12.40%）、开采辅助活动（占9.30%）、有色金属矿采选业（占7.75%）、电气机械和器材制造业（占6.98%）等行业（见表6-4-2）。

表6-4-1 天水市不同地区职业性尘肺病现患病例病种分布情况

地区	矽肺		煤工尘肺		炭黑尘肺		石棉肺		水泥尘肺		铝尘肺		电焊工尘肺		铸工尘肺		其他尘肺		合计		χ^2	P
	例数	%	例数	%	例数	%	例数	%	例数	%	例数	%	例数	%	例数	%	例数	%	例数	%		
秦州区	26	49.06	12	22.64	0	0.00	3	5.66	1	1.89	0	0.00	2	3.77	7	13.21	2	3.77	53	41.09		
麦积区	5	29.41	5	29.41	1	5.88	0	0.00	1	5.88	1	5.88	0	0.00	1	5.88	3	17.65	17	13.18	69.680	<0.001
甘谷县	5	26.32	8	42.11	0	0.00	4	21.05	0	0.00	0	0.00	1	5.26	0	0.00	1	5.26	19	14.73		
武山县	9	22.50	13	32.50	0	0.00	2	5.00	15	37.50	0	0.00	0	0.00	0	0.00	1	2.50	40	31.01		
合计	45	34.88	38	29.46	1	0.78	9	6.98	17	13.18	1	0.78	3	2.33	8	6.20	7	5.43	129	100.00		

表6-4-2 天水市不同行业职业性尘肺病现患病例病种分布情况

行业	矽肺		煤工尘肺		炭黑尘肺		石棉肺		水泥尘肺		铝尘肺		电焊工尘肺		铸工尘肺		其他尘肺		合计		χ^2	P
	例数	%	例数	%	例数	%	例数	%	例数	%	例数	%	例数	%	例数	%	例数	%	例数	%		
1	0	0.00	2	100.00	0	0.00	0	0.00	0	0.00	0	0.00	0	0.00	0	0.00	0	0.00	2	1.55		
6	2	12.50	0	0.00	0	0.00	3	18.75	8	50.00	0	0.00	0	0.00	2	12.50	1	6.25	16	12.40		
9	4	40.00	1	10.00	0	0.00	1	10.00	0	0.00	0	0.00	0	0.00	2	20.00	2	20.00	10	7.75		
10	3	50.00	2	33.33	0	0.00	0	0.00	0	0.00	0	0.00	0	0.00	1	16.67	0	0.00	6	4.65	217.173	<0.001
11	10	83.33	2	16.67	0	0.00	0	0.00	0	0.00	0	0.00	0	0.00	0	0.00	0	0.00	12	9.30		
17	0	0.00	1	100.00	0	0.00	0	0.00	0	0.00	0	0.00	0	0.00	0	0.00	0	0.00	1	0.78		
21	0	0.00	2	66.67	0	0.00	1	33.33	0	0.00	0	0.00	0	0.00	0	0.00	0	0.00	3	2.33		
30	5	25.00	8	40.00	0	0.00	1	5.00	2	10.00	0	0.00	0	0.00	0	0.00	4	20.00	20	15.50		
33	1	33.33	0	0.00	0	0.00	0	0.00	1	33.33	0	0.00	1	33.33	0	0.00	0	0.00	3	2.33		

续表

行业	矽肺 例数	%	煤工尘肺 例数	%	炭黑尘肺 例数	%	石棉肺 例数	%	水泥尘肺 例数	%	铝尘肺 例数	%	电焊工尘肺 例数	%	铸工尘肺 例数	%	其他尘肺 例数	%	合计 例数	%	χ^2	P
34	0	0.00	1	50.00	1	50.00	0	0.00	0	0.00	0	0.00	0	0.00	0	0.00	0	0.00	2	1.55		
35	4	100.00	0	0.00	0	0.00	0	0.00	0	0.00	0	0.00	0	0.00	0	0.00	0	0.00	4	3.10		
38	1	11.11	2	22.22	0	0.00	1	11.11	1	11.11	1	11.11	1	11.11	2	22.22	0	0.00	9	6.98		
40	1	100.00	0	0.00	0	0.00	0	0.00	0	0.00	0	0.00	0	0.00	0	0.00	0	0.00	1	0.78		
43	4	57.14	2	28.57	0	0.00	0	0.00	1	14.29	0	0.00	0	0.00	0	0.00	0	0.00	7	5.43		
44	0	0.00	2	66.67	0	0.00	0	0.00	0	0.00	0	0.00	1	33.33	0	0.00	0	0.00	3	2.33		
45	7	30.43	10	43.48	0	0.00	2	8.70	3	13.04	0	0.00	0	0.00	1	4.35	0	0.00	23	17.83		
47	2	50.00	1	25.00	0	0.00	0	0.00	1	25.00	0	0.00	0	0.00	0	0.00	0	0.00	4	3.10		
52	0	0.00	1	100.00	0	0.00	0	0.00	0	0.00	0	0.00	0	0.00	0	0.00	0	0.00	1	0.78		
53	1	50.00	1	50.00	0	0.00	0	0.00	0	0.00	0	0.00	0	0.00	0	0.00	0	0.00	2	1.55		
总计	45	34.88	38	29.46	1	0.78	9	6.98	17	13.18	1	0.78	3	2.33	8	6.20	7	5.43	129	100.00		

*行业编码：1.农业 2.林业 3.畜牧业 4.渔业 5.农、林、牧、渔服务业 6.煤炭开采和洗选业 7.石油和天然气开采业 8.黑色金属矿采选业 9.有色金属矿采选业 10.非金属矿采选业 11.开采辅助活动 12.其他采矿业 13.农副食品加工业 14.食品制造业 15.酒、饮料和精制茶制造业 16.烟草制品业 17.纺织业 18.纺织服装、服饰业 19.皮革、毛皮、羽毛及其制品和制鞋业 20.木材加工和木、竹、藤、棕、草制品业 21.家具制造业 22.造纸和纸制品业 23.印刷和记录媒介复制业 24.文教、工美、体育和娱乐用品制造业 25.石油加工、炼焦和核燃料加工业 26.化学原料和化学制品制造业 27.医药制造业 28.化学纤维制造业 29.橡胶和塑料制品业 30.非金属矿物制品业 31.黑色金属冶炼和压延加工业 32.有色金属冶炼和压延加工业 33.金属制品业 34.通用设备制造业 35.专用设备制造业 36.汽车制造业 37.铁路、船舶、航空航天和其他运输设备制造业 38.电气机械和器材制造业 39.计算机、通信和其他电子设备制造业 40.仪器仪表制造业 41.其他制造业 42.废弃资源综合利用业 43.金属制品、机械和设备修理业 44.电力、热力、燃气及水生产和供应业 45.建筑业 46.批发和零售业 47.交通运输、仓储和邮政业 48.住宿和餐饮业 49.信息传输、软件和信息技术服务业 50.金融业 51.房地产业 52.租赁和商务服务业 53.科学研究和技术服务业 54.水利、环境和公共设施管理业 55.居民服务、修理和其他服务业 56.教育 57.卫生和社会工作 58.文化、体育和娱乐业 59.公共管理、社会保障和社会组织。

五、职业性尘肺病现患病例工龄分布情况

天水市职业性尘肺病患者的接尘工龄平均为21.06±8.44年，中位数为20.00年；接尘工龄较短的病种有：铸工尘肺、石棉肺、矽肺及煤工尘肺，接尘工龄较长的病种有：铝尘肺、电焊工尘肺、炭黑尘肺和其他尘肺。天水市接尘工龄小于或等于5年的职业性尘肺病患者有5例，分别为矽肺、煤工尘肺、石棉肺和铸工尘肺（见表6-5）。

表6-5 职业性尘肺病现患病例接尘工龄分布情况（工龄单位：年）

尘肺病病种	病例数	平均值±SD	中位数	H	P	工龄≤5年病例数
矽肺	45	19.93±8.17	20.00			2
煤工尘肺	38	20.04±7.64	20.00			1
炭黑尘肺	1	27±0	27.00			0
石棉肺	9	19.76±8.63	22.00			1
水泥尘肺	17	23.96±9.55	26.00	14.659	0.066	0
铝尘肺	1	46.25±0	46.25			0
电焊工尘肺	3	29±7.55	28.00			0
铸工尘肺	8	17.13±7.72	16.50			1
其他尘肺	7	25.2±3.39	25.00			0
合计	129	21.06±8.44	20.00			5

六、职业性尘肺病现患病例享受保障情况

（一）职业性尘肺病现患病例社会保障享受情况

天水市现患职业性尘肺病患者中，享受工伤保险待遇者75例，占58.14%；享有用人单位赔付者10例，占7.75%；有医疗保险者125例，占96.90%；有大病医疗保险者75例，占58.14%；有其他保障（例如医疗救助、贫困救助等）者10例，占7.75%；无任何保障者2例，占1.55%。天水市无任何保障的职业性尘肺病患者主要集中在甘谷县（见表6-6-1）。

天水市不同首诊日期的职业性尘肺病现患病例享受工伤保险比例差异没有统计学意义（χ^2=48.629 P=0.096）；天水市不同首诊日期的用人单位赔付、医疗保险和无任何保障的比例不同，差异有统计学意义（χ^2=77.026 P=0.000，χ^2=63.949 P=0.004，χ^2=66.462 P=0.002），其中2000—2009年诊断的职业性尘肺病患者享受用人单位赔付的比例均最高为12.77%，1980—1989年和2000—2009年诊断的职业性尘肺病患者享受医疗保险的比例为100.00%。天水市2例无任何保障的病例首诊日期分布1949—1979年和1990—1999年（见表6-6-2）。

天水市不同首诊期别职业性尘肺病现患病例享受工伤保险、用人单位赔付、医疗保险的比例差异没有统计学意义（χ^2=1.343 P=0.511，χ^2=0.107 P=0.948，χ^2=1.197 P=0.550）。不同首诊期别职业性尘肺病患者无任何保障的比例差异没有统计学意义（χ^2=

0.589 P=0.745）（见表6-6-3）。

（二）职业性尘肺病现患病例医保报销情况

天水市未享受工伤保险，但享受居民医疗保险的职业性尘肺病患者共计52例，其中医保门诊报销比例低于50%的患者有44例，占84.62%；医保门诊报销比例高于80%的患者有4例，占9.69%。医保住院报销比例低于50%的患者有44例，占84.62%；医保住院报销比例高于80%的患者有0例。市内各县区职业性尘肺病患者医保住院报销比例多低于50%。天水市未享受工伤保险，但享受居民医疗保险的52例职业性尘肺病患者中，享受低保者共计1人，每月每人享受的低保金额平均为84元（见表6-6-4）。

天水市不同首诊日期的职业性尘肺病患者医保门诊报销比例构成不同，差异有统计学意义（χ^2=33.121 P=0.000）；医保住院报销比例构成相同，差异没有统计学意义（χ^2=5.233 P=0.732）（见表6-6-5）。

天水市不同首诊期别的职业性尘肺病患者医保门诊报销比例构成相同，差异没有统计学意义（χ^2=0.238 P=0.993）；医保住院报销比例构成不同，差异有统计学意义（χ^2=30.137 P=0.000）（见表6-6-6）。

（三）职业性尘肺病现患病例低保补助情况

天水市现患职业性尘肺病患者中，享受低保者共计3人，占2.33%。各县区享受低保比例构成差异没有统计学意义（χ^2=1.352 P=0.717）。不同首诊期别患者享受低保比例构成差异没有统计学意义（χ^2=0.891 P=0.641）（见表6-6-7）。

表6-6-1 不同地区职业性尘肺病现患病例享受各类保障情况

地区	总病例数	工伤保险		用人单位赔付		医疗保险		大病医疗保险		其他保障		无任何保障	
		例数	%	例数	%	例数	%	例数	%	例数	%	例数	%
秦州区	53	31	58.49	5	9.43	53	100.00	36	67.92	6	11.32	0	0.00
麦积区	17	8	47.06	1	5.88	17	100.00	9	52.94	1	5.88	0	0.00
甘谷县	19	11	57.89	4	21.05	17	89.47	11	57.89	3	15.79	2	10.53
武山县	40	25	62.50	0	0.00	38	95.00	19	47.50	0	0.00	0	0.00
合计	129	75	58.14	10	7.75	125	96.90	75	58.14	10	7.75	2	1.55

表6-6-2 不同首诊日期职业性尘肺病现患病例社会保障享受情况

首诊日期	总病例数	工伤保险		用人单位赔付		医疗保险		无任何保障	
		n	%	n	%	n	%	n	%
1949—1979	10	5	50.00	0	0.00	9	90.00	1	10.00
1980—1989	4	1	25.00	0	0.00	4	100.00	0	0.00
1990—1999	38	23	60.53	2	5.26	37	97.37	1	2.63
2000—2009	47	32	68.09	6	12.77	47	100.00	0	0.00
2010—2020	30	14	46.67	2	6.67	28	93.33	0	0.00
合计	129	75	58.14	10	7.75	125	96.90	2	1.55
χ^2		48.629		77.026		63.949		66.462	
P		0.096		0.000		0.004		0.002	

表6-6-3　不同首诊期别职业性尘肺病现患病例社会保障享受情况

首诊期别	总病例数	工伤保险		用人单位赔付		医疗保险		无任何保障	
		n	%	n	%	n	%	n	%
壹期	100	56	56.00	8	8.00	96	96.00	2	2.00
贰期	28	18	64.29	2	7.14	28	100.00	0	0.00
叁期	1	1	100.00	0	0.00	1	100.00	0	0.00
合计	129	75	58.14	10	7.75	125	96.90	2	1.55
χ^2		1.343		0.107		1.197		0.589	
P		0.511		0.948		0.550		0.745	

表6-6-4　职业性尘肺病现患病例医保报销比例和低保情况

地区	现患病例	应调查医保报销比例总人数*	门诊医保报销比例			住院医保报销比例			享受低保人数	每月每人享受低保金额（元）
			<50%	50%~80%	>80%	<50%	50%~80%	>80%		
秦州区	53	22	20	0	2	19	3	0	1	84
麦积区	17	9	8	1	0	9	0	0	0	0
甘谷县	19	6	5	0	1	5	1	0	0	0
武山县	40	15	11	3	1	11	4	0	0	0
合计	129	52	44	4	4	44	8	0	1	84
χ^2			6.991			3.162				
P			0.322			0.367				

*应调查医保报销比例总人数指未享受工伤保险，但享受居民医保总人数。

表6-6-5　不同首诊日期职业性尘肺病现患病例医保报销比例情况

首诊日期	使用医保的现患病例数	医保门诊报销比例						医保住院报销比例					
		<50%		50%~80%		>80%		<50%		50%~80%		>80%	
		n	%	n	%	n	%	n	%	n	%	n	%
1949—1979	9	8	88.89	0	0.00	1	11.11	5	55.56	3	33.33	1	11.11
1980—1989	4	2	50.00	0	0.00	2	50.00	4	100.00	0	0.00	0	0.00
1990—1999	37	35	94.59	2	5.41	0	0.00	30	81.08	6	16.22	1	2.70
2000—2009	45	43	95.56	2	4.44	0	0.00	35	77.78	9	20.00	1	2.22
2010—2020	28	25	89.29	2	7.14	1	3.57	23	82.14	4	14.29	1	3.57
合计	123	113	91.87	6	4.88	4	3.25	97	78.86	22	17.89	4	3.25
χ^2		33.121						5.233					
P		0.000						0.732					

表6-6-6 不同首诊期别职业性尘肺病现患病例医保报销比例情况

首诊期别	使用医保的现患病例数	医保门诊报销比例						医保住院报销比例					
		<50%		50%~80%		>80%		<50%		50%~80%		>80%	
		n	%	n	%	n	%	n	%	n	%	n	%
壹期	94	86	91.49	5	5.32	3	3.19	75	79.79	17	18.09	2	2.13
贰期	28	26	92.86	1	3.57	1	3.57	22	78.57	5	17.86	1	3.57
叁期	1	1	100.00	0	0.00	0	0.00	0	0.00	0	0.00	1	100.00
合计	123	113	91.87	6	4.88	4	3.25	97	78.86	22	17.89	4	3.25
χ^2		0.238						30.137					
P		0.993						0.000					

表6-6-7 天水市职业性尘肺病现患病例低保补助情况

地区	总病例数	低保补助情况		χ^2	P
		n	%		
秦州区	53	2	3.77		
麦积区	17	0	0.00	1.352	0.717
甘谷县	19	0	0.00		
武山县	40	1	2.50		
首诊期别					
壹期	100	3	3.00		
贰期	28	0	0.00	0.891	0.641
叁期	1	0	0.00		
合计	129	3	2.33		

七、失访人群特征分布及原因分析

天水市随访调查到1949—2020年诊断的265例职业性尘肺病患者信息,其中未能调查到存活情况的失访病例数共计32例,占12.08%。获取的失访病例均有部分线索信息,仅有姓名的病例有2例,有姓名和身份证的病例有4例,但其中多为姓名和身份证号码匹配不一致,造成继续查找的困难较大(见表6-7-1、2)。

表6-7-1 职业性尘肺病失访人群基本情况

地区	失访总人数*	无任何个案资料病例		仅有姓名的病例		有姓名和身份证的病例	
		例数	%	例数	%	例数	%
秦州区	25	0	0.00	2	8.00	3	12.00
麦积区	1	0	0.00	0	0.00	0	0.00
武山县	6	0	0.00	0	0.00	1	16.67
合计	32	0	0.00	2	6.25	4	12.50

*失访总人数=截至2019年底任务总数+诊断未报告的个案总数-随访到的总人数。

表6-7-2 失访病例首次诊断年份分布情况

首次诊断年份	报告病例数	失访人数*
1986年及以前	78	3
1987	3	0
1988	4	1
1989	4	0
1990	4	0
1991	3	0
1992	1	0
1993	4	0
1994	3	0
1995	1	0
1996	4	1
1997	7	0
1998	23	0
1999	6	0
2000	4	1
2001	4	0
2002	9	1
2003	9	0
2004	5	1
2005	13	2
2006	10	0
2007	3	1
2008	4	0
2009	1	0
2010	4	0
2011	2	0
2012	5	1
2013	5	0
2014	2	0
2015	5	0
2016	1	0
2017	6	0
2018	1	0
2019	7	0
2020	0	0
年度不详	20	20
合计	265	32

*各年失访病例数=该年报告总病例数-该年已随访的报告病例数。

八、失访病例中现患和死亡病例估算

天水市随访调查到1949—2020年诊断的265例职业性尘肺病患者信息,其中未能调查到存活情况的失访病例数共计32例。通过划分首诊年度时间段,计算各时间段内现患病例和死亡病例所占比例,以此概率推算失访的32例尘肺病患者中有18例存活,12例死亡。天水市有20例失访患者因诊断日期缺失而无法划分进入相应时间段,因而使用总体存活患者占比率和死亡患者占比率估算该部分失访患者存活情况(见表6-8)。

表6-8 失访病例存活情况估算

报告时期	总报告病例	随访到的报告病例				失访病例总数	失访病例估算	
		现患例数	占比%	死亡例数	占比%		现患例数	死亡例数
1986年及以前	78	13	16.67	62	79.49	3	1	2
1987—1989	11	1	9.09	9	81.82	1	0	1
1990—1999	56	38	67.86	17	30.36	1	1	0
2000—2005	44	34	77.27	5	11.36	5	4	1
2006—2010	22	16	72.73	5	22.73	1	1	0
2011—2020	34	27	79.41	6	17.65	1	1	0
年度不详	20	0	—	0	—	20	10	8
合计	265	129	48.68	104	39.25	32	18	12

九、失访病例中存活病例保障情况估算

通过划分首诊年度时间段,计算各时间段内职业性尘肺病现患病例中享受保障(包括工伤保险、用人单位赔付、医疗保险等保障类型中任意一种)的患者所占比例,以此概率推算可能存活的18例尘肺病患者中,有18例按比例享有保障。天水市有20例失访患者因诊断日期缺失而无法划分进入相应时间段,因而使用总体保障享受比例估算该部分失访患者保障情况(见表6-9)。

表6-9 失访病例保障情况估算

报告时期	总报告病例	随访到的报告病例			失访病例总数	失访病例估算	
		现患例数	享受保障例数*	占比%		现患例数	享受保障例数
1986年及以前	78	13	12	92.31	3	1	1
1987—1989	11	1	1	100.00	1	0	0
1990—1999	56	38	37	97.37	1	1	1
2000—2005	44	34	34	100.00	5	4	4
2006—2010	22	16	16	100.00	1	1	1
2011—2020	34	27	27	100.00	1	1	1
年度不详	20	0	0	—	20	10	10
合计	265	129	127	98.45	32	18	18

*享受任意一种保障情况即为享受保障。

第七章　武威市1949—2020年职业性尘肺病流行特征分析

武威市位于甘肃省中部、河西走廊东端，是中国旅游标志马踏飞燕的出土地。现辖凉州区、民勤县、古浪县和天祝藏族自治县，总面积3.23万平方千米，有9个乡、84个镇、9个街道办事处、1054个行政村。2021年末常住人口144.33万人，其中，城镇人口69.6万人，乡村人口74.73万人，聚居着汉、藏、回、蒙等41个民族。武威区位优越，东接兰州、南靠西宁、北临银川和内蒙古、西通新疆，处于亚欧大陆桥的咽喉地位和西陇海兰新线经济带的中心地段，兰新、干武铁路，G30连霍高速，金武高速，312线国道贯穿全境。武威物产丰富，自古就是"人烟扑地桑柘稠"的富饶之地，地势平坦，风能、光热资源丰富。武威农业资源得天独厚，是全省瓜果及肉类生产基地，也是绿色食品最佳产区之一，更是酿酒葡萄的绝佳产地，日光温室蔬菜、肉蛋奶以及特色林果等发展优势明显。武威矿产资源较丰富，主要以煤炭和非金属类矿产为主。武威市已发现煤、铁、钛、铜、金、稀土、石墨、芒硝、石膏、重晶石、普通萤石、建筑用砂、建筑用石料和砖瓦用黏土等各类矿产45种，占全省已发现矿种数的37.82%；其中已查明资源储量的有煤、铁、锰、铜、金、石墨、芒硝、磷、石膏、水泥用灰岩等34种。其中煤炭已探明储量为16.7亿吨；石灰岩已探明储量为4.02亿吨，远景储量约18.91亿吨；石膏已探明储量为9.8亿吨；油页岩已探明储量8.73亿吨。

2023年，武威市在"职业病危害项目申报系统"申报企业195家，在册职工总数14696人，接尘企业个数169家。

2023年，武威市备的案职业健康检查机构10家，其中凉州区7家（武威创伤骨科医院、武威美年大健康健康管理有限公司综合门诊部、武威市人民医院、甘肃省武威肿瘤医院、武威市凉州医院、武威星晨中西医结合医院、武威市凉州区光明医院），古浪县1家（古浪县人民医院），民勤县1家（民勤县人民医院），天祝藏族自治县1家（天祝藏族自治县人民医院）。武威市备案的职业病诊断机构1家，为甘肃省武威肿瘤医院。

在"甘肃省职业病防治综合管理信息平台"，武威市2020年报告接尘作业劳动者职业健康检查体检个案3030人，占全省接尘作业劳动者职业健康检查体检个案总数3.85%；2021年报告接尘作业劳动者职业健康检查体检个案4226人，占全省接尘作业劳动者职业健康检查体检个案总数4.34%；2022年报告接尘作业劳动者职业健康检查体检个案6377人，占全省接尘作业劳动者职业健康检查体检个案总数5.63%。

一、总体情况

通过本项研究，随访调查到武威市1950—2020年共计诊断825例职业性尘肺病病例，其中调查明确为现患病例者539例，占总病例数的65.33%；死亡217例，占26.30%；失访69例，占8.36%（见表7-1）。

表7-1 武威市各年度职业性尘肺病报告及存活情况

首次诊断年份	各年度职业性尘肺病报告例数	已随访到的病例		合计	现患比例（%）
		现患病例	死亡病例		
1986年及以前	171	31	134	165	18.79
1987	4	3	1	4	75.00
1988	15	4	10	14	28.57
1989	4	1	2	3	33.33
1990	8	4	4	8	50.00
1991	3	1	1	2	50.00
1992	2	2	0	2	100.00
1993	2	0	1	1	0.00
1994	17	13	3	16	81.25
1995	5	1	4	5	20.00
1996	13	6	5	11	54.55
1997	13	9	4	13	69.23
1998	31	23	8	31	74.19
1999	20	18	2	20	90.00
2000	32	32	0	32	100.00
2001	43	35	5	40	87.50
2002	41	35	5	40	87.50
2003	19	17	2	19	89.47
2004	48	45	2	47	95.74
2005	73	55	2	57	96.49
2006	18	15	3	18	83.33
2007	6	6	0	6	100.00
2008	29	28	1	29	96.55
2009	9	9	0	9	100.00
2010	28	26	2	28	92.86
2011	18	15	3	18	83.33
2012	24	20	4	24	83.33
2013	10	9	1	10	90.00
2014	9	8	1	9	88.89
2015	18	15	3	18	83.33

续表

首次诊断年份	各年度职业性尘肺病报告例数	已随访到的病例		合计	现患比例（%）
		现患病例	死亡病例		
2016	8	8	0	8	100.00
2017	15	12	3	15	80.00
2018	11	11	0	11	100.00
2019	24	22	1	23	95.65
2020	0	0	0	0	—
年度不详	34	0	0	0	—
合计	825	539	217	756	71.30

二、职业性尘肺病现患病例人口学特征分布情况

按照用人单位所在地分析武威市现患职业性尘肺患者口学特征分布情况，结果显示武威市现患职业性尘肺患者平均首诊年龄为48.58±10.33岁，年龄中位数47.54岁。现患职业性尘肺患者中96.85%为男性；男性平均首诊年龄48.83±10.3岁，年龄中位数47.72岁；女性平均首诊年龄40.85±8.32岁，年龄中位数39.11岁（见表7-2）。

表7-2 武威市职业性尘肺病现患病例人口学特征分布情况

地区	男性				女性				合计			
	例数	%	年龄均值±SD	年龄中位数	例数	%	年龄均值±SD	年龄中位数	例数	年龄均值±SD	年龄中位数	
凉州区	261	95.60	48.85±10.12	47.96	12	4.40	43.09±8.21	44.41	273	48.6±10.10	47.72	
古浪县	21	95.45	50.65±10.99	45.78	1	4.55	36.38±0	36.38	22	50±11.15	45.56	
民勤县	93	97.89	47.22±11.40	45.71	2	2.11	37.84±11.15	37.84	95	47.02±11.42	45.71	
天祝县	147	98.66	49.55±9.76	48.88	2	1.34	32.62±2.84	32.62	149	49.33±9.89	48.84	
合计	522	96.85	48.83±10.30	47.72	17	3.15	40.85±8.32	39.11	539	48.58±10.33	47.54	

三、职业性尘肺病现患病例分期情况

分析现患职业性尘肺病病例分期情况，结果显示武威市各地新发的壹期职业性尘肺病患者数量最多，占比73.47%；其次为贰期患者，占比23.01%（见表7-3-1）。

不同的尘肺病病种也以壹期患者居多，其中石墨尘肺、炭黑尘肺、云母尘肺、铝尘肺和的电焊工尘肺的壹期患者占比达100.00%（见表7-3-2）。

表 7-3-1　武威市职业性尘肺病现患病例分期情况

地区	职业性尘肺病分期						合计	χ^2	P
	壹期	%	贰期	%	叁期	%			
凉州区	190	69.60	73	26.74	10	3.66	273		
古浪县	14	63.64	6	27.27	2	9.09	22	8.469	0.206
民勤县	74	77.89	19	20.00	2	2.11	95		
天祝县	118	79.19	26	17.45	5	3.36	149		
合计	396	73.47	124	23.01	19	3.53	539		

表 7-3-2　各类职业性尘肺病现患病例分期情况

尘肺病种	职业性尘肺病分期						合计	χ^2	P
	壹期	%	贰期	%	叁期	%			
矽肺	98	70.00	30	21.43	12	8.57	140		
煤工尘肺	238	74.61	74	23.20	7	2.19	319		
石墨尘肺	4	100.00	0	0.00	0	0.00	4		
炭黑尘肺	1	100.00	0	0.00	0	0.00	1		
石棉肺	10	71.43	4	28.57	0	0.00	14		
水泥尘肺	28	75.68	9	24.32	0	0.00	37	31.942	0.044
云母尘肺	1	100.00	0	0.00	0	0.00	1		
铝尘肺	1	100.00	0	0.00	0	0.00	1		
电焊工尘肺	5	100.00	0	0.00	0	0.00	5		
铸工尘肺	2	25.00	6	75.00	0	0.00	8		
其他尘肺	8	88.89	1	11.11	0	0.00	9		
合计	396	73.47	124	23.01	19	3.53	539		

四、职业性尘肺病现患病例病种分布情况

（一）地区分布情况

武威市职业性尘肺病患者分布在凉州区（占50.65%）、天祝县（占27.64%）、民勤县（占17.63%）和古浪县（占4.08%）。主要尘肺病病种为煤工尘肺（占59.18%）、矽肺（占25.97%）、水泥尘肺（占6.86%）和石棉肺（占2.60%）。煤工尘肺、矽肺、石棉肺和水泥尘肺等尘肺病患者主要分布于凉州区和天祝县（见表7-4-1）。

（二）行业分布情况

武威市职业性尘肺病患者主要分布在煤炭开采和洗选业（占64.75%）、非金属矿物制品业（占9.09%）、非金属矿采选业（占6.68%）、有色金属冶炼和压延加工业（占6.68%），其次为电力、热力、燃气及水生产和供应业（占1.86%）、金属制品业（占1.48%）等行业（见表7-4-2）。

表7-4-1 武威市不同地区职业性尘肺病现患病例病种分布情况

地区	矽肺		煤工尘肺		石墨尘肺		炭黑尘肺		石棉肺		水泥尘肺		云母尘肺		铝尘肺		电焊工尘肺		铸工尘肺		其他尘肺		合计		χ^2	P
	例数	%	例数	%	例数	%	例数	%	例数	%	例数	%	例数	%	例数	%	例数	%	例数	%	例数	%	例数	%		
凉州区	71	26.01	159	58.24	1	0.37	1	0.37	7	2.56	25	9.16	0	0.00	1	0.37	1	0.37	3	1.10	4	1.47	273	50.65		
古浪县	8	36.36	12	54.55	0	0.00	0	0.00	1	4.55	0	0.00	1	4.55	0	0.00	0	0.00	0	0.00	0	0.00	22	4.08		
民勤县	25	26.32	61	64.21	0	0.00	0	0.00	2	2.11	0	0.00	0	0.00	0	0.00	2	2.11	4	4.21	1	1.05	95	17.63		
天祝县	36	24.16	87	58.39	3	2.01	0	0.00	4	2.68	12	8.05	0	0.00	0	0.00	2	1.34	1	0.67	4	2.68	149	27.64		
合计	140	25.97	319	59.18	4	0.74	1	0.19	14	2.60	37	6.86	1	0.19	1	0.19	5	0.93	8	1.48	9	1.67	539	100.00	52.996	0.006

表7-4-2 武威市不同行业职业性尘肺病现患病例病种分布情况

行业	矽肺		煤工尘肺		石墨尘肺		炭黑尘肺		石棉肺		水泥尘肺		云母尘肺		铝尘肺		电焊工尘肺		铸工尘肺		其他尘肺		合计		χ^2	P
	例数	%	例数	%	例数	%	例数	%	例数	%	例数	%	例数	%	例数	%	例数	%	例数	%	例数	%	例数	%		
1	2	66.67	1	33.33	0	0.00	0	0.00	0	0.00	0	0.00	0	0.00	0	0.00	0	0.00	0	0.00	0	0.00	3	0.56		
2	2	66.67	0	0.00	0	0.00	0	0.00	0	0.00	0	0.00	0	0.00	0	0.00	0	0.00	1	33.33	0	0.00	3	0.56		
5	0	0.00	1	50.00	1	50.00	0	0.00	0	0.00	0	0.00	0	0.00	0	0.00	0	0.00	0	0.00	0	0.00	2	0.37		
6	79	22.64	238	68.19	1	0.29	1	0.29	10	2.87	10	2.87	0	0.00	1	0.29	4	1.15	3	0.86	2	0.57	349	64.75		
7	1	100.00	0	0.00	0	0.00	0	0.00	0	0.00	0	0.00	0	0.00	0	0.00	0	0.00	0	0.00	0	0.00	1	0.19		
9	0	0.00	4	100.00	0	0.00	0	0.00	0	0.00	0	0.00	0	0.00	0	0.00	0	0.00	0	0.00	0	0.00	4	0.74		
10	11	30.56	14	38.89	0	0.00	0	0.00	1	2.78	8	22.22	0	0.00	0	0.00	0	0.00	0	0.00	2	5.56	36	6.68	405.530	<0.001
12	0	0.00	4	100.00	0	0.00	0	0.00	0	0.00	0	0.00	0	0.00	0	0.00	0	0.00	0	0.00	0	0.00	4	0.74		
13	0	0.00	1	100.00	0	0.00	0	0.00	0	0.00	0	0.00	0	0.00	0	0.00	0	0.00	0	0.00	0	0.00	1	0.19		
15	2	50.00	2	50.00	0	0.00	0	0.00	0	0.00	0	0.00	0	0.00	0	0.00	0	0.00	0	0.00	0	0.00	4	0.74		
17	0	0.00	3	100.00	0	0.00	0	0.00	0	0.00	0	0.00	0	0.00	0	0.00	0	0.00	0	0.00	0	0.00	3	0.56		
22	0	0.00	1	50.00	0	0.00	0	0.00	1	50.00	0	0.00	0	0.00	0	0.00	0	0.00	0	0.00	0	0.00	2	0.37		
23	0	0.00	1	100.00	0	0.00	0	0.00	0	0.00	0	0.00	0	0.00	0	0.00	0	0.00	0	0.00	0	0.00	1	0.19		

续表

行业	矽肺		煤工尘肺		石墨尘肺		炭黑尘肺		石棉肺		水泥尘肺		云母尘肺		铝尘肺		电焊工尘肺		铸工尘肺		其他尘肺		合计		χ^2	P
	例数	%	例数	%	例数	%	例数	%	例数	%	例数	%	例数	%	例数	%	例数	%	例数	%	例数	%	例数	%		
25	0	0.00	0	0.00	0	0.00	0	0.00	1	100.00	0	0.00	0	0.00	0	0.00	0	0.00	0	0.00	0	0.00	1	0.19		
28	1	100.00	0	0.00	0	0.00	0	0.00	0	0.00	0	0.00	0	0.00	0	0.00	0	0.00	0	0.00	0	0.00	1	0.19		
30	21	42.86	16	32.65	0	0.00	0	0.00	0	0.00	10	20.41	1	2.04	0	0.00	0	0.00	0	0.00	1	2.04	49	9.09		
31	0	0.00	1	100.00	0	0.00	0	0.00	0	0.00	0	0.00	0	0.00	0	0.00	0	0.00	0	0.00	0	0.00	1	0.19		
32	9	25.00	15	41.67	1	2.78	0	0.00	1	2.78	7	19.44	0	0.00	0	0.00	1	2.78	0	0.00	2	5.56	36	6.68		
33	2	25.00	3	37.50	0	0.00	0	0.00	0	0.00	0	0.00	0	0.00	0	0.00	0	0.00	3	37.50	0	0.00	8	1.48		
34	1	100.00	0	0.00	0	0.00	0	0.00	0	0.00	0	0.00	0	0.00	0	0.00	0	0.00	0	0.00	0	0.00	1	0.19		
41	1	33.33	0	0.00	0	0.00	0	0.00	0	0.00	0	0.00	1	33.33	0	0.00	0	0.00	1	33.33	0	0.00	3	0.56		
43	1	100.00	0	0.00	0	0.00	0	0.00	0	0.00	0	0.00	0	0.00	0	0.00	0	0.00	0	0.00	0	0.00	1	0.19		
44	3	30.00	5	50.00	1	10.00	0	0.00	0	0.00	1	10.00	0	0.00	0	0.00	0	0.00	0	0.00	0	0.00	10	1.86		
45	2	40.00	2	40.00	0	0.00	0	0.00	0	0.00	1	20.00	0	0.00	0	0.00	0	0.00	0	0.00	0	0.00	5	0.93		
46	0	0.00	1	100.00	0	0.00	0	0.00	0	0.00	0	0.00	0	0.00	0	0.00	0	0.00	0	0.00	0	0.00	1	0.19		
47	1	33.33	2	66.67	0	0.00	0	0.00	0	0.00	0	0.00	0	0.00	0	0.00	0	0.00	0	0.00	0	0.00	3	0.56		
54	0	0.00	1	100.00	0	0.00	0	0.00	0	0.00	0	0.00	0	0.00	0	0.00	0	0.00	0	0.00	0	0.00	1	0.19		
59	1	20.00	3	60.00	0	0.00	0	0.00	0	0.00	0	0.00	0	0.00	0	0.00	0	0.00	0	0.00	1	20.00	5	0.93		
总计	140	25.97	319	59.18	4	0.74	1	0.19	14	2.60	37	6.86	1	0.19	1	0.19	5	0.93	8	1.48	9	1.67	539	100.00		

*行业编码：1.农业 2.林业 3.畜牧业 4.渔业 5.农、林、牧、渔服务业 6.煤炭开采和洗选业 7.石油和天然气开采业 8.黑色金属矿采选业 9.有色金属矿采选业 10.非金属矿采选业 11.开采辅助活动 12.其他采矿业 13.农副食品加工业 14.食品制造业 15.酒、饮料和精制茶制造业 16.烟草制品业 17.纺织业 18.纺织服装、服饰业 19.皮革、毛皮、羽毛及其制品和制鞋业 20.木材加工和木、竹、藤、棕、草制品业 21.家具制造业 22.造纸和纸制品业 23.印刷和记录媒介复制业 24.文教、工美、体育和娱乐用品制造业 25.石油加工、炼焦和核燃料加工业 26.化学原料和化学制品制造业 27.医药制造业 28.化学纤维制造业 29.橡胶和塑料制品业 30.非金属矿物制品业 31.黑色金属冶炼和压延加工业 32.有色金属冶炼和压延加工业 33.金属制品业 34.通用设备制造业 35.专用设备制造业 36.汽车制造业 37.铁路、船舶、航空航天和其他运输设备制造业 38.电气机械和器材制造业 39.计算机、通信和其他电子设备制造业 40.仪器仪表制造业 41.其他制造业 42.废弃资源综合利用业 43.金属制品、机械和设备修理业 44.电力、热力、燃气及水生产和供应业 45.建筑业 46.批发和零售业 47.交通运输、仓储和邮政业 48.住宿和餐饮业 49.信息传输、软件和信息技术服务业 50.金融业 51.房地产业 52.租赁和商务服务业 53.科学研究和技术服务业 54.水利、环境和公共设施管理业 55.居民服务、修理和其他服务业 56.教育 57.卫生和社会工作 58.文化、体育和娱乐业 59.公共管理、社会保障和社会组织。

五、职业性尘肺病现患病例工龄分布情况

武威市职业性尘肺病患者的接尘工龄平均为20.25±8.69年,中位数为20.00年;接尘工龄较短的病种有:云母尘肺、矽肺、煤工尘肺、电焊工尘肺及石墨尘肺,接尘工龄较长的病种有:铝尘肺和炭黑尘肺。武威市接尘工龄小于或等于5年的职业性尘肺病患者有23例,多为矽肺、煤工尘肺和石棉肺(见表7-5)。

表7-5 职业性尘肺病现患病例接尘工龄分布情况(工龄单位:年)

尘肺病病种	病例数	平均值±SD	中位数	H	P	工龄≤5年病例数
矽肺	140	17.9±8.92	20.00	22.593	0.012	10
煤工尘肺	319	20.61±8.1	20.00			11
石墨尘肺	4	21.67±8.91	22.50			0
炭黑尘肺	1	35.75±0	35.75			0
石棉肺	14	22.8±13.04	30.00			2
水泥尘肺	37	22.19±8.29	22.50			0
云母尘肺	1	16±0	16.00			0
铝尘肺	1	49.17±0	49.17			0
电焊工尘肺	5	21.15±6.43	22.50			0
铸工尘肺	8	24.76±5.01	24.00			0
其他尘肺	9	22.5±11.43	24.00			0
合计	539	20.25±8.69	20.00			23

六、职业性尘肺病现患病例享受保障情况

(一)职业性尘肺病现患病例社会保障享受情况

武威市现患职业性尘肺病患者中,享受工伤保险待遇者440例,占81.63%;享有用人单位赔付者32例,占5.94%;有医疗保险者531例,占98.52%;有大病医疗保险者386例,占71.61%;有其他保障(例如医疗救助、贫困救助等)者37例,占6.86%;无任何保障者2例,占0.37%。武威市无任何保障的职业性尘肺病患者主要集中在凉州区和民勤县(见表7-6-1)。

武威市不同首诊日期的职业性尘肺病现患病例享受工伤保险、用人单位赔付、医疗保险的比例不同,差异有统计学意义(χ^2=124.729 P=0.000,χ^2=90.715 P=0.001,χ^2=139.943 P=0.000)。其中2000—2009年诊断的职业性尘肺病患者享受工伤保险待遇的比例均最高(88.45%),1949—1979年诊断的职业性尘肺病患者享受用人单位赔付最高(15.00%),2010—2020年诊断的职业性尘肺病患者享受医疗保险的比例最高(99.32%)。不同首诊日期的职业性尘肺病现患病无任何保障的比例不同,差异有统计学意义(χ^2=163.300 P=0.000)(见表7-6-2)。

武威市不同首诊期别职业性尘肺病现患病例享受用工伤保险、人单位赔付、医疗

保险的比例相同，差异没有统计学意义（χ^2=1.624 P=0.444，χ^2=0.045 P=0.000，χ^2=3.467 P=0.177）。不同首诊期别职业性尘肺病患者无任何保障的比例相同，差异没有统计学意义（χ^2=0.857 P=0.651）（见表7-6-3）。

（二）职业性尘肺病现患病例医保报销情况

武威市未享受工伤保险，但享受居民医疗保险的职业性尘肺病患者共计97例，其中医保门诊报销比例低于50%的患者有62例，占63.92%；医保门诊报销比例高于80%的患者有8例，占8.25%。医保住院报销比例低于50%的患者有63例，占64.95%；医保住院报销比例高于80%的患者有6例，占6.19%。市内各区县职业性尘肺病患者医保住院报销比例多低于50%。武威市未享受工伤保险，但享受居民医疗保险的97例职业性尘肺病患者中，享受低保者共计6人，每月每人享受的低保金额平均为350元（见表7-6-4）。

武威市不同首诊日期的职业性尘肺病患者医保门诊报销比例构成不同，差异有统计学意义（χ^2=57.240 P=0.000）；医保住院报销比例构成相同，差异没有统计学意义（χ^2=5.857 P=0.663）（见表7-6-5）。

武威市不同首诊期别的职业性尘肺病患者医保门诊报销比例构成相同，差异没有统计学意义（χ^2=8.047 P=0.090）；医保住院报销比例构成相同，差异没有统计学意义（χ^2=3.557 P=0.469）（见表7-6-6）。

（三）职业性尘肺病现患病例低保补助情况

武威市现患职业性尘肺病患者中，享受低保者共计34人，占6.31%。各市州享受低保比例构成不同，差异有统计学意义（χ^2=17.868 P=0.000）；其中享受低保比例较高的县区是民勤县（占15.79%）。不同首诊期别患者享受低保比例构成相同，差异没有统计学意义（χ^2=1.511 P=0.470）（见表7-6-7）。

表7-6-1　不同地区职业性尘肺病现患病例享受各类保障情况

地区	总病例数	工伤保险		用人单位赔付		医疗保险		大病医疗保险		其他保障		无任何保障	
		例数	%	例数	%	例数	%	例数	%	例数	%	例数	%
凉州区	273	226	82.78	19	6.96	267	97.80	199	72.89	17	6.23	1	0.37
古浪县	22	17	77.27	0	0.00	22	100.00	17	77.27	1	4.55	0	0.00
民勤县	95	73	76.84	7	7.37	94	98.95	71	74.74	10	10.53	1	1.05
天祝县	149	124	83.22	6	4.03	148	99.33	99	66.44	9	6.04	0	0.00
合计	539	440	81.63	32	5.94	531	98.52	386	71.61	37	6.86	2	0.37

表7-6-2　不同首诊日期职业性尘肺病现患病例社会保障享受情况

首诊日期	总病例数	工伤保险		用人单位赔付		医疗保险		无任何保障	
		n	%	n	%	n	%	n	%
1949—1979	20	11	55.00	3	15.00	19	95.00	0	0.00
1980—1989	19	12	63.16	1	5.26	17	89.47	1	5.26

续表

首诊日期	总病例数	工伤保险		用人单位赔付		医疗保险		无任何保障	
		n	%	n	%	n	%	n	%
1990—1999	77	66	85.71	4	5.19	76	98.70	1	1.30
2000—2009	277	245	88.45	16	5.78	274	98.92	0	0.00
2010—2020	146	106	72.60	8	5.48	145	99.32	0	0.00
合计	539	440	81.63	32	5.94	531	98.52	2	0.37
χ^2		124.729		90.715		139.943		163.300	
P		0.000		0.001		0.000		0.000	

表7-6-3 不同首诊期别职业性尘肺病现患病例社会保障享受情况

首诊期别	总病例数	工伤保险		用人单位赔付		医疗保险		无任何保障	
		n	%	n	%	n	%	n	%
壹期	396	319	80.56	24	6.06	392	98.99	1	0.25
贰期	124	106	85.48	7	5.65	120	96.77	1	0.81
叁期	19	15	78.95	1	5.26	19	100.00	0	0.00
合计	539	440	81.63	32	5.94	531	98.52	2	0.37
χ^2		1.624		0.045		3.467		0.857	
P		0.444		0.978		0.177		0.651	

表7-6-4 职业性尘肺病现患病例医保报销比例和低保情况

地区	现患病例	应调查医保报销比例总人数*	门诊医保报销比例			住院医保报销比例			享受低保人数	每月每人享受低保金额（元）
			<50%	50%~80%	>80%	<50%	50%~80%	>80%		
凉州区	273	46	30	10	6	28	15	3	4	300
古浪县	22	5	3	2	0	4	1	0	0	0
民勤县	95	21	13	6	1	13	6	1	2	450
天祝县	149	25	16	8	1	18	5	2	0	0
合计	539	97	62	26	8	63	27	6	6	350
χ^2			3.571			2.020				
P			0.734			0.918				

*应调查医保报销比例总人数指未享受工伤保险，但享受居民医保总人数。

表7-6-5　不同首诊日期职业性尘肺病现患病例医保报销比例情况

首诊日期	使用医保的现患病例数	医保门诊报销比例						医保住院报销比例					
		<50%		50%~80%		>80%		<50%		50%~80%		>80%	
		n	%	n	%	n	%	n	%	n	%	n	%
1949—1979	18	12	66.67	6	33.33	0	0.00	11	61.11	6	33.33	1	5.56
1980—1989	16	14	87.50	2	12.50	0	0.00	11	68.75	5	31.25	0	0.00
1990—1999	74	67	90.54	6	8.11	1	1.35	48	64.86	20	27.03	6	8.11
2000—2009	267	238	89.14	27	10.11	2	0.75	180	67.42	59	22.10	28	10.49
2010—2020	131	82	62.60	37	28.24	12	9.16	93	70.99	30	22.90	8	6.11
合计	506	413	81.62	78	15.42	15	2.96	343	67.79	120	23.72	43	8.50
χ^2				57.240						5.857			
P				0.000						0.663			

表7-6-6　不同首诊期别职业性尘肺病现患病例医保报销比例情况

首诊期别	使用医保的现患病例数	医保门诊报销比例						医保住院报销比例					
		<50%		50%~80%		>80%		<50%		50%~80%		>80%	
		n	%	n	%	n	%	n	%	n	%	n	%
壹期	373	305	81.77	58	15.55	10	2.68	253	67.83	87	23.32	33	8.85
贰期	118	99	83.90	16	13.56	3	2.54	77	65.25	32	27.12	9	7.63
叁期	15	9	60.00	4	26.67	2	13.33	13	86.67	1	6.67	1	6.67
合计	506	413	81.62	78	15.42	15	2.96	343	67.79	120	23.72	43	8.50
χ^2				8.047						3.557			
P				0.090						0.469			

表7-6-7　武威市职业性尘肺病现患病例低保补助情况

项目	总病例数	低保补助情况		χ^2	P
		n	%		
地区					
凉州区	273	13	4.76		
古浪县	22	1	4.55	17.868	0.000
民勤县	95	15	15.79		
天祝县	149	5	3.36		
首诊期别					
壹期	396	28	7.07		
贰期	124	5	4.03	1.511	0.470
叁期	19	1	5.26		
合计	539	34	6.31		

七、失访人群特征分布及原因分析

武威市随访调查到1949—2020年诊断的825例职业性尘肺病患者信息,其中未能调查到存活情况的失访病例数共计69例,占8.36%。获取的失访病例均有部分线索信息,仅有姓名的病例0例,有姓名和身份证的病例有6例,但其中多为姓名和身份证号码匹配不一致,造成继续查找的困难较大(见表7-7-1、2)。

表7-7-1 职业性尘肺病失访人群基本情况

地区	失访总人数*	无任何个案资料病例		仅有姓名的病例		有姓名和身份证的病例	
		例数	%	例数	%	例数	%
凉州区	15	0	0.00	0	0.00	2	13.33
古浪县	2	0	0.00	0	0.00	1	50.00
民勤县	6	0	0.00	0	0.00	0	0.00
天祝县	46	0	0.00	0	0.00	3	6.52
合计	69	0	0.00	0	0.00	6	8.70

*失访总人数=截至2019年底任务总数+诊断未报告的个案总数-随访到的总人数。

表7-7-2 失访病例首次诊断年份分布情况

首次诊断年份	报告病例数	失访人数*
1986年及以前	171	6
1987	4	0
1988	15	1
1989	4	1
1990	8	0
1991	3	1
1992	2	0
1993	2	1
1994	17	1
1995	5	0
1996	13	2
1997	13	0
1998	31	0
1999	20	0
2000	32	0

续表

首次诊断年份	报告病例数	失访人数*
2001	43	3
2002	41	1
2003	19	0
2004	48	1
2005	73	16
2006	18	0
2007	6	0
2008	29	0
2009	9	0
2010	28	0
2011	18	0
2012	24	0
2013	10	0
2014	9	0
2015	18	0
2016	8	0
2017	15	0
2018	11	0
2019	24	1
2020	0	0
年度不详	34	34
合计	825	69

*各年失访病例数=该年报告总病例数−该年已随访的报告病例数。

八、失访病例中现患和死亡病例估算

武威市随访调查到1949—2020年诊断的825例职业性尘肺病患者信息，其中未能调查到存活情况的失访病例数共计69例。通过划分首诊年度时间段，计算各时间段内现患病例和死亡病例所占比例，以此概率推算失访的69例尘肺病患者中有46例存活，18例死亡。武威市有34例失访患者因诊断日期缺失而无法划分进入相应时间段，因而使用总体存活患者占比率和死亡患者占比率估算该部分失访患者存活情况（见表7-8）。

表7-8 失访病例存活情况估算

报告时期	总报告病例	随访到的报告病例				失访病例总数	失访病例估算	
		现患例数	占比%	死亡例数	占比%		现患例数	死亡例数
1986年及以前	171	31	18.13	134	78.36	6	1	5
1987—1989	23	8	34.78	13	56.52	2	1	1
1990—1999	114	77	67.54	32	28.07	5	3	1
2000—2005	256	219	85.55	16	6.25	21	18	1
2006—2010	90	84	93.33	6	6.67	0	0	0
2011—2020	137	120	87.59	16	11.68	1	1	0
年度不详	34	—	—	—	—	34	22	9
合计	825	539	65.33	217	26.30	69	46	18

九、失访病例中存活病例保障情况估算

通过划分首诊年度时间段，计算各时间段内职业性尘肺病现患病例中享受保障（包括工伤保险、用人单位赔付、医疗保险等保障类型中任意一种）的患者所占比例，以此概率推算可能存活的46例尘肺病患者中，有46例按比例享有保障。武威市有34例失访患者因诊断日期缺失而无法划分进入相应时间段，因而使用总体保障享受比例估算该部分失访患者保障情况（见表7-9）。

表7-9 失访病例保障情况估算

报告时期	总报告病例	随访到的报告病例				失访病例总数	失访病例估算	
		现患例数	享受保障例数*	占比%			现患例数	享受保障例数
1986年及以前	171	31	30	96.77		6	1	1
1987—1989	23	8	8	100.00		2	1	1
1990—1999	114	77	76	98.70		5	3	3
2000—2005	256	219	219	100.00		21	18	18
2006—2010	90	84	84	100.00		0	0	0
2011—2020	137	120	120	100.00		1	1	1
年度不详	34	0	0	0.00		34	22	22
合计	825	539	537	99.63		69	46	46

*享受任意一种保障情况即为享受保障。

第八章　张掖市1949—2020年职业性尘肺病流行特征分析

张掖市位于青藏高原和蒙古高原交会的河西走廊中部，辖区土地总面积3.86万平方千米，辖甘州区、临泽县、高台县、山丹县、民乐县、肃南县一区五县，辖区有汉、裕固、藏、蒙、回等38个民族，其中分布于祁连山区的裕固族是甘肃独有的少数民族。2021年，全市常住人口112.25万人，城镇人口58.95万人，城镇化率52.52%。境内祁连山水源涵养区、黑河绿洲、荒漠戈壁三大生态系统交错衔接，雪山冰川、森林草原、七彩丹霞、田畴沃野、湿地候鸟、荒漠沙丘等地貌交相辉映，使张掖成为坐落在祁连山、黑河湿地两个国家级自然保护区之上的城市。张掖境内河流众多，阳光充足，土地肥沃，灌溉便利，是国家现代农业示范区，是全国最大的玉米制种区和重要的粮食、蔬菜、瓜果、油料和牛羊生产基地。张掖也是全省以钨钼、铜、金、铁、煤、黏土、钾盐等矿种为主的金属、非金属矿产集中区和水能、光能、风能开发区。张掖既有"半城芦苇"的自然美景，也有"半城塔影"的历史风貌，文化沉积深厚，人文景观丰富，是国家级历史文化名城和中国优秀旅游城市。这里有中国最美之一的祁连山草原、张掖丹霞、黑河湿地、黑河峡谷和平山湖大峡谷，有全国最大的山丹马场、保存最完整的汉明长城、历史文化名山焉支山、名城骆驼城、红西路军战斗遗址和烈士陵园，有距城市最近的七一冰川、沙漠公园，有全国最大的室内泥塑卧佛张掖大佛、坐佛山丹大佛，有与敦煌莫高窟同时代的马蹄寺石窟群，还有独特的裕固族、蒙古族、藏族风情等。

2023年，张掖市在"职业病危害项目申报系统"申报企业288家，在册职工总数13 880人，接尘企业个数182家。

2023年，张掖市备案的职业健康检查机构14家，其中甘州区6家（张掖市疾病预防控制中心、张掖天慈阳光医院、张掖市中医医院、河西学院附属张掖人民医院、甘州区人民医院、张掖市第二人民医院），高台县3家（高台丝路慈仁医院、高台县人民医院、高台县中医医院），山丹县2家（山丹县人民医院、山丹县中医医院），临泽县1家（临泽县人民医院），民乐县1家（民乐县人民医院），肃南裕固族自治县1家（肃南裕固族自治县人民医院）。张掖市备案的职业病诊断机构1家，为河西学院附属张掖人民医院。

在"甘肃省职业病防治综合管理信息平台"，张掖市2020年报告接尘作业劳动者职业健康检查体检个案4167人，占全省接尘作业劳动者职业健康检查体检个案总数5.29%；2021年报告接尘作业劳动者职业健康检查体检个案5220人，占全省接尘作业劳动者职业健康检查体检个案总数5.36%；2022年报告接尘作业劳动者职业健康检查体检个案5907人，占全省接尘作业劳动者职业健康检查体检个案总数5.21%。

一、总体情况

通过本项研究，随访调查到张掖市1950—2020年共计诊断3255例职业性尘肺病病例，其中调查明确为现患病例者1504例，占总病例数的46.21%；死亡1308例，占40.18%；失访443例，占13.61%（见表8-1）。

表8-1 张掖市各年度职业性尘肺病报告及存活情况

首次诊断年份	各年度职业性尘肺病报告例数	已随访到的病例		合计	现患比例（%）
		现患病例	死亡病例		
1986年及以前	1061	646	372	1018	63.46
1987	41	16	20	36	44.44
1988	59	7	49	56	12.50
1989	23	8	13	21	38.10
1990	25	3	20	23	13.04
1991	10	5	5	10	50.00
1992	21	5	11	16	31.25
1993	20	3	16	19	15.79
1994	37	8	17	25	32.00
1995	21	14	5	19	73.68
1996	26	10	7	17	58.82
1997	67	32	32	64	50.00
1998	90	49	31	80	61.25
1999	32	17	10	27	62.96
2000	79	55	13	68	80.88
2001	127	79	29	108	73.15
2002	88	45	32	77	58.44
2003	67	54	6	60	90.00
2004	71	52	8	60	86.67
2005	458	378	19	397	95.21
2006	66	48	16	64	75.00
2007	15	10	3	13	76.92
2008	32	21	8	29	72.41
2009	14	12	2	14	85.71
2010	48	28	18	46	60.87
2011	36	30	4	34	88.24
2012	50	44	6	50	88.00
2013	66	57	9	66	86.36
2014	55	48	6	54	88.89

续表

首次诊断年份	各年度职业性尘肺病报告例数	已随访到的病例		合计	现患比例（%）
		现患病例	死亡病例		
2015	44	34	10	44	77.27
2016	33	30	3	33	90.91
2017	50	45	5	50	90.00
2018	35	35	0	35	100.00
2019	77	76	1	77	98.70
2020	2	2	0	2	100.00
年度不详	209	0	0	0	0
合计	3255	1504	1308	2812	53.49

二、职业性尘肺病现患病例人口学特征分布情况

按照用人单位所在地分析张掖市现患职业性尘肺患者口学特征分布情况，结果显示张掖市现患职业性尘肺患者平均首诊年龄为49.5±11.09岁，年龄中位数49.34岁。现患职业性尘肺患者中97.94%为男性；男性平均首诊年龄49.55±11.1岁，年龄中位数49.44岁；女性平均首诊年龄46.99±10.53岁，年龄中位数44.90岁（见表8-2）。

表8-2 张掖市职业性尘肺病现患病例人口学特征分布情况

地区	男性				女性				合计		
	例数	%	年龄均值±SD	年龄中位数	例数	%	年龄均值±SD	年龄中位数	例数	年龄均值±SD	年龄中位数
甘州区	76	98.70	47.88±11.98	48.14	1	1.30	37.48±0	37.48	77	47.75±11.96	47.92
高台县	127	96.21	52.35±11.78	52.88	5	3.79	49.09±7.68	52.35	132	52.23±11.64	52.74
临泽县	8	100.00	49.19±4.67	50.46	0	0.00	—	—	8	49.19±4.67	50.46
民乐县	26	96.30	53.71±10.87	54.29	1	3.70	38.76±0	38.76	27	53.15±11.04	53.33
山丹县	429	97.50	48.37±11.34	47.92	11	2.50	47.41±14.08	44.86	440	48.35±11.4	47.79
肃南县	807	98.41	49.76±10.72	49.68	13	1.59	47.19±8.77	45.04	820	49.72±10.69	49.52
合计	1473	97.94	49.55±11.1	49.44	31	2.06	46.99±10.53	44.90	1504	49.5±11.09	49.34

三、职业性尘肺病现患病例分期情况

分析现患职业性尘肺病病例分期情况，结果显示张掖市各地新发的壹期职业性尘肺病患者数量最多，占比77.26%；其次为贰期患者，占比17.29%（见表8-3-1）。

不同的尘肺病病种也以壹期患者居多，其中陶工尘肺、铝尘肺、石墨尘肺、炭黑尘肺和电焊工尘肺的壹期患者占比达100.0%（见表8-3-2）。

表8-3-1 张掖市职业性尘肺病现患病例分期情况

地区	职业性尘肺病分期						合计	χ^2	P
	壹期	%	贰期	%	叁期	%			
甘州区	55	71.43	18	23.38	4	5.19	77		
高台县	107	81.06	19	14.39	6	4.55	132		
临泽县	6	75.00	1	12.50	1	12.50	8	19.635	0.033
民乐县	24	88.89	3	11.11	0	0.00	27		
山丹县	363	82.50	54	12.27	23	5.23	440		
肃南县	607	74.02	165	20.12	48	5.85	820		
合 计	1162	77.26	260	17.29	82	5.45	1504		

表8-3-2 各类职业性尘肺病现患病例分期情况

尘肺病种	职业性尘肺病分期						合计	χ^2	P
	壹期	%	贰期	%	叁期	%			
矽 肺	413	70.12	123	21	53	9.00	589		
煤工尘肺	637	81.88	118	15	23	2.96	778		
石墨尘肺	3	100.00	0	0	0	0.00	3		
炭黑尘肺	2	100.00	0	0	0	0.00	2		
石棉肺	35	72.92	8	17	5	10.42	48		
滑石尘肺	2	50.00	1	25	1	25.00	4	54.178	<0.001
水泥尘肺	35	85.37	6	15	0	0.00	41		
陶工尘肺	3	100.00	0	0	0	0.00	3		
铝尘肺	1	100.00	0	0	0	0.00	1		
电焊工尘肺	4	100.00	0	0	0	0.00	4		
铸工尘肺	5	62.50	3	38	0	0.00	8		
其他尘肺	22	95.65	1	4	0	0.00	23		
合 计	1162	77.26	260	17	82	5.45	1504		

四、职业性尘肺病现患病例病种分布情况

（一）地区分布情况

张掖市职业性尘肺病患者主要分布在肃南县（占54.52%）、山丹县（占29.26%）、高台县（占8.78%）和甘州区（占5.12%）。主要尘肺病病种为煤工尘肺（占51.73%）矽肺（占39.16%）和石棉肺（3.19%）；其中山丹县、肃南县、临泽县和高台县以煤工尘肺为主，甘州区和民乐县以矽肺为主。石棉肺患者主要分布于山丹县和肃南县（见表8-4-1）。

（二）行业分布情况

张掖市职业性尘肺病患者主要分布在煤炭开采和洗选业（占81.52%）、黑色金属矿采选业（占5.05%）和非金属矿物制品业（占4.26%），其次是其他制造业化学原料业（占1.33%）和化学制品制造业（占1.20%）（见表8-4-2）。

表8-4-1 张掖市不同地区职业性尘肺病现患病例病种分布情况

地区	矽肺		煤工尘肺		石墨尘肺		炭黑尘肺		石棉肺		滑石尘肺		水泥尘肺		陶工尘肺		铝尘肺		电焊工尘肺		铸工尘肺		其他尘肺		合计		χ^2	P
	例数	%	例数	%	例数	%	例数	%	例数	%	例数	%	例数	%	例数	%	例数	%	例数	%	例数	%	例数	%	例数	%		
甘州区	40	51.95	29	37.66	1	1.30	0	0.00	3	3.90	1	1.30	1	1.30	0	0.00	0	0.00	0	0.00	1	1.30	1	1.30	77	5.12		
高台县	57	43.18	62	46.97	0	0.00	0	0.00	4	3.03	0	0.00	6	4.55	0	0.00	0	0.00	0	0.00	0	0.00	3	2.27	132	8.78		
临泽县	1	12.50	6	75.00	0	0.00	0	0.00	0	0.00	0	0.00	1	12.50	0	0.00	0	0.00	0	0.00	0	0.00	0	0.00	8	0.53		
民乐县	19	70.37	5	18.52	0	0.00	0	0.00	2	7.41	0	0.00	0	0.00	0	0.00	0	0.00	0	0.00	0	0.00	1	3.70	27	1.80		
山丹县	183	41.59	212	48.18	1	0.23	1	0.23	16	3.64	0	0.00	14	3.18	0	0.00	1	0.23	2	0.45	4	0.91	6	1.36	440	29.26		
肃南县	289	35.24	464	56.59	1	0.12	1	0.12	23	2.80	3	0.37	19	2.32	3	0.37	0	0.00	2	0.24	3	0.37	12	1.46	820	54.52		
合计	589	39.16	778	51.73	3	0.20	2	0.13	48	3.19	4	0.27	41	2.73	3	0.20	1	0.07	4	0.27	8	0.53	23	1.53	1504	100.00	61.808	0.246

表8-4-2 张掖市不同行业职业性尘肺病现患病例病种分布情况

行业	矽肺		煤工尘肺		石墨尘肺		炭黑尘肺		石棉肺		滑石尘肺		水泥尘肺		陶工尘肺		铝尘肺		电焊工尘肺		铸工尘肺		其他尘肺		合计		χ^2	P
	例数	%	例数	%	例数	%	例数	%	例数	%	例数	%	例数	%	例数	%	例数	%	例数	%	例数	%	例数	%	例数	%		
1	2	40.00	3	60.00	0	0.00	0	0.00	0	0.00	0	0.00	0	0.00	0	0.00	0	0.00	0	0.00	0	0.00	0	0.00	5	0.33		
2	0	0.00	5	83.33	0	0.00	0	0.00	0	0.00	1	16.67	0	0.00	0	0.00	0	0.00	0	0.00	0	0.00	0	0.00	6	0.40		
3	0	0.00	1	100.00	0	0.00	0	0.00	0	0.00	0	0.00	0	0.00	0	0.00	0	0.00	0	0.00	0	0.00	0	0.00	1	0.07		
5	0	0.00	1	100.00	0	0.00	0	0.00	0	0.00	0	0.00	0	0.00	0	0.00	0	0.00	0	0.00	0	0.00	0	0.00	1	0.07	622.155	<0.001
6	433	35.32	690	56.28	2	0.16	0	0.00	36	2.94	3	0.24	38	3.10	3	0.24	1	0.08	2	0.16	4	0.33	14	1.14	1226	81.52		
7	0	0.00	0	0.00	0	0.00	0	0.00	1	100.00	0	0.00	0	0.00	0	0.00	0	0.00	0	0.00	0	0.00	0	0.00	1	0.07		
8	64	84.21	8	10.53	0	0.00	1	1.32	2	2.63	0	0.00	0	0.00	0	0.00	0	0.00	1	1.32	0	0.00	0	0.00	76	5.05		

续表

行业	矽肺		煤工尘肺		石墨尘肺		炭黑尘肺		石棉肺		滑石尘肺		水泥尘肺		陶工尘肺		铝尘肺		电焊工尘肺		铸工尘肺		其他尘肺		合计		χ^2	P
	例数	%	例数	%	例数	%	例数	%	例数	%	例数	%	例数	%	例数	%	例数	%	例数	%	例数	%	例数	%	例数	%		
9	4	40.00	6	60.00	0	0.00	0	0.00	0	0.00	0	0.00	0	0.00	0	0.00	0	0.00	0	0.00	0	0.00	0	0.00	10	0.66		
10	35	54.69	19	29.69	0	0.00	1	1.56	6	9.38	0	0.00	1	1.56	0	0.00	0	0.00	0	0.00	0	0.00	2	3.13	64	4.26		
11	0	0.00	1	100.00	0	0.00	0	0.00	0	0.00	0	0.00	0	0.00	0	0.00	0	0.00	0	0.00	0	0.00	0	0.00	1	0.07		
12	4	44.44	4	44.44	0	0.00	0	0.00	0	0.00	0	0.00	0	0.00	0	0.00	0	0.00	0	0.00	0	0.00	1	11.11	9	0.60		
17	1	100.00	0	0.00	0	0.00	0	0.00	0	0.00	0	0.00	0	0.00	0	0.00	0	0.00	0	0.00	0	0.00	0	0.00	1	0.07		
19	0	0.00	0	0.00	0	0.00	0	0.00	0	0.00	0	0.00	0	0.00	0	0.00	0	0.00	0	0.00	0	0.00	1	100.00	1	0.07		
22	2	50.00	2	50.00	0	0.00	0	0.00	0	0.00	0	0.00	0	0.00	0	0.00	0	0.00	0	0.00	0	0.00	0	0.00	4	0.27		
25	6	50.00	5	41.67	0	0.00	0	0.00	1	8.33	0	0.00	0	0.00	0	0.00	0	0.00	0	0.00	0	0.00	0	0.00	12	0.80		
26	7	38.89	6	33.33	0	0.00	0	0.00	1	5.56	0	0.00	0	0.00	0	0.00	0	0.00	1	5.56	1	5.56	2	11.11	18	1.20		
30	3	42.86	3	42.86	0	0.00	0	0.00	0	0.00	0	0.00	0	0.00	0	0.00	0	0.00	0	0.00	1	14.29	0	0.00	7	0.47		
32	2	66.67	1	33.33	0	0.00	0	0.00	0	0.00	0	0.00	0	0.00	0	0.00	0	0.00	0	0.00	0	0.00	0	0.00	3	0.20		
33	2	66.67	1	33.33	0	0.00	0	0.00	0	0.00	0	0.00	0	0.00	0	0.00	0	0.00	0	0.00	0	0.00	0	0.00	3	0.20		
35	1	100.00	0	0.00	0	0.00	0	0.00	0	0.00	0	0.00	0	0.00	0	0.00	0	0.00	0	0.00	0	0.00	0	0.00	1	0.07		
37	0	0.00	1	100.00	0	0.00	0	0.00	0	0.00	0	0.00	0	0.00	0	0.00	0	0.00	0	0.00	0	0.00	0	0.00	1	0.07		
38	0	0.00	1	50.00	0	0.00	0	0.00	0	0.00	0	0.00	1	50.00	0	0.00	0	0.00	0	0.00	0	0.00	0	0.00	2	0.13		
40	1	100.00	0	0.00	0	0.00	0	0.00	0	0.00	0	0.00	0	0.00	0	0.00	0	0.00	0	0.00	0	0.00	0	0.00	1	0.07		
41	7	35.00	10	50.00	0	0.00	0	0.00	1	5.00	0	0.00	0	0.00	0	0.00	0	0.00	0	0.00	1	5.00	1	5.00	20	1.33		
43	0	0.00	1	100.00	0	0.00	0	0.00	0	0.00	0	0.00	0	0.00	0	0.00	0	0.00	0	0.00	0	0.00	0	0.00	1	0.07		

续表

行业	矽肺 例数	矽肺 %	煤工尘肺 例数	煤工尘肺 %	石墨尘肺 例数	石墨尘肺 %	炭黑尘肺 例数	炭黑尘肺 %	石棉肺 例数	石棉肺 %	滑石尘肺 例数	滑石尘肺 %	水泥尘肺 例数	水泥尘肺 %	陶工尘肺 例数	陶工尘肺 %	铝尘肺 例数	铝尘肺 %	电焊工尘肺 例数	电焊工尘肺 %	铸工尘肺 例数	铸工尘肺 %	其他尘肺 例数	其他尘肺 %	合计 例数	合计 %
44	7	70.00	2	20.00	0	0.00	0	0.00	0	0.00	0	0.00	0	0.00	0	0.00	0	0.00	0	0.00	0	0.00	1	10.00	10	0.66
45	4	57.14	2	28.57	1	14.29	0	0.00	0	0.00	0	0.00	0	0.00	0	0.00	0	0.00	0	0.00	0	0.00	0	0.00	7	0.47
46	0	0.00	1	100.00	0	0.00	0	0.00	0	0.00	0	0.00	0	0.00	0	0.00	0	0.00	0	0.00	0	0.00	0	0.00	1	0.07
47	1	50.00	0	0.00	0	0.00	0	0.00	0	0.00	0	0.00	0	0.00	0	0.00	0	0.00	0	0.00	1	50.00	0	0.00	2	0.13
48	1	100.00	0	0.00	0	0.00	0	0.00	0	0.00	0	0.00	0	0.00	0	0.00	0	0.00	0	0.00	0	0.00	0	0.00	1	0.07
54	0	0.00	1	100.00	0	0.00	0	0.00	0	0.00	0	0.00	0	0.00	0	0.00	0	0.00	0	0.00	0	0.00	0	0.00	1	0.07
55	1	50.00	0	0.00	0	0.00	0	0.00	0	0.00	0	0.00	0	0.00	0	0.00	0	0.00	0	0.00	0	0.00	1	50.00	2	0.13
57	0	0.00	2	100.00	0	0.00	0	0.00	0	0.00	0	0.00	0	0.00	0	0.00	0	0.00	0	0.00	0	0.00	0	0.00	2	0.13
59	1	33.33	1	33.33	0	0.00	0	0.00	0	0.00	0	0.00	1	33.33	0	0.00	0	0.00	0	0.00	0	0.00	0	0.00	3	0.20
总计	589	39.16	778	51.73	3	0.20	2	0.13	48	3.19	4	0.27	41	2.73	3	0.20	1	0.07	4	0.27	8	0.53	23	1.53	1504	100.00

*行业编码：1.农业 2.林业 3.畜牧业 4.渔业 5.农、林、牧、渔服务业 6.煤炭开采和洗选业 7.石油和天然气开采业 8.黑色金属矿采选业 9.有色金属矿采选业 10.非金属矿采选业 11.开采辅助活动 12.其他采矿业 13.农副食品加工业 14.食品制造业 15.酒、饮料和精制茶制造业 16.烟草制品业 17.纺织业 18.纺织服装、服饰业 19.皮革、毛皮、羽毛及其制品和制鞋业 20.木材加工和木、竹、藤、棕、草制品业 21.家具制造业 22.造纸和纸制品业 23.印刷和记录媒介复制业 24.文教、工美、体育和娱乐用品制造业 25.石油加工、炼焦和核燃料加工业 26.化学原料和化学制品制造业 27.医药制造业 28.化学纤维制造业 29.橡胶和塑料制品业 30.非金属矿物制品业 31.黑色金属冶炼和压延加工业 32.有色金属冶炼和压延加工业 33.金属制品业 34.通用设备制造业 35.专用设备制造业 36.汽车制造业 37.铁路、船舶、航空航天和其他运输设备制造业 38.电气机械和器材制造业 39.计算机、通信和其他电子设备制造业 40.仪器仪表制造业 41.其他制造业 42.废弃资源综合利用业 43.金属制品、机械和设备修理业 44.电力、热力、燃气及水生产和供应业 45.建筑业 46.批发和零售业 47.交通运输、仓储和邮政业 48.住宿和餐饮业 49.信息传输、软件和信息技术服务业 50.金融业 51.房地产业 52.租赁和商务服务业 53.科学研究和技术服务业 54.水利、环境和公共设施管理业 55.居民服务、修理和其他服务业 56.教育 57.卫生和社会工作 58.文化、体育和娱乐业 59.公共管理、社会保障和社会组织。

五、职业性尘肺病现患病例工龄分布情况

张掖市职业性尘肺病患者的接尘工龄平均为19.31±8.85年，中位数为20.00年；接尘工龄较短的病种有：铝尘肺、炭黑尘肺、滑石尘肺、矽肺及其他尘肺，接尘工龄较长的病种有：铸工尘肺、水泥尘肺和电焊工尘肺。张掖市接尘工龄小于或等于5年的职业性尘肺病患者有96例，多为煤工尘肺、矽肺和石棉肺（见表8-5）。

表8-5 职业性尘肺病现患病例接尘工龄分布情况（工龄单位：年）

尘肺病病种	病例数	平均值±SD	中位数	H	P	工龄≤5年病例数
矽肺	589	17.08±8.96	17.75			59
煤工尘肺	778	20.84±8.35	20.00			25
石墨尘肺	3	17.81±6.62	19.50			0
炭黑尘肺	2	13.5±6.36	13.50			0
石棉肺	48	18.32±9.6	20.00			8
滑石尘肺	4	19.04±7.75	17.17	79.967	<0.001	0
水泥尘肺	41	23.48±8.23	24.00			0
陶工尘肺	3	20.5±9.76	20.00			0
铝尘肺	1	3.33±0	3.33			1
电焊工尘肺	4	27.13±8.09	23.75			0
铸工尘肺	8	25.86±9.08	27.75			0
其他尘肺	23	17.06±8.63	20.00			3
合计	1504	19.31±8.85	20.00			96

六、职业性尘肺病现患病例享受保障情况

（一）职业性尘肺病现患病例社会保障享受情况

张掖市现患职业性尘肺病患者中，享受工伤保险待遇者986例，占65.56%；享有用人单位赔付者59例，占3.92%；有医疗保险者1466例，占97.47%；有大病医疗保险者1119例，占74.40%；有其他保障（例如医疗救助、贫困救助等）者97例，占6.45%；无任何保障者129例，占1.93%。张掖市无任何保障的职业性尘肺病患者主要集中在山丹县、肃南县和高台县；山丹县的无任何保障者占比最高，占3.18%（见表8-6-1）。

张掖市不同首诊日期的职业性尘肺病现患病例享受工伤保险、用人单位赔付、医疗保险的比例不同，差异有统计学意义（χ^2=428.015 P=0.000，χ^2=190.731 P=0.000，χ^2=166.137 P=0.000）。其中2000—2009年诊断的职业性尘肺病患者享受工伤保险待遇、用人单位赔付和医疗保险的比例均最高，分别为76.66%、3.71%和98.54%。首诊日期为1949—1979年的职业性尘肺病患者无任何保障的比例最高，为6.76%；2010—2020年的比例最低，为0.47%（见表8-6-2）。

张掖市不同首诊期别职业性尘肺病现患病例享受用人单位赔付、医疗保险的比例相同,差异没有统计学意义(χ^2=0.682 P=0.711,χ^2=2.249 P=0.325)。不同首诊期别职业性尘肺病现患病例享受工伤保险的比例不同,差异有统计学意义(χ^2=18.833 P=0.000),叁期职业性尘肺病患者享受工伤保险待遇的比例最高,为84.15%。不同首诊期别职业性尘肺病患者无任何保障的比例相同,差异没有统计学意义(χ^2=1.728 P=0.421)(见表8-6-3)。

(二)职业性尘肺病现患病例医保报销情况

张掖市未享受工伤保险,但享受居民医疗保险的职业性尘肺病患者共计489例,其中医保门诊报销比例低于50%的患者有276例,占56.44%;医保门诊报销比例高于80%的患者有67例,占13.70%。医保住院报销比例低于50%的患者有327例,占66.87%;医保住院报销比例高于80%的患者有12例,占2.45%。市内各县区职业性尘肺病患者医保住院报销比例多低于50%。张掖市未享受工伤保险,但享受居民医疗保险的489例职业性尘肺病患者中,享受低保者共计48人,每月每人享受的低保金额平均为384元(见表8-6-4)。

张掖市不同首诊日期的职业性尘肺病患者医保门诊报销比例构成不同,差异有统计学意义(χ^2=145.393 P=0.000);医保住院报销比例构成不同,差异有统计学意义(χ^2=40.376 P=0.000)(见表8-6-5)。

张掖市不同首诊期别的职业性尘肺病患者医保门诊报销比例构成不同,差异有统计学意义(χ^2=15.624 P=0.004);医保住院报销比例构成相同,差异没有统计学意义(χ^2=12.342 P=0.015)(见表8-6-6)。

(三)职业性尘肺病现患病例低保补助情况

张掖市现患职业性尘肺病患者中,享受低保者共计75人,占4.99%。各县区享受低保比例构成不同,差异有统计学意义(χ^2=25.948 P=0.000);其中享受低保比例较高的市州是临泽县和民乐县,分别占12.50%和11.11%。不同首诊期别患者享受低保比例构成不同,差异有统计学意义(χ^2=9.864 P=0.007);其中享受低保比例较高的首诊期别为叁期,占12.20%(表8-6-7)。

表8-6-1 不同地区职业性尘肺病现患病例享受各类保障情况

地区	总病例数	工伤保险		用人单位赔付		医疗保险		大病医疗保险		其他保障		无任何保障	
		例数	%	例数	%	例数	%	例数	%	例数	%	例数	%
甘州区	77	44	57.14	3	3.90	77	100.00	49	63.64	5	6.49	0	0.00
高台县	132	56	42.42	2	1.52	129	97.73	100	75.76	6	4.55	3	2.27
临泽县	8	6	75.00	1	12.50	8	100.00	6	75.00	1	12.50	0	0.00
民乐县	27	10	37.04	1	3.70	27	100.00	21	77.78	2	7.41	0	0.00
山丹县	440	235	53.41	28	6.36	422	95.91	295	67.05	44	10.00	14	3.18
肃南县	820	635	77.44	24	2.93	803	97.93	648	79.02	39	4.76	12	1.46
合计	1504	986	65.56	59	3.92	1466	97.47	1119	74.40	97	6.45	29	1.93

表8-6-2 不同首诊日期职业性尘肺病现患病例社会保障享受情况

首诊日期	总病例数	工伤保险		用人单位赔付		医疗保险		无任何保障	
		n	%	n	%	n	%	n	%
1949—1979	74	25	33.78	4	5.41	67	90.54	5	6.76
1980—1989	101	27	26.73	4	3.96	91	90.10	8	7.92
1990—1999	146	90	61.64	8	5.48	140	95.89	5	3.42
2000—2009	754	578	76.66	28	3.71	743	98.54	9	1.19
2010—2020	429	266	62.00	15	3.50	425	99.07	2	0.47
合计	1504	986	65.56	59	3.92	1466	97.47	29	1.93
χ^2			428.015		190.731		166.137		144.831
P			0.000		0.000		0.000		0.000

表8-6-3 不同首诊期别职业性尘肺病现患病例社会保障享受情况

首诊期别	总病例数	工伤保险		用人单位赔付		医疗保险		无任何保障	
		n	%	n	%	n	%	n	%
壹期	1162	733	63.08	43	3.70	1131	97.33	24	2.07
贰期	260	184	70.77	12	4.62	253	97.31	5	1.92
叁期	82	69	84.15	4	4.88	82	100.00	0	0.00
合计	1504	986	65.56	59	3.92	1466	97.47	29	1.93
χ^2			18.833		0.682		2.249		1.728
P			0.000		0.711		0.325		0.421

表8-6-4 职业性尘肺病现患病例医保报销比例和低保情况

地区	现患病例	应调查医保报销比例总人数*	门诊医保报销比例			住院医保报销比例			享受低保人数	每月每人享受低保金额（元）
			<50%	50%~80%	>80%	<50%	50%~80%	>80%		
甘州区	77	33	17	11	3	25	6	0	2	434
高台县	132	73	37	22	14	49	22	2	8	329
临泽县	8	2	0	2	0	0	2	0	1	350
民乐县	27	17	4	5	7	5	10	1	3	362
山丹县	440	191	116	49	24	134	51	4	21	430
肃南县	820	173	102	50	19	114	52	5	13	343
合计	1504	489	276	139	67	327	143	12	48	384
χ^2				23.541			18.304			
P				0.009			0.050			

*应调查医保报销比例总人数指未享受工伤保险，但享受居民医保总人数。

表8-6-5 不同首诊日期职业性尘肺病现患病例医保报销比例情况

首诊日期	使用医保的现患病例数	医保门诊报销比例						医保住院报销比例					
		<50%		50%~80%		>80%		<50%		50%~80%		>80%	
		n	%	n	%	n	%	n	%	n	%	n	%
1949—1979	67	47	70.15	13	19.40	7	10.45	47	70.15	17	25.37	3	4.48
1980—1989	89	66	74.16	16	17.98	7	7.87	64	71.91	20	22.47	5	5.62
1990—1999	132	115	87.12	15	11.36	2	1.52	86	65.15	31	23.48	15	11.36
2000—2009	729	648	88.89	69	9.47	12	1.65	457	62.69	169	23.18	103	14.13
2010—2020	412	250	60.68	110	26.70	52	12.62	281	68.20	117	28.40	14	3.40
合计	1429	1126	78.80	223	15.61	80	5.60	935	65.43	354	24.77	140	9.80
χ^2		145.393						40.376					
P		0.000						0.000					

表8-6-6 不同首诊期别职业性尘肺病现患病例医保报销比例情况

首诊期别	使用医保的现患病例数	医保门诊报销比例						医保住院报销比例					
		<50%		50%~80%		>80%		<50%		50%~80%		>80%	
		n	%	n	%	n	%	n	%	n	%	n	%
壹期	1098	849	77.32	177	16.12	72	6.56	716	65.21	277	25.23	105	9.56
贰期	250	215	86.00	28	11.20	7	2.80	167	66.80	50	20.00	33	13.20
叁期	81	62	76.54	18	22.22	1	1.23	52	64.20	27	33.33	2	2.47
合计	1429	1126	78.80	223	15.61	80	5.60	935	65.43	354	24.77	140	9.80
χ^2		15.624						12.342					
P		0.004						0.015					

表8-6-7 甘肃省职业性尘肺病现患病例低保补助情况

项目	总病例数	低保补助情况		χ^2	P
		n	%		
地区					
甘州区	77	2	2.60		
高台县	132	10	7.58		
临泽县	8	1	12.50	25.948	0.000
民乐县	27	3	11.11		
山丹县	440	37	8.41		
肃南县	820	22	2.68		
首诊期别					
壹期	1162	55	4.73		
贰期	260	10	3.85	9.864	0.007
叁期	82	10	12.20		
合计	1504	75	4.99		

七、失访人群特征分布及原因分析

张掖市随访调查到1949—2020年诊断的3255例职业性尘肺病患者信息,其中未能调查到存活情况的失访病例数共计443例,占13.61%。获取的失访病例均有部分线索信息,仅有姓名的病例有23例,有姓名和身份证的病例有55例,但其中多为姓名和身份证号码匹配不一致,造成继续查找的困难较大(见表8-7-1、2)。

表8-7-1 职业性尘肺病失访人群基本情况

地区	失访总人数*	无任何个案资料病例		仅有姓名的病例		有姓名和身份证的病例	
		例数	%	例数	%	例数	%
甘州区	59	0	0.00	1	1.69	16	27.12
高台县	32	0	0.00	13	40.63	3	9.38
临泽县	17	0	0.00	4	23.53	2	11.76
山丹县	57	0	0.00	0	0.00	11	19.30
肃南县	253	0	0.00	0	0.00	20	7.91
不详县	25	0	0.00	5	20.00	3	12.00
合 计	443	0	0.00	23	5.19	55	12.42

*失访总人数=截至2019年底任务总数+诊断未报告的个案总数−随访到的总人数。

表8-7-2 失访病例首次诊断年份分布情况

首次诊断年份	报告病例数	失访人数*
1986年及以前	1061	43
1987	41	5
1988	59	3
1989	23	2
1990	25	2
1991	10	0
1992	21	5
1993	20	1
1994	37	12
1995	21	2
1996	26	9
1997	67	3
1998	90	10
1999	32	5

续表

首次诊断年份	报告病例数	失访人数*
2000	79	11
2001	127	19
2002	88	11
2003	67	7
2004	71	11
2005	458	61
2006	66	2
2007	15	2
2008	32	3
2009	14	0
2010	48	2
2011	36	2
2012	50	0
2013	66	0
2014	55	1
2015	44	0
2016	33	0
2017	50	0
2018	35	0
2019	77	0
2020	2	0
年度不详	209	209
合计	3255	443

*各年失访病例数=该年报告总病例数-该年已随访的报告病例数。

八、失访病例中现患和死亡病例估算

张掖市随访调查到1949—2020年诊断的3255例职业性尘肺病患者信息，其中未能调查到存活情况的失访病例数共计443例。通过划分首诊年度时间段，计算各时间段内现患病例和死亡病例所占比例，以此概率推算失访的443例尘肺病患者中有244例存活，144例死亡。张掖市有209例失访患者因诊断日期缺失而无法划分进入相应时间段，因而使用总体存活患者占比率和死亡患者占比率估算该部分失访患者存活情况（见表8-8）。

表 8-8　失访病例存活情况估算

报告时期	总报告病例	随访到的报告病例				失访病例总数	失访病例估算	
		现患例数	占比（%）	死亡例数	占比（%）		现患例数	死亡例数
1986年及以前	1061	646	60.89	372	35.06	43	26	15
1987—1989	123	31	25.20	82	66.67	10	3	7
1990—1999	349	146	41.83	154	44.13	49	20	22
2000—2005	890	663	74.49	107	12.02	120	89	14
2006—2010	175	119	68.00	47	26.86	9	6	2
2011—2020	448	401	89.51	44	9.82	3	3	0
年度不详	209	—	—	—	—	209	97	84
合计	3255	1504	46.21	1308	40.18	443	244	144

九、失访病例中存活病例保障情况估算

通过划分首诊年度时间段，计算各时间段内职业性尘肺病现患病例中享受保障（包括工伤保险、用人单位赔付、医疗保险等保障类型中任意一种）的患者所占比例，以此概率推算可能存活的244例尘肺病患者中，有219例按比例享有保障。张掖市有209例失访患者因诊断日期缺失而无法划分进入相应时间段，因而使用总体保障享受比例估算该部分失访患者保障情况（见表8-9）。

表 8-9　失访病例保障情况估算

报告时期	总报告病例	随访到的报告病例				失访病例总数	失访病例估算	
		现患例数	享受保障例数*	占比（%）			现患例数	享受保障例数
1986年及以前	1061	646	134	20.74		43	26	5
1987—1989	123	31	28	90.32		10	3	3
1990—1999	349	146	141	96.58		49	20	19
2000—2005	890	663	654	98.64		120	89	88
2006—2010	175	119	119	100.00		9	6	6
2011—2020	448	401	399	99.50		3	3	3
年度不详	209	0	0			209	97	95
合计	3255	1504	1475	98.07		443	244	219

*享受任意一种保障情况即为享受保障。

第九章　平凉市1949—2020年职业性尘肺病流行特征分析

平凉市位于甘肃东部，辖崆峒、华亭和泾川、灵台、崇信、庄浪、静宁1区1市5县，总面积1.1万平方千米，耕地面积559.55万亩[①]，有汉、回、蒙等33个民族，总人口234万，第七次全国人口普查结果显示常住人口为184.86万人。平凉市地处陕、甘、宁三省（区）交汇处，是古"丝绸之路"西出长安"第一城"，关中平原城市群的重要节点城市，素有"陇上旱码头"之称。西平铁路及青兰、福银高速和312国道横穿东西，宝中铁路、天平铁路纵贯南北。随着平凉军民合用机场、平庆快速铁路、彭大、平天等高速公路的陆续建成，平凉将成为甘肃东部重要的交通枢纽。平凉市煤炭、石灰岩储量居全省首位，华亭煤田是甘肃省第一大煤田、全国13个大型煤炭基地之一，属鄂尔多斯聚煤盆地中煤层最厚的地段，总面积150平方公里，煤层平均厚度达28.7米，全市预测煤炭地质储量650亿吨以上，煤炭探明总储量37亿吨，占全省探明储量的41%，且煤质优良，具有高活性、高发热量、低灰、低硫、低熔点的特性，不仅是优质动力用煤，而且也是目前我国最好的气化用煤。油页岩、铅锌矿、硫铁矿、陶土等矿产资源储量可观，开发潜力巨大，初步探明石油资源量4.3亿吨。石灰石总储量30多亿吨，主要分布在平凉市和华亭县。

2023年，平凉市在"职业病危害项目申报系统"申报企业204家，在册职工总数27 234人，接尘企业个数140家。

2023年，平凉市备案的职业健康检查机构9家，其中崆峒区3家（平凉美年大健康健康管理有限公司综合门诊部、平凉市第二人民医院、甘肃医学院附属医院），崇信县1家（崇信县人民医院），华亭县1家（华亭市第二人民医院），静宁县1家（静宁县人民医院），灵台县1家（甘肃省灵台县人民医院），庄浪县1家（庄浪县人民医院），泾川县1家（泾川县人民医院）。平凉市备案的职业病诊断机构2家，分别为甘肃医学院附属医院（平凉市人民医院）、华亭市第二人民医院。

在"甘肃省职业病防治综合管理信息平台"，平凉市2020年报告接尘作业劳动者职业健康检查体检个案4340人，占全省接尘作业劳动者职业健康检查体检个案总数5.51%；2021年报告接尘作业劳动者职业健康检查体检个案12 405人，占全省接尘作业劳动者职业健康检查体检个案总数12.74%；2022年报告接尘作业劳动者职业健康检查体检个案14 339人，占全省接尘作业劳动者职业健康检查体检个案总数12.65%。

一、总体情况

通过本项研究，随访调查到1950—2020年平凉市共计诊断536例职业性尘肺病病例，其中调查明确为现患病例者204例，占总病例数的38.06%；死亡210例，占

注：亩，市制土地面积单位，1亩约等于666.7平方米。

39.18%；失访122例，占22.76%（见表9-1）。

表9-1 平凉市各年度职业性尘肺病报告及存活情况

首次诊断年份	各年度职业性尘肺病报告例数	已随访到的病例		合计	现患比例（%）
		现患病例	死亡病例		
1986年及以前	157	18	131	149	12.08
1987	2	0	2	2	0.00
1988	12	1	8	9	11.11
1989	6	1	2	3	33.33
1990	7	1	6	7	14.29
1991	2	1	1	2	50.00
1992	2	0	0	0	—
1993	1	0	1	1	0.00
1994	4	0	2	2	0.00
1995	4	4	0	4	100.00
1996	2	0	2	2	0.00
1997	17	14	3	17	82.35
1998	9	4	4	8	50.00
1999	4	0	2	2	0.00
2000	8	5	1	6	83.33
2001	17	5	9	14	35.71
2002	13	5	6	11	45.45
2003	21	19	1	20	95.00
2004	11	7	2	9	77.78
2005	28	15	2	17	88.24
2006	11	7	3	10	70.00
2007	3	3	0	3	100.00
2008	6	3	1	4	75.00
2009	9	5	3	8	62.50
2010	15	8	7	15	53.33
2011	9	3	1	4	75.00
2012	11	7	4	11	63.64
2013	9	6	3	9	66.67

续表

首次诊断年份	各年度职业性尘肺病报告例数	已随访到的病例		合计	现患比例（%）
		现患病例	死亡病例		
2014	7	6	1	7	85.71
2015	12	11	1	12	91.67
2016	12	12	0	12	100.00
2017	9	8	1	9	88.89
2018	11	11	0	11	100.00
2019	13	13	0	13	100.00
2020	1	1	0	1	100.00
年度不详	71	0	0	0	—
合计	536	204	210	414	49.28

二、职业性尘肺病现患病例人口学特征分布情况

按照用人单位所在地分析平凉市现患职业性尘肺患者口学特征分布情况，结果显示平凉市现患职业性尘肺患者平均首诊年龄为48.12±10.79岁，年龄中位数47.25岁。现患职业性尘肺患者中98.04%为男性；男性平均首诊年龄48.05±10.84岁，年龄中位数47.25岁；女性平均首诊年龄51.61±7.94岁，年龄中位数50.06岁（见表9-2）。

表9-2 平凉市职业性尘肺病现患病例人口学特征分布情况

地区	男性				女性				合计		
	例数	%	年龄均值±SD	年龄中位数	例数	%	年龄均值±SD	年龄中位数	例数	年龄均值±SD	年龄中位数
崆峒区	5	100.00	40.39±12.47	46.94	0	0.00	0	0	5	40.39±12.47	46.94
华亭县	189	98.44	48.27±10.86	47.53	3	1.56	53.87±7.99	54.57	192	48.36±10.83	47.68
崇信县	6	85.71	47.48±7.58	44.66	1	14.29	44.82±0	44.82	7	47.1±7	44.82
合计	200	98.04	48.05±10.84	47.25	4	1.96	51.61±7.94	50.06	204	48.12±10.79	47.25

三、职业性尘肺病现患病例分期情况

分析现患职业性尘肺病病例分期情况，结果显示平凉市各地新发的壹期职业性尘肺病患者数量最多，占比61.76%；其次为贰期患者，占比29.41%（见表9-3-1）。

不同的尘肺病病种也以壹期患者居多，其中石棉肺、水泥尘肺、陶工尘肺、铝尘肺和电焊工尘肺的壹期患者占比达100.0%（见表9-3-2）。

表9-3-1 平凉市职业性尘肺病现患病例分期情况

地区	职业性尘肺病分期						合计	χ^2	P
	壹期	%	贰期	%	叁期	%			
崆峒区	3	60.00	0	0.00	2	40.00	5		
华亭县	118	61.46	59	30.73	15	7.81	192	8.207	0.084
崇信县	5	71.43	1	14.29	1	14.29	7		
合计	126	61.76	60	29.41	18	8.82	204		

表9-3-2 各类职业性尘肺病现患病例分期情况

尘肺病种	职业性尘肺病分期						合计	χ^2	P
	壹期	%	贰期	%	叁期	%			
矽肺	31	53.45	20	34.48	7	12.07	58		
煤工尘肺	80	62.02	39	30.23	10	7.75	129		
石棉肺	4	100.00	0	0.00	0	0.00	4		
水泥尘肺	2	100.00	0	0.00	0	0.00	2	9.630	0.789
陶工尘肺	3	100.00	0	0.00	0	0.00	3		
铝尘肺	1	100.00	0	0.00	0	0.00	1		
电焊工尘肺	1	100.00	0	0.00	0	0.00	1		
其他尘肺	4	66.67	1	16.67	1	16.67	6		
合计	126	61.76	60	29.41	18	8.82	204		

四、职业性尘肺病现患病例病种分布情况

(一)地区分布情况

平凉市职业性尘肺病患者主要分布在华亭县(占94.12%)、崇信县(占3.43%)和崆峒区(占2.45%)。主要尘肺病病种为煤工尘肺(占63.24%)和矽肺(占28.43%);其中华亭县和崇信县以煤工尘肺和矽肺为主,石棉肺、陶工尘肺和其他尘肺患者主要分布于华亭县(见表9-4-1)。

(2)行业分布情况

平凉市职业性尘肺病患者主要分布在煤炭开采和洗选业(占89.71%),其次为非金属矿采选业(占2.45%)和有色金属矿采选业(占1.96%)等行业(见表9-4-2)。

表9-4-1 平凉市不同地区职业性尘肺病现患病例病种分布情况

地区	矽肺		煤工尘肺		石棉肺		水泥尘肺		陶工尘肺		铝尘肺		电焊工尘肺		其他尘肺		合计		χ^2	P
	例数	%	例数	%	例数	%	例数	%	例数	%	例数	%	例数	%	例数	%	例数	%		
崆峒区	1	20.00	3	60.00	0	0.00	1	20.00	0	0.00	0	0.00	0	0.00	0	0.00	5	2.45		
华亭县	56	29.17	120	62.50	4	2.08	1	0.52	3	1.56	1	0.52	1	0.52	6	3.13	192	94.12	21.107	0.099
崇信县	1	14.29	6	85.71	0	0.00	0	0.00	0	0.00	0	0.00	0	0.00	0	0.00	7	3.43		
合计	58	28.43	129	63.24	4	1.96	2	0.98	3	1.47	1	0.49	1	0.49	6	2.94	204	100.00		

表9-4-2 平凉市不同行业职业性尘肺病现患病例病种分布情况

行业	矽肺		煤工尘肺		石棉肺		水泥尘肺		陶工尘肺		铝尘肺		电焊工尘肺		其他尘肺		合计		χ^2	P
	例数	%	例数	%	例数	%	例数	%	例数	%	例数	%	例数	%	例数	%	例数	%		
6	54	29.51	115	62.84	4	2.19	2	1.09	0	0.00	1	0.55	1	0.55	6	3.28	183	89.71		
8	0	0.00	1	100.00	0	0.00	0	0.00	0	0.00	0	0.00	0	0.00	0	0.00	1	0.49		
9	0	0.00	4	100.00	0	0.00	0	0.00	0	0.00	0	0.00	0	0.00	0	0.00	4	1.96	101.533	0.094
10	3	60.00	0	0.00	0	0.00	0	0.00	2	40.00	0	0.00	0	0.00	0	0.00	5	2.45		
14	0	0.00	1	100.00	0	0.00	0	0.00	0	0.00	0	0.00	0	0.00	0	0.00	1	0.49		
26	1	100.00	0	0.00	0	0.00	0	0.00	0	0.00	0	0.00	0	0.00	0	0.00	1	0.49		

续表

行业	矽肺 例数	%	煤工尘肺 例数	%	石棉肺 例数	%	水泥尘肺 例数	%	陶工尘肺 例数	%	铝肺 例数	%	电焊工尘肺 例数	%	其他尘肺 例数	%	合计 例数	%	χ^2	P
30	0	0.00	2	100.00	0	0.00	0	0.00	0	0.00	0	0.00	0	0.00	0	0.00	2	0.98		
31	0	0.00	1	100.00	0	0.00	0	0.00	0	0.00	0	0.00	0	0.00	0	0.00	1	0.49		
34	0	0.00	1	100.00	0	0.00	0	0.00	0	0.00	0	0.00	0	0.00	0	0.00	1	0.49		
37	0	0.00	1	100.00	0	0.00	0	0.00	0	0.00	0	0.00	0	0.00	0	0.00	1	0.49		
44	0	0.00	1	100.00	0	0.00	0	0.00	0	0.00	0	0.00	0	0.00	0	0.00	1	0.49		
45	0	0.00	1	50.00	0	0.00	0	0.00	1	50.00	0	0.00	0	0.00	0	0.00	2	0.98		
54	0	0.00	1	100.00	0	0.00	0	0.00	0	0.00	0	0.00	0	0.00	0	0.00	1	0.49		
总计	58	28.43	129	63.24	4	1.96	2	0.98	3	1.47	1	0.49	1	0.49	6	2.94	204	100.00		

*行业编码：1.农业 2.林业 3.畜牧业 4.渔业 5.农、林、牧、渔服务业 6.煤炭开采和洗选业 7.石油和天然气开采业 8.黑色金属矿采选业 9.有色金属矿采选业 10.非金属矿采选业 11.开采辅助活动 12.其他采矿业 13.农副食品加工业 14.食品制造业 15.酒、饮料和精制茶制造业 16.烟草制品业 17.纺织业 18.纺织服装、服饰业 19.皮革、毛皮、羽毛及其制品和制鞋业 20.木材加工和木、竹、藤、棕、草制品业 21.家具制造业 22.造纸和纸制品业 23.印刷和记录媒介复制业 24.文教、工美、体育和娱乐用品制造业 25.石油加工、炼焦和核燃料加工业 26.化学原料和化学制品制造业 27.医药制造业 28.化学纤维制造业 29.橡胶和塑料制品业 30.非金属矿物制品业 31.黑色金属冶炼和压延加工业 32.有色金属冶炼和压延加工业 33.金属制品业 34.通用设备制造业 35.专用设备制造业 36.汽车制造业 37.铁路、船舶、航空航天和其他运输设备制造业 38.电气机械和器材制造业 39.计算机、通信和其他电子设备制造业 40.仪器仪表制造业 41.其他制造业 42.废弃资源综合利用业 43.金属制品、机械和设备修理业 44.电力、热力、燃气及水生产和供应业 45.建筑业 46.批发和零售业 47.交通运输、仓储和邮政业 48.住宿和餐饮业 49.信息传输、软件和信息技术服务业 50.金融业 51.房地产业 52.租赁和商务服务业 53.科学研究和技术服务业 54.水利、环境和公共设施管理业 55.居民服务、修理和其他服务业 56.教育 57.卫生和社会工作 58.文化、体育和娱乐业 59.公共管理、社会保障和社会组织。

五、职业性尘肺病现患病例工龄分布情况

平凉市职业性尘肺病患者的接尘工龄平均为18.96±9.04年，中位数为20.00年；接尘工龄较短的病种有：石棉肺、陶工尘肺、煤工尘肺及矽肺，接尘工龄较长的病种有：电焊工尘肺和水泥尘肺。平凉市接尘工龄小于或等于5年的职业性尘肺病患者有9例，多为矽肺和煤工尘肺（见表9-5）。

表9-5 职业性尘肺病现患病例接尘工龄分布情况（工龄单位：年）

尘肺病病种	病例数	平均值±SD	中位数	H	P	工龄≤5年病例数
矽肺	58	19.36±9.63	20.00			4
煤工尘肺	129	18.88±8.56	18.33			3
石棉肺	4	8.75±4.27	8.50			1
水泥尘肺	2	29.33±1.89	29.33	13.547	0.060	0
陶工尘肺	3	13.33±2.08	14.00			0
铝尘肺	1	20.5±0	20.50			0
电焊工尘肺	1	33.5±0	33.50			0
其他尘肺	6	20.42±13.18	20.00			1
合计	204	18.96±9.04	20.00			9

六、职业性尘肺病现患病例享受保障情况

（一）职业性尘肺病现患病例社会保障享受情况

平凉市现患职业性尘肺病患者中，享受工伤保险待遇者163例，占79.90%；享有用人单位赔付者18例，占8.82%；有医疗保险者194例，占95.10%；有大病医疗保险者98例，占48.04%；有其他保障（例如医疗救助、贫困救助等）者12例，占5.88%；无任何保障者5例，占2.45%。平凉市无任何保障的职业性尘肺病患者主要集中在华亭县，占2.60%（见表9-6-1）。

平凉市不同首诊日期的职业性尘肺病现患病例享受工伤保险、医疗保险的比例不同，差异有统计学意义（χ^2=17.894 P=0.001，χ^2=22.201 P=0.000）。其中1949—1979年诊断的职业性尘肺病患者享受工伤保险待遇和用人单位赔付的比例均最高，分别为87.50%和25.00%。平凉市不同首诊日期的职业性尘肺病现患病例享受用人单位赔付的比例相同，差异没有统计学意义（χ^2=7.595 P=0.108）。平凉市不同首诊日期的职业性尘肺病现患病例无任何保障的比例不同，差异有统计学意义（χ^2=16.273 P=0.003）。首诊日期为1980—1989年的职业性尘肺病患者无任何保障的比例最高，为16.67%；2000—2009年的比例最低，为0（见表9-6-2）。

平凉市不同首诊期别职业性尘肺病现患病例享受工伤保险、用人单位赔付、医疗保险的比例相同，差异没有统计学意义（χ^2=2.013 P=0.365，χ^2=0.344 P=0.842，χ^2=1.811 P=0404）。不同首诊期别职业性尘肺病现患病例无任何保障的比例相同，差异没有统计学意义（χ^2=0.883 P=0.643）。（见表9-6-3）。

(二) 职业性尘肺病现患病例医保报销情况

平凉市未享受工伤保险，但享受居民医疗保险的职业性尘肺病患者共计36例，其中医保门诊报销比例低于50%的患者有22例，占61.00%；医保门诊报销比例高于80%的患者有4例，占11.00%。医保住院报销比例低于50%的患者有28例，占78.00%；医保住院报销比例高于80%的患者有0例。市内各县区职业性尘肺病患者医保住院报销比例多低于50%。平凉市未享受工伤保险，但享受居民医疗保险的36例职业性尘肺病患者中，享受低保者共计3人，每月每人享受的低保金额平均为359元（见表9-6-4）。

平凉市不同首诊日期的职业性尘肺病患者医保门诊报销比例构成相同，差异没有统计学意义（$\chi^2=18.644$ $P=0.017$）；医保住院报销比例构成相同，差异没有统计学意义（$\chi^2=14.520$ $P=0.069$）（见表9-6-5）。

平凉市不同首诊期别的职业性尘肺病患者医保门诊报销比例构成不同，差异有统计学意义（$\chi^2=11.621$ $P=0.020$）；医保住院报销比例构成不同，差异有统计学意义（$\chi^2=2.419$ $P=0.659$）（见表9-6-6）。

（三）职业性尘肺病现患病例低保补助情况

平凉市现患职业性尘肺病患者中，享受低保者共计6人，占2.94%。各县区享受低保比例构成相同，差异没有统计学意义（$\chi^2=3.384$ $P=0.184$）；其中享受低保比例较高的县区是崇信县，占14.29%。不同首诊期别患者享受低保比例构成不同，差异有统计学意义（$\chi^2=13.029$ $P=0.001$）；其中享受低保比例较高的首诊期别为叁期，占16.67%（见表9-6-7）。

表9-6-1 不同地区职业性尘肺病现患病例享受各类保障情况

地区	总病例数	工伤保险		用人单位赔付		医疗保险		大病医疗保险		其他保障		无任何保障	
		例数	%	例数	%	例数	%	例数	%	例数	%	例数	%
崆峒区	5	2	40.00	0	0.00	5	100.00	2	40.00	0	0.00	0	0.00
华亭县	192	155	80.73	17	8.85	182	94.79	92	47.92	12	6.25	5	2.60
崇信县	7	6	85.71	1	14.29	7	100.00	4	57.14	0	0.00	0	0.00
合计	204	163	79.90	18	8.82	194	95.10	98	48.04	12	5.88	5	2.45

表9-6-2 不同首诊日期职业性尘肺病现患病例社会保障享受情况

首诊日期	总病例数	工伤保险		用人单位赔付		医疗保险		无任何保障	
		n	%	n	%	n	%	n	%
1949—1979	8	7	87.50	2	25.00	7	87.50	1	12.50
1980—1989	12	4	33.33	2	16.67	10	83.33	2	16.67
1990—1999	24	19	79.17	2	8.33	19	79.17	1	4.17
2000—2009	74	60	81.08	9	12.16	73	98.65	0	0.00
2010—2020	86	73	84.88	3	3.49	85	98.84	1	1.16
合计	204	163	79.90	18	8.82	194	95.10	5	2.45
χ^2		17.894		7.595		22.201		16.273	
P		0.001		0.108		0.000		0.003	

表9-6-3 不同首诊期别职业性尘肺病现患病例社会保障享受情况

首诊期别	总病例数	工伤保险		用人单位赔付		医疗保险		无任何保障	
		n	%	n	%	n	%	n	%
壹期	126	97	76.98	10	7.94	118	93.65	4	3.17
贰期	60	50	83.33	6	10.00	58	96.67	1	1.67
叁期	18	16	88.89	2	11.11	18	100.00	0	0.00
合计	204	163	79.90	18	8.82	194	95.10	5	2.45
χ^2		2.013		0.344		1.811		0.883	
P		0.365		0.842		0.404		0.643	

表9-6-4 职业性尘肺病现患病例医保报销比例和低保情况

地区	现患病例	应调查医保报销比例总人数*	门诊医保报销比例			住院医保报销比例			享受低保人数	每月每人享受低保金额（元）
			<50%	50%~80%	>80%	<50%	50%~80%	>80%		
崆峒区	5	3	3	0	0	2	1	0	0	0
华亭县	192	32	19	7	4	25	5	0	2	334
崇信县	7	1	0	1	0	1	0	0	1	409
合计	204	36	22	8	4	28	6	0	3	359
χ^2			4.958			0.742				
P			0.292			0.690				

*应调查医保报销比例总人数指未享受工伤保险，但享受居民医保总人数。

表9-6-5 不同首诊日期职业性尘肺病现患病例医保报销比例情况

首诊日期	使用医保的现患病例数	医保门诊报销比例						医保住院报销比例					
		<50%		50%~80%		>80%		<50%		50%~80%		>80%	
		n	%	n	%	n	%	n	%	n	%	n	%
1949—1979	6	6	100.00	0	0.00	0	0.00	6	100.00	0	0.00	0	0.00
1980—1989	10	8	80.00	2	20.00	0	0.00	6	60.00	4	40.00	0	0.00
1990—1999	18	17	94.44	1	5.56	0	0.00	16	88.89	2	11.11	0	0.00
2000—2009	72	64	88.89	6	8.33	2	2.78	55	76.39	12	16.67	5	6.94
2010—2020	80	52	65.00	24	30.00	4	5.00	69	86.25	11	13.75	0	0.00
合计	186	147	79.03	33	17.74	6	3.23	152	81.72	29	15.59	5	2.69
χ^2		18.644						14.520					
P		0.017						0.069					

表9-6-6 不同首诊期别职业性尘肺病现患病例医保报销比例情况

首诊期别	使用医保的现患病例数	医保门诊报销比例						医保住院报销比例					
		<50%		50%~80%		>80%		<50%		50%~80%		>80%	
		n	%	n	%	n	%	n	%	n	%	n	%
壹期	112	94	83.93	14	12.50	4	3.57	92	82.14	18	16.07	2	1.79
贰期	56	40	71.43	16	28.57	0	0.00	45	80.36	8	14.29	3	5.36
叁期	18	13	72.22	3	16.67	2	11.11	15	83.33	3	16.67	0	0.00
合计	186	147	79.03	33	17.74	6	3.23	152	81.72	29	15.59	5	2.69
χ^2				11.621						2.419			
P				0.020						0.659			

表9-6-7 平凉市职业性尘肺病现患病例低保补助情况

项目	总病例数	低保补助情况		χ^2	P
		n	%		
地区					
崆峒区	5	0	0.00		
华亭县	192	5	2.60	3.384	0.184
崇信县	7	1	14.29		
首诊期别					
壹期	126	2	1.59		
贰期	60	1	1.67	13.029	0.001
叁期	18	3	16.67		
合计	204	6	2.94		

七、失访人群特征分布及原因分析

平凉市随访调查到1949—2020年诊断的536例职业性尘肺病患者信息，其中未能调查到存活情况的失访病例数共计122例，占22.76%。获取的失访病例均来自华亭市，有姓名和身份证的病例有13例，但其中多为姓名和身份证号码匹配不一致，造成继续查找的困难较大（见表9-7-1、2）。

表9-7-1 职业性尘肺病失访人群基本情况

地区	失访总人数*	无任何个案资料病例		仅有姓名的病例		有姓名和身份证的病例	
		例数	%	例数	%	例数	%
崆峒区	0	0	0.00	0	0.00	0	0
华亭县	122	0	0.00	0	0.00	13	10.66
崇信县	0	0	0.00	0	0.00	0	0
合计	122	0	0.00	0	0.00	13	10.66

*失访总人数=截至2019年底任务总数+诊断未报告的个案总数−随访到的总人数。

表9-7-2 失访病例首次诊断年份分布情况

首次诊断年份	报告病例数	失访人数*
1986年及以前	157	8
1987	2	0
1988	12	3
1989	6	3
1990	7	0
1991	2	0
1992	2	2
1993	1	0
1994	4	2
1995	4	0
1996	2	0
1997	17	0
1998	9	1
1999	4	2
2000	8	2
2001	17	3
2002	13	2
2003	21	1
2004	11	2
2005	28	11
2006	11	1
2007	3	0
2008	6	2
2009	9	1
2010	15	0
2011	9	5
2012	11	0
2013	9	0
2014	7	0
2015	12	0
2016	12	0
2017	9	0
2018	11	0
2019	13	0
2020	1	0
年度不详	71	71
合计	536	122

*各年失访病例数=该年报告总病例数-该年已随访的报告病例数。

八、失访病例中现患和死亡病例估算

平凉市随访调查到 1949—2020 年诊断的 536 例职业性尘肺病患者信息,其中未能调查到存活情况的失访病例数共计 122 例。通过划分首诊年度时间段,计算各时间段内现患病例和死亡病例所占比例,以此概率推算失访的 122 例尘肺病患者中有 50 例存活,47 例死亡。平凉市有 71 例失访患者因诊断日期缺失而无法划分进入相应时间段,因而使用总体存活患者占比率和死亡患者占比率估算该部分失访患者存活情况(见表 9-8)。

表 9-8 失访病例存活情况估算

报告时期	总报告病例	随访到的报告病例				失访病例总数	失访病例估算	
		现患例数	占比(%)	死亡例数	占比(%)		现患例数	死亡例数
1986 年及以前	157	18	11.46	131	83.44	8	1	7
1987—1989	20	2	10.00	12	60.00	6	1	4
1990—1999	52	24	46.15	21	40.38	7	3	3
2000—2005	98	56	57.14	21	21.43	21	12	5
2006—2010	44	26	59.09	14	31.82	4	2	1
2011—2020	94	78	82.98	11	11.70	5	4	1
年度不详	71	0	0.00	0	0.00	71	27	28
合计	536	204	38.06	210	39.18	122	50	47

九、失访病例中存活病例保障情况估算

通过划分首诊年度时间段,计算各时间段内职业性尘肺病现患病例中享受保障(包括工伤保险、用人单位赔付、医疗保险等保障类型中任意一种)的患者所占比例,以此概率推算可能存活的 50 例尘肺病患者中,有 48 例按比例享有保障。平凉市有 71 例失访患者因诊断日期缺失而无法划分进入相应时间段,因而使用总体保障享受比例估算该部分失访患者保障情况(见表 9-9)。

表 9-9 失访病例保障情况估算

报告时期	总报告病例	随访到的报告病例			失访病例总数	失访病例估算	
		现患例数	享受保障例数*	占比(%)		现患例数	享受保障例数
1986 年及以前	157	18	17	94.44	8	1	1
1987—1989	20	2	0	0.00	6	1	0
1990—1999	52	24	23	95.83	7	3	3
2000—2005	98	56	56	100.00	21	12	12
2006—2010	44	26	26	100.00	4	2	2
2011—2020	94	78	77	98.72	5	4	4
年度不详	71	0	0	—	71	27	26
合计	536	204	199	97.55	122	50	48

*享受任意一种保障情况即为享受保障。

第十章　酒泉市1949—2020年职业性尘肺病流行特征分析

酒泉市位于甘肃省西北部河西走廊西端的阿尔金山、祁连山与马鬃山（北山）之间。东接张掖市和内蒙古自治区，南接青海省，西接新疆维吾尔自治区，北接蒙古国。东西长约680千米，南北宽约550千米，总面积19.2万平方千米，占甘肃省面积的42%，全市辖"一区两市四县"（肃州区、玉门市、敦煌市、金塔县、瓜州县、肃北县和阿克塞县），有汉、蒙、哈萨克、回等40多个民族，总人口112.4万人。酒泉市属半沙漠干旱性气候，其特点为气候干旱降水少，蒸发强烈日照长，冬冷夏热温差大，秋凉春早多风沙。酒泉已探明有5个较大的成矿带，共有矿产地487处，矿种48类，石棉、钨、铬、菱镁、黄金等储量居全国或全省前列。其中塔尔沟钨矿为亚洲第一大钨矿，老君庙则是我国最早的天然石油基地，黑沟铁矿被酒泉的铁山精神揭开了神秘的面纱，并与酒钢之魂一齐写在了共和国的工业史册上。新能源建设前景广阔。风能光热资源充足，境内的瓜州、玉门素有"世界风库"和"世界风口"之称，风能资源总储量1.5亿千瓦，可开发量4000万千瓦以上，占全省储量的85%以上，可利用面积近1万平方公里，被国家批准为首个"千万千瓦级风电基地"。国务院出台的《关于进一步支持甘肃经济社会发展的若干意见》，把酒泉列为全国重要的新能源基地。太阳能资源丰富，光电理论储量近20亿千瓦，年平均日照时数3300小时以上，太阳能辐射量仅次于西藏地区，是全国最具开发潜力的光伏发电基地。酒泉山脉连绵，戈壁浩瀚，盆地毗连，构成了雄浑独特的西北风光。酒泉是敦煌艺术的故乡、现代航天的摇篮、新中国石油和核工业的发祥地、"铁人"王进喜的故乡和"铁人精神"的诞生地。酒泉既有银装素裹的冰川雪景，也有碧波溪流的平原绿洲，还有沙漠戈壁的海市蜃楼。这别具一格的风光胜景，不但是一个令人向往的观光乐园，而且表现着酒泉大地生态环境的个性特点和自然地理特征，成为了解酒泉山山水水和学习生态环境变化规律的课堂。

2023年，酒泉市在"职业病危害项目申报系统"申报企业449家，在册职工总数46 229人，接尘企业个数271家。

2023年，酒泉市备案的职业健康检查机构21家，其中肃州区8家（酒泉康慈医院、酒泉美年大健康健康管理有限公司新城健康管理中心、酒泉市人民医院、酒泉同康健康管理中心、酒泉民健康复医院、酒泉市第二人民医院、酒泉仁和医院、甘肃鑫隆康健康体检管理有限公司鑫隆医院），金塔县3家（金塔县疾病预防控制中心、金塔县人民医院、金塔县中医医院），敦煌市4家（敦煌市藏医医院、敦煌市医院、敦煌市中医院、康美健康体检中心），玉门市3家（玉门市第一人民医院、玉门市中医医院、玉门市第二人民医院），瓜州县1家（瓜州县人民医院），肃北蒙古族自治县1家（肃北蒙古族自治县人民医院），阿克塞哈萨克族自治县1家（阿克塞哈萨克族自治县人民医院）。酒泉市备案的职业病诊断机构1家，为酒泉市人民医院。

在"甘肃省职业病防治综合管理信息平台"，酒泉市2020年报告接尘作业劳动者职业健康检查体检个案13 248人，占全省接尘作业劳动者职业健康检查体检个案总数16.82%；2021年报告接尘作业劳动者职业健康检查体检个案14 196人，占全省接尘作业劳动者职业健康检查体检个案总数14.58%；2022年报告接尘作业劳动者职业健康检查体检个案16 318人，占全省接尘作业劳动者职业健康检查体检个案总数14.40%。

一、总体情况

通过本项研究，随访调查到酒泉市1950—2020年共计诊断1736例职业性尘肺病病例，其中调查明确为现患病例者944例，占总病例数的54.38%；死亡528例，占30.41%；失访264例，占15.21%（见表10-1）。

表10-1 酒泉市各年度职业性尘肺病报告及存活情况

首次诊断年份	各年度职业性尘肺病报告例数	已随访到的病例		合计	现患比例（%）
		现患病例	死亡病例		
1986年及以前	442	73	343	416	17.55
1987	17	10	7	17	58.82
1988	26	5	21	26	19.23
1989	15	6	8	14	42.86
1990	11	5	6	11	45.45
1991	8	4	3	7	57.14
1992	8	4	3	7	57.14
1993	13	8	5	13	61.54
1994	16	7	6	13	53.85
1995	10	4	5	9	44.44
1996	18	11	5	16	68.75
1997	31	22	8	30	73.33
1998	78	61	16	77	79.22
1999	27	17	6	23	73.91
2000	49	40	2	42	95.24
2001	51	27	9	36	75.00
2002	51	35	9	44	79.55

续表

首次诊断年份	各年度职业性尘肺病报告例数	已随访到的病例		合计	现患比例（%）
		现患病例	死亡病例		
2003	52	43	5	48	89.58
2004	48	35	6	41	85.37
2005	156	98	8	106	92.45
2006	81	73	8	81	90.12
2007	17	15	2	17	88.24
2008	30	22	5	27	81.48
2009	24	19	3	22	86.36
2010	49	38	8	46	82.61
2011	50	46	3	49	93.88
2012	24	18	6	24	75.00
2013	16	15	1	16	93.75
2014	13	10	3	13	76.92
2015	38	32	6	38	84.21
2016	14	13	1	14	92.86
2017	30	30	0	30	100.00
2018	35	34	1	35	97.14
2019	59	59	0	59	100.00
2020	5	5	0	5	100.00
年度不详	124	0	0	0	—
合计	1736	944	528	1472	64.13

二、职业性尘肺病现患病例人口学特征分布情况

按照用人单位所在地分析酒泉市现患职业性尘肺患者口学特征分布情况，结果显示酒泉市现患职业性尘肺患者平均首诊年龄为47.73±11.58岁，年龄中位数47.78岁。现患职业性尘肺患者中95.87%为男性；男性平均首诊年龄47.87±11.57岁，年龄中位数47.95岁；女性平均首诊年龄44.54±11.50岁，年龄中位数44.37岁（见表10-2）。

表10-2 酒泉市职业性尘肺病现患病例人口学特征分布情况

地区	男性				女性				合计			
	例数	%	年龄均值±SD	年龄中位数	例数	%	年龄均值±SD	年龄中位数	例数	%	年龄均值±SD	年龄中位数
肃州区	224	93.72	49.12±10.93	48.94	15	6.28	45.4±11.23	45.96	239		48.89±10.97	48.49
金塔县	109	98.20	46.33±12.64	47.77	2	1.80	44.51±8.17	44.51	111		46.3±12.55	47.77
玉门市	107	94.69	49.48±11.42	49.58	6	5.31	43.01±9.27	41.12	113		49.13±11.38	49.49
瓜州县	11	100.00	57.85±16.16	58.93	4	36.36	59.19±9.47	63.46	11		57.85±16.16	58.93
敦煌市	50	92.59	48.43±13.08	46.62	10	18.52	35.93±7.22	34.85	54		49.23±13.09	47.21
阿克塞县	174	94.57	45.92±11.31	46.97	2	1.09	56.37±11.11	56.37	184		45.38±11.34	45.34
肃北县	230	99.14	47.49±10.96	46.21	15	6.47	45.4±11.23	45.96	232		47.56±10.97	46.32
合计	905	95.87	47.87±11.57	47.95	39	4.13	44.54±11.50	44.37	944		47.73±11.58	47.78

三、职业性尘肺病现患病例分期情况

分析现患职业性尘肺病病例分期情况，结果显示酒泉市各地新发的壹期职业性尘肺病患者数量最多，占比67.8%；其次为贰期患者，占比28.28%（见表10-3-1）。

不同的尘肺病病种也以壹期患者居多，其中云母尘肺、陶工尘肺、铝尘肺、石墨尘肺和炭黑尘肺的壹期患者占比达100.0%（见表10-3-2）。

表10-3-1 酒泉市职业性尘肺病现患病例分期情况

地区	职业性尘肺病分期						合计	χ^2	P
	壹期	%	贰期	%	叁期	%			
肃州区	186	77.82	48	20.08	5	2.09	239		
金塔县	56	50.45	47	42.34	8	7.21	111		
玉门市	70	61.95	42	37.17	1	0.88	113		
瓜州县	8	72.73	2	18.18	1	9.09	11	59.075	<0.001
敦煌市	45	83.33	7	12.96	2	3.70	54		
阿克塞县	140	76.09	40	21.74	4	2.17	184		
肃北县	135	58.19	81	34.91	16	6.90	232		
合 计	640	67.8	267	28.28	37	3.92	944		

表 10-3-2　各类职业性尘肺病现患病例分期情况

尘肺病种	职业性尘肺病分期						合计	χ^2	P
	壹期	%	贰期	%	叁期	%			
矽肺	223	59.79	126	33.78	24	6.43	373		
煤工尘肺	253	68.19	105	28.30	13	3.50	371		
石墨尘肺	4	100.00	0	0.00	0	0.00	4		
炭黑尘肺	2	100.00	0	0.00	0	0.00	2		
石棉肺	93	78.81	25	21.19	0	0.00	118		
水泥尘肺	30	81.08	7	18.92	0	0.00	37	39.796	0.011
云母尘肺	1	100.00	0	0.00	0	0.00	1		
陶工尘肺	1	100.00	0	0.00	0	0.00	1		
铝尘肺	5	100.00	0	0.00	0	0.00	5		
电焊工尘肺	5	71.43	2	28.57	0	0.00	7		
铸工尘肺	4	80.00	1	20.00	0	0.00	5		
其他尘肺	19	95.00	1	5.00	0	0.00	20		
合计	640	67.80	267	28.28	37	3.92	944		

四、职业性尘肺病现患病例病种分布情况

（一）地区分布情况

酒泉市职业性尘肺病患者主要分布在肃州区（占25.32%）、肃北县（占24.58%）、阿克塞县（占19.49%）、玉门市（占11.97%）和金塔县（占11.76%）。主要尘肺病病种为矽肺（占39.51%）、煤工尘肺（占39.30%）、石棉肺（占12.50%）和水泥尘肺（占3.92%）。煤工尘肺患者主要分布于肃州区、肃北县，矽肺患者主要分布于肃北县、肃州区，石棉肺患者主要分布于阿克塞县和敦煌市，水泥尘肺病患者主要分布于肃州区（见表10-4-1）。

（二）行业分布情况

酒泉市职业性尘肺病患者主要分布在有色金属矿采选业（占26.38%）、煤炭开采和洗选业（占23.52%），其次为非金属矿采选业（占23.41%）、建筑业（占19.70%）、其他采矿业（占1.17%）和水利、环境和公共设施管理业（占1.17%）等行业（见表10-4-2）。

表 10-4-1 酒泉市不同地区职业性尘肺病现患病例病种分布情况

地区	矽肺		煤工尘肺		石墨尘肺		炭黑尘肺		石棉肺		水泥尘肺		云母尘肺		陶工尘肺		铝尘肺		电焊工尘肺		铸工尘肺		其他尘肺		合计		χ^2	P
	例数	%	例数	%	例数	%	例数	%	例数	%	例数	%	例数	%	例数	%	例数	%	例数	%	例数	%	例数	%	例数	%		
肃州区	90	37.66	103	43.10	2	0.84	1	0.42	14	5.86	15	6.28	0	0.00	0	0.00	4	1.67	2	0.84	1	0.42	7	2.93	239	25.32	320.485	<0.001
金塔县	30	27.03	70	63.06	0	0.00	0	0.00	4	3.60	4	3.60	0	0.00	0	0.00	0	0.00	1	0.90	1	0.90	1	0.90	111	11.76		
玉门市	50	44.25	50	44.25	1	0.88	0	0.00	2	1.77	7	6.19	0	0.00	0	0.00	0	0.00	0	0.00	0	0.00	3	2.65	113	11.97		
瓜州县	6	54.55	5	45.45	0	0.00	0	0.00	0	0.00	0	0.00	0	0.00	0	0.00	0	0.00	0	0.00	0	0.00	0	0.00	11	1.17		
敦煌市	20	37.04	17	31.48	0	0.00	0	0.00	11	20.37	1	1.85	0	0.00	0	0.00	1	1.85	0	0.00	1	1.85	3	5.56	54	5.72		
阿克塞县	42	22.83	48	26.09	0	0.00	0	0.00	83	45.11	5	2.72	0	0.00	0	0.00	0	0.00	3	1.63	0	0.00	3	1.63	184	19.49		
肃北县	135	58.19	78	33.62	1	0.43	1	0.43	4	1.72	5	2.16	1	0.43	1	0.43	0	0.00	1	0.43	2	0.86	3	1.29	232	24.58		
合计	373	39.51	371	39.30	4	0.42	2	0.21	118	12.50	37	3.92	1	0.11	1	0.11	5	0.53	7	0.74	5	0.53	20	2.12	944	100.00		

表 10-4-2 兰州市不同行业职业性尘肺病现患病例病种分布情况

行业	矽肺		煤工尘肺		石墨尘肺		炭黑尘肺		石棉肺		水泥尘肺		云母尘肺		陶工尘肺		铝尘肺		电焊工尘肺		铸工尘肺		其他尘肺		合计		χ^2	P
	例数	%	例数	%	例数	%	例数	%	例数	%	例数	%	例数	%	例数	%	例数	%	例数	%	例数	%	例数	%	例数	%		
1	1	100.00	0	0.00	0	0.00	0	0.00	0	0.00	0	0.00	0	0.00	0	0.00	0	0.00	0	0.00	0	0.00	0	0.00	1	0.11	474.905	<0.001
5	0	0.00	1	25.00	0	0.00	0	0.00	1	25.00	0	0.00	0	0.00	0	0.00	1	25.00	0	0.00	0	0.00	1	25.00	4	0.42		
6	80	36.04	119	53.60	1	0.45	0	0.00	8	3.60	9	4.05	0	0.00	0	0.00	1	0.45	0	0.00	1	0.45	3	1.35	222	23.52		
7	1	50.00	1	50.00	0	0.00	0	0.00	0	0.00	0	0.00	0	0.00	0	0.00	0	0.00	0	0.00	0	0.00	0	0.00	2	0.21		
8	1	50.00	1	50.00	0	0.00	0	0.00	0	0.00	0	0.00	0	0.00	0	0.00	0	0.00	0	0.00	0	0.00	0	0.00	2	0.21		
9	141	56.63	82	32.93	1	0.40	1	0.40	6	2.41	5	2.01	1	0.40	1	0.40	0	0.00	3	1.20	2	0.80	6	2.41	249	26.38		
10	56	25.34	65	29.41	0	0.00	0	0.00	87	39.37	6	2.71	0	0.00	0	0.00	0	0.00	2	0.90	1	0.45	4	1.81	221	23.41		
11	2	40.00	3	60.00	0	0.00	0	0.00	0	0.00	0	0.00	0	0.00	0	0.00	0	0.00	0	0.00	0	0.00	0	0.00	5	0.53		
12	5	45.45	5	45.45	0	0.00	0	0.00	1	9.09	0	0.00	0	0.00	0	0.00	0	0.00	0	0.00	0	0.00	0	0.00	11	1.17		
13	0	0.00	1	100.00	0	0.00	0	0.00	0	0.00	0	0.00	0	0.00	0	0.00	0	0.00	0	0.00	0	0.00	0	0.00	1	0.11		

续表

行业	矽肺 例数	矽肺 %	煤工尘肺 例数	煤工尘肺 %	石墨尘肺 例数	石墨尘肺 %	炭黑尘肺 例数	炭黑尘肺 %	石棉肺 例数	石棉肺 %	水泥尘肺 例数	水泥尘肺 %	云母尘肺 例数	云母尘肺 %	陶工尘肺 例数	陶工尘肺 %	铝尘肺 例数	铝尘肺 %	电焊工尘肺 例数	电焊工尘肺 %	铸工尘肺 例数	铸工尘肺 %	其他尘肺 例数	其他尘肺 %	合计 例数	合计 %	χ^2	P
14	1	100.00	0	0.00	0	0.00	0	0.00	0	0.00	0	0.00	0	0.00	0	0.00	0	0.00	0	0.00	0	0.00	0	0.00	1	0.11		
20	0	0.00	1	100.00	0	0.00	0	0.00	0	0.00	0	0.00	0	0.00	0	0.00	0	0.00	0	0.00	0	0.00	0	0.00	1	0.11		
30	1	33.33	2	66.67	0	0.00	0	0.00	0	0.00	0	0.00	0	0.00	0	0.00	0	0.00	0	0.00	0	0.00	0	0.00	3	0.32		
31	1	100.00	0	0.00	0	0.00	0	0.00	0	0.00	0	0.00	0	0.00	0	0.00	0	0.00	0	0.00	0	0.00	0	0.00	1	0.11		
32	1	100.00	0	0.00	0	0.00	0	0.00	0	0.00	0	0.00	0	0.00	0	0.00	0	0.00	0	0.00	0	0.00	0	0.00	1	0.11		
38	2	66.67	1	33.33	0	0.00	0	0.00	0	0.00	0	0.00	0	0.00	0	0.00	0	0.00	0	0.00	0	0.00	0	0.00	3	0.32		
41	2	40.00	1	20.00	0	0.00	0	0.00	1	20.00	0	0.00	0	0.00	0	0.00	0	0.00	1	20.00	0	0.00	0	0.00	5	0.53		
43	0	0.00	1	50.00	0	0.00	0	0.00	0	0.00	0	0.00	0	0.00	0	0.00	0	0.00	0	0.00	1	50.00	0	0.00	2	0.21		
45	66	35.48	81	43.55	2	1.08	1	0.54	9	4.84	17	9.14	0	0.00	0	0.00	3	1.61	1	0.54	0	0.00	6	3.23	186	19.70		
47	2	100.00	0	0.00	0	0.00	0	0.00	0	0.00	0	0.00	0	0.00	0	0.00	0	0.00	0	0.00	0	0.00	0	0.00	2	0.21		
54	4	36.36	2	18.18	0	0.00	0	0.00	5	45.45	0	0.00	0	0.00	0	0.00	0	0.00	0	0.00	0	0.00	0	0.00	11	1.17		
56	1	33.33	2	66.67	0	0.00	0	0.00	0	0.00	0	0.00	0	0.00	0	0.00	0	0.00	0	0.00	0	0.00	0	0.00	3	0.32		
57	1	100.00	0	0.00	0	0.00	0	0.00	0	0.00	0	0.00	0	0.00	0	0.00	0	0.00	0	0.00	0	0.00	0	0.00	1	0.11		
58	1	50.00	1	50.00	0	0.00	0	0.00	0	0.00	0	0.00	0	0.00	0	0.00	0	0.00	0	0.00	0	0.00	0	0.00	2	0.21		
59	3	75.00	1	25.00	0	0.00	0	0.00	0	0.00	0	0.00	0	0.00	0	0.00	0	0.00	0	0.00	0	0.00	0	0.00	4	0.42		
总计	373	39.51	371	39.30	4	0.42	2	0.21	118	12.50	37	3.92	1	0.11	1	0.11	5	0.53	7	0.74	5	0.53	20	2.12	944	100.00		

*行业编码：1.农业 2.林业 3.畜牧业 4.渔业 5.农、林、牧、渔服务业 6.煤炭开采和洗选业 7.石油和天然气开采业 8.黑色金属矿采选业 9.有色金属矿采选业 10.非金属矿采选业 11.开采辅助活动 12.其他采矿业 13.农副食品加工业 14.食品制造业 15.酒、饮料和精制茶制造业 16.烟草制品业 17.纺织业 18.纺织服装、服饰业 19.皮革、毛皮、羽毛及其制品和制鞋业 20.木材加工和木、竹、藤、棕、草制品业 21.家具制造业 22.造纸和纸制品业 23.印刷和记录媒介复制业 24.文教、工美、体育和娱乐用品制造业 25.石油加工、炼焦和核燃料加工业 26.化学原料和化学制品制造业 27.医药制造业 28.化学纤维制造业 29.橡胶和塑料制品业 30.非金属矿物制品业 31.黑色金属冶炼和压延加工业 32.有色金属冶炼和压延加工业 33.金属制品业 34.通用设备制造业 35.专用设备制造业 36.汽车制造业 37.铁路、船舶、航空航天和其他运输设备制造业 38.电气机械和器材制造业 39.计算机、通信和其他电子设备制造业 40.仪器仪表制造业 41.其他制造业 42.废弃资源综合利用业 43.金属制品、机械和设备修理业 44.电力、热力、燃气及水生产和供应业 45.建筑业 46.批发和零售业 47.交通运输、仓储和邮政业 48.住宿和餐饮业 49.信息传输、软件和信息技术服务业 50.金融业 51.房地产业 52.租赁和商务服务业 53.科学研究和技术服务业 54.水利、环境和公共设施管理业 55.居民服务、修理和其他服务业 56.教育 57.卫生和社会工作 58.文化、体育和娱乐业 59.公共管理、社会保障和社会组织。

五、职业性尘肺病现患病例工龄分布情况

酒泉市职业性尘肺病患者的接尘工龄平均为17.33±9.17年，中位数为17.50年；接尘工龄较短的病种有：陶工尘肺、矽肺、石棉肺、其他尘肺及云母尘肺，接尘工龄较长的病种有：铝尘肺、电焊工尘肺和水泥尘肺。酒泉市接尘工龄小于或等于5年的职业性尘肺病患者有85例，多为矽肺、煤工尘肺、石棉肺和其他尘肺（见表10-5）。

表10-5 职业性尘肺病现患病例接尘工龄分布情况（工龄单位：年）

尘肺病病种	病例数	平均值±SD	中位数	H	P	工龄≤5年病例数
矽肺	373	14.83±9.2	13.00			54
煤工尘肺	371	18.64±8.74	20.00			23
石墨尘肺	4	20.25±6.65	20.50			0
炭黑尘肺	2	22.58±6.25	22.58			0
石棉肺	118	17.69±7.92	17.00			4
水泥尘肺	37	23.69±7.48	23.00	74.946	<0.001	0
云母尘肺	1	19.42±0	19.42			0
陶工尘肺	1	9±0	9.00			0
铝尘肺	5	27.87±10.84	29.00			0
电焊工尘肺	7	25.31±11.35	27.92			0
铸工尘肺	5	22.93±9.19	27.00			0
其他尘肺	20	18.13±11.82	15.50			13
合计	944	17.33±9.17	17.50			85

六、职业性尘肺病现患病例享受保障情况

（一）职业性尘肺病现患病例社会保障享受情况

酒泉市现患职业性尘肺病患者中，享受工伤保险待遇者590例，占62.50%；享有用人单位赔付者52例，占5.51%；有医疗保险者890例，占94.28%；有大病医疗保险者646例，占68.43%；有其他保障（例如医疗救助、贫困救助等）者144例，占15.25%；无任何保障者42例，占4.45%。酒泉市无任何保障的职业性尘肺病患者主要集中在金塔县、肃州区和玉门市；金塔县的无任何保障者占比最高，占15.32%（见表10-6-1）。

酒泉市不同首诊日期的职业性尘肺病现患病例享受工伤保险、用人单位赔付、医疗保险的比例不同，差异有统计学意义（χ^2=243.321 P=0.000，χ^2=206.717 P=0.000，χ^2=294.304 P=0.000）。其中2010—2020年诊断的职业性尘肺病患者享受工伤保险待遇的比例最高，1949—1979年诊断的职业性尘肺病患者享受用人单位赔付的比例最高，2000—2009年诊断的职业性尘肺病患者享受医疗保险的比例均最高，分别为71.33%、20.59%和98.03%。不同首诊日期的职业性尘肺病现患病例无保障的比例不同，差异有

统计学意义（χ^2=358.721 P=0.000），首诊日期为1980—1989年的职业性尘肺病患者无任何保障的比例最高，为40.00%；2010—2020年的比例最低，为1.00%（见表10-6-2）。

酒泉市不同首诊期别职业性尘肺病现患病例享受工伤保险的比例不同，差异有统计学意义（χ^2=19.046 P=0.000）。酒泉市不同首诊期别职业性尘肺病现患病例享受用人单位赔付、医疗保险的比例相同，差异没有统计学意义（χ^2=1.492 P=0.474，χ^2=2.456 P=0.293）。不同首诊期别职业性尘肺病患者无任何保障的比例相同，差异没有统计学意义（χ^2=1.844 P=0.398）（见表10-6-3）。

（二）职业性尘肺病现患病例医保报销情况

酒泉市未享受工伤保险，但享受居民医疗保险的职业性尘肺病患者共计312例，其中医保门诊报销比例低于50%的患者有219例，占70.19%；医保门诊报销比例高于80%的患者有15例，占4.81%。医保住院报销比例低于50%的患者有232例，占74.36%；医保住院报销比例高于80%的患者有11例，占3.53%。市内医保门诊报销比例高于50%的职业性尘肺病患者占比较多，各县区职业性尘肺病患者医保住院报销比例多低于50%。酒泉市未享受工伤保险，但享受居民医疗保险的312例职业性尘肺病患者中，享受低保者共计17人，每月每人享受的低保金额平均为448元（见表10-6-4）。

酒泉市不同首诊日期的职业性尘肺病患者医保门诊报销比例构成不同，差异有统计学意义（χ^2=128.162 P=0.000）；医保住院报销比例构成不同，差异有统计学意义（χ^2=42.723 P=0.000）（见表10-6-5）。

酒泉市不同首诊期别的职业性尘肺病患者医保门诊报销比例构成不同，差异有统计学意义（χ^2=24.587 P=0.000）；医保住院报销比例构成相同，差异没有统计学意义（χ^2=6.241 P=0.182）（见表10-6-6）。

（三）职业性尘肺病现患病例低保补助情况

酒泉市现患职业性尘肺病患者中，享受低保者共计94人，占9.96%。各县区享受低保比例构成不同，差异有统计学意义（χ^2=82.583 P=0.000）；其中享受低保比例较高的市州是肃北县和金塔县，分别占25%和9.91%。不同首诊期别患者享受低保比例构成不同，差异有统计学意义（χ^2=31.487 P=0.000）；其中享受低保比例较高的首诊期别为叁期，占32.43%（见表10-6-7）。

表10-6-1 不同地区职业性尘肺病现患病例享受各类保障情况

地区	总病例数	工伤保险		用人单位赔付		医疗保险		大病医疗保险		其他保障		无任何保障	
		例数	%	例数	%	例数	%	例数	%	例数	%	例数	%
肃州区	239	155	64.85	20	8.37	228	95.40	145	60.67	14	5.86	10	4.18
金塔县	111	53	47.75	0	0.00	93	83.78	76	68.47	32	28.83	17	15.32
玉门市	113	87	76.99	11	9.73	107	94.69	76	67.26	12	10.62	4	3.54

续表

地区	总病例数	工伤保险		用人单位赔付		医疗保险		大病医疗保险		其他保障		无任何保障	
		例数	%	例数	%	例数	%	例数	%	例数	%	例数	%
瓜州县	11	9	81.82	0	0.00	11	100.00	8	72.73	0	0.00	0	0.00
敦煌市	54	31	57.41	1	1.85	51	94.44	32	59.26	7	12.96	1	1.85
阿克塞县	184	71	38.59	7	3.80	177	96.20	147	79.89	9	4.89	5	2.72
肃北县	232	184	79.31	13	5.60	223	96.12	162	69.83	70	30.17	5	2.16
合计	944	590	62.50	52	5.51	890	94.28	646	68.43	144	15.25	42	4.45

表10-6-2　不同首诊日期职业性尘肺病现患病例社会保障享受情况

首诊日期	总病例数	工伤保险		用人单位赔付		医疗保险		无任何保障	
		n	%	n	%	n	%	n	%
1949—1979	34	18	52.94	7	20.59	30	88.24	1	2.94
1980—1989	60	17	28.33	2	3.33	36	60.00	24	40.00
1990—1999	143	75	52.45	8	5.59	132	92.31	9	6.29
2000—2009	407	266	65.36	24	5.90	399	98.03	5	1.23
2010—2020	300	214	71.33	11	3.67	293	97.67	3	1.00
合计	944	590	62.50	52	5.51	890	94.28	42	4.45
χ^2		243.321		206.717		294.304		358.721	
P		0.000		0.000		0.000		0.000	

表10-6-3　不同首诊期别职业性尘肺病现患病例社会保障享受情况

首诊期别	总病例数	工伤保险		用人单位赔付		医疗保险		无任何保障	
		n	%	n	%	n	%	n	%
壹期	640	370	57.81	33	5.16	603	94.22	29	4.53
贰期	267	195	73.03	18	6.74	250	93.63	13	4.87
叁期	37	25	67.57	1	2.70	37	100.00	0	0.00
合计	944	590	62.50	52	5.51	890	94.28	42	4.45
χ^2		19.046		1.492		2.456		1.844	
P		0.000		0.474		0.293		0.398	

表10-6-4　职业性尘肺病现患病例医保报销比例和低保情况

地区	现患病例	应调查医保报销比例总人数*	门诊医保报销比例			住院医保报销比例			享受低保人数	每月每人享受低保金额（元）
			<50%	50%~80%	>80%	<50%	50%~80%	>80%		
肃州区	239	74	60	10	2	51	15	6	4	424
金塔县	111	41	23	14	3	28	10	2	3	363
玉门市	113	22	14	4	3	19	2	0	2	544

续表

地区	现患病例	应调查医保报销比例总人数*	门诊医保报销比例			住院医保报销比例			享受低保人数	每月每人享受低保金额（元）
			<50%	50%~80%	>80%	<50%	50%~80%	>80%		
瓜州县	11	2	2	0	0	2	0	0	0	0
敦煌市	54	22	11	10	1	15	7	0	1	726
阿克塞县	184	108	81	23	4	86	20	2	5	454
肃北县	232	43	28	10	2	31	8	1	2	373
合计	944	312	219	71	15	232	62	11	17	448
χ^2			20.384			12.560				
P			0.060			0.402				

*应调查医保报销比例总人数指未享受工伤保险，但享受居民医保总人数。

表10-6-5 不同首诊日期职业性尘肺病现患病例医保报销比例情况

首诊日期	使用医保的现患病例数	医保门诊报销比例						医保住院报销比例					
		<50%		50%~80%		>80%		<50%		50%~80%		>80%	
		n	%	n	%	n	%	n	%	n	%	n	%
1949—1979	30	23	76.67	3	10.00	4	13.33	27	90.00	1	3.33	2	6.67
1980—1989	35	28	80.00	6	17.14	1	2.86	25	71.43	7	20.00	3	8.57
1990—1999	130	114	87.69	16	12.31	0	0.00	83	63.85	34	26.15	13	10.00
2000—2009	392	347	88.52	40	10.20	5	1.28	286	72.96	78	19.90	28	7.14
2010—2020	271	149	54.98	83	30.63	39	14.39	164	60.52	101	37.27	6	2.21
合计	858	661	77.04	148	17.25	49	5.71	585	68.18	221	25.76	52	6.06
χ^2		128.162						42.723					
P		0.000						0.000					

表10-6-6 不同首诊期别职业性尘肺病现患病例医保报销比例情况

首诊期别	使用医保的现患病例数	医保门诊报销比例						医保住院报销比例					
		<50%		50%~80%		>80%		<50%		50%~80%		>80%	
		n	%	n	%	n	%	n	%	n	%	n	%
壹期	572	462	80.77	87	15.21	23	4.02	404	70.63	138	24.13	30	5.24
贰期	249	180	72.29	47	18.88	22	8.84	159	63.86	70	28.11	20	8.03
叁期	37	19	51.35	14	37.84	4	10.81	22	59.46	13	35.14	2	5.41
合计	858	661	77.04	148	17.25	49	5.71	585	68.18	221	25.76	52	6.06
χ^2		24.587						6.241					
P		0.000						0.182					

表10-6-7　甘肃省职业性尘肺病现患病例低保补助情况

项目	总病例数	低保补助情况		χ^2	P
		n	%		
地区					
肃州区	239	8	3.35		
金塔县	111	11	9.91		
玉门市	113	8	7.08		
瓜州县	11	0	0.00	82.583	0.000
敦煌市	54	2	3.70		
阿克塞县	184	7	3.80		
肃北县	232	58	25.00		
首诊期别					
壹期	640	45	7.03		
贰期	267	37	13.86	31.487	0.000
叁期	37	12	32.43		
合计	944	94	9.96		

七、失访人群特征分布及原因分析

酒泉市随访调查到1949—2020年诊断的1736例职业性尘肺病患者信息，其中未能调查到存活情况的失访病例数共计264例，占15.21%。获取的失访病例均有部分线索信息，仅有姓名的病例有37例，有姓名和身份证的病例有23例，但其中多为姓名和身份证号码匹配不一致，造成继续查找的困难较大（见表10-7-1、2）。

表10-7-1　职业性尘肺病失访人群基本情况

地区	失访总人数*	无任何个案资料病例		仅有姓名的病例		有姓名和身份证的病例	
		例数	%	例数	%	例数	%
肃州区	76	0	0.00	0	0.00	11	14.47
金塔县	23	0	0.00	0	0.00	4	17.39
玉门市	8	0	0.00	0	0.00	0	0.00
瓜州县	3	0	0.00	0	0.00	0	0.00
敦煌市	5	0	0.00	0	0.00	1	20.00
阿克塞县	0	0	0.00	0	0.00	0	
肃北县	17	0	0.00	0	0.00	1	5.88
不详市	132	0	0.00	37	28.03	6	4.55
合计	264	0	0.00	37	14.02	23	8.71

*失访总人数=截至2019年底任务总数+诊断未报告的个案总数−随访到的总人数。

表10-7-2 失访病例首次诊断年份分布情况

首次诊断年份	报告病例数	失访人数*
1986年及以前	442	26
1987	17	0
1988	26	0
1989	15	1
1990	11	0
1991	8	1
1992	8	1
1993	13	0
1994	16	3
1995	10	1
1996	18	2
1997	31	1
1998	78	1
1999	27	4
2000	49	7
2001	51	15
2002	51	7
2003	52	4
2004	48	7
2005	156	50
2006	81	0
2007	17	0
2008	30	3
2009	24	2
2010	49	3
2011	50	1
2012	24	0
2013	16	0
2014	13	0
2015	38	0
2016	14	0
2017	30	0
2018	35	0
2019	59	0
2020	5	0
年度不详	124	124
合计	1736	264

*各年失访病例数=该年报告总病例数-该年已随访的报告病例数。

八、失访病例中现患和死亡病例估算

酒泉市随访调查到1949—2020年诊断的1736例职业性尘肺病患者信息，其中未能调查到存活情况的失访病例数共计264例。通过划分首诊年度时间段，计算各时间段内现患病例和死亡病例所占比例，以此概率推算失访的264例尘肺病患者中有150例存活，72例死亡。酒泉市有124例失访患者因诊断日期缺失而无法划分进入相应时间段，因而使用总体存活患者占比率和死亡患者占比率估算该部分失访患者存活情况（见表10-8）。

表10-8 失访病例存活情况估算

报告时期	总报告病例	随访到的报告病例				失访病例总数	失访病例估算	
		现患例数	占比（%）	死亡例数	占比（%）		现患例数	死亡例数
1986年及以前	442	73	16.52	343	77.60	26	4	20
1987—1989	58	21	36.21	36	62.07	1	0	1
1990—1999	220	143	65.00	63	28.64	14	9	4
2000—2005	407	278	68.30	39	9.58	90	61	9
2006—2010	201	167	83.08	26	12.94	8	7	1
2011—2020	284	262	92.25	21	7.39	1	1	0
年度不详	124	0	0.00	0	0.00	124	67	38
合计	1736	944	54.38	528	30.41	264	150	72

九、失访病例中存活病例保障情况估算

通过划分首诊年度时间段，计算各时间段内职业性尘肺病现患病例中享受保障（包括工伤保险、用人单位赔付、医疗保险等保障类型中任意一种）的患者所占比例，以此概率推算可能存活的150例尘肺病患者中，有144例按比例享有保障。酒泉市有124例失访患者因诊断日期缺失而无法划分进入相应时间段，因而使用总体保障享受比例估算该部分失访患者保障情况（见表10-9）。

表10-9 失访病例保障情况估算

报告时期	总报告病例	随访到的报告病例			失访病例总数	失访病例估算	
		现患例数	享受保障例数*	占比（%）		现患例数	享受保障例数
1986年及以前	442	73	63	86.30	26	4	3
1987—1989	58	21	6	28.57	1	0	0
1990—1999	220	143	134	93.71	14	9	8
2000—2005	407	278	273	98.20	90	61	60
2006—2010	201	167	167	100.00	8	7	7
2011—2020	284	262	259	98.85	1	1	1
年度不详	124	0	0	—	124	67	64
合计	1736	944	902	95.55	264	150	144

*享受任意一种保障情况即为享受保障。

第十一章 庆阳市1949—2020年职业性尘肺病流行特征分析

庆阳市位于甘肃省东部，习称"陇东"。东接陕西省宜君、黄陵、富县、甘泉、志丹等县；北邻陕西省定边、吴起、志丹县及宁夏回族自治区盐池县；西与宁夏回族自治区固原市原州区、彭阳县、同心县接壤；南与平凉市泾川县及陕西省彬州市、长武县、旬邑县相连。南北长207千米，东西跨208千米，总面积2.71万平方千米。辖庆城、环县、华池、合水、正宁、宁县、镇原7县和西峰区，116个乡镇，6个街道办事处，75个社区，常住人口215.94万人，被誉为"红色圣地、岐黄故里、农耕之源、能源新都"。庆阳是甘肃省唯一的革命老区，1934年，刘志丹、习仲勋等老一辈无产阶级革命家创建的以南梁为中心的陕甘边革命根据地，是土地革命战争后期全国"硕果仅存"的根据地，为长征中的党中央和中央红军提供了落脚点，是八路军三大主力开赴抗日前线的出发点，在中国革命史上具有"两点一存"的重要地位。庆阳先民、中医鼻祖岐伯曾在此与黄帝论医，成就了中华医学巨著《黄帝内经》，被联合国教科文卫组织列入世界记忆名录。庆阳香包、陇绣、民间剪纸、道情皮影等民俗文化独树一帜。周先祖不窋曾在庆阳"教民稼穑"，开启了华夏农耕文明的先河；庆阳素有"陇东粮仓"的美称，是农业部批准正在创建的绿色有机无公害农产品生产加工示范基地和现代旱作农业示范区；是全国苹果最佳优生区，黄花菜、白瓜籽和小杂粮品质优良、享誉中外。庆阳油煤气资源富集，是甘肃的石油天然气化工基地、长庆油田主产区。已探明油气总资源量59.74亿吨，占鄂尔多斯盆地总资源量的40%，其中石油地质储量17.96亿吨。已探明天然气总资源量2万亿立方米，占鄂尔多斯盆地总资源量的10%，天然气地质储量318.6亿立方米。近年来，随着"一带一路"建设和新一轮西部大开发战略的深入实施，特别是中央和省委、省政府相继出台了一系列支持庆阳革命老区开发建设的政策文件，境内高铁、高速公路、水利骨干工程等重大基础设施项目加快建设，民航线路通达北京、上海、天津、深圳等全国主要城市，区位发展优势更加突出，开发潜力集聚释放。

2023年，庆阳市在"职业病危害项目申报系统"申报企业248家，在册职工总数22 301人，接尘企业个数113家。

庆阳市备案的职业健康检查机构14家，其中西峰区6家（庆阳美年大健康健康管理有限公司太一门诊部、庆阳普济健康咨询服务有限公司普济门诊部、庆阳市第二人民医院、庆阳市人民医院、庆阳市中医医院、庆阳市西峰区人民医院），庆城县2家（庆阳宝石花长庆医院、庆城县人民医院），华池县1家（华池县人民医院），环县1家（环县人民医院），镇原县1家（镇原县第一人民医院），宁县1家（宁县人民医院），正宁县1家（正宁县人民医院），合水县1家（合水县人民医院）。庆阳市备案的职业病诊断机构1家，为庆阳市人民医院。

在"甘肃省职业病防治综合管理信息平台"，庆阳市2020年报告接尘作业劳动者职业健康检查体检个案1538人，占全省接尘作业劳动者职业健康检查体检个案总数1.95%；2021年报告接尘作业劳动者职业健康检查体检个案1983人，占全省接尘作业劳动者职业健康检查体检个案总数2.04%；2022年报告接尘作业劳动者职业健康检查体检个案2882人，占全省接尘作业劳动者职业健康检查体检个案总数2.54%。

一、总体情况

通过本项研究，随访调查到1950—2020年庆阳市共计诊断例职业性尘肺病31例，其中调查明确为现患病例者18例，占总病例数的58.06%；死亡10例，占32.26%；失访3例，占9.68%（见表11-1）。

表11-1 庆阳市各年度职业性尘肺病报告及存活情况

首次诊断年份	各年度职业性尘肺病报告例数	已随访到的病例		合计	现患比例（%）
		现患病例	死亡病例		
1986年及以前	8	0	7	7	0.00
1987	1	1	0	1	100.00
1988	2	1	1	2	50.00
1996	2	2	0	2	100.00
1998	1	0	1	1	0.00
1999	1	1	0	1	100.00
2000	1	1	0	1	100.00
2001	1	0	1	1	0.00
2004	2	2	0	2	100.00
2005	1	0	0	0	—
2007	1	1	0	1	100.00
2010	1	1	0	1	100.00
2014	1	1	0	1	100.00
2015	1	1	0	1	100.00
2018	2	2	0	2	100.00
2019	4	4	0	4	100.00
年度不详	1	0	0	0	—
合计	31	18	10	28	64.29

二、职业性尘肺病现患病例人口学特征分布情况

按照用人单位所在地分析庆阳市现患职业性尘肺患者口学特征分布情况，结果显示庆阳市现患职业性尘肺患者平均首诊年龄为46.56±9.88岁，年龄中位数48.61岁。现

患职业性尘肺患者中100.00%为男性；男性平均首诊年龄46.56±9.88岁，年龄中位数48.61岁（见表11-2）。

表11-2 庆阳市职业性尘肺病现患病例人口学特征分布情况

地区	男性				女性				合计			
	例数	%	年龄均值±SD	年龄中位数	例数	%	年龄均值±SD	年龄中位数	例数	%	年龄均值±SD	年龄中位数
西峰区	6	100	47.24±11.63	46.43	0	0.00	—	—	6	100	47.24±11.63	46.43
庆城县	3	100	39.54±13.79	32.60	0	0.00	—	—	3	100	39.54±13.79	32.60
环县	6	100	48.02±4.43	49.21	0	0.00	—	—	6	100	48.02±4.43	49.21
宁县	2	100	56.55±2.31	56.55	0	0.00	—	—	2	100	56.55±2.31	56.55
正宁县	1	100	34.85±0	34.85	0	0.00	—	—	1	100	34.85±0	34.85
合计	18	100	46.56±9.88	48.61	0	0.00	—	—	18	100	46.56±9.88	48.61

三、职业性尘肺病现患病例分期情况

分析现患职业性尘肺病病例分期情况，结果显示庆阳市各地新发的壹期职业性尘肺病患者数量最多，占比77.78%；其次为贰期患者，占比16.67%（见表11-3-1）。

不同的尘肺病病种也以壹期患者居多，其中石棉肺、水泥尘肺、铸工尘肺和其他尘肺的壹期患者占比达100.00%（见表11-3-2）。

表11-3-1 庆阳市职业性尘肺病现患病例分期情况

地区	职业性尘肺病分期						合计	χ^2	P
	壹期	%	贰期	%	叁期	%			
西峰区	5	83.33	0	0.00	1	16.67	6		
庆城县	2	66.67	1	33.33	0	0.00	3		
环县	4	66.67	2	33.33	0	0.00	6	5.357	0.719
宁县	2	100.00	0	0.00	0	0.00	2		
正宁县	1	100.00	0	0.00	0	0.00	1		
合计	14	77.78	3	16.67	1	5.56	18		

表11-3-2 各类职业性尘肺病现患病例分期情况

尘肺病种	职业性尘肺病分期						合计	χ^2	P
	壹期	%	贰期	%	叁期	%			
矽肺	6	75.00	1	12.50	1	12.50	8		
煤工尘肺	2	50.00	2	50.00	0	0.00	4		
石棉肺	1	100.00	0	0.00	0	0.00	1	5.786	0.833
水泥尘肺	2	100.00	0	0.00	0	0.00	2		
铸工尘肺	2	100.00	0	0.00	0	0.00	2		
其他尘肺	1	100.00	0	0.00	0	0.00	1		
合计	14	77.78	3	16.67	1	5.56	18		

四、职业性尘肺病现患病例病种分布情况

（一）地区 2 分布情况

庆阳市职业性尘肺病患者主要分布在西峰区（占33.33%）、环县（占33.33%）和庆城县（占16.67%）。主要尘肺病病种为矽肺（占44.44%）和煤工尘肺（占22.22%）；其中西峰区、庆城县、宁县以矽肺为主。石棉肺、水泥尘肺等尘肺病患者主要分布于西峰区（见表11-4-1）。

（二）行业分布情况

庆阳市职业性尘肺病患者主要分布在煤炭开采和洗选业（占44.44%）、其他制造业（占16.67%）、电气机械和器材制造业（占11.11%）等行业（见表11-4-2）。

表11-4-1 庆阳市不同地区职业性尘肺病现患病例病种分布情况

地区	矽肺		煤工尘肺		石棉肺		水泥尘肺		铸工尘肺		其他尘肺		合计		χ^2	P
	例数	%	例数	%	例数	%	例数	%	例数	%	例数	%	例数	%		
西峰区	3	50.00	1	16.67	1	16.67	1	16.67	0	0.00	0	0.00	6	33.33		
庆城县	3	100.00	0	0.00	0	0.00	0	0.00	0	0.00	0	0.00	3	16.67		
环县	1	16.67	3	50.00	0	0.00	0	0.00	1	16.67	1	16.67	6	33.33	23.625	0.259
宁县	1	50.00	0	0.00	0	0.00	0	0.00	0	0.00	1	50.00	2	11.11		
正宁县	0	0.00	0	0.00	0	0.00	1	100.00	0	0.00	0	0.00	1	5.56		
合计	8	44.44	4	22.22	1	5.56	2	11.11	2	11.11	1	5.56	18	100.00		

表11-4-2 庆阳市不同行业职业性尘肺病现患病例病种分布情况

行业	矽肺		煤工尘肺		石棉肺		水泥尘肺		铸工尘肺		其他尘肺		合计		χ^2	P
	例数	%	例数	%	例数	%	例数	%	例数	%	例数	%	例数	%		
6	2	25.00	3	37.50	0	0.00	2	25.00	1	12.50	0	0.00	8	44.44		
10	0	0.00	0	0.00	1	100.00	0	0.00	0	0.00	0	0.00	1	5.56		
31	0	0.00	0	0.00	0	0.00	0	0.00	0	0.00	1	100.00	1	5.56		
38	1	50.00	1	50.00	0	0.00	0	0.00	0	0.00	0	0.00	2	11.11	45.938	0.102
41	2	66.67	0	0.00	0	0.00	0	0.00	1	33.33	0	0.00	3	16.67		
44	1	100.00	0	0.00	0	0.00	0	0.00	0	0.00	0	0.00	1	5.56		
45	1	100.00	0	0.00	0	0.00	0	0.00	0	0.00	0	0.00	1	5.56		
46	1	100.00	0	0.00	0	0.00	0	0.00	0	0.00	0	0.00	1	5.56		
总计	8	44.44	4	22.22	1	5.56	2	11.11	2	11.11	1	5.56	18	100.00		

*行业编码：1.农业 2.林业 3.畜牧业 4.渔业 5.农、林、牧、渔服务业 6.煤炭开采和洗选业 7.石油和天然气开采业 8.黑色金属矿采选业 9.有色金属矿采选业 10.非金属矿采选业 11.开采辅助活动 12.其他采矿业 13.农副食品加工业 14.食品制造业 15.酒、饮料和精制茶制造业 16.烟草制品业 17.纺织业 18.纺织服装、服饰业 19.皮革、毛皮、羽毛及其制品和制鞋业 20.木材加工和木、竹、藤、棕、草制品业 21.家具制造业 22.造纸和纸制品业 23.印刷和记录媒介复制业 24.文教、工美、体育和娱乐用品制造业 25.石油加工、炼焦和核燃料加工业 26.化学原料和化学制品制造业 27.医药制造业 28.化学纤维制造业 29.橡胶和塑料制品业 30.非金属矿物制品业 31.黑色金属冶炼和压延加工业 32.有色金属冶炼和压延加工业 33.金属制品业 34.通用设备制造业 35.专用设备制造业 36.汽车制造

业37.铁路、船舶、航空航天和其他运输设备制造业38.电气机械和器材制造业39.计算机、通信和其他电子设备制造业40.仪器仪表制造业41.其他制造业42.废弃资源综合利用业43.金属制品、机械和设备修理业44.电力、热力、燃气及水生产和供应业45.建筑业46.批发和零售业47.交通运输、仓储和邮政业48.住宿和餐饮业49.信息传输、软件和信息技术服务业50.金融业51.房地产业52.租赁和商务服务业53.科学研究和技术服务业54.水利、环境和公共设施管理业55.居民服务、修理和其他服务业56.教育57.卫生和社会工作58.文化、体育和娱乐业59.公共管理、社会保障和社会组织。

五、职业性尘肺病现患病例工龄分布情况

庆阳市职业性尘肺病患者的接尘工龄平均为16.45±9.23年，中位数为18.25年；接尘工龄较短的病种有：煤工尘肺及其他尘肺，接尘工龄较长的病种有：水泥尘肺和铸工尘肺。庆阳市接尘工龄小于或等于5年的职业性尘肺病患者有2例，均为矽肺（见表11-5）。

表11-5 职业性尘肺病现患病例接尘工龄分布情况（工龄单位：年）

尘肺病病种	病例数	平均值±SD	中位数	H	P	工龄≤5年病例数
矽肺	8	16.96±12.09	17.00			2
煤工尘肺	4	14.69±9.47	13.42			0
石棉肺	1	19±0	19.00	1.099	0.954	0
水泥尘肺	2	18.75±1.77	18.75			0
铸工尘肺	2	18.58±6.48	18.58			0
其他尘肺	1	8±0	8.00			0
合计	18	16.45±9.23	18.25			2

六、职业性尘肺病现患病例享受保障情况

（一）职业性尘肺病现患病例社会保障享受情况

庆阳市现患职业性尘肺病患者中，享受工伤保险待遇者10例，占55.56%；享有用人单位赔付者3例，占16.67%；有医疗保险者18例，占100.00%；有大病医疗保险者9例，占50.00%；有其他保障（例如医疗救助、贫困救助等）者0例；无任何保障者0例。（见表11-6-1）。

庆阳市不同首诊日期的职业性尘肺病现患病例享受工伤保险、用人单位赔付的比例相同，差异没有统计学意义（χ^2=4.163 P=0.244，χ^2=3.600 P=0.308）。（见表11-6-2）。

庆阳市不同首诊期别职业性尘肺病现患病例享受用人单位赔付、用人单位赔付的比例相同，差异没有统计学意义（χ^2=4.114 P=0.128，χ^2=6.514 P=0.038）（见表11-6-3）。

（二）职业性尘肺病现患病例医保报销情况

庆阳市未享受工伤保险，但享受居民医疗保险的职业性尘肺病患者共计8例，其中医保门诊报销比例低于50%的患者有6例，占75.00%；医保门诊报销比例高于80%

的患者有1例，占12.50%。医保住院报销比例低于50%的患者有7例，占88.00%；医保住院报销比例高于80%的患者有0例。市内各县区医保门诊报销比例和医保住院报销比例多低于50%。庆阳市未享受工伤保险，但享受居民医疗保险的8例职业性尘肺病患者中，享受低保者共计1人，每月每人享受的低保金额平均为584元（见表11-6-4）。

庆阳市不同首诊日期的职业性尘肺病患者医保门诊报销比例构成相同，差异没有统计学意义（$\chi^2=4.073$ $P=0.667$）；医保住院报销比例构成相同，差异没有统计学意义（$\chi^2=1.195$ $P=0.754$）（见表11-6-5）。

庆阳市不同首诊期别的职业性尘肺病患者医保门诊报销比例构成相同，差异没有统计学意义（$\chi^2=4.068$ $P=0.397$）；医保住院报销比例构成相同，差异没有统计学意义（$\chi^2=0.327$ $P=0.849$）（见表11-6-6）。

（三）职业性尘肺病现患病例低保补助情况

庆阳市现患职业性尘肺病患者中，享受低保者共计2人，占11.11%。各县区享受低保比例构成相同，差异没有统计学意义（$\chi^2=11.250$ $P=0.024$）。不同首诊期别患者享受低保比例构成相同，差异没有统计学意义（$\chi^2=0.643$ $P=0.725$）（见表11-6-7）。

表11-6-1 不同地区职业性尘肺病现患病例享受各类保障情况

地区	总病例数	工伤保险		用人单位赔付		医疗保险		大病医疗保险		其他保障		无任何保障	
		例数	%	例数	%	例数	%	例数	%	例数	%	例数	%
西峰区	6	3	50.00	0	0.00	6	100.00	4	66.67	0	0.00	0	0.00
庆城县	3	1	33.33	0	0.00	3	100.00	1	33.33	0	0.00	0	0.00
环县	6	4	66.67	3	50.00	6	100.00	3	50.00	0	0.00	0	0.00
宁县	2	1	50.00	0	0.00	2	100.00	0	0.00	0	0.00	0	0.00
正宁县	1	1	100.00	0	0.00	1	100.00	1	100.00	0	0.00	0	0.00
合计	18	10	55.56	3	16.67	18	100.00	9	50.00	0	0.00	0	0.00

表11-6-2 不同首诊日期职业性尘肺病现患病例社会保障享受情况

首诊日期	总病例数	工伤保险		用人单位赔付		医疗保险		无任何保障	
		n	%	n	%	n	%	n	%
1949—1979	0	0	—	0	—	0	—	0	—
1980—1989	2	0	0.00	0	0.00	2	100	0	0
1990—1999	3	1	33.33	0	0.00	3	100	0	0
2000—2009	4	3	75.00	0	0.00	4	100	0	0
2010—2020	9	6	66.67	3	33.33	9	100	0	0
合计	18	10	55.56	3	16.67	18	100	0	0
χ^2			4.163		3.600		—		—
P			0.244		0.308		—		—

表 11-6-3 不同首诊期别职业性尘肺病现患病例社会保障享受情况

首诊期别	总病例数	工伤保险		用人单位赔付		医疗保险		无任何保障	
		n	%	n	%	n	%	n	%
壹期	14	6	42.86	1	7.14	14	100	0	0
贰期	3	3	100.00	2	66.67	3	100	0	0
叁期	1	1	100.00	0	0.00	1	100	0	0
合计	18	10	55.56	3	16.67	18	100	0	0
χ^2			4.114		6.514		—		—
P			0.128		0.038		—		—

表 11-6-4 职业性尘肺病现患病例医保报销比例和低保情况

地区	现患病例	应调查医保报销比例总人数*	门诊医保报销比例			住院医保报销比例			享受低保人数	每月每人享受低保金额（元）
			<50%	50%~80%	>80%	<50%	50%~80%	>80%		
西峰区	6	3	2	0	1	2	1	0	0	0
庆城县	3	2	2	0	0	2	0	0	1	584
环县	6	2	1	1	0	2	0	0	0	0
宁县	2	1	1	0	0	1	0	0	0	0
正宁县	1	0	0	0	0	0	0	0	0	0
合计	18	8	6	1	1	7	1	0	1	584
χ^2				5.111			1.905			
P				0.530			0.592			

*应调查医保报销比例总人数指未享受工伤保险，但享受居民医保总人数。

表 11-6-5 不同首诊日期职业性尘肺病现患病例医保报销比例情况

首诊日期	使用医保的现患病例数	医保门诊报销比例						医保住院报销比例					
		<50%		50%~80%		>80%		<50%		50%~80%		>80%	
		n	%	n	%	n	%	n	%	n	%	n	%
1949—1979	0	0	—	0	—	0	—	0	—	0	—	0	—
1980—1989	2	2	100.00	0	0.00	0	0.00	2	100.00	0	0.00	0	0
1990—1999	3	3	100.00	0	0.00	0	0.00	3	100.00	0	0.00	0	0
2000—2009	4	3	75.00	1	25.00	0	0.00	4	100.00	0	0.00	0	0
2010—2020	8	4	50.00	3	37.50	1	12.50	7	87.50	1	12.50	0	0
合计	17	12	70.59	4	23.53	1	5.88	16	94.12	1	5.88	0	0
χ^2				4.073						1.195			
P				0.667						0.754			

表 11-6-6　不同首诊期别职业性尘肺病现患病例医保报销比例情况

首诊期别	使用医保的现患病例数	医保门诊报销比例						医保住院报销比例					
		<50%		50%~80%		>80%		<50%		50%~80%		>80%	
		n	%	n	%	n	%	n	%	n	%	n	%
壹期	13	10	76.92	2	15.38	1	7.69	12	92.31	1	7.69	0	0
贰期	3	2	66.67	1	33.33	0	0.00	3	100.00	0	0.00	0	0
叁期	1	0	0.00	1	100.00	0	0.00	1	100.00	0	0.00	0	0
合计	17	12	70.59	4	23.53	1	5.88	16	94.12	1	5.88	0	0
χ^2				4.068						0.327			
P				0.397						0.849			

表 11-6-7　庆阳市职业性尘肺病现患病例低保补助情况

项目	总病例数	低保补助情况		χ^2	P
		n	%		
地区					
西峰区	6	0	0.00		
庆城县	3	1	33.33		
环县	6	0	0.00	11.250	0.024
宁县	2	0	0.00		
正宁县	1	1	100.00		
首诊期别					
壹期	14	2	14.29		
贰期	3	0	0.00	0.643	0.725
叁期	1	0	0.00		
合计	18	2	11.11		

七、失访人群特征分布及原因分析

庆阳市随访调查到1949—2020年诊断的例职业性尘肺病患者信息，其中未能调查到存活情况的失访病例数共计3例，占9.68%。获取的失访病例均有部分线索信息，但其中多为姓名和身份证号码匹配不一致，造成继续查找的困难较大（见表11-7-2）。

表 11-7-2　失访病例首次诊断年份分布情况

首次诊断年份	报告病例数	失访人数*
1986年及以前	8	1
1987	1	0
1988	2	0
1996	2	0
1998	1	0
1999	1	0
2000	1	0
2001	1	0
2004	2	0
2005	1	1
2007	1	0
2010	1	0
2014	1	0
2015	1	0
2018	2	0
2019	4	0
年度不详	1	1
合计	31	3

*各年失访病例数=该年报告总病例数-该年已随访的报告病例数。

八、失访病例中现患和死亡病例估算

庆阳市随访调查到1949—2020年诊断的31例职业性尘肺病患者信息,其中未能调查到存活情况的失访病例数共计3例。通过划分首诊年度时间段,计算各时间段内现患病例和死亡病例所占比例,以此概率推算失访的3例尘肺病患者中有2例存活,1例死亡。庆阳市有1例失访患者因诊断日期缺失而无法划分进入相应时间段,因而使用总体存活者占比率和死亡患者占比率估算该部分失访患者存活情况(见表11-8)。

表 11-8 失访病例存活情况估算

报告时期	总报告病例	随访到的报告病例				失访病例总数	失访病例估算	
		现患例数	占比（%）	死亡例数	占比（%）		现患例数	死亡例数
1986年及以前	8	0	0.00	7	87.50	1	0	1
1987—1989	3	2	66.67	1	33.33	0	0	0
1990—1999	4	3	75.00	1	25.00	0	0	0
2000—2005	5	3	60.00	1	20.00	1	1	0
2006—2010	2	2	100.00	0	0.00	0	0	0
2011—2020	8	8	100.00	0	0.00	0	0	0
年度不详	1	0	0.00	0	0.00	1	1	0
合计	31	18	58.06	10	32.26	3	2	1

九、失访病例中存活病例保障情况估算

通过划分首诊年度时间段，计算各时间段内职业性尘肺病现患病例中享受保障（包括工伤保险、用人单位赔付、医疗保险等保障类型中任意一种）的患者所占比例，以此概率推算可能存活的2例尘肺病患者中，有2例按比例享有保障。庆阳市有1例失访患者因诊断日期缺失而无法划分进入相应时间段，因而使用总体保障享受比例估算该部分失访患者保障情况（见表11-9）。

表 11-9 失访病例保障情况估算

报告时期	总报告病例	随访到的报告病例				失访病例总数	失访病例估算	
		现患例数	享受保障例数*	占比（%）			现患例数	享受保障例数
1986年及以前	8	0	0	—		1	0	0
1987—1989	3	2	2	100.00		0	0	0
1990—1999	4	3	3	100.00		0	0	0
2000—2005	5	3	3	100.00		1	1	1
2006—2010	2	2	2	100.00		0	0	0
2011—2020	8	8	8	100.00		0	0	0
年度不详	1	0	0	—		1	1	1
合计	31	18	18	100.00		3	2	2

*享受任意一种保障情况即为享受保障。

第十二章　定西市1949—2020年职业性尘肺病流行特征分析

定西市位于甘肃中部，通称"陇中"，地处黄土高原、青藏高原和西秦岭交会地带，现辖安定区及通渭县、陇西县、临洮县、渭源县、漳县、岷县7县区，现有119个乡镇3个街道、1887个村、88个社区。总面积2.03万平方千米，总耕地1240.58万亩，户籍人口302.5万人，常住人口250.78万人。素有"兰州门户、甘肃咽喉"之称，距省会兰州98千米，是古丝绸之路、唐蕃古道的重要通道和"一带一路"、西部陆海新通道的重要节点城市，已成为兰西城市群、兰白都市经济圈、关中天水经济区的重要辐射区和中国西部交通的重要交会点。宝兰高铁、兰渝铁路让5个县区迈入高铁时代，G30连霍高速、G22青兰高速、G75兰海高速公路穿境而过，通定、定临、陇漳、S42漳县至三岔高速公路、S10凤合高速马白段5条地方高速建设有序推进，即将实现县县通高速目标，"八通十六达"的交通区位优势更加明显。自战国秦置陇西郡以来，已有2300多年的历史，是中华民族黄河文明的重要发祥地、举世闻名的马家窑文化命名地、天下李氏寻根祭祖地，也是齐家、寺洼、辛店等史前文化交汇地和全国重要的书画作品集散地，绵延300公里的战国秦长城西起临洮县。积极推进建设"中国药都""中国薯都""中国西部草都"，中药材种植面积、总产量均居全国地级市第一，三大主栽品种当归、党参、黄芪种植面积分别占全国的60%、20%和40%，陇西县、岷县、渭源县分别被命名为"中国黄芪之乡""中国当归之乡""中国党参之乡"。马铃薯种植面积居全国地级市第二，种薯生产能力占全国的三分之一，"定西马铃薯""渭源白条党参""顺和"荣获中国驰名商标。有天然草场1000多万亩，多年生人工牧草留床面积300多万亩，畜禽饲养和肉类总产量多年来居全省前列。连续多年成功举办中国（甘肃）中医药产业博览会、中国·定西马铃薯大会等重要节会。已探明金属矿和非金属矿50多种，其中黄金、地热水、红柱石、大理石、石灰岩等储量相对较大。7县区均为全国光伏扶贫工程实施重点县，千万千瓦级新能源基地建设顺利推进，启动建设"一城两港两中心"，正在谋划建设"西部地区区域氢能中心"和"全国氢能示范城市"。境内有以国家4A级景区漳县贵清山/遮阳山、渭河源大景区为代表的自然景观，以红军长征通渭"榜罗会议"、岷县"岷州会议"纪念馆为代表的红色旅游景点，"陇西堂"为代表的人文历史景观，"渭水源头、李氏故里、当归定西"文化旅游品牌影响力持续提升，荣膺"全国避暑旅游十强城市""中国最佳康养休闲旅游城市"。

2023年，定西市在"职业病危害项目申报系统"申报企业187家，在册职工总数11 449人，接尘企业个数142家。

2023年，定西市备案的职业健康检查机构13家，其中安定区5家（定西市人民医院、定西市中医院、定西市卫生学校附属医院、定西市安定区妇幼保健院、定西美年大健康管理有限公司门诊部），陇西县2家（陇西县第一人民医院、天誉医院），临洮县2家（临洮惠民中西医结合医院、临洮县人民医院），通渭县1家（通渭县中医医院），渭源县1家（渭源县中西医结合医院），岷县1家（岷县人民医院），漳县1家（漳县人民医院）。定西市备案的职业病诊断机构1家，为定西市人民医院。

在"甘肃省职业病防治综合管理信息平台"，定西市2020年报告接尘作业劳动者职业健康检查体检个案1783人，占全省接尘作业劳动者职业健康检查体检个案总数2.26%；2021年报告接尘作业劳动者职业健康检查体检个案2644人，占全省接尘作业劳动者职业健康检查体检个案总数2.71%；2022年报告接尘作业劳动者职业健康检查体检个案1804人，占全省接尘作业劳动者职业健康检查体检个案总数1.59%。

一、总体情况

通过本项研究，随访调查到1950—2020年定西市共计诊断33例职业性尘肺病病例，其中调查明确为现患病例者16例，占总病例数的48.48%；死亡14例，占42.42%；失访3例，占9.09%（见表12-1）。

表12-1 定西市各年度职业性尘肺病报告及存活情况

首次诊断年份	各年度职业性尘肺病报告例数	已随访到的病例		合计	现患比例（%）
		现患病例	死亡病例		
1986年及以前	11	1	10	11	9.09
1987	2	0	2	2	0.00
1992	1	0	0	0	—
1995	1	0	1	1	0.00
1999	1	1	0	1	100.00
2000	1	0	0	0	—
2002	1	1	0	1	100.00
2005	3	2	0	2	100.00
2010	1	0	1	1	0.00
2012	1	1	0	1	100.00
2014	1	1	0	1	100.00
2016	1	1	0	1	100.00
2017	1	1	0	1	100.00
2018	1	1	0	1	100.00
2019	5	5	0	5	100.00
2020	1	1	0	1	100.00
合计	33	16	14	30	53.33

二、职业性尘肺病现患病例人口学特征分布情况

按照用人单位所在地分析定西市现患职业性尘肺患者口学特征分布情况，结果显示甘肃省现患职业性尘肺患者平均首诊年龄为46.56±7.17岁，年龄中位数48.18岁。现患职业性尘肺患者中93.75为男性；男性平均首诊年龄47.66±5.86岁，年龄中位数48.25岁；女性平均首诊年龄30.05±0.00岁，年龄中位数30.05岁（见表12-2）。

表12-2 定西市职业性尘肺病现患病例人口学特征分布情况

地区	男性				女性				合计			
	例数	%	年龄均值±SD	年龄中位数	例数	%	年龄均值±SD	年龄中位数	例数	%	年龄均值±SD	年龄中位数
安定区	2	66.67	47.72±15.67	47.72	1	33.33	30.05±0	30.05	3		41.83±15.06	36.64
临洮县	1	100.00	50.29±0	50.29	0	0.00	0	0	1		50.29±0	50.29
岷县	12	100.00	47.43±4.54	48.18	0	0.00	0	0	12		47.43±4.54	48.18
合计	15	93.75	47.66±5.86	48.25	1	6.25	30.05±0.00	30.05	16		46.56±7.17	48.18

三、职业性尘肺病现患病例分期情况

分析现患职业性尘肺病病例分期情况，结果显示定西市各地新发的壹期职业性尘肺病患者数量最多，占比75.00%；其次为贰期患者，占比18.75%叁期患者，占比6.25%（见表12-3-1）。

不同的尘肺病病种也以壹期患者居多，其中石棉肺和其他尘肺的壹期患者占比达100.0%（见表12-3-2）。

表12-3-1 定西市职业性尘肺病现患病例分期情况

地区	职业性尘肺病分期						合计	χ^2	P
	壹期	%	贰期	%	叁期	%			
安定区	2	66.67	1	33.33	0	0.00	3		
临洮县	1	100.00	0	0.00	0	0.00	1	1.000	0.910
岷县	9	75.00	2	16.67	1	8.33	12		
合计	12	75.00	3	18.75	1	6.25	16		

表12-3-2 各类职业性尘肺病现患病例分期情况

尘肺病种	职业性尘肺病分期						合计	χ^2	P
	壹期	%	贰期	%	叁期	%			
矽肺	6	66.67	2	22.22	1	11.11	9		
煤工尘肺	2	66.67	1	33.33	0	0.00	3	2.370	0.883
石棉肺	2	100.00	0	0.00	0	0.00	2		
其他尘肺	2	100.00	0	0.00	0	0.00	2		
合计	12	75.00	3	18.75	1	6.25	16		

四、职业性尘肺病现患病例病种分布情况

（一）地区分布情况

定西市职业性尘肺病患者主要分布在岷县（占75.00%）、安定区（占18.75%）和临洮县（占6.25%）。主要尘肺病病种为矽肺（占56.25%）、煤工尘肺（占18.75%）、石棉肺（占12.50%）和其他尘肺（占12.50%）；其中安定区、岷县以矽肺为主。煤工尘肺和其他尘肺病患者主要分布于岷县（见表12-4-1）。

（二）行业分布情况

甘肃省职业性尘肺病患者主要分布在有色金属矿采选业（占68.75%）、非金属矿采选业（占18.75%）、煤炭开采和洗选业（占6.25%）和建筑业（占6.25%）等行业（见表12-4-2）。

表12-4-1 甘肃省不同地区职业性尘肺病现患病例病种分布情况

地区	矽肺		煤工尘肺		石棉肺		其他尘肺		合计		χ^2	P
	例数	%	例数	%	例数	%	例数	%	例数	%		
安定区	1	33.33	0	0.00	1	33.33	1	33.33	3	18.75		
临洮县	0	0.00	0	0.00	1	100.00	0	0.00	1	6.25	12.074	0.060
岷县	8	66.67	3	25.00	0	0.00	1	8.33	12	75.00		
合计	9	56.25	3	18.75	2	12.50	2	12.50	16	100.00		

表12-4-2 甘肃省不同行业职业性尘肺病现患病例病种分布情况

行业	矽肺		煤工尘肺		石棉肺		其他尘肺		合计		χ^2	P
	例数	%	例数	%	例数	%	例数	%	例数	%		
6	0	0.00	0	0.00	0	0.00	1	100.00	1	6.25		
9	8	72.73	3	27.27	0	0.00	0	0.00	11	68.75	25.966	0.002
10	1	33.33	0	0.00	2	66.67	0	0.00	3	18.75		
45	0	0.00	0	0.00	0	0.00	1	100.00	1	6.25		
总计	9	56.25	3	18.75	2	12.50	2	12.50	16	100.00		

*行业编码：1.农业 2.林业 3.畜牧业 4.渔业 5.农、林、牧、渔服务业 6.煤炭开采和洗选业 7.石油和天然气开采业 8.黑色金属矿采选业 9.有色金属矿采选业 10.非金属矿采选业 11.开采辅助活动 12.其他采矿业 13.农副食品加工业 14.食品制造业 15.酒、饮料和精制茶制造业 16.烟草制品业 17.纺织业 18.纺织服装、服饰业 19.皮革、毛皮、羽毛及其制品和制鞋业 20.木材加工和木、竹、藤、棕、草制品业 21.家具制造业 22.造纸和纸制品业 23.印刷和记录媒介制业 24.文教、工美、体育和娱乐用品制造业 25.石油加工、炼焦和核燃料加工业 26.化学原料和化学制品制造业 27.医药制造业 28.化学纤维制造业 29.橡胶和塑料制品业 30.非金属矿物制品业 31.黑色金属冶炼和压延加工业 32.有色金属冶炼和压延加工业 33.金属制品业 34.通用设备制造业 35.专用设备制造业 36.汽车制造业 37.铁路、船舶、航空航天和其他运输设备制造业 38.电气机械和器材制造业 39.计算机、通信和其他电子设备制造业 40.仪器仪表制造业 41.其他制造业 42.废弃资源综合利用业 43.金属制品、机械和设备修理业 44.电力、热力、燃气及水生产和供应业 45.建筑业 46.批发和零售业 47.交通运输、仓储和邮政业 48.住宿和餐饮业 49.信息传输、软件和信息技术服务业 50.金融业 51.房地产业 52.租赁和商务服务业 53.科学研究和技术服务业 54.水利、环境和公共设施管理业 55.居民服务、修理和其他服务业 56.教育 57.卫生和社会工作 58.文化、体育和娱乐业 59.公共管理、社会保障和社会组织。

五、职业性尘肺病现患病例工龄分布情况

定西市职业性尘肺病患者的接尘工龄平均为14.67±8.42年,中位数为13.00年;接尘工龄较短的病种有:矽肺及其他尘肺,接尘工龄较长的病种有:煤工尘肺和石棉肺。定西市接尘工龄小于或等于5年的职业性尘肺病患者有2例,为矽肺和其他尘肺(见表12-5)。

表12-5 职业性尘肺病现患病例接尘工龄分布情况(工龄单位:年)

尘肺病病种	病例数	平均值±SD	中位数	H	P	工龄≤5年病例数
矽肺	9	13.86±7.9	13.00			1
煤工尘肺	3	16.33±9.07	20.00			0
石棉肺	2	18±15.56	18.00	0.664	0.882	0
其他尘肺	2	12.5±10.61	12.50			1
合计	16	14.67±8.42	13.00			2

六、职业性尘肺病现患病例享受保障情况

(一)职业性尘肺病现患病例社会保障享受情况

定西市现患职业性尘肺病患者中,享受工伤保险待遇者2例,占12.50%;享有用人单位赔付者0例;有医疗保险者16例,占100.00%;有大病医疗保险者13例,占81.25%;有其他保障(例如医疗救助、贫困救助等)者0例;无任何保障者0例。(见表12-6-1)。

定西市不同首诊日期的职业性尘肺病现患病例享受工伤保险的比例相同,差异没有统计学意义(χ^2=9.905 P=0.019)。(见表12-6-2)。

定西市不同首诊期别职业性尘肺病现患病例享受工伤保险的比例相同,差异没有统计学意义(χ^2=1.524 P=0.467)(见表12-6-3)。

(二)职业性尘肺病现患病例医保报销情况

定西市未享受工伤保险,但享受居民医疗保险的职业性尘肺病患者共计14例,其中医保门诊报销比例低于50%的患者有5例,占35.71%;医保门诊报销比例高于80%的患者有2例,占14.29%。医保住院报销比例低于50%的患者有7例,占50.00%;医保住院报销比例高于80%的患者有1例,占7.14%。市内医保门诊报销比例高于50%的职业性尘肺病患者占比较多;各县区职业性尘肺病患者医保住院报销比例多低于80%。定西市未享受工伤保险,但享受居民医疗保险的14例职业性尘肺病患者中,享受低保者共计2人,每月每人享受的低保金额平均为350元(见表12-6-4)。

定西市不同首诊日期的职业性尘肺病患者医保门诊报销比例构成相同,差异没有统计学意义(χ^2=8.571 P=0.199);医保住院报销比例构成相同,差异没有统计学意义(χ^2=2.833 P=0.829)(见表12-6-5)。

定西市不同首诊期别的职业性尘肺病患者医保门诊报销比例构成不同，差异有统计学意义（χ^2=2.083 P=0.720）；医保住院报销比例构成不同，差异有统计学意义（χ^2=1.927 P=0.749）（见表12-6-6）。

（三）职业性尘肺病现患病例低保补助情况

定西市现患职业性尘肺病患者中，享受低保者共计3人，占18.75%。各县区享受低保比例构成相同，差异没有统计学意义（χ^2=0.684 P=0.710）。不同首诊期别患者享受低保比例构成相同，差异有统计学意义（χ^2=0.684 P=0.710）（见表12-6-7）。

表12-6-1　不同地区职业性尘肺病现患病例享受各类保障情况

地区	总病例数	工伤保险		用人单位赔付		医疗保险		大病医疗保险		其他保障		无任何保障	
		例数	%	例数	%	例数	%	例数	%	例数	%	例数	%
安定区	3	1	33.33	0	0.00	3	100.00	2	66.67	0	0.00	0	0.00
临洮县	1	0	0.00	0	0.00	1	100.00	1	100.00	0	0.00	0	0.00
岷县	12	1	8.33	0	0.00	12	100.00	10	83.33	0	0.00	0	0.00
合计	16	2	12.50	0	0.00	16	100.00	13	81.25	0	0.00	0	0.00

表12-6-2　不同首诊日期职业性尘肺病现患病例社会保障享受情况

首诊日期	总病例数	工伤保险		用人单位赔付		医疗保险		无任何保障	
		n	%	n	%	n	%	n	%
1949—1979	0	0	—	0	0.00	0	—	0	0.00
1980—1989	1	0	0.00	0	0.00	1	100.00	0	0.00
1990—1999	1	0	0.00	0	0.00	1	100.00	0	0.00
2000—2009	3	2	66.67	0	0.00	3	100.00	0	0.00
2010—2020	11	0	0.00	0	0.00	11	100.00	0	0.00
合计	16	2	12.50	0	0.00	16	100.00	0	0.00
χ^2		9.905		—		—		—	
P		0.019		—		—		—	

表12-6-3　不同首诊期别职业性尘肺病现患病例社会保障享受情况

首诊期别	总病例数	工伤保险		用人单位赔付		医疗保险		无任何保障	
		n	%	n	%	n	%	n	%
壹期	12	1	8.33	0	0.00	12	100.00	0	0.00
贰期	3	1	33.33	0	0.00	3	100.00	0	0.00
叁期	1	0	0.00	0	0.00	1	100.00	0	0.00
合计	16	2	12.50	0	0.00	16	100.00	0	0.00
χ^2		1.524		—		—		—	
P		0.467		—		—		—	

表 12-6-4　职业性尘肺病现患病例医保报销比例和低保情况

地区	现患病例	应调查医保报销比例总人数*	门诊医保报销比例			住院医保报销比例			享受低保人数	每月每人享受低保金额（元）
			<50%	50%~80%	>80%	<50%	50%~80%	>80%		
安定区	3	2	2	0	0	2	0	0	0	0
临洮县	1	1	1	0	0	1	0	0	0	0
岷县	12	11	2	6	2	4	5	1	2	350
合计	16	14	5	6	2	7	5	1	2	350
χ^2				6.240			3.343			
P				0.182			0.502			

*应调查医保报销比例总人数指未享受工伤保险，但享受居民医保总人数。

表 12-6-5　不同首诊日期职业性尘肺病现患病例医保报销比例情况

首诊日期	使用医保的现患病例数	医保门诊报销比例						医保住院报销比例					
		<50%		50%~80%		>80%		<50%		50%~80%		>80%	
		n	%	n	%	n	%	n	%	n	%	n	%
1949—1979	0	0	—	0		0		0		0		0	—
1980—1989	1	1	100.00	0	0.00	0	0.00	1	100.00	0	0.00	0	0.00
1990—1999	1	1	100.00	0	0.00	0	0.00	1	100.00	0	0.00	0	0.00
2000—2009	3	3	100.00	0	0.00	0	0.00	2	66.67	1	33.33	0	0.00
2010—2020	10	2	20.00	6	60.00	2	20.00	4	40.00	5	50.00	1	10.00
合计	15	7	46.67	6	40.00	2	13.33	8	53.33	6	40.00	1	6.67
χ^2				8.571						2.833			
P				0.199						0.829			

表 12-6-6　不同首诊期别职业性尘肺病现患病例医保报销比例情况

首诊期别	使用医保的现患病例数	医保门诊报销比例						医保住院报销比例					
		<50%		50%~80%		>80%		<50%		50%~80%		>80%	
		n	%	n	%	n	%	n	%	n	%	n	%
壹期	12	6	50.00	4	33.33	2	16.67	7	58.33	4	33.33	1	8.33
贰期	2	1	50.00	1	50.00	0	0.00	1	50.00	1	50.00	0	0.00
叁期	1	0	0.00	1	100.00	0	0.00	0	0.00	1	100.00	0	0.00
合计	15	7	46.67	6	40.00	2	13.33	8	53.33	6	40.00	1	6.67
χ^2				2.083						1.927			
P				0.720						0.749			

表12-6-7 甘肃省职业性尘肺病现患病例低保补助情况

项目	总病例数	低保补助情况		χ^2	P
		n	%		
地区					
安定区	3	1	33.33		
临洮县	1	0	0.00	0.684	0.710
岷县	12	2	16.67		
首诊期别					
壹期	12	2	16.67		
贰期	3	1	33.33	0.684	0.710
叁期	1	0	0.00		
合计	16	3	18.75		

七、失访人群特征分布及原因分析

定西市随访调查到1949—2020年诊断的33例职业性尘肺病患者信息,其中未能调查到存活情况的失访病例数共计3例,占9.09%。获取的失访病例无身份证号码,造成继续查找的困难较大(见表12-7-2)。

表12-7-2 失访病例首次诊断年份分布情况

首次诊断年份	报告病例数	失访人数*
1986年及以前	11	0
1987	2	0
1992	1	1
1995	1	0
1999	1	0
2000	1	1
2002	1	0
2005	3	1
2010	1	0
2012	1	0
2014	1	0
2016	1	0
2017	1	0
2018	1	0
2019	5	0
2020	1	0
合计	33	3

*各年失访病例数=该年报告总病例数-该年已随访的报告病例数。

八、失访病例中现患和死亡病例估算

定西市随访调查到1949—2020年诊断的33例职业性尘肺病患者信息,其中未能调查到存活情况的失访病例数共计3例。通过划分首诊年度时间段,计算各时间段内现患病例和死亡病例所占比例,以此概率推算失访的3例尘肺病患者中有1例存活,0例死亡(见表12-8)。

表12-8 失访病例存活情况估算

报告时期	总报告病例	随访到的报告病例				失访病例总数	失访病例估算	
		现患例数	占比(%)	死亡例数	占比(%)		现患例数	死亡例数
1986年及以前	11	1	9.09	10	90.91	0	0	0
1987—1989	2	0	0.00	2	100.00	0	0	0
1990—1999	3	1	33.33	1	33.33	1	0	0
2000—2005	5	3	60.00	0	0.00	2	1	0
2006—2010	1	0	0.00	1	100.00	0	0	0
2011—2020	11	11	100.00	0	0.00	0	0	0
合 计	33	16	48.48	14	42.42	3	1	0

九、失访病例中存活病例保障情况估算

通过划分首诊年度时间段,计算各时间段内职业性尘肺病现患病例中享受保障(包括工伤保险、用人单位赔付、医疗保险等保障类型中任意一种)的患者所占比例,以此概率推算可能存活的1例尘肺病患者中,有1例按比例享有保障(见表12-9)。

表12-9 失访病例保障情况估算

报告时期	总报告病例	随访到的报告病例			失访病例总数	失访病例估算	
		现患例数	享受保障例数*	占比(%)		现患例数	享受保障例数
1986年及以前	11	1	1	100.00	0	0	0
1987—1989	2	0	0	—	0	0	—
1990—1999	3	1	1	100.00	1	0	0
2000—2005	5	3	3	100.00	2	1	1
2006—2010	1	0	0	—	0	0	—
2011—2020	11	11	11	100.00	0	0	0
合 计	33	16	16	100.00	3	1	1

*享受任意一种保障情况即为享受保障。

第十三章 陇南市1949—2020年职业性尘肺病流行特征分析

陇南市位于甘肃省东南部、陕甘川"金三角"地带，是甘肃唯一全境属于长江流域的地区，全市辖1区8县、199个乡镇（街道），总面积2.79万平方千米，常住人口238.7万人。古为"秦陇锁钥、巴蜀咽喉"之要地，今有"陇上江南"之美誉，坚持把文旅康养作为引领高质量发展的重要战略支柱产业，打好生态牌、文化牌、康养牌，构建"一核、两心、三轴、四区、十线、百村"全域旅游格局。发挥"天然氧吧、千年药乡"资源优势，大力发展康养+农业、医疗、运动、旅游等新业态，打造文旅康养产业集群，叫响"南北过渡带·康养陇之南"品牌。大力实施特色产业三年倍增行动，巩固提升油橄榄、花椒、核桃、苹果、中药材、食用菌等特色优势产业，对接市场发展短平快产业。全市农业特色产业产值达到210亿元，对农村居民人均可支配收入贡献率达到42%。成功举办了第六届全国中蜂产业发展大会。全面实施"强工业"行动，推动有色冶金、白酒酿造、农产品精深加工、新型建材、清洁能源等传统优势工业转型升级，加快合金新材料、生物医药等高新技术产业发展。其中金徽酒股份有限公司和红川酒业有限责任公司生产的白酒在全国白酒市场占据"一超一强"地位；金徽矿业股份有限公司先后获得"全国首批绿色工厂""全国绿色矿山典范企业"等荣誉称号，公司于2022年2月22日在上海证券交易所A股主板成功上市。着眼打造百亿级工业园区，统筹推进各类产业园区功能互补、协同发展，要素向园区集中、产业向园区集群，不断提升园区能级水平，着力打造新的经济增长极。2021年共实施"三化"改造项目12个，市列重点工业项目30个，完成投资15.2亿元。新培育入规企业6户，发展中小微企业3376户。陇南经济开发区科创孵化园、中小微企业孵化园等项目陆续建成，园区总产值达到19.9亿元，增长66.3%。

2023年，陇南市在"职业病危害项目申报系统"申报企业170家，在册职工总数12 306人，接尘企业个数114家。

2023年，陇南市备案的职业健康检查机构13家，其中武都区4家（陇南市第一人民医院、陇南美年大健康管理有限公司综合门诊部、陇南市武都区第一人民医院、陇南陇管家体检中心），成县2家（白银有色集团股份有限公司厂坝铅锌矿职工医院、成县人民医院），徽县1家（甘肃省徽县人民医院），礼县1家（甘肃省礼县第一人民医院），两当县1家（两当县人民医院），西和县1家（西和县人民医院），文县1家（甘肃省文县第一人民医院），康县1家（康县第一人民医院），宕昌县1家（宕昌县人民医院）。陇南市备案的职业病诊断机构1家，为陇南市第一人民医院。

在"甘肃省职业病防治综合管理信息平台"，陇南市2020年报告接尘作业劳动者职业健康检查体检个案3167人，占全省接尘作业劳动者职业健康检查体检个案总数

4.02%；2021年报告接尘作业劳动者职业健康检查体检个案4274人，占全省接尘作业劳动者职业健康检查体检个案总数4.39%；2022年报告接尘作业劳动者职业健康检查体检个案4985人，占全省接尘作业劳动者职业健康检查体检个案总数4.40%。

一、总体情况

通过本项研究，随访调查到1950—2020年陇南市共计诊断149例职业性尘肺病病例，其中调查明确为现患病例者130例，占总病例数的87.24%；死亡16例，占10.74%；失访3例，占2.01%（见表13-1）。

表13-1　陇南市各年度职业性尘肺病报告及存活情况

首次诊断年份	各年度职业性尘肺病报告例数	已随访到的病例		合计	现患比例（%）
		现患病例	死亡病例		
1986年及以前	26	13	11	24	54.17
1987	0	0	0	0	—
1988	4	3	1	4	0
1989	0	0	0	0	—
1990	0	0	0	0	—
1991	0	0	0	0	—
1992	0	0	0	0	—
1993	0	0	0	0	—
1994	2	0	2	2	0
1995	1	1	0	1	100
1996	2	2	0	2	100
1997	4	4	0	4	100
1998	3	3	0	3	100
1999	0	0	0	0	—
2000	2	1	1	2	50
2001	4	4	0	4	100
2002	2	2	0	2	100
2003	2	2	0	2	100
2004	2	2	0	2	100
2005	14	13	1	14	92.86
2006	4	4	0	4	100
2007	1	1	0	1	100
2008	1	1	0	1	100
2009	0	0	0	0	—
2010	5	5	0	5	100
2011	1	1	0	1	100

续表

首次诊断年份	各年度职业性尘肺病报告例数	已随访到的病例		合计	现患比例（%）
		现患病例	死亡病例		
2012	2	2	0	2	100
2013	5	5	0	5	100
2014	3	3	0	3	100
2015	8	8	0	8	100
2016	5	5	0	5	100
2017	8	8	0	8	100
2018	19	19	0	19	100
2019	18	18	0	18	100
2020	0	0	0	0	—
年度不详	1	0	0	0	—
合计	149	130	16	146	89.04

二、职业性尘肺病现患病例人口学特征分布情况

按照用人单位所在地分析陇南市现患职业性尘肺患者口学特征分布情况，结果显示陇南市现患职业性尘肺患者平均首诊年龄为46.64±11.44岁，年龄中位数47.26岁。现患职业性尘肺患者中98.46%为男性；男性平均首诊年龄46.8±11.45岁，年龄中位数47.35岁；女性平均首诊年龄36.53±4.91岁，年龄中位数36.53岁（见表13-2）。

表13-2 陇南市职业性尘肺病现患病例人口学特征分布情况

地区	男性				女性				合计		
	例数	%	年龄均值±SD	年龄中位数	例数	%	年龄均值±SD	年龄中位数	例数	年龄均值±SD	年龄中位数
武都区	34	100.00	44.98±10.34	44.85	0	0.00	0	0	34	44.98±10.34	44.85
成县	23	95.83	47.06±11.46	48.90	1	4.17	33.05±0	33.05	24	46.47±11.56	48.08
徽县	24	100.00	43.97±13.87	45.77	0	0.00	0	0	24	43.97±13.87	45.77
康县	39	100.00	49.89±11.05	49.32	0	0.00	0	0	39	49.89±11.05	49.32
礼县	2	66.67	45.23±4.22	45.23	1	33.33	40±0	40.00	3	43.49±4.25	42.25
两当县	1	100.00	46.93±0	46.93	0	0.00	0	0	1	46.93±0	46.93
文县	3	100.00	41.27±6.79	41.00	0	0.00	0	0	3	41.27±6.79	41.00
西和县	2	100.00	58.57±3.57	58.57	0	0.00	0	0	2	58.57±3.57	58.57
合计	128	98.46	46.8±11.45	47.35	2	1.54	36.53±4.91	36.53	130	46.64±11.44	47.26

三、职业性尘肺病现患病例分期情况

分析现患职业性尘肺病病例分期情况,结果显示陇南市各地新发的壹期职业性尘肺病患者数量最多,占比68.46%;其次为贰期患者,占比20.77%;叁期患者,占比10.77%(见表13-3-1)。

不同的尘肺病病种也以壹期患者居多,其中滑石尘肺和其他尘肺的壹期患者占比达100.0%,煤工尘肺的壹期患者占比达82.61%(见表13-3-2)。

表13-3-1 陇南市职业性尘肺病现患病例分期情况

地区	壹期	%	贰期	%	叁期	%	合计	χ^2	P
武都区	22	64.71	6	17.65	6	17.65	34		
成县	19	79.17	4	16.67	1	4.17	24		
徽县	16	66.67	6	25.00	2	8.33	24		
康县	24	61.54	10	25.64	5	12.82	39	8.875	0.839
礼县	3	100.00	0	0.00	0	0.00	3		
两当县	1	100.00	0	0.00	0	0.00	1		
文县	3	100.00	0	0.00	0	0.00	3		
西和县	1	50.00	1	50.00	0	0.00	2		
合计	89	68.46	27	20.77	14	10.77	130		

表13-3-2 各类职业性尘肺病现患病例分期情况

尘肺病种	壹期	%	贰期	%	叁期	%	合计	χ^2	P
矽肺	43	58.11	18	24.32	13	17.57	74		
煤工尘肺	38	82.61	7	15.22	1	2.17	46		
石棉肺	2	66.67	1	33.33	0	0.00	3	17.099	0.072
滑石尘肺	1	100.00	0	0.00	0	0.00	1		
铸工尘肺	0	0.00	1	100.00	0	0.00	1		
其他尘肺	5	100.00	0	0.00	0	0.00	5		
合计	89	68.46	27	20.77	14	10.77	130		

四、职业性尘肺病现患病例病种分布情况

(一)地区分布情况

陇南市职业性尘肺病患者主要分布在康县(占30.00%)、武都区(占26.15%)、成县(占18.46%)和徽县(占18.46%)。主要尘肺病病种为矽肺(占56.92%)、煤工尘肺(占35.38%)、其他尘肺(占3.85%)和石棉肺(占2.31%);其中徽县、成县、康县、武都区以矽肺为主,礼县以煤工尘肺为主。(见表13-4-1)。

(二)行业分布情况

陇南市职业性尘肺病患者主要分布在有色金属矿采选业(占73.85%)、煤炭开采和洗选业(占16.15%)、其他采矿业(占5.38%)等行业(见表13-4-2)。

表13-4-1 陇南市不同地区职业性尘肺病现患病例病种分布情况

地区	矽肺		煤工尘肺		石棉肺		滑石尘肺		铸工尘肺		其他尘肺		合计		χ^2	P
	例数	%	例数	%	例数	%	例数	%	例数	%	例数	%	例数	%		
武都区	17	50.00	16	47.06	0	0.00	0	0.00	1	2.94	0	0.00	34	26.15		
成县	14	58.33	9	37.50	1	4.17	0	0.00	0	0.00	0	0.00	24	18.46		
徽县	17	70.83	6	25.00	1	4.17	0	0.00	0	0.00	0	0.00	24	18.46		
康县	21	53.85	11	28.21	1	2.56	1	2.56	0	0.00	5	12.82	39	30.00	27.410	0.816
礼县	1	33.33	2	66.67	0	0.00	0	0.00	0	0.00	0	0.00	3	2.31		
两当县	0	0.00	1	100.00	0	0.00	0	0.00	0	0.00	0	0.00	1	0.77		
文县	3	100.00	0	0.00	0	0.00	0	0.00	0	0.00	0	0.00	3	2.31		
西和县	1	50.00	1	50.00	0	0.00	0	0.00	0	0.00	0	0.00	2	1.54		
合计	74	56.92	46	35.38	3	2.31	1	0.77	1	0.77	5	3.85	130	100.00		

表13-4-2 陇南市不同行业职业性尘肺病现患病例病种分布情况

行业	矽肺		煤工尘肺		石棉肺		滑石尘肺		铸工尘肺		其他尘肺		合计		χ^2	P
	例数	%	例数	%	例数	%	例数	%	例数	%	例数	%	例数	%		
6	16	76.19	2	9.52	0	0.00	0	0.00	0	0.00	3	14.29	21	16.15		
8	1	100.00	0	0.00	0	0.00	0	0.00	0	0.00	0	0.00	1	0.77		
9	50	52.08	39	40.63	3	3.13	1	1.04	1	1.04	2	2.08	96	73.85		
12	4	57.14	3	42.86	0	0.00	0	0.00	0	0.00	0	0.00	7	5.38		
31	1	100.00	0	0.00	0	0.00	0	0.00	0	0.00	0	0.00	1	0.77	21.804	0.992
32	1	100.00	0	0.00	0	0.00	0	0.00	0	0.00	0	0.00	1	0.77		
44	1	100.00	0	0.00	0	0.00	0	0.00	0	0.00	0	0.00	1	0.77		
45	0	0.00	1	100.00	0	0.00	0	0.00	0	0.00	0	0.00	1	0.77		
46	0	0.00	1	100.00	0	0.00	0	0.00	0	0.00	0	0.00	1	0.77		
总计	74	56.92	46	35.38	3	2.31	1	0.77	1	0.77	5	3.85	130	100.00		

*行业编码:1.农业 2.林业 3.畜牧业 4.渔业 5.农、林、牧、渔服务业 6.煤炭开采和洗选业 7.石油和天然气开采业 8.黑色金属矿采选业 9.有色金属矿采选业 10.非金属矿采选业 11.开采辅助活动 12.其他采矿业 13.农副食品加工业 14.食品制造业 15.酒、饮料和精制茶制造业 16.烟草制品业 17.纺织业 18.纺织服装、服饰业 19.皮革、毛皮、羽毛及其制品和制鞋业 20.木材加工和木、竹、藤、棕、草制品业 21.家具制造业 22.造纸和纸制品业 23.印刷和记录媒介复制业 24.文教、工美、体育和娱乐用品制造业 25.石油加工、炼焦和核燃料加工业 26.化学原料和化学制品制造业 27.医药制造业 28.化学纤维制造业 29.橡胶和塑料制品业 30.非金属矿物制品业 31.黑色金属冶炼和压延加工业 32.有色金属冶炼和压延加工业 33.金属制品业 34.通用设备制造业 35.专用设备制造业 36.汽车制造业 37.铁路、船舶、航空航天和其他运输设备制造业 38.电气机械和器材制造业 39.计算机、通信和其他电子设备制造业 40.仪器仪表制造业 41.其他制造业 42.废弃资源综合利用业 43.金属制品、机械和设备修理业 44.电力、热力、燃气及水生产和供应业 45.建筑业 46.批发和零售业 47.交通运输、仓储和邮政业 48.住宿和餐饮业 49.信息传输、软件和信息技术服务业 50.金融业 51.房地产业 52.租赁和商务服务业 53.科学研究和技术服务业 54.水利、环境和公共设施管理业 55.居民服务、修理和其他服务业 56.教育 57.卫生和社会工作 58.文化、体育和娱乐业 59.公共管理、社会保障和社会组织。

五、职业性尘肺病现患病例工龄分布情况

陇南市职业性尘肺病患者的接尘工龄平均为15.79±8.52年，中位数为14.79年；接尘工龄较短的病种有：铸工尘肺、其他尘肺及矽肺，接尘工龄较长的病种有：滑石尘肺和煤工尘肺。陇南市接尘工龄小于或等于5年的职业性尘肺病患者有14例，多为矽肺和煤工尘肺（见表13-5）。

表13-5 职业性尘肺病现患病例接尘工龄分布情况（工龄单位：年）

尘肺病病种	病例数	平均值±SD	中位数	H	P	工龄≤5年病例数
矽肺	74	13.81±7.93	13.50			11
煤工尘肺	46	19.53±8.28	20.00			2
石棉肺	3	16.81±12.39	15.00	17.749	0.003	0
滑石尘肺	1	26.33±0	26.33			0
铸工尘肺	1	11±0	11.00			0
其他尘肺	5	8.8±4.32	11.00			1
合计	130	15.79±8.52	14.79			14

六、职业性尘肺病现患病例享受保障情况

（一）职业性尘肺病现患病例社会保障享受情况

陇南市现患职业性尘肺病患者中，享受工伤保险待遇者84例，占64.62%；享有用人单位赔付者27例，占20.77%；有医疗保险者119例，占91.54%；有大病医疗保险者79例，占60.77%；有其他保障（例如医疗救助、贫困救助等）者8例，占6.15%；无任何保障者6例，占4.62%。陇南市无任何保障的职业性尘肺病患者主要集中在武都区、徽县、康县和西和县（见表13-6-1）。

陇南市不同首诊日期的职业性尘肺病现患病例享受工伤保险、用人单位赔付、医疗保险的比例相同，差异没有有统计学意义（χ^2=11.303 P=0.023，χ^2=4.481 P=0.345，χ^2=3.301 P=0.509）。陇南市不同首诊日期的职业性尘肺病现患病例无任何保障的比例相同，差异没有有统计学意义（χ^2=4.024 P=0.403）（见表13-6-2）。

陇南市不同首诊期别职业性尘肺病现患病例享受工伤保险、用人单位赔付、医疗保险的比例相同，差异没有统计学意义（χ^2=1.366 P=0.505，χ^2=5.719 P=0.057，χ^2=0.102 P=0.950）。不同首诊期别职业性尘肺病患者无任何保障的比例相同，差异没有统计学意义（χ^2=0.932 P=0.628）（见表13-6-3）。

（二）职业性尘肺病现患病例医保报销情况

陇南市未享受工伤保险，但享受居民医疗保险的职业性尘肺病患者共计例，其中医保门诊报销比例低于50%的患者有14例，占35.00%；医保门诊报销比例高于80%的患者有7例，占17.50%。医保住院报销比例低于50%的患者有24例，占60.00%；医

保住院报销比例高于80%的患者有2例，占5.00%。县区医保门诊报销比例高于50%的职业性尘肺病患者较多；县区职业性尘肺病患者医保住院报销比例多低于50%。陇南市未享受工伤保险，但享受居民医疗保险的例职业性尘肺病患者中，享受低保者4人，每月每人享受的低保金额平均为341元（见表13-6-4）。

陇南市不同首诊日期的职业性尘肺病患者医保门诊报销比例构成不同，差异有统计学意义（χ^2=21.238 P=0.007）；医保住院报销比例构成相同，差异没有统计学意义（χ^2=7.153 P=0.520）（见表13-6-5）。

陇南市不同首诊期别的职业性尘肺病患者医保门诊报销比例构成相同，差异没有统计学意义（χ^2=3.349 P=0.501）；医保住院报销比例构成相同，差异没有统计学意义（χ^2=0.916 P=0.922）（见表13-6-6）。

（三）职业性尘肺病现患病例低保补助情况

陇南市现患职业性尘肺病患者中，享受低保者共计8人，占6.15%。各县区享受低保比例构成相同，差异没有统计学意义（χ^2=7.554 P=0.374）。不同首诊期别患者享受低保比例构成相同，差异没有统计学意义（χ^2=0.141 P=0.932）（见表13-6-7）。

表13-6-1 不同地区职业性尘肺病现患病例享受各类保障情况

地区	总病例数	工伤保险		用人单位赔付		医疗保险		大病医疗保险		其他保障		无任何保障	
		例数	%	例数	%	例数	%	例数	%	例数	%	例数	%
武都区	34	21	61.76	4	11.76	32	94.12	24	70.59	5	14.71	2	5.88
成县	24	20	83.33	8	33.33	22	91.67	13	54.17	2	8.33	0	0.00
徽县	24	12	50.00	4	16.67	21	87.50	14	58.33	0	0.00	2	8.33
康县	39	26	66.67	10	25.64	36	92.31	23	58.97	0	0.00	1	2.56
礼县	3	1	33.33	0	0.00	3	100.00	2	66.67	0	0.00	0	0.00
两当县	1	1	100.00	0	0.00	1	100.00	0	0.00	0	0.00	0	0.00
文县	3	2	66.67	0	0.00	3	100.00	2	66.67	0	0.00	0	0.00
西和县	2	1	50.00	1	50.00	1	50.00	1	50.00	1	50.00	1	50.00
合计	130	84	64.62	27	20.77	119	91.54	79	60.77	8	6.15	6	4.62

表13-6-2 不同首诊日期职业性尘肺病现患病例社会保障享受情况

首诊日期	总病例数	工伤保险		用人单位赔付		医疗保险		无任何保障	
		n	%	n	%	n	%	n	%
1949—1979	10	8	80.00	1	10.00	8	80.00	1	10.00
1980—1989	6	1	16.67	2	33.33	5	83.33	1	16.67
1990—1999	10	5	50.00	2	20.00	9	90.00	1	10.00
2000—2009	30	24	80.00	3	10.00	29	96.67	1	3.33
2010—2020	74	46	62.16	19	25.68	68	91.89	2	2.70
合计	130	84	64.62	27	20.77	119	91.54	6	4.62
χ^2			11.303		4.481		3.301		4.024
P			0.023		0.345		0.509		0.403

表13-6-3　不同首诊期别职业性尘肺病现患病例社会保障享受情况

首诊期别	总病例数	工伤保险		用人单位赔付		医疗保险		无任何保障	
		n	%	n	%	n	%	n	%
壹期	89	55	61.80	14	15.73	81	91.01	5	5.62
贰期	27	20	74.07	10	37.04	25	92.59	1	3.70
叁期	14	9	64.29	3	21.43	13	92.86	0	0.00
合计	130	84	64.62	27	20.77	119	91.54	6	4.62
χ^2		1.366		5.719		0.102		0.932	
P		0.505		0.057		0.950		0.628	

表13-6-4　职业性尘肺病现患病例医保报销比例和低保情况

地区	现患病例	应调查医保报销比例总人数*	门诊医保报销比例			住院医保报销比例			享受低保人数	每月每人享受低保金额（元）
			<50%	50%~80%	>80%	<50%	50%~80%	>80%		
武都区	34	11	2	6	2	5	4	1	0	0
成县	24	4	2	2	0	3	1	0	1	350
徽县	24	10	5	3	2	9	1	0	0	0
康县	39	12	3	6	3	5	6	1	2	339
礼县	3	2	1	0	0	1	0	0	0	0
两当县	1	0	0	0	0	0	0	0	0	0
文县	3	1	1	0	0	1	0	0	1	335
西和县	2	0	0	0	0	0	0	0	0	0
合计	130	40	14	17	7	24	12	2	4	341
χ^2			7.464			7.969				
P			0.681			0.632				

*应调查医保报销比例总人数指未享受工伤保险，但享受居民医保总人数。

表13-6-5　不同首诊日期职业性尘肺病现患病例医保报销比例情况

首诊日期	使用医保的现患病例数	医保门诊报销比例						医保住院报销比例					
		<50%		50%~80%		>80%		<50%		50%~80%		>80%	
		n	%	n	%	n	%	n	%	n	%	n	%
1949—1979	8	7	87.50	1	12.50	0	0.00	4	50.00	3	37.50	1	12.50
1980—1989	4	3	75.00	0	0.00	1	25.00	4	100.00	0	0.00	0	0.00
1990—1999	8	7	87.50	1	12.50	0	0.00	7	87.50	0	0.00	1	12.50
2000—2009	26	24	92.31	1	3.85	1	3.85	16	61.54	8	30.77	2	7.69
2010—2020	66	34	51.52	26	39.39	6	9.09	43	65.15	20	30.30	3	4.55
合计	112	75	66.96	29	25.89	8	7.14	74	66.07	31	27.68	7	6.25
χ^2		21.238						7.153					
P		0.007						0.520					

表13-6-6　不同首诊期别职业性尘肺病现患病例医保报销比例情况

首诊期别	使用医保的现患病例数	医保门诊报销比例						医保住院报销比例					
		<50%		50%~80%		>80%		<50%		50%~80%		>80%	
		n	%	n	%	n	%	n	%	n	%	n	%
壹期	76	53	69.74	17	22.37	6	7.89	50	65.79	21	27.63	5	6.58
贰期	25	17	68.00	7	28.00	1	4.00	16	64.00	7	28.00	2	8.00
叁期	11	5	45.45	5	45.45	1	9.09	8	72.73	3	27.27	0	0.00
合计	112	75	66.96	29	25.89	8	7.14	74	66.07	31	27.68	7	6.25
χ^2				3.349						0.916			
P				0.501						0.922			

表13-6-7　甘肃省职业性尘肺病现患病例低保补助情况

项目	总病例数	低保补助情况		χ^2	P
		n	%		
地区					
武都区	34	2	5.88		
成县	24	3	12.50		
徽县	24	0	0.00		
康县	39	2	5.13	7.554	0.374
礼县	3	0	0.00		
两当县	1	0	0.00		
文县	3	1	33.33		
西和县	2	0	0.00		
首诊期别					
壹期	89	5	5.62		
贰期	27	2	7.41	0.141	0.932
叁期	14	1	7.14		
合计	130	8	6.15		

七、失访人群特征分布及原因分析

陇南市随访调查到1949—2020年诊断的149例职业性尘肺病患者信息，其中未能调查到存活情况的失访病例数共计3例，占2.01%。获取的失访病例均有部分线索信息，有姓名和身份证的病例有1例，但其中多为姓名和身份证号码匹配不一致，造成继续查找的困难较大（见表13-7-1、2）。

表13-7-1 职业性尘肺病失访人群基本情况

地区	失访总人数*	无任何个案资料病例		仅有姓名的病例		有姓名和身份证的病例	
		例数	%	例数	%	例数	%
徽县	1	0	0.00	0	0.00	1	33.33
康县	2	0	0.00	0	0.00	0	0.00
合 计	3	0	0.00	0	0.00	1	33.33

*失访总人数=截至2019年底任务总数+诊断未报告的个案总数−随访到的总人数。

表13-7-2 失访病例首次诊断年份分布情况

首次诊断年份	报告病例数	失访人数*
1986年及以前	26	2
1987	0	0
1988	4	0
1989	0	0
1990	0	0
1991	0	0
1992	0	0
1993	0	0
1994	2	0
1995	1	0
1996	2	0
1997	4	0
1998	3	0
1999	0	0
2000	2	0
2001	4	0
2002	2	0
2003	2	0
2004	2	0
2005	14	0
2006	4	0
2007	1	0
2008	1	0
2009	0	0
2010	5	0
2011	1	0
2012	2	0
2013	5	0
2014	3	0
2015	8	0
2016	5	0
2017	8	0
2018	19	0
2019	18	0
2020	0	0
年度不详	1	1
合计	149	3

*各年失访病例数=该年报告总病例数−该年已随访的报告病例数。

八、失访病例中现患和死亡病例估算

陇南市随访调查到1949—2020年诊断的149例职业性尘肺病患者信息,其中未能调查到存活情况的失访病例数共计3例。通过划分首诊年度时间段,计算各时间段内现患病例和死亡病例所占比例,以此概率推算失访的3例尘肺病患者中有2例存活,1例死亡。陇南市有1例失访患者因诊断日期缺失而无法划分进入相应时间段,因而使用总体存活患者占比率和死亡患者占比率估算该部分失访患者存活情况(见表13-8)。

表13-8 失访病例存活情况估算

报告时期	总报告病例	随访到的报告病例				失访病例总数	失访病例估算	
		现患例数	占比(%)	死亡例数	占比(%)		现患例数	死亡例数
1986年及以前	26	13	50.00	11	42.31	2	1	1
1987—1989	4	3	75.00	1	25.00	0	0	0
1990—1999	12	10	83.33	2	16.67	0	0	0
2000—2005	26	24	92.31	2	7.69	0	0	0
2006—2010	11	11	100.00	0	0.00	0	0	0
2011—2020	69	69	100.00	0	0.00	0	0	0
年度不详	1	0	0.00	0	0.00	1	1	0
合计	149	130	87.25	16	10.74	3	2	1

九、失访病例中存活病例保障情况估算

通过划分首诊年度时间段,计算各时间段内职业性尘肺病现患病例中享受保障(包括工伤保险、用人单位赔付、医疗保险等保障类型中任意一种)的患者所占比例,以此概率推算可能存活的2例尘肺病患者中,有2例按比例享有保障。陇南市有1例失访患者因诊断日期缺失而无法划分进入相应时间段,因而使用总体保障享受比例估算该部分失访患者保障情况(见表13-9)。

表13-9 失访病例保障情况估算

报告时期	总报告病例	随访到的报告病例				失访病例总数	失访病例估算	
		现患例数	享受保障例数*		占比(%)		现患例数	享受保障例数
1986年及以前	26	13	12	12	92.31	2		1
1987—1989	4	3	2	2	66.67	0		0
1990—1999	12	10	9	9	90.00	0		0
2000—2005	26	24	23	23	95.83	0		0
2006—2010	11	11	11	11	100.00	0		0
2011—2020	69	69	67	67	97.10	0		0
年度不详	1	0	0	0	0.00	1	1	1
合计	149	130	124	124	95.38	3		2

*享受任意一种保障情况即为享受保障。

第十四章 临夏州1949—2020年职业性尘肺病流行特征分析

临夏回族自治州简称"临夏州",位于甘肃省中部西南面,地处黄土高原向青藏高原过渡地带,黄河从中北部蜿蜒而过,北邻兰州、东邻定西,西邻青海省,南与甘南藏族自治州毗邻,是全国两个回族自治州和甘肃两个少数民族自治州之一,总面积8169平方千米,辖1市、7县、123个乡镇,户籍人口244.85万人,常住人口212.41万人(截至2022年底),有回、汉、东乡、保安、撒拉等42个民族,东乡族和保安族是以临夏为主要聚居区的甘肃特有少数民族。临夏回族自治州东北部属冷温带半干旱气候,西南部属冷温带半湿润气候。其特点是西南部山区高寒阴湿,东北部干旱,河谷川塬区温和。临夏历史悠久、文化灿烂,物华天宝、人杰地灵,是镶嵌在甘肃这柄"玉如意"上的一颗璀璨明珠,拥有距今7亿年至2.3亿年的海洋生物化石、距今2亿年至6500多万年的刘家峡恐龙足印化石群、距今3000万年至100多万年的和政古动物化石群,占据了多项世界之最,荣获"吉尼斯世界纪录"认证,被誉为"古动物的伊甸园"。临夏是中华文明的重要发源地之一,现有世界级遗址点1个、国家级7个、省级21个,马家窑、半山、边家林、齐家等遗址星罗棋布,出土了"彩陶王"、天下第一铜镜、天下第一铜刀、玉七联璧等珍贵文物,是中国彩陶文化唯一没有中断的地区,被誉为"中国彩陶之乡"。黄河文化、大禹文化、非遗文化、花儿文化、牡丹文化等交相辉映,有世界文化遗产炳灵寺石窟、世界非物质文化遗产"花儿",有临夏砖雕、保安腰刀锻制技艺、河州木雕、临夏刻葫芦等11项国家非遗和29项省级非遗,享有"中国花儿之乡""中国砖雕文化之乡"的美誉。临夏回族自治州地处西秦岭与祁连山多金属成矿带的延伸交会部,区域成矿地质条件较好。目前发现的矿种有金、银、锰、铁、铬、铜、铅、锌、钨、钼、锑、铂、钽、铌、铍、磷钇、(煤、泥炭)、萤石、石膏、方解石、硅灰石、水泥用灰岩、白云岩、冶金用石英岩、建筑用砂、耐火黏土、砖瓦用黏土、水泥配料用红土、建筑用玄武岩、建筑用花岗岩、建筑用凝灰岩等43种,各类矿床(点)、矿产地80多处。在"十三五"期间金属类、非金属类矿产资源量基本上未增加;砖瓦用黏土、建筑用砂石及建筑石材等矿产资源量有不同程度的增加。全州水资源总量336.15亿立方米,其中过境水324亿立方米,占总量的96.4%,自产水资源量12.15亿立方米,占总水量的3.6%;人均自产水资源量576立方米;全州水能理论蕴藏量225.5万千瓦。

2023年,临夏州在"职业病危害项目申报系统"申报企业170家,在册职工总数12 306人,接尘企业个数114家。

2023年,临夏州备案的职业健康检查机构11家,分别为和政县人民医院、康乐县人民医院、临夏美康体检中心、临夏回族自治州中医医院、临夏美年大健康门诊部、临夏州回族自治州人民医院、临夏县人民医院、甘肃刘化（集团）有限责任公司职工医院、甘肃省东乡族自治县人民医院、积石山保安族东乡族撒拉族自治县人民医院、广河县人民医院。临夏州备案的职业病诊断机构1家，为临夏州人民医院。

在"甘肃省职业病防治综合管理信息平台"，临夏州2020年报告接尘作业劳动者职业健康检查体检个案748人，占全省接尘作业劳动者职业健康检查体检个案总数0.95%；2021年报告接尘作业劳动者职业健康检查体检个案1218人，占全省接尘作业劳动者职业健康检查体检个案总数1.25%；2022年报告接尘作业劳动者职业健康检查体检个案1412人，占全省接尘作业劳动者职业健康检查体检个案总数1.25%。

一、总体情况

通过本项研究，随访调查到1950—2020年临夏州共计诊断20例职业性尘肺病病例，其中调查明确为现患病例者11例，占总病例数的55.00%；死亡9例，占45.00%；失访0例（见表14-1）。

表14-1 临夏州各年度职业性尘肺病报告及存活情况

首次诊断年份	各年度职业性尘肺病报告例数	已随访到的病例		合计	现患比例（%）
		现患病例	死亡病例		
1986年及以前	8	0	8	8	0.00
1989	1	1	0	1	100.00
1990	1	1	0	1	100.00
1991	1	1	0	1	100.00
1993	1	1	0	1	100.00
1996	1	0	1	1	0.00
2003	2	2	0	2	100.00
2004	3	3	0	3	100.00
2015	1	1	0	1	100.00
2019	1	1	0	1	100.00
合计	20	11	9	20	55.00

二、职业性尘肺病现患病例人口学特征分布情况

按照用人单位所在地分析临夏州现患职业性尘肺患者口学特征分布情况，结果显示临夏州现患职业性尘肺患者平均首诊年龄为52.71±11.35岁，年龄中位数52.73岁。现患职业性尘肺患者中100.00%为男性；男性平均首诊年龄52.71±11.35岁，年龄中位数52.73岁。（见表14-2）。

表14-2 临夏州职业性尘肺病现患病例人口学特征分布情况

地区	男性				女性				合计			
	例数	%	年龄均值±SD	年龄中位数	例数	%	年龄均值±SD	年龄中位数	例数	%	年龄均值±SD	年龄中位数
临夏市	3	100	57.03±6.28	54.12	0	0.00	—	—	3	100	57.03±6.28	54.12
永靖县	8	100	51.1±12.72	50.93	0	0.00	—	—	8	100	51.1±12.72	50.93
合计	11	100	52.71±11.35	52.73	0	0.00	—	—	11	100	52.71±11.35	52.73

三、职业性尘肺病现患病例分期情况

分析现患职业性尘肺病病例分期情况，结果显示临夏州各地新发的壹期职业性尘肺病患者数量最多，占比90.91%；其次为贰期患者，占比9.09%（见表14-3-1）。

不同的尘肺病病种也以壹期患者居多，其中矽肺的壹期患者占比达83.33%，煤工尘肺的壹期患者占比达100.00%（见表14-3-2）。

表14-3-1 临夏州职业性尘肺病现患病例分期情况

地区	职业性尘肺病分期						合计	χ^2	P
	壹期	%	贰期	%	叁期	%			
临夏市	3	100.00	0	0.00	0	0	3	0.413	0.521
永靖县	7	87.50	1	12.50	0	0	8		
合计	10	90.91	1	9.09	0	0	11		

表14-3-2 各类职业性尘肺病现患病例分期情况

尘肺病种	职业性尘肺病分期						合计	χ^2	P
	壹期	%	贰期	%	叁期	%			
矽肺	5	83.33	1	16.67	0	0	6	0.917	0.338
煤工尘肺	5	100.00	0	0.00	0	0	5		
合计	10	90.91	1	9.09	0	0	11		

四、职业性尘肺病现患病例病种分布情况

（一）地区分布情况

临夏州职业性尘肺病患者主要分布在永靖县（占72.73%）和临夏市（占27.27%）；其中临夏市以煤工尘肺为主，永靖县以矽肺为主（见表14-4）。

（二）行业分布情况

临夏州职业性尘肺病患者主要分布在建筑业（占100.00%）。

表14-4 临夏州不同地区职业性尘肺病现患病例病种分布情况

地区	矽肺		煤工尘肺		合计		χ^2	P
	例数	%	例数	%	例数	%		
临夏市	1	33.33	2	66.67	3	27.27	0.749	0.387
永靖县	5	62.50	3	37.50	8	72.73		
合计	6	54.55	5	45.45	11	100.00		

五、职业性尘肺病现患病例工龄分布情况

临夏州职业性尘肺病患者的接尘工龄平均为22.88±7.11年,中位数为20.00年。临夏州接尘工龄小于或等于5年的职业性尘肺病患者有0例(见表14-5)。

表14-5 职业性尘肺病现患病例接尘工龄分布情况(工龄单位:年)

尘肺病病种	病例数	平均值±SD	中位数	H	P	工龄≤5年病例数
矽肺	6	22.83±6.94	20	0.248	0.619	0
煤工尘肺	5	22.93±8.13	20			0
合计	11	22.88±7.11	20			0

六、职业性尘肺病现患病例享受保障情况

(一)职业性尘肺病现患病例社会保障享受情况

临夏州现患职业性尘肺病患者中,享受工伤保险待遇者8例,占72.73%;享有用人单位赔付者3例,占27.27%;有医疗保险者9例,占81.82%;有大病医疗保险者5例,占45.45%;有其他保障(例如医疗救助、贫困救助等)者2例,占18.18%;无任何保障者2例,占18.18%。临夏州无任何保障的职业性尘肺病患者主要集中在永靖县,占100.00%(见表14-6-1)。

临夏州不同首诊日期的职业性尘肺病现患病例享受工伤保险、用人单位赔付、医疗保险的比例相同,差异没有统计学意义(χ^2=5.118 P=0.163,χ^2=1.589 P=0.662,χ^2=6.519 P=0.089)。临夏州不同首诊日期的职业性尘肺病现患病例无任何保障的比例相同,差异没有统计学意义(χ^2=6.519 P=0.089)(见表14-6-2)。

临夏州不同首诊期别职业性尘肺病现患病例享受工伤保险、用人单位赔付、医疗保险的比例相同,差异没有统计学意义(χ^2=0.413 P=0.521,χ^2=2.933 P=0.087,χ^2=0.244 P=0.621)。不同首诊期别职业性尘肺病现患病例无任何保障的比例相同,差异没有统计学意义(χ^2=0.244 P=0.621)(见表14-6-3)。

(二)职业性尘肺病现患病例医保报销情况

临夏州未享受工伤保险,但享受居民医疗保险的职业性尘肺病患者共计1例,其中医保门诊报销比例低于50%的患者有0例;医保门诊报销比例高于80%的患者有1例,占9.09%。医保住院报销比例低于50%的患者有0例;医保住院报销比例高于80%的患者有0例。临夏州未享受工伤保险,但享受居民医疗保险的1例职业性尘肺病患者中,享受低保者共计1人,每月每人享受的低保金额平均为350元(见表14-6-4)。

临夏州不同首诊日期的职业性尘肺病患者医保门诊报销比例构成相同,差异没有统计学意义(χ^2=8.000 P=0.018);医保住院报销比例构成相同,差异没有统计学意义(χ^2=3.733 P=0.155)(见表14-6-5)。

临夏州不同首诊期别的职业性尘肺病患者医保门诊报销比例构成不同,差异有统计学意义(χ^2=0.163 P=0.686);医保住院报销比例构成不同,差异有统计学意义(χ^2=0.381 P=0.537)(见表14-6-6)。

(三)职业性尘肺病现患病例低保补助情况

临夏州现患职业性尘肺病患者中,享受低保者共计1人,占9.09%。各县区享受低保比例构成相同,差异没有统计学意义(χ^2=2.933 P=0.087)。不同首诊期别患者享受低保比例构成相同,差异没有统计学意义(χ^2=0.110 P=0.740)(见表14-6-7)。

表14-6-1 不同地区职业性尘肺病现患病例享受各类保障情况

地区	总病例数	工伤保险		用人单位赔付		医疗保险		大病医疗保险		其他保障		无任何保障	
		例数	%	例数	%	例数	%	例数	%	例数	%	例数	%
临夏市	3	2	66.67	0	0.00	3	100.00	1	33.33	0	0.00	0	0.00
永靖县	8	6	75.00	3	37.50	6	75.00	4	50.00	2	25.00	2	25.00
合计	11	8	72.73	3	27.27	9	81.82	5	45.45	2	18.18	2	18.18

表14-6-2 不同首诊日期职业性尘肺病现患病例社会保障享受情况

首诊日期	总病例数	工伤保险		用人单位赔付		医疗保险		无任何保障	
		n	%	n	%	n	%	n	%
1949—1979	0	0	—	0	—	0	—	0	—
1980—1989	1	0	0.00	0	0.00	0	0.00	1	100.00
1990—1999	3	2	66.67	1	33.33	2	66.67	1	33.33
2000—2009	5	5	100.00	2	40.00	5	100.00	0	0.00
2010—2020	2	1	50.00	0	0.00	2	100.00	0	0.00
合计	11	8	72.73	3	27.27	9	81.82	2	18.18
χ^2		5.118		1.589		6.519		6.519	
P		0.163		0.662		0.089		0.089	

表14-6-3 不同首诊期别职业性尘肺病现患病例社会保障享受情况

首诊期别	总病例数	工伤保险		用人单位赔付		医疗保险		无任何保障	
		n	%	n	%	n	%	n	%
壹期	10	7	70.00	2	20.00	8	80.00	2	20.00
贰期	1	1	100.00	1	100.00	1	100.00	0	0.00
叁期	0	0	—	0	—	0	—	0	—
合计	11	8	72.73	3	27.27	9	81.82	2	18.18
χ^2			0.413		2.933		0.244		0.244
P			0.521		0.087		0.621		0621

表14-6-4 职业性尘肺病现患病例医保报销比例和低保情况

地区	现患病例	应调查医保报销比例总人数*	门诊医保报销比例			住院医保报销比例			享受低保人数	每月每人享受低保金额（元）
			<50%	50%~80%	>80%	<50%	50%~80%	>80%		
临夏市	3	1	0	0	1	0	1	0	1	350
永靖县	8	0	0	0	0	0	0	0	0	0
合计	11	1	0	0	1	0	1	0	1	350
χ^2				—			—			
P				—			—			

*应调查医保报销比例总人数指未享受工伤保险，但享受居民医保总人数。

表14-6-5 不同首诊日期职业性尘肺病现患病例医保报销比例情况

首诊日期	使用医保的现患病例数	医保门诊报销比例						医保住院报销比例					
		<50%		50%~80%		>80%		<50%		50%~80%		>80%	
		n	%	n	%	n	%	n	%	n	%	n	%
1949—1979	0	0	—	0	0.00	0	0	0	0	0	0	0	0.00
1980—1989	0	0	0	0	0.00	0	0	0	0	0	0	0	0.00
1990—1999	2	2	100.00	0	0.00	0	0	2	100.00	0	0.00	0	0.00
2000—2009	5	5	100.00	0	0	0	0	4	80.00	1	20.00	0	0
2010—2020	1	0	0.00	0	0.00	1	100.00	0	0.00	1	100.00	0	0
合计	8	7	87.50	0	0.00	1	12.50	6	75.00	2	25.00	0	0.00
χ^2				8.000						3.733			
P				0.018						0.155			

表14-6-6　不同首诊期别职业性尘肺病现患病例医保报销比例情况

首诊期别	使用医保的现患病例数	医保门诊报销比例						医保住院报销比例					
		<50%		50%~80%		>80%		<50%		50%~80%		>80%	
		n	%	n	%	n	%	n	%	n	%	n	%
壹期	7	6	85.71	0	0.00	1	14.29	5	71.43	2	28.57	0	0.00
贰期	1	1	100.00	0	0.00	0	0.00	1	100.00	0	0.00	0	0.00
叁期	0	0	—	0	0.00	0	—	0	—	0	—	0	0.00
合计	8	7	87.50	0	0.00	1	12.50	6	75.00	2	25.00	0	0.00
χ^2				0.163						0.381			
P				0.686						0.537			

表14-6-7　甘肃省职业性尘肺病现患病例低保补助情况

项目	总病例数	低保补助情况		χ^2	P
		n	%		
地区					
临夏市	3	1	33.33	2.933	0.087
永靖县	8	0	0.00		
首诊期别					
壹期	10	1	10.00		
贰期	1	0	0.00	0.110	0.740
叁期	0	0	—		
合计	11	1	9.09		

七、失访人群特征分布及原因分析

临夏州随访调查到1949—2020年诊断的20例职业性尘肺病患者信息，其中未能调查到存活情况的失访病例数共计0例。

第十五章　甘南州1949—2020年职业性尘肺病流行特征分析

甘南藏族自治州地处青藏高原与黄土高原过渡的甘、青、川三省接合部，南与四川阿坝州相连，西南与青海黄南州、果洛州接壤，东部和北部与陇南市、定西市、临夏州毗邻，下辖合作和临潭、卓尼、迭部、舟曲、夏河、玛曲、碌曲七县一市，总面积4.5万平方千米，2022年末，全州常住人口为68.37万人。甘南藏族自治州全州分为三个自然类型区，南部为岷迭山区，气候温和，是全国"六大绿色宝库"之一；东部为丘陵山地，农牧兼营；西北部为广阔的草甸草原，是全国的"五大牧区"之一。甘南藏族自治州是中国十个藏族自治州之一，是藏、汉文化的交汇带，是黄河、长江的水源涵养区和补给区，被费孝通先生称为"青藏高原的窗口"和"藏族现代化的跳板"。2022年，全州农作物种植面积127.59万亩，同比增长5.3%；预计全州出售和自宰肉用牛53.99万头，同比下降12.7%；全州全部工业完成增加值20.42亿元，同比下降8.5%。2022年，黄金生产行业生产黄金3850千克，同比增长21.5%，增加值增长22.5%，拉动规上工业增速8.3个百分点；畜产品加工行业生产鲜冻畜肉3842吨，增长8.9%，增加值增长8.0%；石膏、水泥制品行业增加值增长27.9%；热力生产和供应行业增加值增长19.8%；天然气供应行业增加值增长50.4%；乳制品行业生产乳制品13 406吨，下降1.1%，增加值下降0.3%；电力生产行业累计发电35.3亿度，发电量下降15.4%，增加值下降8.4%，下拉规上工业增速2个百分点；水泥制造业产量下降10.9%，增加值下降11%，下拉规上工业增速1.5个百分点；电力供应业增加值下降2.7%；肥料制造业增加值下降18.9%；机制服装制造业增加值下降18.1%；金属结构制造行业增加值下降50.7%。

2023年，甘南州在"职业病危害项目申报系统"申报企业122家，在册职工总数3672人，接尘企业个数26家。

2023年，甘南州备案的职业健康检查机构8家，分别为甘南藏族自治州人民医院、舟曲县人民医院、夏河县人民医院、迭部县藏医院、玛曲县人民医院、碌曲县人民医院、卓尼县人民医院、临潭县第二人民医院；2023年，甘南州备案的职业病诊断机构1家，为甘南藏族自治州人民医院。

在"甘肃省职业病防治综合管理信息平台"，甘南州2020年报告接尘作业劳动者职业健康检查体检个案1509人，占全省接尘作业劳动者职业健康检查体检个案总数1.92%；2021年报告接尘作业劳动者职业健康检查体检个案1363人，占全省接尘作业劳动者职业健康检查体检个案总数1.40%；2022年报告接尘作业劳动者职业健康检查体检个案1085人，占全省接尘作业劳动者职业健康检查体检个案总数0.96%。

一、总体情况

通过本项研究，随访调查到1950—2020年甘南州共计诊断89例职业性尘肺病病例，其中调查明确为现患病例者22例，占总病例数的24.72%；死亡64例，占71.91%；失访3例，占3.37%（见表15-1）。

表15-1 甘南州各年度职业性尘肺病报告及存活情况

首次诊断年份	各年度职业性尘肺病报告例数	已随访到的病例		合计	现患比例（%）
		现患病例	死亡病例		
1986年及以前	50	0	50	50	0.00
1987	0	0	0	0	—
1988	1	0	1	1	0.00
1989	1	0	1	1	0.00
1990	2	1	1	2	50.00
1991	0	0	0	0	—
1992	1	0	1	1	0.00
1993	1	0	1	1	0.00
1994	2	0	2	2	0.00
1997	4	1	3	4	25.00
1998	1	0	1	1	0.00
1999	1	1	0	1	100.00
2001	3	2	1	3	66.67
2004	2	1	1	2	50.00
2005	3	2	0	2	100.00
2008	1	1	0	1	100.00
2010	2	1	1	2	50.00
2011	1	1	0	1	100.00
2013	2	2	0	2	100.00
2014	2	2	0	2	100.00
2017	2	2	0	2	100.00
2018	3	3	0	3	100.00
2019	1	1	0	1	100.00
2020	1	1	0	1	100.00
年度不详	2	0	0	0	—
合计	89	22	64	86	25.58

二、职业性尘肺病现患病例人口学特征分布情况

按照用人单位所在地分析甘南州现患职业性尘肺患者口学特征分布情况,结果显示甘南州现患职业性尘肺患者平均首诊年龄为52.84±10.79岁,年龄中位数49.64岁。现患职业性尘肺患者中100.00%为男性;男性平均首诊年龄52.84±10.79岁,年龄中位数49.64岁(见表15-2)。

表15-2 甘南州职业性尘肺病现患病例人口学特征分布情况

地区	男性				女性				合计			
	例数	%	年龄均值±SD	年龄中位数	例数	%	年龄均值±SD	年龄中位数	例数	%	年龄均值±SD	年龄中位数
合作市	4	100	54.75±9.92	55.65	0	0.00	—	—	4		54.75±9.92	55.65
夏河县	4	100	56.32±12.72	52.96	0	0.00	—	—	4		56.32±12.72	52.96
迭部县	11	100	51.86±12.14	48.74	0	0.00	—	—	11		51.86±12.14	48.74
玛曲县	3	100	49.24±6.21	50.50	0	0.00	—	—	3		49.24±6.21	50.50
合计	22	100	52.84±10.79	49.64	0	0.00	—	—	22		52.84±10.79	49.64

三、职业性尘肺病现患病例分期情况

分析现患职业性尘肺病病例分期情况,结果显示甘南州各地新发的壹期职业性尘肺病患者数量最多,占比68.18%;其次为贰期患者,占比27.27%(见表15-3-1)。

不同的尘肺病病种也以壹期患者居多,其中石棉肺和铝尘肺的壹期患者占比达100.00%(见表15-3-2)。

表15-3-1 甘南州职业性尘肺病现患病例分期情况

地区	职业性尘肺病分期						合计	χ^2	P
	壹期	%	贰期	%	叁期	%			
合作市	3	75.00	1	25.00	0	0.00	4		
夏河县	3	75.00	1	25.00	0	0.00	4	7.011	0.320
迭部县	8	72.73	3	27.27	0	0.00	11		
玛曲县	1	33.33	1	33.33	1	33.33	3		
合计	15	68.18	6	27.27	1	4.55	22		

表15-3-2 各类职业性尘肺病现患病例分期情况

尘肺病种	职业性尘肺病分期						合计	χ^2	P
	壹期	%	贰期	%	叁期	%			
矽肺	5	50.00	4	40.00	1	10.00	10	4.767	0.782
煤工尘肺	6	85.71	1	14.29	0	0.00	7		

续表

尘肺病种	壹期	%	贰期	%	叁期	%	合计	χ^2	P
石棉肺	2	100.00	0	0.00	0	0.00	2		
水泥尘肺	1	50.00	1	50.00	0	0.00	2		
铝尘肺	1	100.00	0	0.00	0	0.00	1		
合 计	15	68.18	6	27.27	1	4.55	22		

四、职业性尘肺病现患病例病种分布情况

(一) 地区分布情况

甘南州职业性尘肺病患者主要分布在迭部县（占50.00%）、合作市（占18.18%）、夏河县（占18.18%）和玛曲县（占13.64%）。主要尘肺病病种为矽肺（占45.45%）和煤工尘肺（占31.82%）；其中合作市、夏河县、迭部县和玛曲县以矽肺和煤工尘肺为主。水泥尘肺主要分布在夏河县，石棉肺和铝尘肺患者主要分布于迭部县（见表15-4-1）。

(二) 行业分布情况

甘南州职业性尘肺病患者主要分布在有色金属矿采选业（占40.91%），石油加工、炼焦和核燃料加工（占31.82%），其他制造业（占18.18%），非金属矿采选业（占4.55%）和其他采矿业（占4.55%）等行业（见表15-4-2）。

表15-4-1 甘南州不同地区职业性尘肺病现患病例病种分布情况

地区	矽肺		煤工尘肺		石棉肺		水泥尘肺		铝尘肺		合计		χ^2	P
	例数	%	例数	%	例数	%	例数	%	例数	%	例数	%		
合作市	2	50.00	2	50.00	0	0.00	0	0.00	0	0.00	4	18.18		
夏河县	1	25.00	1	25.00	0	0.00	2	50.00	0	0.00	4	18.18		
迭部县	4	36.36	4	36.36	2	18.18	0	0.00	1	9.09	11	50.00	16.050	0.189
玛曲县	3	100.00	0	0.00	0	0.00	0	0.00	0	0.00	3	13.64		
合计	10	45.45	7	31.82	2	9.09	2	9.09	1	4.55	22	0.00		

表15-4-2 甘肃省不同行业职业性尘肺病现患病例病种分布情况

行业	矽肺		煤工尘肺		石棉肺		水泥尘肺		铝尘肺		合计		χ^2	P
	例数	%	例数	%	例数	%	例数	%	例数	%	例数	%		
9	6	66.67	2	22.22	0	0.00	0	0.00	1	11.11	9	40.91		
10	1	100.00	0	0.00	0	0.00	0	0.00	0	0.00	1	4.55	21.161	0.172
12	1	100.00	0	0.00	0	0.00	0	0.00	0	0.00	1	4.55		
25	1	14.29	4	57.14	2	28.57	0	0.00	0	0.00	7	31.82		

续表

行业	矽肺		煤工尘肺		石棉肺		水泥尘肺		铝尘肺		合计		χ^2	P
	例数	%	例数	%	例数	%	例数	%	例数	%	例数	%		
41	1	25.00	1	25.00	0	0.00	2	50.00	0	0.00	4	18.18		
总计	10	45.45	7	31.82	2	9.09	2	9.09	1	4.55	22	100.00		

*行业编码：1.农业2.林业3.畜牧业4.渔业5.农、林、牧、渔服务业6.煤炭开采和洗选业7.石油和天然气开采业8.黑色金属矿采选业9.有色金属矿采选业10.非金属矿采选业11.开采辅助活动12.其他采矿业13.农副食品加工业14.食品制造业15.酒、饮料和精制茶制造业16.烟草制品业17.纺织业18.纺织服装、服饰业19.皮革、毛皮、羽毛及其制品和制鞋业20.木材加工和木、竹、藤、棕、草制品业21.家具制造业22.造纸和纸制品业23.印刷和记录媒介复制业24.文教、工美、体育和娱乐用品制造业25.石油加工、炼焦和核燃料加工业26.化学原料和化学制品制造业27.医药制造业28.化学纤维制造业29.橡胶和塑料制品业30.非金属矿物制品业31.黑色金属冶炼和压延加工业32.有色金属冶炼和压延加工业33.金属制品业34.通用设备制造业35.专用设备制造业36.汽车制造业37.铁路、船舶、航空航天和其他运输设备制造业38.电气机械和器材制造业39.计算机、通信和其他电子设备制造业40.仪器仪表制造业41.其他制造业42.废弃资源综合利用业43.金属制品、机械和设备修理业44.电力、热力、燃气及水生产和供应业45.建筑业46.批发和零售业47.交通运输、仓储和邮政业48.住宿和餐饮业49.信息传输、软件和信息技术服务业50.金融业51.房地产业52.租赁和商务服务业53.科学研究和技术服务业54.水利、环境和公共设施管理业55.居民服务、修理和其他服务业56.教育57.卫生和社会工作58.文化、体育和娱乐业59.公共管理、社会保障和社会组织。

五、职业性尘肺病现患病例工龄分布情况

甘南州职业性尘肺病患者的接尘工龄平均为17.28±8.25年，中位数为19.50年；接尘工龄较短的病种有：矽肺、石棉肺及水泥尘肺，接尘工龄较长的病种有：煤工尘肺。甘南州接尘工龄小于或等于5年的职业性尘肺病患者有3例，均为矽肺（见表15-5）。

表15-5　职业性尘肺病现患病例接尘工龄分布情况（工龄单位：年）

尘肺病病种	病例数	平均值±SD	中位数	H	P	工龄≤5年病例数
矽肺	10	15.33±11.13	16.38			3
煤工尘肺	7	21.4±3.15	20.58			0
石棉肺	2	14±1.41	14.00	5.768	0.217	0
水泥尘肺	2	14.29±6.66	14.29			0
铝尘肺	1	—	20.50			0
合计	22	17.28±8.25	19.50			3

六、职业性尘肺病现患病例享受保障情况

（一）职业性尘肺病现患病例社会保障享受情况

甘南州现患职业性尘肺病患者中，享受工伤保险待遇者11例，占50.00%；享有用人单位赔付者3例，占13.64%；有医疗保险者22例，占100.00%；有大病医疗保险者10例，占45.45%；有其他保障（例如医疗救助、贫困救助等）者2例，占9.09%；无任何保障者0例。（见表15-6-1）。

甘南州不同首诊日期的职业性尘肺病现患病例享受工伤保险、用人单位赔付的比

例相同，差异没有统计学意义（χ^2=3.744 P=0.154，χ^2=2.840 P=0.242）（见表15-6-2）。

甘南州不同首诊期别职业性尘肺病现患病例享受工伤保险、用人单位赔付的比例相同，差异没有统计学意义（χ^2=1.733 P=0.420，χ^2=1.621 P=0.445）（见表15-6-3）。

（二）职业性尘肺病现患病例医保报销情况

甘南州未享受工伤保险，但享受居民医疗保险的职业性尘肺病患者共计11例，其中医保门诊报销比例低于50%的患者有9例，占81.82%；医保门诊报销比例高于80%的患者有0例。医保住院报销比例低于50%的患者有9例，占81.82%；医保住院报销比例高于80%的患者有1例，占9.09%。州内各县区职业性尘肺病患者门诊医保报销比例和住院医保报销比例多低于50%。甘南州未享受工伤保险，但享受居民医疗保险的11例职业性尘肺病患者中，享受低保者共计1人，每月每人享受的低保金额平均为84元（见表15-6-4）。

甘南州不同首诊日期的职业性尘肺病患者医保门诊报销比例构成相同，差异没有统计学意义（χ^2=0.926 P=0.629）；医保住院报销比例构成相同，差异没有统计学意义（χ^2=6.574 P=0.160）（见表15-6-5）。

甘南州不同首诊期别的职业性尘肺病患者医保门诊报销比例构成不同，差异有统计学意义（χ^2=0.484 P=0.785）；医保住院报销比例构成不同，差异有统计学意义（χ^2=2.920 P=0.571）（见表15-6-6）。

（三）职业性尘肺病现患病例低保补助情况

甘南州现患职业性尘肺病患者中，享受低保者共计1人，占4.55%。各市州享受低保比例构成相同，差异没有统计学意义（χ^2=1.048 P=0.790）。不同首诊期别患者享受低保比例构成相同，差异没有统计学意义（χ^2=2.794 P=0.247）（见表15-6-7）。

表15-6-1 不同地区职业性尘肺病现患病例享受各类保障情况

地区	总病例数	工伤保险		用人单位赔付		医疗保险		大病医疗保险		其他保障		无任何保障	
		例数	%	例数	%	例数	%	例数	%	例数	%	例数	%
合作市	4	3	75.00	1	25.00	4	100.00	1	25.00	1	25.00	0	0.00
夏河县	4	2	50.00	0	0.00	4	100.00	1	25.00	0	0.00	0	0.00
迭部县	11	3	27.27	1	9.09	11	100.00	6	54.55	0	0.00	0	0.00
玛曲县	3	3	100.00	0	0.00	3	100.00	2	66.67	1	33.33	0	0.00
合计	22	11	50.00	3	13.64	22	100.00	10	45.45	2	9.09	0	0.00

表15-6-2 不同首诊日期职业性尘肺病现患病例社会保障享受情况

首诊日期	总病例数	工伤保险		用人单位赔付		医疗保险		无任何保障	
		n	%	n	%	n	%	n	%
1949—1979	0	0	—	0	—	0	—	0	—
1980—1989	0	0	—	0	—	0	—	0	—

续表

首诊日期	总病例数	工伤保险		用人单位赔付		医疗保险		无任何保障	
		n	%	n	%	n	%	n	%
1990—1999	3	0	0.00	0	0.00	3	100.00	0	0.00
2000—2009	6	4	66.67	2	33.33	6	100.00	0	0.00
2010—2020	13	7	53.85	1	7.69	13	100.00	0	0.00
合计	22	11	50.00	3	13.64	22	100.00	0	0.00
χ^2		3.744		2.840		—		—	
P		0.154		0.242		—		—	

表15-6-3 不同首诊期别职业性尘肺病现患病例社会保障享受情况

首诊期别	总病例数	工伤保险		用人单位赔付		医疗保险		无任何保障	
		n	%	n	%	n	%	n	%
壹期	15	8	53.33	3	20.00	15	100.00	0	0.00
贰期	6	2	33.33	0	0.00	6	100.00	0	0.00
叁期	1	1	100.00	0	0.00	1	100.00	0	0.00
合计	22	11	50.00	3	13.64	22	100.00	0	0.00
χ^2		1.733		1.621		—		—	
P		0.420		0.445		—		—	

表15-6-4 职业性尘肺病现患病例医保报销比例和低保情况

地区	现患病例	应调查医保报销比例总人数*	门诊医保报销比例			住院医保报销比例			享受低保人数	每月每人享受低保金额（元）
			<50%	50%~80%	>80%	<50%	50%~80%	>80%		
合作市	4	1	1	0	0	1	0	0	0	0
夏河县	4	2	2	0	0	2	0	0	0	0
迭部县	11	8	6	2	0	6	1	1	1	84
玛曲县	3	0	0	0	0	0	0	0	0	0
合计	22	11	9	2	0	9	1	1	1	84
χ^2			0.917			0.917				
P			0.632			0.922				

*应调查医保报销比例总人数指未享受工伤保险，但享受居民医保总人数。

表15-6-5 不同首诊日期职业性尘肺病现患病例医保报销比例情况

首诊日期	使用医保的现患病例数	医保门诊报销比例						医保住院报销比例					
		<50%		50%~80%		>80%		<50%		50%~80%		>80%	
		n	%	n	%	n	%	n	%	n	%	n	%
1949—1979	0	0	—	0	—	0	—	0	—	0	—	0	—
1980—1989	0	0	—	0	—	0	—	0	—	0	—	0	—

续表

首诊日期	使用医保的现患病例数	医保门诊报销比例						医保住院报销比例					
		<50%		50%~80%		>80%		<50%		50%~80%		>80%	
		n	%	n	%	n	%	n	%	n	%	n	%
1990—1999	3	3	100.00	0	0.00	0	0.00	2	66.67	1	33.33	0	0.00
2000—2009	5	4	80.00	1	20.00	0	0.00	5	100.00	0	0.00	0	0.00
2010—2020	12	11	91.67	1	8.33	0	0.00	11	91.67	0	0.00	1	8.33
合计	20	18	90.00	2	10.00	0	0.00	18	90.00	1	5.00	1	5.00
χ^2		0.926						6.574					
P		0.629						0.160					

表15-6-6 不同首诊期别职业性尘肺病现患病例医保报销比例情况

首诊期别	使用医保的现患病例数	医保门诊报销比例						医保住院报销比例					
		<50%		50%~80%		>80%		<50%		50%~80%		>80%	
		n	%	n	%	n	%	n	%	n	%	n	%
壹期	13	12	92.31	1	7.69	0	0.00	12	92.31	1	7.69	0	0.00
贰期	6	5	83.33	1	16.67	0	0.00	5	83.33	0	0.00	1	16.67
叁期	1	1	100.00	0	0.00	0	0.00	1	100.00	0	0.00	0	0.00
合计	20	18	90.00	2	10.00	0	0.00	18	90.00	1	5.00	1	5.00
χ^2		0.484						2.920					
P		0.785						0.571					

表15-6-7 甘南州职业性尘肺病现患病例低保补助情况

项目	总病例数	低保补助情况		χ^2	P
		n	%		
地区					
合作市	4	0	0.00		
夏河县	4	0	0.00	1.048	0.790
迭部县	11	1	9.09		
玛曲县	3	0	0.00		
首诊期别					
壹期	15	0	0.00		
贰期	6	1	16.67	2.794	0.247
叁期	1	0	0.00		
合计	22	1	4.55		

七、失访人群特征分布及原因分析

甘南州随访调查到1949—2020年诊断的89例职业性尘肺病患者信息,其中未能调查到存活情况的失访病例数共计3例,占3.37%。获取的失访病例均有部分线索信息,仅有姓名的病例有1例,其中多为姓名和身份证号码匹配不一致,造成继续查找的困难较大(见表15-7-1、表15-7-2)。

表 15-7-1　职业性尘肺病失访人群基本情况

地区	失访总人数*	无任何个案资料病例		仅有姓名的病例		有姓名和身份证的病例	
		例数	%	例数	%	例数	%
卓尼县	2	0	0.00	1	50.00	0	0.00
临潭县	1	0	0.00	0	0	0	0.00
合计	3	0	0.00	1	33.33	0	0.00

*失访总人数=截至2019年底任务总数+诊断未报告的个案总数-随访到的总人数。

表 15-7-2　失访病例首次诊断年份分布情况

首次诊断年份	报告病例数	失访人数*
1986年及以前	50	0
1987	0	0
1988	1	0
1989	1	0
1990	2	0
1991	0	0
1992	1	0
1993	1	0
1994	2	0
1997	4	0
1998	1	0
1999	1	0
2001	3	0
2004	2	0
2005	3	1
2008	1	0
2010	2	0
2011	1	0
2013	2	0
2014	2	0
2017	2	0
2018	3	0
2019	1	0
2020	1	0
年度不详	2	2
合计	89	3

*各年失访病例数=该年报告总病例数-该年已随访的报告病例数。

八、失访病例中现患和死亡病例估算

甘南州随访调查到1949—2020年诊断的例职业性尘肺病患者信息，其中未能调查到存活情况的失访病例数共计3例。通过划分首诊年度时间段，计算各时间段内现患病例和死亡病例所占比例，以此概率推算失访的 例尘肺病患者中有1例存活，1例死亡。甘南州有2例失访患者因诊断日期缺失而无法划分进入相应时间段，因而使用总体存活患者占比率和死亡患者占比率估算该部分失访患者存活情况（见表15-8）。

表15-8 失访病例存活情况估算

报告时期	总报告病例	随访到的报告病例				失访病例总数	失访病例估算	
		现患例数	占比（%）	死亡例数	占比（%）		现患例数	死亡例数
1986年及以前	50	0	0.00	50	100.00	0	0	0
1987—1989	2	0	0.00	2	100.00	0	0	0
1990—1999	12	3	25.00	9	75.00	0	0	0
2000—2005	8	5	62.50	2	25.00	1	1	0
2006—2010	3	2	66.67	1	33.33	0	0	0
2011—2020	12	12	100.00	0	0.00	0	0	0
年度不详	2	0	0.00	0	0.00	2	0	1
合计	89	22	24.72	64	71.91	3	1	1

九、失访病例中存活病例保障情况估算

通过划分首诊年度时间段，计算各时间段内职业性尘肺病现患病例中享受保障（包括工伤保险、用人单位赔付、医疗保险等保障类型中任意一种）的患者所占比例，以此概率推算可能存活的1例尘肺病患者中，有1例按比例享有保障。甘南州有2例失访患者因诊断日期缺失而无法划分进入相应时间段，因而使用总体保障享受比例估算该部分失访患者保障情况（见表15-9）。

表15-9 失访病例保障情况估算

报告时期	总报告病例	随访到的报告病例			失访病例总数	失访病例估算	
		现患例数	享受保障例数*	占比（%）		现患例数	享受保障例数
1986年及以前	50	0	0	100	0	0	0
1987—1989	2	0	0	100	0	0	0
1990—1999	12	3	3	100	0	0	0
2000—2005	8	5	5	100	1	1	1
2006—2010	3	2	2	100	0	0	0
2011—2020	12	12	12	100	0	0	0
年度不详	2	0	0	100	2	0	0
合计	89	22	22	100	3	1	1

*享受任意一种保障情况即为享受保障。

第十六章　甘肃矿区1949—2020年职业性尘肺病流行特征分析

甘肃矿区（中核四〇四有限公司）建立于1958年，为我国的核军事基地，地区级单位，驻有多个兵种部队，高峰期总人口有四万人。

2023年，甘肃矿区在"职业病危害项目申报系统"申报企业5家，在册职工总数1446人，接尘企业个数5家。

2023年，甘肃矿区备案的职业健康检查机构和职业病诊断机构1家，为中核四〇四医院。

在"甘肃省职业病防治综合管理信息平台"，甘肃矿区2020年报告接尘作业劳动者职业健康检查体检个案149人，占全省接尘作业劳动者职业健康检查体检个案总数0.19%；2021年报告接尘作业劳动者职业健康检查体检个案70人，占全省接尘作业劳动者职业健康检查体检个案总数0.07%；2022年报告接尘作业劳动者职业健康检查体检个案147人，占全省接尘作业劳动者职业健康检查体检个案总数0.13%。

一、总体情况

通过本项研究，随访调查到1950—2020年甘肃矿区共计诊断23例职业性尘肺病病例，其中调查明确为现患病例者4例，占总病例数的17.39%；死亡15例，占65.22%；失访4例，占17.39%（见表16-1）。

表16-1　矿区各年度职业性尘肺病报告及存活情况

首次诊断年份	各年度职业性尘肺病报告例数	已随访到的病例		合计	现患比例（%）
		现患病例	死亡病例		
1986年及以前	13	1	10	11	9.09
1988	1	0	1	1	0.00
1997	1	0	0	0	—
1998	1	1	0	1	100.00
2005	2	1	1	2	50.00
2006	1	0	1	1	0.00
2013	3	1	2	3	33.33
年度不详	1	0	0	0	—
合计	23	4	15	19	21.05

二、职业性尘肺病现患病例人口学特征分布情况

按照用人单位所在地分析甘肃矿区现患职业性尘肺患者口学特征分布情况，结果显示甘肃矿区现患职业性尘肺患者平均首诊年龄为49.96±11.81岁，年龄中位数49.68岁。现患职业性尘肺患者中97.71%为男性；男性平均首诊年龄50.08±11.80岁，年龄中位数49.86岁；女性平均首诊年龄44.50±10.84岁，年龄中位数43.38岁。

三、职业性尘肺病现患病例分期情况

分析现患职业性尘肺病病例分期情况，结果显示甘肃矿区新发的贰期职业性尘肺病患者数量最多，占比75.00%；其次为壹期患者，占比25.00%。

不同的尘肺病病种也以贰期患者居多，其中矽肺和煤工尘肺的贰期患者占比达100.0%以上（见表16-2）。

表16-2 各类职业性尘肺病现患病例分期情况

尘肺病种	壹期	%	贰期	%	叁期	%	合计	χ^2	P
矽 肺	0	0	1	100	0	0	1		
煤工尘肺	0	0	1	100	0	0	1	1.333	0.513
电焊工尘肺	1	50.00	1	50.00	0	0	2		
合 计	1	25	3	75	0	0	4		

四、职业性尘肺病现患病例病种分布情况

（一）地区分布情况

甘肃矿区主要尘肺病病种为煤工尘肺（占25.00%）、矽肺（占25.00%）和电焊工尘肺（占50.00%）。

（二）行业分布情况

甘肃矿区职业性尘肺病患者主要分布在石油加工、炼焦和核燃料加工业（占100.00%）。

五、职业性尘肺病现患病例工龄分布情况

甘肃矿区职业性尘肺病患者的接尘工龄平均为17.02±9.7年，中位数为18.63年；接尘工龄较短的病种有：矽肺，接尘工龄较长的病种有：煤工尘肺和电焊工尘肺。甘肃矿区接尘工龄小于或等于5年的职业性尘肺病患者有1例，为矽肺患者。（见表16-3）

表16-3 职业性尘肺病现患病例接尘工龄分布情况（工龄单位：年）

尘肺病病种	病例数	平均值±SD	中位数	H	P	工龄≤5年病例数
矽肺	1	3.83±0	3.83			1
煤工尘肺	1	20±0	20.00	1.800	0.407	0
电焊工尘肺	2	22.13±6.89	22.13			0
合计	4	17.02±9.7	18.63			1

六、职业性尘肺病现患病例享受保障情况

（一）职业性尘肺病现患病例社会保障享受情况

甘肃矿区现患职业性尘肺病患者中，享受工伤保险待遇者4例，占100.00%；享有用人单位赔付者0例；有医疗保险者4例，占100.00%；有大病医疗保险者4例，占100.00%；有其他保障（例如医疗救助、贫困救助等）者0例；无任何保障者0例。

甘肃矿区1980—1989年、1990—1999年、2000—2009年和2010—2020年诊断的职业性尘肺病患者，在4个时间段分别享受工伤保险待遇人数1人，享受医疗保险人数1人（见表16-4）。

甘肃矿区壹期职业性尘肺病现患病例享受用人单位赔付0人，享受医疗保险1人；贰期职业性尘肺病现患病例享受用人单位赔付3人，享受医疗保险3人（见表16-5）。

（二）职业性尘肺病现患病例医保报销情况

甘肃矿区未享受工伤保险，但享受居民医疗保险的职业性尘肺病患者共计0例。

甘肃矿区不同首诊日期的职业性尘肺病患者医保门诊报销比例构成不同，差异有统计学意义（χ^2=4.000 P=0.261）；医保住院报销比例构成不同，差异有统计学意义（χ^2=8.000 P=0.238）（见表16-6）。

甘肃矿区不同首诊期别的职业性尘肺病患者医保门诊报销比例构成相同，差异没有统计学意义（χ^2=0.444 P=0.505）；医保住院报销比例构成相同，差异没有统计学意义（χ^2=1.333 P=0.513）（见表16-7）。

（三）职业性尘肺病现患病例低保补助情况

甘肃矿区现患职业性尘肺病患者中，享受低保者共计0人。

表16-4 不同首诊日期职业性尘肺病现患病例社会保障享受情况

首诊日期	总病例数	工伤保险		用人单位赔付		医疗保险		无任何保障	
		n	%	n	%	n	%	n	%
1949—1979	0	0	100	0	0.00	0	100	0	0
1980—1989	1	1	100	0	0.00	1	100	0	0
1990—1999	1	1	100	0	0.00	1	100	0	0

续表

首诊日期	总病例数	工伤保险		用人单位赔付		医疗保险		无任何保障	
		n	%	n	%	n	%	n	%
2000—2009	1	1	100	0	0.00	1	100	0	0
2010—2020	1	1	100	0	0.00	1	100	0	0
合计	4	4	100	0	0.00	4	100	0	0
χ^2					—		—		—
P					—		—		—

表16-5 不同首诊期别职业性尘肺病现患病例社会保障享受情况

首诊期别	总病例数	工伤保险		用人单位赔付		医疗保险		无任何保障	
		n	%	n	%	n	%	n	%
壹期	1	1	100	0	0.00	1	100	0	0
贰期	3	3	100	0	0.00	3	100	0	0
叁期	0	0	100	0	0.00	0	100	0	0
合计	4	4	100	0	0.00	4	100	0	0
χ^2		—		—		—		—	
P		—		—		—		—	

表16-6 不同首诊日期职业性尘肺病现患病例医保报销比例情况

首诊日期	使用医保的现患病例数	医保门诊报销比例						医保住院报销比例					
		<50%		50%~80%		>80%		<50%		50%~80%		>80%	
		n	%	n	%	n	%	n	%	n	%	n	%
1949—1979	0	0	—	0	—	0	—	0	—	0	—	0	—
1980—1989	1	1	100	0	0	0	0	1	100	0	0	0	0
1990—1999	1	1	100	0	0	0	0	1	100	0	0	0	0
2000—2009	1	1	100	0	0	0	0	0	0	0	0	1	100
2010—2020	1	0	0	0	0	1	100	0	0	1	100	0	0
合计	4	3	75.00	0	0	1	25.00	2	50.00	1	25.00	1	25.00
χ^2			4.000						8.000				
P			0.261						0.238				

表16-7 不同首诊期别职业性尘肺病现患病例医保报销比例情况

首诊期别	使用医保的现患病例数	医保门诊报销比例						医保住院报销比例					
		<50%		50%~80%		>80%		<50%		50%~80%		>80%	
		n	%	n	%	n	%	n	%	n	%	n	%
壹期	1	1	100	0	0	0	0	1	100	0	0	0	0
贰期	3	2	66.67	0	0	1	33.33	1	33.33	1	33.33	1	33.33
叁期	0	0	—	0	—	0	—	0	—	0	—	0	—
合计	4	3	75.00	0	0	1	25.00	2	50.00	1	25.00	1	25.00
χ^2				0.444						1.333			
P				0.505						0.513			

七、失访人群特征分布及原因分析

甘肃矿区随访调查到1949—2020年诊断的23例职业性尘肺病患者信息，其中未能调查到存活情况的失访病例数共计4例，占17.39%。获取的失访病例均有部分线索信息，仅有姓名的病例为0例，有姓名和身份证的病例有2例，但其中多为姓名和身份证号码匹配不一致，造成继续查找的困难较大（见表16-8）。

表16-8 失访病例首次诊断年份分布情况

首次诊断年份	报告病例数	失访人数*
1986年及以前	13	2
1988	1	0
1997	1	1
1998	1	0
2005	2	0
2006	1	0
2013	3	0
年度不详	1	1
合计	23	4

*各年失访病例数=该年报告总病例数-该年已随访的报告病例数。

八、失访病例中现患和死亡病例估算

甘肃矿区随访调查到1949—2020年诊断的23例职业性尘肺病患者信息，其中未能调查到存活情况的失访病例数共计4例。通过划分首诊年度时间段，计算各时间段内现患病例和死亡病例所占比例，以此概率推算失访的4例尘肺病患者中有1例存活，3

例死亡。甘肃矿区有1例失访患者因诊断日期缺失而无法划分进入相应时间段，因而使用总体存活患者占比率和死亡患者占比率估算该部分失访患者存活情况（见表16-9）。

表16-9 失访病例存活情况估算

报告时期	总报告病例	随访到的报告病例				失访病例总数	失访病例估算	
		现患例数	占比%	死亡例数	占比%		现患例数	死亡例数
1986年及以前	13	1	7.69	10	76.92	2	0	2
1987—1989	1	0	0.00	1	100.00	0	0	0
1990—1999	2	1	50.00	0	0.00	1	1	0
2000—2005	2	1	50.00	1	50.00	0	0	0
2006—2010	1	0	0.00	1	100.00	0	0	0
2011—2020	3	1	33.33	2	66.67	0	0	0
年度不详	1	0	0.00	0	0.00	1	0	1
合计	23	4	17.39	15	65.22	4	1	3

九、失访病例中存活病例保障情况估算

通过划分首诊年度时间段，计算各时间段内职业性尘肺病现患病例中享受保障（包括工伤保险、用人单位赔付、医疗保险等保障类型中任意一种）的患者所占比例，以此概率推算可能存活的1例尘肺病患者中，有1例按比例享有保障。甘肃矿区州有1例失访患者因诊断日期缺失而无法划分进入相应时间段，因而使用总体保障享受比例估算该部分失访患者保障情况（见表16-10）。

表16-10 失访病例保障情况估算

报告时期	总报告病例	随访到的报告病例			失访病例总数	失访病例估算	
		现患例数	享受保障例数*	占比%		现患例数	享受保障例数
1986年及以前	13	1	1	100	2	0	0
1987—1989	1	0	0	100	0	0	0
1990—1999	2	1	1	100	1	1	1
2000—2005	2	1	1	100	0	0	0
2006—2010	1	0	0	100	0	0	0
2011—2020	3	1	1	100	0	0	0
年度不详	1	0	0	100	1	0	0
合计	23	4	4	100	4	1	1

*享受任意一种保障情况即为享受保障。

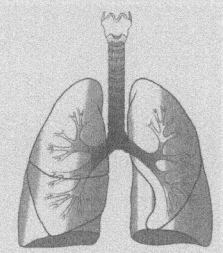

参考文献

散文卷参

参考文献

[1] 中华人民共和国国家卫生与计划生育委员会.卫生计生委通报2013年职业病防治工作情况［EB/OL］.（2014-06-30）［2019-01-17］.http://www.gov.cn/xinwen/2014-06/30/content_2710053.htm.

[2] 赵文莉,廖萍泰,寇振霞,等.甘肃省2010~2017年职业病发病报告情况分析[J].中华劳动卫生职业病杂志,2019,37(10):789-792.DOI:10.3760/cma.j.issn.1001-9391.2019.10.016.

[3] 职业病分类和目录(国卫疾控发〔2013〕48号)[EB/OL].(2013-12-30)[2019-01-17]. http://www.nhfpc.gov.cn/jkj/s5898b/201312/3abbd667050849d19b3bf6439a48b775.shtml.

[4] 国家统计局.国家统计局关于印发统计上大中小微型企业划分办法的通知（国统字〔2011〕75号）［EB/OL］.（2011-09-02）[2019-01-17]. http://www.stats.gov.cn/tjsj/tjbz/201109/t20110909_8669.html.

[5] 国家统计局,国家工商行政管理总局.关于划分企业登记注册类型的规定调整的通知（国统字〔2011〕86号）［EB/OL］.(2011-11-17) [2019-01-17]. http://www.gov.cn/zwgk/2011-11/17/content_1995548.htm.

[6] 赵文莉,李慧,寇振霞,等.2010至2018年甘肃省职业性尘肺病流行特征分析[J].中华劳动卫生职业病杂志,2020,38(10):789-792.

[7] 聂云峰.2006—2010年湖南省尘肺病流行病学特征分析[D].中南大学,2012,DOI:10.76661d.y2199426.

[8] 周珊宇,温贤忠,李旭东等.广东省2006-2016年新报告职业性尘肺病的流行病学特征[J].环境与职业医学,2017,34(12):1046-1053.

[9] 雷红彦,史春波,李岳,等.425例新诊断尘肺病病例流行特征分析[J].工业卫生与职业病,2016,4(2):116-120.

[10] 刘小方,王丽华,俞丹丹,等.1964—2014年上海市金山区矽肺病发病情况分析[J].职业与健康,2015,31(19):2615-2617.

[11] 刘静,唐慧晶,田丽萍,等.天津市2001—2015年新发尘肺病发病特征分析[J].中国职业医学,2017,44(2):218-220.

[12] 叶开友,陆辰汝.2002—2013年上海市青浦区尘肺病的发病特征[J].环境与职业医学,2015,32(11):1044-1050.

[13] 纪德尚,许建,赵方.济宁市2007-2012年新诊断尘肺病例流行特征分析及措施建议[J].当代医学,2013,19(27):155-156.

[14] 毕海侠,马雪松,王红军.2006—2016年大连市尘肺病的发病情况[J].公共卫生与预防医学,2017,28(4):49-51.

[15] 张敏,王丹,郑迎东,等.中国1997至2009年报告尘肺病发病特征和变化趋势[J].中华劳动卫生职业病杂志,2013,31(5):321-334.

[16] 规划发展与信息化司.2017年我国卫生健康事业发展统计公报.[EB/OL].（2018-06-12）[2018-10-30].http://www.nhfpc.gov.cn/guihuaxxs/s10743/201806/44e3cd-

fe11fa4c7f928c879d435b6a18.shtml.

[17] 王焕强,李涛.我国尘肺病治疗药物的临床疗效研究分析[J].中华劳动卫生职业病杂志,2016,34(7):510-516.

[18] Ch Chiu Leung, Lgnatius Tak Sun Yu, Weihong Chen.Silicosis[J]. The lancet,2012,379(26):2008-2018.

[19] 毛翎,彭莉君,王焕强.尘肺病治疗中国专家共识(2018年版)[J].环境与职业医学,2018,35(8):677-689.

[20] 魏来,王焕强,吕向裴,等.尘肺病患者一年住院率及其社会保障相关影响因素分析[J].中华劳动卫生职业病杂志,2019,37(9):656-659.

[21] 张华东,邱翠娟,金楠,等.重庆市尘肺病患者社会保障情况调查[J].中华劳动卫生职业病杂志,2019,37(9):687-689.

[22] 杨迪,邱翠娟,王小皙,等.重庆市开州区尘肺病患者社会保障情况调查[J].中华劳动卫生职业病杂志,2019,37(9): 665-667.

[23] 于欣华.工伤保险法论[M].北京:中国民主法制出版社,2011:54-55.

[24] 国家统计局.2018年国民经济和社会发展统计公报[EB/OL].(2019-02-28)[2019-06-01]. http://www.stats.gov.cn/tjsj/zxfb/201902/t20190228-1651265.html.

[25] 王焕强,孙承业.加快尘肺病社会保障救助与健康管理政策研究[J].中华劳动卫生职业病杂志,2019,37(9):641-642.

[26] 屈维英,张志浩.让尘肺病远离生命和健康[J].安全与健康,2004,17:49.

[27] 甘肃省卫生和计划生育委员会.甘肃省卫生健康统计年鉴(2018)[M].兰州:甘肃人民出版社,2018:88-109.

[28] 黄忆,汤显,潘蓉,等.上海市虹口区肺结核患者直接医疗费用及其影响因素分析[J].健康教育与健康促进,2015,10(3):189-191.

[29] 孙红梅,阎正民,任建萍,等.糖尿病经济负担的影响因素研究[J].中国卫生事业管理,2001(3):143-151.

[30] 张磊,朱磊,李志恒,等.煤工尘肺住院患者疾病负担及其影响因素分析[J].北京大学学报(医学版),2014,46(02):226-231.

[31] 叶孟良,王永义,王润华.重庆市尘肺病疾病负担研究[J].现代预防医学,2011,38(05):840-842.

[32] 曹伟,沈登辉,林超.芜湖市尘肺病患者疾病负担分析[J].职业与健康,2021,37(10):1319-1322.DOI:10.13329/j.cnki.zyyjk.2021.0332.

[33] World Health Organization. Global burden of disease and risk factors [M]. New York: Oxford University Press, 2006: 45-240.

[34] 房巧玲.伤残调整生命年衡量尘肺患者疾病负担的初步研究[J].中华劳动卫生职业病杂志,2005(02):159-160.

[35] 李霞,朱长才,熊峰.尘肺患者疾病负担病例对照研究[J].中华疾病控制杂志,2018,22

(05):464-466+471.DOI:10.16462/j.cnki.zhjbkz.2018.05.008.

[36] 唐晓,乔友林,李国荣,等.DALY计算中权重值确定的方法研究[J].中国卫生统计,2010,27(02):216-217.

[37] 陈圆静,金昱,张驰,等.安徽省某县2010-2012年恶性肿瘤疾病负担分析[J].中华疾病控制杂志,2015,19(04):357-360.DOI:10.16462/j.cnki.zhjbkz.2015.04.010.

[38] 朱晓俊,牛东升,王鸿飞,等.1990年至2017年中国人群矽肺的疾病负担分析[J].中国工业医学杂志,2019,32(5):346-351.

[39] 王建华.广州市SARS病例经济负担研究[J].华南预防医学, 2006,32(4):14-17.

[40] 刘军,袁从文,杨平,等.121例尘肺住院患者疾病经济损失研究[J].中国工业医学杂志,2016,29(6):438-440.

[41] 黄忆,汤显,潘蓉,等.上海市虹口区肺结核患者直接医疗费用及其影响因素分析[J].健康教育与健康促进,2015,10（3）:189-191.

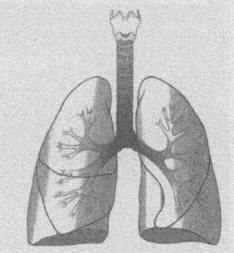

附 录

附录1：2019年甘肃省重点职业病监测项目工作方案

为认真贯彻落实2019年5月5日国务院常务会议和2018年11月30日国务院职业病防治工作推进会议精神，预防控制职业病，保护劳动者的职业健康，2019年财政部、国家卫生健康委安排专项资金在全国组织开展重点职业病监测项目工作。为完成我省2019年重点职业病监测项目工作，结合尘肺病防治攻坚行动相关工作要求和省情实际，特制定本方案。

一、项目目标

（一）通过监测职业性尘肺病等重点职业病，研究分析我省重点职业病的发病特点、变化趋势和规律，逐步摸清底数，为制定职业病防治有关政策、法规和标准提供技术依据。

（二）通过监测工作，进一步健全省、市、县三级职业病防治服务网络和监管网络，促进我省职业病防治体系建设。

二、项目范围

（一）常规四类监测（重点职业病职业健康核心指标的常规监测、重点职业病报告监测、重点职业病危害因素相关信息监测、工伤保险待遇落实情况调查）覆盖全省14个市州、甘肃矿区、兰州新区，86个县区。

（二）职业性尘肺病随访与回顾性调查覆盖全省14个市州、甘肃矿区，相关县区。

（三）10个尘肺病主动监测县区：西固区、永登县、平川区、景泰县、金塔县、甘州区、永昌县、华亭县、西峰区、成县。

（四）5家尘肺病监测哨点医院：甘肃省第三人民医院、兰州市第五医院、白银市中心医院、酒钢医院、华亭市第二人民医院。

三、监测对象及时间区间

本方案提及的重点职业病危害因素包括：煤尘（煤矽尘）、矽尘、石墨尘、碳黑尘、滑石尘、水泥尘、云母尘、陶工尘、铝尘、电焊工尘、铸工尘、石棉、联苯胺、氯甲醚、双氯甲醚、砷及其化合物、氯乙烯、焦炉逸散物、六价铬化合物、毛沸石、煤焦油、煤焦油沥青、石油沥青、β-萘胺、苯、铅、噪声、布鲁氏菌，共计28项。

本方案提及的重点职业病包括：职业性尘肺病（矽肺、煤工尘肺、石墨尘肺、炭黑尘肺、石棉肺、滑石尘肺、水泥尘肺、云母尘肺、陶工尘肺、铝尘肺、电焊工尘肺、铸工尘肺、根据《尘肺病诊断标准》和《尘肺病理诊断标准》可以诊断的其他尘肺病共13种），职业性肿瘤（石棉所致肺癌、间皮瘤，联苯胺所致膀胱癌，苯所致白血病，氯甲醚、双氯甲醚所致肺癌，砷及其化合物所致肺癌、皮肤癌，氯乙烯所致肝血管肉瘤，焦炉逸散物所致肺癌，六价铬化合物所致肺癌，毛沸石所致肺癌、胸膜间皮瘤，煤焦油、煤焦油沥青、石油沥青所致皮肤癌，β-萘胺所致膀胱癌共11种）以及铅中毒、苯中毒、噪声聋、布鲁氏菌病，共计28种。

工伤保险待遇落实情况的调查对象包括所有职业病。

监测数据起止时间为2019年1月1日至12月31日。

四、职责分工

（一）各级卫生健康行政部门。协调成立本级项目组织管理组，负责项目工作在本级的组织管理与协调、绩效目标管理、制订具体实施方案。省级项目组织管理组还负责省疾控中心及省卫生健康委所属相关医院实施有关项目绩效评估与考核工作。

（二）各级疾控中心。成立项目办，具体负责项目组织实施、日常管理、技术培训、质量控制和数据录入、审核上报，工作总结和技术报告等；积极开展"甘肃省职业病防治综合管理信息系统"建设及应用工作，及时向本级组织管理组汇报工作进展情况、工作中存在的困难和问题并提出合理化建议；牵头成立本级项目专家组。省项目办设在省疾控中心职业卫生科。

（三）各级卫生监督机构。按照本级项目组织管理组的安排，开展项目相关工作的执法检查；根据同级项目办反馈的有关体检、诊断机构违法违规行为或涉嫌违法违规情况，加强对职业健康检查机构和职业病诊断机构的监督执法。

（四）职业健康检查机构。及时填报开展职业健康检查工作相关监测的内容，加强信息化建设，按相关规定及时做好疑似职业病、职业禁忌证和职业健康检查的报告工作。尘肺病主动监测县区的指定职业健康检查机构，负责按指定名单开展免费健康检查，按时限要求向县区项目办报送检查结果。被确定为全省职业病信息综合管理信息系统建设试点的机构，按要求做好试点工作。

（五）职业病诊断机构。按法规开展职业病诊断和报告工作；协助提供本机构诊断的职业性尘肺病患者线索信息，为基层医疗卫生机构开展职业性尘肺病随访与回顾性调查提供相关技术支持。

（六）基层医疗卫生机构。按照提供的职业性尘肺病患者线索名单，对已报告的职业性尘肺病患者进行电话或上门随访，调查填报有关信息，及时将存在问题报县区项目办。

（七）尘肺病监测哨点医院。按要求采集呼吸系统疾病就诊患者信息，收集、整理尘肺病筛查数据，报市州项目办。

五、监测内容、方法和质控要求

（一）职业健康核心指标的常规监测子项目

监测内容：当年接受职业健康检查的劳动者人数、疑似职业病及职业禁忌证检出人数等，并采集职业健康核心指标信息（详见中国疾控中心制定的《重点职业病监测工作手册》）。

监测方法：县区项目办督促本辖区内各类职业健康检查机构采集、上报职业健康核心指标常规监测数据，并核查其完整性，会同市州项目办定期对职业健康检查机构组织检查，核查监测核心指标报告的覆盖率、准确性和及时性，及时将违规情况提交卫生监督机构进行查处。省、市州项目办负责汇总数据，分别抽样进行复核。

质控要求：监测数据上报覆盖各县区；市州、省级抽查比例按职业健康检查个案数分别达到10%、5%；各级核查、质控发现的问题全部按要求整改。

（二）职业性尘肺病主动监测子项目

监测内容：接尘劳动者个人基本情况、职业史、临床检查指标（主要为高千伏或DR胸片、肺功能评估）。

监测方法：主动监测县区项目办从矿山、冶金、建材、有色、机械等行业领域中，选取粉尘危害严重的小微企业接尘劳动者，或企业已经不存在、无法确认劳动关系的接尘劳动者开展尘肺病的相关调查和免费健康检查，采集相关数据信息报市州项目办。

质控要求：每个主动监测县区监测接尘劳动者不少于200名。

（三）尘肺病筛查试点子项目

监测内容：呼吸系统疾病患者信息和尘肺病患者信息。

监测方法：哨点医院采集相关信息，报辖区市州项目办汇总。

质控要求：按《重点职业病监测工作手册》要求完成尘肺病筛查信息填报。

（四）辖区内重点职业病报告监测子项目

监测内容：申请职业病诊断人数、疑似职业患者数、确诊职业患者数、申请职业病鉴定人数、职业病鉴定结论与原诊断结论不符的例数等，对相关情况进行统计分析。

监测方法：省、市州项目办依托职业病与职业卫生信息监测系统，对职业病诊断与鉴定信息网络直报数据进行完整性核查及统计，及时收集本级职业病鉴定结论与原诊断结论不符的个案情况。

质控要求：机构职业病报告率和省、市州项目办对网络直报数据抽查比例达到《重点职业病监测工作手册》要求；各级核查、质控发现的问题全部按要求整改。

（五）职业性尘肺病随访与回顾性调查子项目

监测内容：已报告的职业性尘肺病患者生存、现患情况。

监测方法：省、市州项目办通过历年职业性尘肺病调查与职业病报告系统和2016年前的职业性尘肺病纸质版报告卡，获得尘肺病患者报告病例的身份信息等，通过查询居民死因监测系统，剔除已明确登记死亡的病例后，按报告涉及用人单位所在区划，逐级分解随访任务至县区项目办。县区项目办组织医疗卫生机构，协调获取相关用人单位、职业病诊断机构、单位所在地（或原籍）居委会或村委会的配合，对已报告的职业性尘肺病患者进行随访，调查掌握有关信息。市州项目办以随访个案数5%抽样复核,省项目办随机抽查进行复核。

质控要求：随访调查率不低于75%；各市州抽样复核达标；各市州和省级复核调查主要信息符合率在90%以上。

（六）辖区内重点职业病危害因素相关信息监测子项目

监测内容：用人单位职业病危害因素申报情况、接触职业病危害因素的劳动者人数、劳务派遣与外包劳动者数、职业病危害因素监测和检测等信息。

监测方法：县区项目办从全国"用人单位职业病危害申报系统"采集辖区内存在重点职业病危害因素的用人单位的相关信息，省、市州项目办逐级汇总、统计分析。

质控要求：提供数据的县区覆盖率达100%（零报告按提供数据计算）。

（七）职业病患者工伤保险待遇落实情况子项目

监测内容：用人单位向所在地劳动保障行政部门报告的职业病（含重点职业病）患者数、依法应享受和实际享受工伤保险待遇的人数。

监测方法：省、市、县项目办以发函商请协办形式，向本级劳动保障行政部门采集以上三类数据及具体名单，并逐级上报，查重补缺后形成全省名单。

质控要求：提供数据的县区覆盖率达100%（零报告按提供数据计算）。

六、监测数据报告要求

（一）分级制定项目方案。各级卫生健康行政部门要在本方案的基础上进一步细化，制定切合实际、可操作性强的项目方案。各地方案于7月10日前报省卫生健康委和省项目办。

（二）按时上报监测数据。职业健康检查机构、职业病诊断机构、基层医疗机构、哨点医院按要求填写、录入监测数据。市州项目办对采集的数据进行审核汇总和统计分析，按照统一要求的格式报省项目办。职业健康检查机构和职业病诊断机构按职业病报告要求按时上报相关监测数据。

各市州项目办于2019年12月5日前将常规四类监测数据库和哨点医院监测数据报省项目办；于2019年12月15日前将职业性尘肺病随访与回顾性调查数据库报省项目办。

10个主动监测县区项目办于2019年11月10日前将主动监测数据库报省项目办。

期间，依上级项目办的调度，各级项目办及相关单位按要求上报实时工作进度及数据。

（三）形成上报监测报告。省级和市州项目办应根据重点职业病监测数据，撰写《重点职业病监测与职业健康风险评估年度报告》和《职业性尘肺病随访与回顾性调查报告》。市州项目办于2020年1月5日前将上述两个报告（包括数据库）上报省项目办和同级卫生健康行政部门。省项目办于2020年1月10日前将上述两个报告（包括数据库）汇总上报。

（四）分析上报工作总结。市州卫生健康行政部门要撰写项目年度工作总结，于 2020 年 1 月 15 日前上报省卫生健康委。工作总结应包括监测结果，该项目对本地职业病防治的积极影响，经费分配使用和人员队伍能力情况，监测覆盖情况、数据上报情况和体系建设情况，存在问题、整改情况和对策建议等。

（五）强化全过程质量控制。全省将统一组织业务培训，充分发挥各级专家组作用，促进获得数据的统一性、完整性和规范化。参与项目的各级各类机构，应按照统一方法、统一标准、统一控制的原则开展监测工作，监测所用表格和报表、数据复核、质量控制、工作评估表及报告撰写要求等，要参照《重点职业病监测工作手册》。市州卫生健康行政部门要在本级项目方案中，制定质控措施和具体要求，同时加强对辖区内开展项目工作的各类医疗机构进行重点质控。省项目办建立月调度制度，自 8 月上旬开始，每月上旬调度各市州项目进度并进行指导，将突出问题和共性问题向市州项目组织管理组进行通报。

（六）突出加强监测结果的实时反馈与处置。市州项目办加强辖区职业健康检查和诊断机构网络直报数据的日常核查、定期质量控制检查，及时向有关部门反馈监测结果：自 7 月下旬始，每月下旬向同级卫生监督机构抄报有关核心指标监测信息，主要包括：分本月情况及累积情况，汇总报告机构报告的职业病病例、疑似职业病病例、职业禁忌证人员及所在用人单位等信息。对报告机构报告不及时、不规范问题要及时以质量考核专项报告的形式，反馈、督促其限期整改；拒不整改或限期整改不彻底的，将情况书面通报同级卫生监督机构进行查处。发现问题的督促整改率纳入绩效评估考核。

（七）做好项目资料管理。各级项目办应按年度妥善保管项目相关资料，类目包括：监测项目方案、培训资料、质控考核资料、季度工作报告、监测数据资料、监测结果反馈函件、项目工作总结与技术报告。收集的监测数据应加盖公章、长期保存，以备质控验证和复核。

七、资金安排及使用管理（项目经费实施细则）

各级项目组织管理组，要严格执行财政部、国家卫生健康委关于中央转移支付卫生健康项目的经费管理规定，制定本级项目经费实施细则，落实科学安排、分级管理、突出重点、绩效挂钩的原则，加强重点职业病监测项目的经费管理，确保专款专用，提高资金使用效益，实现绩效目标。各市州项目工作任务与资金分配分项测算表见共有邮箱。

（一）职业健康核心指标的常规监测。以 2017 和 2018 年报告的职业健康检查数为依据，结合我省"职业病防治综合管理信息系统建设项目"试点职业健康检查机构（简称"体检试点机构"）确定情况，按照每个体检试点机构 5 万元，测算分配各市州和省人民医院、省第三人民医院、省中医院，资金仅限用于监测项目有关信息化建设。

各市州按照3万元标准拨付其他体检试点机构，用于试点工作及职业健康检查信息化建设。兰州、酒泉、甘南各有1家民营医院未安排信息化建设经费，相关市州可统筹利用本级项目经费予以适当补助。试点工作结束仍未完成相应软件、硬件建设或未实际在新建成系统报送数据的，要在下一年度扣减相应市州相应项目经费。

（二）职业性尘肺病的主动监测。分配每个主动监测县区专项工作经费1万元，用于开展尘肺病免费健康体检的宣传、组织及数据汇总、审核、报告等相关工作；按照200元/人×200人的标准，分配指定的体检机构。以上经费，各市州均要在经费下达后及时拨付相应县区。未完成或未按要求组织主动监测的，要在下一年度扣减所在市州相应项目经费。

（三）尘肺病筛查试点。补助每个哨点医院2万元，除省第三人民医院由省级拨付外，各相关市州应在项目经费下达后，先期拨付其他哨点医院。未完成或未按要求组织筛查试点的，要在下一年度扣减相应市州（省第三人民医院）相应项目经费。

（四）职业性尘肺病随访与回顾性调查。依据国家"职业病和职业卫生信息监测系统"中各市州尘肺病例数，按照100元/例的标准分配各市州，用于开展随访与调查工作。各地应在省项目办随访任务下达后，逐级全额下拨工作经费，由县卫生健康行政部门具体安排县区疾控中心或基层医疗卫生机构落实随访任务，责任到人。下一年度省级、各市州根据实际完成数分别相应扣减或增补市州、县区相应项目经费。

（五）网络直报数据核查与质量控制。分配各县区专项工作经费1万元，用于相关监测数据的报告与审核以及补助职业性尘肺病随访调查等有关工作。结合2018年度重点职业病监测项目工作完成及排名情况，分配各市州和省疾控中心2019年工作经费，用于开展监测数据统计分析、数据验证与复核、质量控制、业务培训、宣传、报告撰写、信息化建设等相关工作。

八、绩效评估与考核办法

项目周期结束后，市州项目办、10个尘肺病主动监测县区和5家尘肺病监测哨点医院要按照绩效目标表（见公用邮箱）进行自评，自评结果于2020年1月10日前报省项目办。省卫生健康委项目组织管理组同期对省项目办进行绩效评估与考核，组织管理组中的省疾控中心有关人员实行回避。2020年2月底前，省项目办对各市州进行绩效评估与考核，实行打分排名，评估与考核结果报省卫生健康委项目组织管理组，2020年3月底前全省通报有关情况，排名将与下一年度项目工作经费挂钩。考核分值计算：常规四类监测各占12分，职业性尘肺病随访与回顾性调查占20分，按照有关绩效目标完成度计算得分；项目经费合理支付进度占12分；发现问题的督促整改率占20分。

10个尘肺病主动监测县区和5家尘肺病监测哨点医院由省项目办负责绩效评估与考核并纳入全省情况通报。

附件1

职业性尘肺病随访个案信息表

主卡ID	子卡ID	报告卡编号	报告类别	用人单位所在地编码	用人单位所在地	用人单位编码	用人单位名称	姓名	性别编码	身份证号	尘肺病种类编码	具体其他尘肺病名称	壹期诊断日期	贰期诊断日期	叁期诊断日期	死亡日期	随访日期	存活情况	核实情况信息来源
A1	A2	A3	A4	A5	A6	A7	A8	A9	A10	A11	A12	A13	A14	A15	A16	A17	B1	B2	B3

填表说明：

1. 表格中A1~A17项为基础数据，B1~B2为核实信息后填写。
2. 表格中A1~A17项为尘肺病新病例的基础数据，由职业卫生与职业病信息监测系统导出。
3. 2006—2018年以前的数据：尘肺病现患病数据填写表格中A6项，A8—A17项。
4. 变量填报说明

(1) A6用人单位所在地：文本型变量。患者所在用人单位地理位置的名称，包括省市县名称。

(2) A7用人单位编码：文本型变量。指组织劳动者进行职业健康检查或职业诊断的用人单位，是全国统一的、唯一的法定代码。组织机构代码是根据全国组织机构代码编制规则（GB 11714—1997）的编码方法，是事业机关、团体、企事业单位等组织机构获得一个唯一的、始终不变的法定代码。共16位，组织机构代码由8位本体代码、1位校验码组成，连字符不计；1位校验码为0-9中间4位为加入时的年号，后6位为流水号，共16位。当具有法人资格的用人单位下设多个分公司，无法人资格的子公司，中间4位为加入时的年号，后6位为流水号，共16位。当具有法人资格的用人单位下设多个分公司，如总公司下设多个子公司，无法人资格的子公司的用人单位的总公司的编码。

(3) A8用人单位名称：文本型变量。患者所在用人单位具体名称。如退休患者，填报退休时所在单位。

(4) A9姓名：文本型变量。填写尘肺病患者在公安管理部门正式登记注册的姓名和名，要与身份证上姓名一致。

(5) A10性别编码：数值型变量。患者的性别编码，1.男性 2.女性。

(6) A11身份证号：文本型变量。系患者身份证上唯一的法定标识符。

(7) A12尘肺病种类编码：数值型变量。其他尘肺种类、不可填写其他代号。依据《国家卫生计生委等4部门关于印发<尘肺病诊断标准>和《尘肺病理诊断标准》（国卫疾控发〔2013〕48号）中所附的《职业病分类和目录》，选择尘肺病种类或其他代号。编码如下：1.矽肺 2.煤工尘肺 3.石墨尘肺 4.炭黑尘肺 5.石棉肺 6.滑石尘肺 7.水泥尘肺 8.云母尘肺 9.陶工尘肺 10.铝尘肺 11.电焊工尘肺 12.铸工尘肺 13.其他尘肺，选择"具体其他尘肺名称"一列填写具体的其他尘肺病。

(8) A14—A16尘肺病诊断时间（诊断壹、贰、叁期）：日期型变量。填写诊断各期尘肺时的具体年、月、日，应以诊断日期为准，按yyyymmdd格式填写，如20190612。

(9) B1随访情况：日期型变量。随访日期，按yyyymmdd格式填写，"月"填6月（06），"日"填15日。

(10) B2存活情况：数值型变量。选择核实后现患病例存活情况，填写相应编码，编码如下：1.存活 2.死亡 3.失访。

(11) B3核实确实无误后清具体日期，选择核实现患病例实现实际存活情况的信息来源。选择"9.其他"时应填写具体部门或来源。编码如下：1.公安部门 2.民政部门 3.社会保障部门 4.职业病诊断机构 5.综合医院 6.企业 7.居（委）会 8.患者亲属 9.其他。

附件2

尘肺病随访调查表

一、患者基本信息

患者姓名（1）		性别（2）	
身份证号码（3）		出生日期（4）	
目前存活情况（5）		□生存　□死亡	
死亡日期（6）		患者联系电话（7）	
患者现住址（8）	省　　市　　县区　　路　　小区　　号 乡镇/街道　　村　　社　　号		
是否属于建档立卡贫困户（9）			

二、用人单位基本信息

用人单位名称（10）	
用人单位地址（11）	
用人单位所属行业（12）	

三、患者尘肺病诊断情况

诊断的尘肺病名称和期别（13）		接尘工龄（14）	
诊断单位及日期（15）			

四、工伤保险待遇情况

是否享受工伤保险（16）	
享受的其他医疗保险、救助（17）	

五、随访基本情况

随访日期（18）	
核实情况信息来源（19）	
随访人员姓名（20）	
随访人员单位（21）	
随访人员联系电话（22）	

填表单位（公章）：　　　　　　　　审核人：

审核日期：

填表说明

一、第5项：目前存活情况。如为"存活"则从第7项开始填写；如为"死亡"则第7~15项不需填写，直接填写16~20项。

二、第10项：用人单位名称。为当时诊断尘肺病时所在用人单位名称。

三、第11项：用人单位地址。同10项用人单位一致，如已不存在则依据实际情况填写为"破产""合并""重组"等。

四、第12项：用人单位所属行业。按照2017年国民经济行业分类（GBT4754—2017）归类和填写。

五、第13项：诊断的尘肺病名称和期别。填写最后一次诊断的尘肺病名称和期别。

六、第14项：接尘工龄。是指该患者实际接触粉尘的工龄。

七、第15项：诊断单位及日期。填写最后一次诊断的诊断单位及日期。

八、第19项：核实情况信息来源。需具体填写信息来源途径，例如用人单位、诊断机构、患者本人、患者亲属、患者邻居、患者同事/工友等，并详细描述提供信息者的姓名、联系方式及电话。如死亡要具体描述，尽量全面翔实的记录信息获取情况。

附录2：2019年尘肺病随访调查工作调度报告

第一期

一、全省尘肺病随访调查工作调度概况

（一）省项目办工作情况

10月8日至9日，省项目办制定并下发《关于加快推进全省职业性尘肺病患者随访与回顾性调查工作的通知》，按各地任务缺口数和剩余的工作日，拟定了《甘肃省尘肺病随访调查工作计划进度表》。

（二）各地工作调度概况

截至目前，除甘南、金昌外，其他各市州卫健委均组织召开相关工作会议，安排部署工作开展。其中各地工作的亮点有：

1.兰州市于8日下午即组织召开会议，9日项目办工作人员赴市人社局获取了相关工伤赔偿资料，同时新发现了300余例患者信息，随后立即发放至各县区开展随访调查。

2.酒泉市卫健委向辖区各企业下发通知，说明项目工作情况并要求提供患者信息。

3.张掖市肃南县疾控中心主任亲自赴武威市疾控中心协商反馈尘肺病患者信息事宜，在省项目办的协调下顺利将73名原单位在肃南县的尘肺病患者信息移交至目前居住地武威市进行后续随访处理。

4.张掖市、陇南市和天水市分别下发了相关工作通知，对加快调查进度和数据上报都做了进一步的要求。

5.张掖市和武威市在省项目办工作计划进度表的基础上，制定了本地的尘肺病随访调查工作计划进度表。

6.嘉峪关市项目办从酒钢公司的离退休处随访到十几例尘肺病患者。

7.庆城县项目办通过微信发布了《关于寻找庆城县尘肺病患者的启示》。

三、存在问题

平凉、兰州在项目工作推进过程中，随访调查人员严重不足，建议协调从多方抽调人员，支援随访调查工作。

四、下一步工作要求

1.请各市州尽快确定项目统筹负责人，并与省级分片包干人员联络、组建工作群。

2.继续加大力度搜集患者信息。一是积极向各类涉尘企业沟通获取信息。二是卫

健委向人社部门发函商请协办，收集相关信息。三是充分利用县、乡、村各级医疗卫生服务体系，广泛宣传、动员。四是通过媒体广泛宣传。

分配任务数较少的地区：庆阳、定西、临夏，请在保障任务完成的前提下，尽量多的搜集相关信息，争取超额完成任务。

省项目组织管理组

2019年10月11日

第二期

一、全省项目调度概况

（一）截至10月14日各市州工作进度

地区	省级下达任务数	截至9月30日		10月12日			10月14日		10月15日		
		有线索信息的例数	随访调查掌握到相关信息的例数	累积完成线索搜集数	累积完成随访数	随访调查数据录入数	累积完成线索搜集数	累积完成随访数	累积完成线索搜集数	累积完成随访数	随访调查数据录入数
白银	3324	2937	1003	2937	1138	135	2937	1353	2937	1403	135
兰州	2734	3491	479	3711	1192	0	3711	1273	3712	1341	989
武威	2109	1058	0	2165	95	80	2165	212	2165	495	354
张掖	1975	1768	298	1785	573	137	1790	692	1824	822	215
酒泉	1793	760	289	760	289	0	815	289	815	289	0
金昌	857	780	238	733	238	0	733	290	768	328	50
甘南	764	166	42	166	78	0	166	78	167	78	0
天水	560	239	32	239	42	0	242	58	242	62	0
嘉峪关	512	274	160	373	205	135	373	220	373	220	141
平凉	488	238	2	240	53	0	240	64	248	119	0
陇南	125	49	37	85	58	0	98	66	101	72	0
定西	63	30	30	42	37	0	42	37	42	37	0
庆阳	31	26	14	31	23	2	31	26	31	26	0
矿区	28	21	16	21	21	5	22	22	22	22	22
临夏	5	4	4	4	4	0	5	4	5	4	4
合计	15 368	11 841	2684	13 292	3455	494	13 369	4683	13 452	5318	1910

1.线索搜集情况

截至15日，全省累积完成线索搜集数13 452例，较9月底掌握信息增加1611例（其中尚有部分重复患者信息），增速超过计划进度，总体工作在按期进展。

线索收集增量最大的市州：武威、兰州；

线索收集增量达到计划进度要求的市州：武威、兰州、嘉峪关、陇南、定西、庆阳、临夏；

线索搜集数没有增加的市州：甘南、白银；

目前线索信息缺口超过200例，亟须搜索患者信息的市州：酒泉、甘南、白银、天水、平凉。

2.随访调查情况

截至14日，全省累积完成随访数5318例，较9月底增加2634例，但增速未达计划进度要求（4530例）。

随访调查数量没有增加的市州：酒泉、甘南；

兰州市按计划进度超额完成每日随访数量，其他市州每日随访数量均未达到计划进度要求。

线索搜集数和随访调查数均稳步增加的市州：兰州、武威、张掖、陇南。

（二）各市州工作情况

各地从10月8日全省视频会后，就陆续开始紧急安排项目工作，通过召开专项会议、下发文件等方式，向辖区各县、市、区传达省级视频会议精神，要求各地加大力度推进此项工作。

张掖、兰州、定西、金昌、甘南、酒泉、嘉峪关、矿区、庆阳等地都以发布公告的方式，向社会征集尘肺病患者。

为进一步查找线索信息，各地项目办都与当地人社部门取得联系，获取相关工伤保险信息。

二、存在问题及建议

（一）随访调查进度亟须加快

截至15日全省随访调查数的增速未达计划进度，绝大部分市州增速较慢，这可能由于各地精力还分布在搜集线索信息方面，同时也说明增速未达标的市州随访调查人员不够，建议卫生行政部门尽快协调解决，在不放松搜集线索信息的前提下，抽调人员加快随访调查进度。

对分片督导人员，建议在后期的调度中，随访调查不应只看绝对数量，还应与计划进度比较，对跟不上进度者应随时加以督促。

（二）尘肺病患者线索信息搜索不够

本周为尘肺病患者线索信息搜集的关键时期，请各地（兰州、武威除外）继续加大力度搜索病例。

1.目前各市州均向当地人社部门和部分企业获取相关信息，但是否获取了全部信息，相关部门是否提供了掌握的所有相关信息，尚不确定。建议在与有关单位沟通时，应持有卫生行政部门出具的相关文件，以正式的方式，说明情况，务必做好解释工作，获取全部信息。

2.建议各市州项目办工作人员积极与以前从事过职业病诊断工作的老同志沟通获取尘肺病患者相关信息。

3.线索信息没有增量的市州应积极分析存在问题,加强对辖区督促指导,没有发布公告者应积极采取相关措施,坚决杜绝"等""看""靠"等不作为行为。

(三)没有诊断证明书的患者信息报送问题

目前各地在随访调查中发现有部分患者没有诊断证明书,但在按照尘肺病治疗;或者拿到的诊断证明不是诊断机构出具的,而是非诊断机构出具的,例如兰州市肺科医院、兰州西京医院、天水市第一人民医院。此类患者信息请统一收集,单独标注清楚(在诊断机构栏中填写"非正式")报送。

省项目组织管理组
2019年10月16日

第三期

一、截至10月17日各市州工作进度

地区	省级下达任务数	10月12日		10月14日		10月15日			10月16日		10月17日	
		累积完成线索搜集数	累积完成随访数	累积完成线索搜集数	累积完成随访数	累积完成线索搜集数	累积完成随访数	随访调查数据录入数	累积完成线索搜集数	累积完成随访数	累积完成线索搜集数	累积完成随访数
白银	3324	2937	1138	2937	1353	2937	1403	135	2937	1456	2937	1518
兰州	2734	3711	1192	3711	1273	3712	1341	989	3714	1374	3740	1538
武威	2109	2165	95	2165	212	2165	495	354	2165	603	2165	844
张掖	1975	1785	573	1790	692	1824	822	215	1832	941	1854	1190
酒泉	1793	760	289	815	289	815	289	0	815	289	725	608
金昌	857	733	238	733	290	768	328	50	773	350	766	490
甘南	764	166	78	166	78	167	78	0	167	81	219	81
天水	560	239	42	242	58	242	62	0	245	78	250	85
嘉峪关	512	373	205	373	220	373	220	141	373	231	375	266
平凉	488	240	53	240	64	248	119	0	248	139	248	149
陇南	125	85	58	98	66	101	72	0	101	81	101	81
定西	63	42	37	42	37	42	37	0	49	43	49	43
庆阳	31	31	23	31	26	31	26	0	31	28	31	28
矿区	28	21	21	22	22	22	22	22	22	22	22	22
临夏	5	4	4	5	4	5	4	4	4	4	4	4
合计	15 368	13292	3455	3369	4683	13 452	5318	1910	13 476	5720	13 486	6947

二、各地工作情况

（一）线索搜集情况

1. 线索收集增量最大的市州：武威、兰州；
2. 线索搜集数没有增加的市州：白银；
3. 目前线索信息缺口超过200例，亟须搜索患者信息的市州：酒泉、甘南、白银、天水、平凉。

（二）随访调查情况

1. 目前仅兰州市和张掖市按计划进度超额完成每日随访数量，其他市州每日随访数量均未达到计划进度要求。
2. 随访调查进度慢，亟须加快的市州：白银、酒泉、甘南、天水、平凉。

省项目组织管理组

2019年10月18日

第四期

一、10月22日各市州工作进度

地区	省级下达任务数	18日			21日		22日			随访调查完成率（%）
		累积完成线索搜集数	累积完成随访数	随访调查数据录入数	累积完成线索搜集数	累积完成随访数	累积完成线索搜集数	累积完成随访数	随访调查数据录入数	
兰州	2734	3740	1538	989	3746	1650	3752	2194	989	80.249
嘉峪关	512	375	266	6	375	387	376	403	6	78.711
金昌	857	766	490	138	775	577	790	702	199	81.914
白银	3324	2937	1518	135	2937	1673	3170	1676	135	50.421
天水	560	250	85	0	251	105	251	153	0	27.321
武威	2109	2165	844	798	2165	989	2165	1240	1200	58.796
张掖	1975	1854	1190	104	1863	1311	1887	1439	104	72.861
平凉	488	248	149	0	310	165	310	290	0	59.426
酒泉	1793	725	608	0	725	608	778	635	0	35.416
庆阳	31	31	28	0	33	27	33	23	20	74.194
定西	63	49	43	0	49	43	54	50	0	79.365
陇南	125	101	81	10	93	59	118	118	60	94.4
临夏	5	4	4	4	8	6	8	6	6	120
甘南	764	219	81	0	219	81	224	84	0	10.995

续表

地区	省级下达任务数	18日			21日			22日			随访调查完成率（%）
		累积完成线索搜集数	累积完成随访数	随访调查数据录入数	累积完成线索搜集数	累积完成随访数	累积完成线索搜集数	累积完成随访数	随访调查数据录入数		
矿区	28	22	22	22	22	22	22	22	22	78.571
合计	15 368	13 486	6947	2206	13 571	7703	13 938	9035	1507	58.791

目前，全省随访调查率为58.8%，低于全省随访调查率的市州有：白银、天水、酒泉、甘南。

二、下一步工作要求

1.请各市州加大力度对现有掌握线索的患者尽快开展随访调查，尽量查找、掌握患者"生存"或"死亡"的明确信息，避免失访。

2.请各市州抓紧对现有完成随访调查的患者信息进行数据录入。

3.请务必强调：我们随访调查对象是有诊断证明书的职业性尘肺病患者，对没有诊断证明书，但在按照尘肺病治疗；或者拿到的诊断证明不是诊断机构出具的患者，我们即便是登记上，也不敢保证会对他们的职业病诊断有任何保证或者帮助，更不能保证他们获得有关的待遇。

省项目组织管理组
2019年10月22日

第五期

一、10月24日各市州工作进度

地区	省级下达任务数	24日			随访调查完成率（%）
		累积完成线索搜集数	累积完成随访数	随访调查数据录入数	
兰州	2734	3754	2275	1320	83.21
嘉峪关	512	376	408	377	79.69
金昌	857	824	886	230	103.38
白银	3324	3170	1693	1600	50.93
天水	560	251	178	0	31.79
武威	2109	2165	1757	1625	83.31
张掖	1975	1919	1615	901	81.77
平凉	488	310	296	0	60.66
酒泉	1793	936	800	0	44.62

续表

地区	省级下达任务数	24日			随访调查完成率（%）
		累积完成线索搜集数	累积完成随访数	随访调查数据录入数	
庆阳	31	33	31	20	100.00
定西	63	59	50	0	79.37
陇南	125	118	118	60	94.40
临夏	5	10	6	6	120.00
甘南	764	222	164	0	21.47
矿区	28	22	22	22	78.57
合计	15 368	14 169	10 299	6161	67.02

目前，全省随访调查率为67.02%，低于全省随访调查率的市州有：白银、天水、平凉、酒泉、甘南，请加快随访调查进度。

二、下一步工作要求

（一）已经基本完成随访调查任务的市州

1.尽快完成数据录入；

2.尽量搜集线索信息，同时完成随访调查；

（二）尚有大量已掌握线索但未随访调查病例的市州

加大力度对现有掌握线索的患者尽快开展随访调查，尽量查找、掌握患者"生存"或"死亡"的明确信息。请注意以下几点：

1.在随访调查中不一定必须联系到患者本人，只需通过各种途径明确"生存"或"死亡"情况即可。要果断、有意识地减少上门查访这种费时方式，多采用已知电话联系、企业批量获取信息、公安和死因监测系统批量查找排除死亡等快速的方式。

2.实在无法获取上述明确情况者，尽快在"存活情况"处记为失访，在"随访信息来源"处记录"电话方式失效"或"联系不上"等。

3.数据量大的市州要尽快安排人员录入，可以多人同时录入，最后合并数据库。提示：在合并数据库前一定做好备份，如果有问题及时与项目办联系；失访患者相关信息也需录入。

（三）时限要求

1.各市州最迟于28日完成全部随访调查和数据录入；

2.各市州统一于29日整理、查重、汇总辖区数据并上报；

3.最迟务必于30日将辖区数据和数据整理清单（备注：共计报告例数、失访例数、特殊情况例数）报省项目办。

省项目组织管理组

2019年10月24日

第六期

一、10月28日各市州工作进度

地区	省级下达任务数	28日			随访调查完成率（%）	数据录入完成率（%）
		累积完成线索搜集数	累积完成随访数	随访调查数据录入数		
兰州	2734	3754	2809	1320	74.83	35.16
嘉峪关	512	383	378	378	73.83	73.83
金昌	857	837	694	315	80.98	36.76
白银	3324	3170	2267	1600	68.20	48.13
天水	560	251	251	132	44.82	23.57
武威	2109	2165	2070	1911	95.61	88.27
张掖	1975	2078	1917	901	92.25	43.36
平凉	488	310	298	180	61.07	36.89
酒泉	1793	1400	1214	1000	67.71	55.77
庆阳	31	36	36	31	100.00	86.11
定西	63	66	59	15	89.39	22.73
陇南	125	118	118	93	94.40	74.40
临夏	5	10	6	6	60.00	60.00
甘南	764	220	170	100	22.25	13.09
矿区	28	22	22	22	78.57	78.57
合计	15 368	14 820	12 309	8004	74.81	48.64

二、下一步工作要求

（一）请各市州停止搜索新病例，尽快完成随访调查和数据录入。

（二）数据报告：请各市州务必按照下表要求时限将本地数据整理、汇总报给分片督导人员。

数据报告时限	地区
10月28日	矿区、临夏、庆阳
10月29日	定西、陇南、甘南、平凉、天水、嘉峪关
10月30日	酒泉、张掖、武威、金昌、兰州、白银

省项目组织管理组
2019年10月28日

附件1：

甘肃省尘肺病随访调查工作累积进度表

地区	省级下达任务数	12日 累积完成线索搜集数	12日 累积完成随访数	12日 随访调查数据录入数	14日 累积完成线索搜集数	14日 累积完成随访数	14日 随访调查数据录入数	15日 累积完成线索搜集数	15日 累积完成随访数	15日 随访调查数据录入数	16日 累积完成线索搜集数	16日 累积完成随访数	16日 随访调查数据录入数	17日 累积完成线索搜集数	17日 累积完成随访数	17日 随访调查数据录入数	18日 累积完成线索搜集数	18日 累积完成随访数	18日 随访调查数据录入数	21日 累积完成线索搜集数	21日 累积完成随访数	21日 随访调查数据录入数	22日 累积完成线索搜集数	22日 累积完成随访数	22日 随访调查数据录入数	23日 累积完成线索搜集数	23日 累积完成随访数	23日 随访调查数据录入数	24日 累积完成线索搜集数	24日 累积完成随访数	24日 随访调查数据录入数	25日 累积完成线索搜集数	25日 累积完成随访数	25日 随访调查数据录入数	28日 累积完成线索搜集数	28日 累积完成随访数	28日 随访调查数据录入数
兰州	2734	3711	1192	0	3711	1273	0	3712	1341	989	3714	1374	989	3716	1407	1	3740	1538	989	3746	1650	989	3752	2194	989	3754	2249	1	3754	2275	1320	3754	2359	1320	3754	2809	1320
嘉峪关	512	373	205	135	373	220	0	373	220	141	373	231	0	373	253	0	375	266	6	375	387	6	376	403	6	376	405	376	408	377	376	408	369	383	378	378
金昌	857	733	238	0	733	290	0	768	328	50	773	350	0	755	418	0	766	490	138	775	577	199	790	702	199	813	849	824	886	230	810	668	294	837	694	315
白银	3324	2937	1138	135	2937	1353	0	2937	1403	135	2937	1456	0	2937	1456	0	2937	1518	135	2937	1673	135	3170	1676	135	3170	1678	3170	1693	1600	3170	1830	1600	3170	2267	1600
天水	560	239	42	0	242	58	0	242	62	0	245	78	0	245	78	0	250	85	0	251	105	0	251	153	0	251	178	251	178	0	252	241	132	251	251	132
武威	2109	2165	95	80	2165	212	0	2165	495	354	2165	603	0	2165	730	0	2165	844	798	2165	989	1200	2165	1240	1200	2165	1581	2165	1757	1625	2165	1979	1810	2165	2070	1911
张掖	1975	1785	573	137	1790	692	0	1824	822	215	1832	941	0	1843	1065	0	1854	1190	104	1863	1311	104	1887	1439	104	1897	1528	1919	1615	0	1919	1754	901	2078	1917	901
平凉	488	240	53	0	240	64	0	248	119	0	248	139	0	248	139	0	248	149	0	165	310	0	310	290	0	310	296	310	296	0	310	297	180	310	298	180
酒泉	1793	760	289	0	815	289	0	815	289	0	815	289	0	725	608	0	725	608	0	608	725	0	778	635	0	878	635	936	800	0	970	800	700	1400	1214	1000
庆阳	31	31	23	2	31	26	0	31	26	0	31	28	0	31	28	0	31	28	0	33	27	0	23	33	20	33	27	33	31	20	33	31	15	36	36	31
定西	63	42	37	0	42	37	0	42	37	0	49	43	0	49	43	0	49	43	0	49	43	0	50	54	0	59	50	59	50	0	66	59	15	66	59	15
陇南	125	85	58	0	98	66	0	101	72	0	101	81	0	101	81	0	101	81	10	59	93	60	118	118	60	118	118	118	118	60	118	118	161	118	118	93
临夏	5	4	4	0	5	4	0	4	4	0	4	4	0	4	4	0	4	4	4	6	6	4	8	6	0	10	6	10	6	6	10	6	6	10	6	6
甘南	764	166	78	0	166	78	0	167	78	0	167	81	0	167	81	0	219	81	0	81	219	0	224	84	0	220	84	222	164	0	220	164	51	220	170	100
矿区	28	21	21	5	21	21	0	22	22	0	22	22	0	22	22	0	22	22	22	22	22	22	22	22	22	22	22	22	22	22	22	22	22	22	22	22
合计	15368	13292	3455	494	13369	4683	0	13452	5318	1910	13476	5720	0	13381	6413	1	13486	6947	2206	13571	7703	2741	13938	9035	2741	14076	9706	14169	10299	6161	14195	10736	7581	14820	12309	8004

附录3：甘肃省2019年职业性尘肺病随访和回顾性调查工作报告

第一部分 监测任务及主要绩效指标完成情况

根据《甘肃省财政厅 甘肃省卫生健康委员会关于下达2019年基本公共卫生服务补助资金的通知》（甘财社〔2019〕59号），按照国家卫生健康委职业健康司《关于印发2019年重点职业病监测项目工作方案的通知》要求，为进一步做好2019年重点职业病监测项目，甘肃省卫生健康委制定了《关于印发2019年甘肃省重点职业病监测等五个职业病防治项目工作方案的通知》（甘卫职健函〔2019〕343号）下发全省，对全面推动甘肃省职业性尘肺病患者随访及回顾性调查等项目工作的开展奠定了基础。现将主要工作情况汇报如下：

一、工作部署

（一）加强组织管理，明确职责分工。

2019年在省级和各市州组建了项目组织管理组和项目专家组，分别负责全省和各市州项目工作的组织管理与绩效评估、技术指导工作。

明确了各级卫生行政部门、疾病预防控制中心、职业病诊断机构，基层医疗卫生机构职责。在各级疾病预防控制中心成立职业卫生项目办公室，并要求有专人负责项目工作。

（二）理清工作思路，合理分配经费，明确质控要求。

在国家2019年项目方案的基础上，进一步明确并细化各项工作的监测内容、监测方法和质控要求，结合本省实际，制定可操作性强的省级项目工作方案。严格按照国家项目任务数和经费使用计划，合理分配工作任务量，制定详细的经费分配测算表和绩效目标考核表，确保每笔经费有依据、每项工作有经费、各项工作有考核。在接到国家项目方案后1个月内下发工作方案，并及时拨付项目经费，为各市州精准、高效开展项目工作奠定基础。

（三）建立调度制度，强化全过程质量控制。

省级建立月调度制度，自8月上旬开始，每月上旬调度各市州项目进度并进行指导，将突出问题和共性问题向市州项目组织管理组进行通报。市州卫生健康行政部门制定质控措施和具体要求，同时加强对辖区内开展随访调查工作的各类医疗机构进行重点质控。

全省统一组织业务培训，充分发挥各级专家组作用，促进获得数据的统一性、完整性和规范化。参与项目的各级各类机构，按照统一方法、统一标准、统一控制的原则开展职业性尘肺病患者随访调查工作。

（四）加强培训指导，狠抓能力建设。

1.培训工作。

2019年截至目前，省项目办共举办2期培训班，分别针对市、县两级卫生健康行政部门、疾控中心和全省登记在册的职业健康检查机构的职业病报告人员等，共计570余人进行了项目工作相关内容的培训。通过分层、有针对性地强化培训，使各级工作人员深刻理解了项目工作的方式、流程、内容、要求，从而保障监测和调查数据的质量和项目工作的顺利开展。

2.技术指导工作。

2019年7月省项目办（甘肃省疾病预防控制中心代章）下发《关于开展甘肃省重点职业病监测项目现场技术指导和调研工作的通知》（甘疾控函〔2019〕149号），重点对职业性尘肺病患者随访及回顾性调查工作和全省职业病防治综合管理信息系统建设项目试点工作进行了技术指导和调研。通过听取汇报、查阅档案和相关证明文件等形式对各地相关工作开展情况进行了调研，根据实际情况向当地提供多条寻找尘肺病患者线索的途径，及时协调解决项目承担单位遇到的问题和困难，逐一梳理并反馈存在的问题，提出整改意见。

二、工作实施情况

（一）集思广益，多方搜集职业性尘肺病患者信息。

1.2006—2018年诊断的职业性尘肺病患者线索信息主要来源于"国家职业病与职业卫生信息监测系统"。

2.2006年以前诊断的职业性尘肺病患者线索信息主要来源于以下途径：一是各市州疾病预防控制中心存档的2005年（含）以前的纸版尘肺病报告卡；二是从大型厂矿企业职工医院、下设人社部门、退休处、工会等部门获取存档的2005年（含）以前的纸版尘肺病报告卡或尘肺病患者相关信息；三是获取1986年—2000年的原地市防疫站及诊断机构的职业病诊断小组诊断的尘肺病患者信息；四是从各职业病诊断机构存档的2005年（含）以前的纸版尘肺病报告卡获取信息；五是从各地人社部门、民政部门、档案馆、贫困患者建档立卡信息系统等获取相关尘肺患者信息；六是向社会发布公告，寻找职业性尘肺病患者。

（二）深入细致，扎实开展尘肺病患者随访调查。

1.随访信息收集方式

省疾病预防控制中心依据国家《职业性尘肺病随访个案信息表》制定了《甘肃省2019年尘肺病随访调查表》，除个案信息表中要求信息外，还需要明确填写患者现住址、患者联系电话、随访人员单位、联系电话以及填表单位（加盖公章）、审核人等信息，确保每条信息均可溯源，保障尘肺病随访调查工作数据质量。《随访调查表》最后统一备案在市级疾病预防控制中心。

2.随访工作开展方式

甘肃省职业性尘肺病随访及回顾性调查工作采取省级统一部署,市级细化安排,县级承担落实的方式开展,具体随访调查工作由县级疾病预防控制中心和/或基层医疗卫生机构工作人员完成。

随访调查方式包括:电话随访,面访,亲属、工友等相关人员调查,企业调查,人社部门调查,民政部门调查,公安和死因监测系统查询等方式。

(三)攻坚克难,全力以赴完成任务。

自省级项目正式启动,省项目办积极组织开展本省尘肺病随访与回顾性调查工作,制定并下发《关于进一步做好全省尘肺病随访与回顾性调查工作的通知》(甘疾控职放发〔2019〕272号),进一步明确了甘肃省职业病报告工作历程、尘肺病随访与回顾性调查工作开展方式和要求。

9月29日接到国家卫生健康委《关于加快推进职业性尘肺病患者随访与回顾性调查工作的通知》后,甘肃省卫生健康委于9月30日立即下发《关于召开全省加快推进尘肺病随访调查工作视频会议的紧急通知》,并于10月8日上午组织召开"全省加快推进尘肺病随访调查工作视频会议",会上向各市州传达了国家加快推进职业性尘肺病患者随访与回顾性调查工作的相关要求,要求各地务必按照要求保质保量保时间,完成项目工作任务。随后省疾控中心依据省卫生健康委职业健康处要求,制定并下发《关于加快推进全省职业性尘肺病患者随访与回顾性调查工作的通知》(甘疾控职放发〔2019〕364号),为职业性尘肺病患者随访及回顾性调查工作建立日调度制度和分片督导制度,安排专人每日调度各地工作进度,及时发现并协调解决存在问题。全省施行"日事日毕、日清日高",挂图作战、调度攻坚,高度重视,抽调精干力量,采取非常规、管用有效措施,全力以赴推进项目工作。在2019年10月8日至11月3日短短不到一个月的时间里,甘肃省尘肺病随访调查率提升了70%,随访调查完成率达到80%,成效显著。

(四)持续跟进,不断提高数据质量和信息数量。

1.在第一次职业性尘肺病患者随访调查信息数据提交后,省项目办再次对全省数据进行整理、审核,对逻辑错误项、缺失项等进行了返回核查,确保数据质量。

2.通过将失访患者身份信息与现有人口库比对,获取联系方式,从而再次查找失访患者,最大限度地提高随访调查率。

3.按照国家要求,在2020年1月1日至9日期间对2019年和2020年1月1日至9日上报至"国家职业病与职业卫生信息监测系统"中的职业性尘肺病患者进行了电话补充随访。

三、主要绩效指标完成情况

2019年甘肃省职业性尘肺病患者随访及回顾性调查工作,国家下达任务数15 368

例，增加2018年职业性尘肺诊断例数147例，共计15 515例。截至2020年1月8日，我省共计随访调查15 269例，失访246例。随访调查率为98.4%。甘肃省疾控中心抽样复核658例，调查结果符合率为99.2%。全省各市州疾控中心共完成复核1012例，调查结果符合率为97.8%。

随访到的病例中存活7855例，占51.4%；其中有工伤保险的4389例，占55.9%；有其他保障的2843例，占36.2%；无任何保障的623例，占7.9%。死亡5435例，占35.6%。找到线索但信息不全者1979例，占13.0%，其中680例仅有患者姓名，占34.4%；1028例有患者姓名和诊断日期，占52.0%；661例有患者姓名、诊断日期和用人单位名称，占33.4%。

2018年诊断职业性尘肺新病例147例，合计总随访任务数147例。2006—2018年在"职业病与职业卫生信息监测系统上"报告的病例2062例，随访到的病例2484例。

第二部分 调查内容和方法

一、数据来源

（一）2006—2018年数据

职业性尘肺病患者线索信息主要来源于"国家职业病与职业卫生信息监测系统"。

（二）2006年以前数据

职业性尘肺病患者线索信息主要来源于以下途径：

1.各市州疾病预防控制中心存档的2005年（含）以前的纸版尘肺病报告卡；

2.大型厂矿企业职工医院、下设人社部门、退休处、工会等部门存档的2005年（含）以前的纸版尘肺病报告卡或尘肺病患者相关信息；

3.1986—2000年的原地市防疫站及诊断机构的职业病诊断小组诊断的尘肺病患者信息；

4.各职业病诊断机构存档的2005年（含）以前的纸版尘肺病报告卡；

5.各地人社部门、民政部门、档案馆、贫困患者建档立卡信息系统等获取相关尘肺患者信息；

6.向社会发布公告，寻找职业性尘肺病患者。

二、数据收集方式

（一）随访信息收集方式

省疾病预防控制中心依据国家《职业性尘肺病随访个案信息表》制定了《甘肃省2019年尘肺病随访调查表》，除个案信息表中要求信息外，还需要明确填写患者现住址、患者联系电话、随访人员单位、联系电话以及填表单位（加盖公章）、审核人等信息，确保每条信息均可溯源，保障尘肺病随访调查工作数据质量。随访调查表最后统一备案在市级疾病预防控制中心。

（二）随访工作开展方式

甘肃省职业性尘肺病随访及回顾性调查工作采取省级统一部署，市级细化安排，县级承担落实的方式开展，具体随访调查工作由县级疾病预防控制中心和/或基层医疗卫生机构工作人员完成。

随访调查方式包括：电话随访，面访，亲属、工友等相关人员调查，企业调查，人社部门调查，民政部门调查，公安和死因监测系统查询等方式。

三、统计分析方法

用 Excel 2013 和 EpiData3.1 软件进行数据录入和汇总。用 SPSS19.0 软件进行统计分析。汇总计算不同年度、地区、期别的职业性尘肺病患者生存、死亡和失访情况，以及职业性尘肺病患者享受工伤保险待遇情况。

四、数据管理

2006—2018 年数据统一采用"国家职业病与职业卫生信息监测系统"中导出的 excel 表填写汇总；2006 年以前的数据统一通过 EpiData 软件录入，形成汇总的 EpiData 数据库。数据统一实行属地化管理，保存至各级疾病预防控制中心。

五、质量控制措施

接到国家卫生健康委《关于加快推进职业性尘肺病患者随访与回顾性调查工作的通知》后，全省统一组织视频会议培训，充分发挥各级专家组作用，促进获得数据的统一性、完整性和规范化。参与项目的各级各类机构，按照统一方法、统一标准、统一控制的原则开展职业性尘肺病患者随访及回顾性调查工作。

第三部分 调查结果

一、各年度甘肃省职业性尘肺病患病情况

甘肃省 1986—2019 年（包括日期不详）共计诊断职业性尘肺病新病例 15 269 例，其中现患 7855 例，占 51.4%；死亡 5435 例，占 35.6%，信息不全 1979 例，占 13.0%。见表 1。

表1 各年度甘肃省职业性尘肺病患病情况

年份	新诊断病例数		存活		死亡		失访	
	n	%	n	%	n	%	n	%
截至1986年底	4948	32.4	750	9.5	3892	71.6	306	15.5
1987	152	1.0	47	0.6	89	1.6	16	0.8
1988	264	1.7	56	0.7	196	3.6	12	0.6
1989	114	0.7	39	0.5	57	1.0	18	0.9
1990	128	0.8	34	0.4	89	1.6	5	0.3
1991	56	0.4	28	0.4	25	0.5	3	0.2
1992	85	0.6	31	0.4	41	0.8	13	0.7
1993	82	0.5	25	0.3	47	0.9	10	0.5
1994	204	1.3	54	0.7	97	1.8	53	2.7
1995	87	0.6	36	0.5	43	0.8	8	0.4
1996	100	0.7	54	0.7	30	0.6	16	0.8
1997	351	2.3	203	2.6	132	2.4	16	0.8
1998	406	2.7	276	3.5	102	1.9	28	1.4
1999	171	1.1	113	1.4	32	0.6	26	1.3
2000	331	2.2	249	3.2	32	0.6	50	2.5
2001	492	3.2	296	3.8	132	2.4	64	3.2
2002	473	3.1	333	4.2	82	1.5	58	2.9
2003	421	2.8	371	4.7	24	0.4	26	1.3
2004	465	3.0	405	5.2	24	0.4	36	1.8
2005	1203	7.9	962	12.2	21	0.4	220	11.1
2006	396	2.6	321	4.1	74	1.4	1	0.1
2007	92	0.6	80	1.0	2	0.0	10	0.5
2008	233	1.5	195	2.5	30	0.6	8	0.4
2009	143	0.9	120	1.5	20	0.4	3	0.2
2010	364	2.4	312	4.0	42	0.8	10	0.5
2011	202	1.3	191	2.4	9	0.2	2	0.1
2012	271	1.8	250	3.2	20	0.4	1	0.1
2013	288	1.9	273	3.5	15	0.3	0	0.0
2014	170	1.1	159	2.0	11	0.2	0	0.0
2015	343	2.2	332	4.2	10	0.2	1	0.1
2016	161	1.1	153	1.9	8	0.1	0	0.0
2017	300	2.0	295	3.8	5	0.1	0	0.0
2018	270	1.8	268	3.4	2	0.0	0	0.0
2019	550	3.6	543	6.9	0	0.0	7	0.4
2020	1	0.0	1	0.0	0	0.0	0	0.0
不详	952	6.2	0	0.0	0	0.0	952	48.1
合计	15 269	100.0	7855	51.4	5435	35.6	1979	13.0

二、甘肃省职业性尘肺病患病的地区分布情况

甘肃省14个市州和甘肃矿区1986—2018年间共诊断职业性尘肺病新病例15 269例，其中兰州市、白银市和张掖市报告的诊断病例数位居前3位，分别占病例总数的24.4%、22.2%和13.8%。兰州市、武威市和白银市现患病例数位居前3位，分别占现患病例总数的22.3%、19.4%和15.8%。见表2。

表2 甘肃省职业性尘肺病患病的地区分布

地区	新病例数		现患		死亡		失访	
	n	%	n	%	n	%	n	%
兰州	3730	24.4	1749	22.3	1602	29.5	379	19.2
嘉峪关	415	2.7	285	3.6	117	2.2	13	0.7
金昌	726	4.8	429	5.5	282	5.2	15	0.8
白银	3384	22.2	1244	15.8	1536	28.3	604	30.5
天水	244	1.6	93	1.2	65	1.2	86	4.3
武威	1974	12.9	1523	19.4	342	6.3	109	5.5
张掖	2104	13.8	967	12.3	897	16.5	240	12.1
平凉	294	1.9	204	2.6	90	1.7	0	0.0
酒泉	1887	12.4	983	12.5	382	7.0	522	26.4
庆阳	39	0.3	23	0.3	11	0.2	5	0.3
定西	84	0.6	68	0.9	16	0.3	0	0.0
陇南	137	0.9	126	1.6	11	0.2	0	0.0
临夏	15	0.1	6	0.1	9	0.2	0	0.0
甘南	215	1.4	151	1.9	58	1.1	6	0.3
矿区	21	0.1	4	0.1	17	0.3	0	0.0
合计	15 269	100.0	7855	100.0	5435	100.0	1979	100.0

三、甘肃省职业性尘肺病患病的期别分布情况

甘肃省职业性尘肺病患者中77.1%为壹期，18.0%为贰期尘肺，4.8%为叁期。现患、死亡和失访的职业性尘肺病患者中均主要为壹期尘肺病，分别占72.6%、83.8%和73.5%。见表3。

表3 甘肃省职业性尘肺病患病的期别分布

患病情况	尘肺病壹期		尘肺病贰期		尘肺病叁期		合计	
	n	%	n	%	n	%	n	%
现患	5709	72.6	1730	22.0	416	5.3	7855	100.0
死亡	4556	83.8	625	11.5	254	4.7	5435	100.0
失访	775	73.5	228	22.2	24	2.3	1027	100.0
合计	11 040	77.1	2583	18.0	694	4.8	14 317	100.0

四、甘肃省职业性尘肺病患者工伤保险待遇享受情况

甘肃省职业性尘肺病患者中64.6%享有工伤保险待遇，68.7%有医疗保险，10.4%有大病保险，7.2%有用人单位赔付。现患职业性尘肺病患者中55.9%享受工伤保险待遇，82.0%有医疗保险，12.2%有大病保险，8.2%有用人单位赔付，7.9%无任何保障。见表4。

表4　甘肃省职业性尘肺病患者工伤保险待遇享受情况

患病情况	工伤保险		用人单位赔付		医疗保险		大病保险		其他		无保障	
	n	%	n	%	n	%	n	%	n	%	n	%
现患	4389	55.9	641	8.2	6442	82.0	961	12.2	762	9.7	623	7.9
死亡	2214	88.6	50	3.9	157	11.8	28	2.1	3	0.2	3069	56.5
失访	382	83.0	1	0.2	5	1.2	4	0.9	0	0.0	1590	80.3
合计	6985	64.6	692	7.2	6604	68.7	993	10.4	765	8.0	5282	34.6

五、甘肃省不同年龄职业性尘肺病患者现患情况

甘肃省职业性尘肺病患者，包括现患病例、死亡病例和失访病例，主要集中在50~80岁年龄段，其次为40~50岁年龄段。见表5。

表5　甘肃省不同年龄段职业性尘肺病现患情况

年龄	新病例数		现患		死亡		失访	
	n	%	n	%	n	%	n	%
20~30岁	6	0.1	6	0.1	0	0.0	0	0.0
30~40岁	216	1.7	215	2.7	0	0.0	1	0.2
40~50岁	1515	11.5	1252	15.9	11	0.2	4	0.7
50~80岁	10251	78.1	6116	77.9	843	18.0	18	3.1
80岁以上	1137	8.7	266	3.4	3834	81.8	559	96.1
合计	13 125	100.0	7855	59.9	4688	35.7	582	4.4

六、甘肃省不同工龄职业性尘肺病患者现患情况

甘肃省职业性尘肺病患者工龄主要集中在20~30年，占41.4%；其次为10~20年，占30.4%。现患职业性尘肺病患者工龄主要集中在20~30年，占46.8%；其次为10~20年，占26.7%；工龄小于5年者占5.8%。见表6。

表6　甘肃省不同工龄职业性尘肺病现患情况

工龄	新病例数		现患		死亡		失访	
	n	%	n	%	n	%	n	%
小于5年	774	6.8	452	5.8	299	10.0	23	4.1
5~10	1262	11.1	798	10.2	411	13.8	53	9.5
10~20	3464	30.4	2095	26.7	1180	39.6	189	33.7
20~30	4717	41.4	3674	46.8	860	28.9	183	32.6
30年以上	1178	10.3	836	10.6	229	7.7	113	20.1
合计	11 395	100.0	7855	68.9	2979	26.1	561	4.9

七、甘肃省不同行业职业性尘肺病患者现患情况

甘肃省职业性尘肺病患者多集中于煤炭开采洗选业和有色金属矿采选业，分别占52.4%和20.8%。现患病例也多集中于此两类行业，分别占58.8%和14.6%。

表7 甘肃省不同行业职业性尘肺病现患情况

行业	新病例数		现患		死亡		失访	
	n	%	n	%	n	%	n	%
农业	24	0.2	19	0.2	5	0.1	0	0.0
林业	15	0.1	5	0.1	9	0.2	1	0.1
畜牧业	1	0.0	1	0.0	0	0.0	0	0.0
渔业	1	0.0	0	0.0	1	0.0	0	0.0
农林牧副渔服务业	9	0.1	6	0.1	3	0.1	0	0.0
煤炭开采洗选	6520	52.4	4615	58.8	1606	42.5	299	37.4
石油天然气开采	50	0.4	24	0.3	17	0.4	9	1.1
黑色金属矿采选	237	1.9	214	2.7	16	0.4	7	0.9
有色金属矿采选	2588	20.8	1148	14.6	1223	32.4	217	27.2
非金属矿采选	578	4.6	455	5.8	78	2.1	45	5.6
开采辅助活动	9	0.1	9	0.1	0	0.0	0	0.0
其他采矿业	131	1.1	103	1.3	17	0.4	11	1.4
农副食品加工	6	0.0	2	0.0	3	0.1	1	0.1
食品制造	3	0.0	2	0.0	1	0.0	0	0.0
酒、饮料和精制茶制造	5	0.0	5	0.1	0	0.0	0	0.0
纺织业	13	0.1	4	0.1	9	0.2	0	0.0
纺织服装、服饰业	2	0.0	2	0.0	0	0.0	0	0.0
皮革、毛皮、羽毛及其制品和制鞋业	1	0.0	1	0.0	0	0.0	0	0.0
木材加工和木、竹、藤、棕、草制品业	6	0.0	3	0.0	3	0.1	0	0.0
家具制造业	3	0.0	1	0.0	0	0.0	2	0.3
造纸和纸制品业	19	0.2	2	0.0	17	0.4	0	0.0
印刷和记录媒介复制业	1	0.0	1	0.0	0	0.0	0	0.0
文、工、体、美用品制造业	83	0.7	37	0.5	46	1.2	0	0.0
化学原料和化学制品制造业	32	0.3	22	0.3	10	0.3	0	0.0
医药制造业	1	0.0	1	0.0	0	0.0	0	0.0
化学纤维制造业	3	0.0	3	0.0	0	0.0	0	0.0
橡胶和塑料制品业	6	0.0	5	0.1	0	0.0	1	0.1
非金属矿物制品业	218	1.8	171	2.2	34	0.9	13	1.6
黑色金属冶炼和延压加工	214	1.7	146	1.9	36	1.0	32	4.0
有色金属冶炼和延压加工	211	1.7	151	1.9	39	1.0	21	2.6
金属制品业	32	0.3	31	0.4	0	0.0	1	0.1
通用设备制造业	8	0.1	8	0.1	0	0.0	0	0.0
专用设备制造业	14	0.1	6	0.1	5	0.1	3	0.4
汽车制造业	2	0.0	1	0.0	1	0.0	0	0.0
运输设备制造业	12	0.1	5	0.1	7	0.2	0	0.0
电气机械和器材制造业	50	0.4	23	0.3	26	0.7	1	0.1
计算机、通信和其他电子设备制造业	2	0.0	2	0.0	0	0.0	0	0.0
仪器、仪表制造业	2	0.0	2	0.0	0	0.0	0	0.0
其他制造业	322	2.6	89	1.1	230	6.1	3	0.4

续表

行业	新病例数		现患		死亡		失访	
	n	%	n	%	n	%	n	%
金属制品、机械和设备修理业	18	0.1	16	0.2	2	0.1	0	0.0
电力、热力、燃气及水生产和供应业	117	0.9	74	0.9	38	1.0	5	0.6
建筑业	679	5.5	298	3.8	257	6.8	124	15.5
批发和零售业	6	0.0	6	0.1	0	0.0	0	0.0
交通运输、仓储和邮政业	26	0.2	15	0.2	11	0.3	0	0.0
住宿和餐饮业	2	0.0	2	0.0	0	0.0	0	0.0
软件、信息技术服务业	1	0.0	0	0.0	1	0.0	0	0.0
房地产业	2	0.0	2	0.0	0	0.0	0	0.0
租赁和商务服务业	1	0.0	1	0.0	0	0.0	0	0.0
水利、环境和公共设施管理业	20	0.2	18	0.2	2	0.1	0	0.0
修理等居民服务业	53	0.4	40	0.5	10	0.3	3	0.4
教育	10	0.1	9	0.1	1	0.0	0	0.0
卫生和社会工作	16	0.1	4	0.1	12	0.3	0	0.0
文化、体育、娱乐业	5	0.0	3	0.0	2	0.1	0	0.0
公共管理、社会保障和社会组织	44	0.4	42	0.5	2	0.1	0	0.0
合计	12 434	100.0	7855	100.0	3780	100.0	799	100.0

八、甘肃省不同病种职业性尘肺病患者现患情况

甘肃省职业性尘肺病患病病种主要为煤工尘肺和矽肺,分别占49.7%和39.6%。现患病例中也主要为此两种尘肺病,分别占45.1%和41.7%。

表8 甘肃省不同病种职业性尘肺病现患情况

病种名称	新病例数		现患		死亡		失访	
	n	%	n	%	n	%	n	%
矽肺	5702	39.6	3278	41.7	1994	36.7	430	38.5
煤工尘肺	7166	49.7	3544	45.1	3239	59.6	383	34.3
石墨尘肺	77	0.5	27	0.3	18	0.3	32	2.9
炭黑尘肺	35	0.2	24	0.3	6	0.1	5	0.4
石棉肺	328	2.3	282	3.6	18	0.3	28	2.5
滑石尘肺	108	0.7	100	1.3	1	0.0	7	0.6
水泥尘肺	450	3.1	270	3.4	58	1.1	122	10.9
云母尘肺	1	0.0	1	0.0	0	0.0	0	0.0
陶工尘肺	5	0.0	4	0.1	1	0.0	0	0.0
铝尘肺	53	0.4	41	0.5	9	0.2	3	0.3
电焊工尘肺	78	0.5	49	0.6	12	0.2	17	1.5
铸工尘肺	91	0.6	51	0.6	16	0.3	24	2.1
其他尘肺	313	2.2	183	2.3	63	1.2	67	6.0
合计	14 407	100.0	7854	100.0	5435	100.0	1118	100.0

第四部分 结论、存在问题和建议

一、结论

（一）2019年甘肃省职业性尘肺病患者随访及回顾性调查工作，国家下达任务数15 368例，增加2018年职业性尘肺诊断例数147例，共计15 515例。截至2020年1月8日，我省共计随访调查15 269例，失访246例，信息不全1979例。随访调查率为98.41%。

（二）甘肃省职业性尘肺病诊断病例数和现患病例数量均较大的市州是：兰州市、武威市、白银市、张掖市和酒泉市。

（三）甘肃省现患职业性尘肺病患者主要集中在50~80岁年龄段，具有20~30年工龄，多为壹期尘肺，病种主要为煤工尘肺和矽肺，煤炭开采洗选业和有色金属矿采选业尘肺病危害严重。

（四）现患职业性尘肺病患者中82.0%享有医疗保险，55.9%享受工伤保险待遇，仍有7.9%无任何保障。

二、存在的困难和问题

（一）项目时间有限，任务重，困难大。

2019年项目工作安排较以往迟，开展工作时间紧，且项目内容大幅增加，而基层人员专业技术水平不足，职业性尘肺病患者随访调查难度很大，造成缺失数据、失访情况的存在，尚需进一步深入调查补充。

企业破产的尘肺病患者随访调查难度大，大部分都迁移至户籍地或子女居住地等，公安系统和死因监测系统均查无信息；此外，本次尘肺病随访调查，距离1986年流调后历时长、部门跨度大，很多相关资料由于保存不当而丢失，尤其是2006年以前的职业性尘肺病患者线索信息搜集困难，通过社保、企业、诊断机构等多种途径查找，很难找到任务要求数量的患者线索信息。

（二）基层工作人员匮乏，亟须建立职业病防治专业队伍。

我省15个市州仅2个市疾控中心有职业卫生科，86个县区均未专门成立职业卫生科，基层工作人员需要同时完成国家下达的多项工作，人员严重匮乏，因此做好职业卫生工作，亟须建立专业的职业病防治队伍。

（三）有尘肺病表现，但无诊断证明的患者存在。调查中发现有部分患者，由于没有主体责任单位，而没有诊断证明书，但在按照尘肺病治疗（洗肺）；或拿到的诊断证明是一般医疗机构出具的。在本次调查中也统一排查出。

（四）职业性尘肺病患者医疗保险率低于全民医保率，工伤保险和其他社会保险率尚需提高，仍有部分无任何保障患者存在。职业性尘肺病患者是全民中的一类特殊人群，普遍具有教育水平不高、贫困人口居多的特点，尤其是其中没有固定用人单位的劳动者，其工伤保险、医疗保险和其他社会保险购买概率较低，甚至无任何救治救助保障，生活情况堪忧，也为社会安全埋下隐患，应当引起重视。

（五）尚有1979例职业性尘肺病患者失访。失访原因主要是：1.职业病报告工作历时长，国家"职业病与职业卫生信息监测系统"在2006年开始启用上报，之前的诊断信息主要依托纸版职业病报告卡收集，由于管理机制的变革，职业病报告工作的管理部门变动多次，部分地区诊断资料在交接过程中已经遗失；2.职业病报告表不断完善，在90年代所使用的职业病报告卡信息非常有限，患者联系方式、住址等信息均无法提供；3.既往保存的诊断有关资料中，有大部分是诊断机构以文件形式的报告，其中仅注明某用人单位的职工（姓名）被诊断为职业性尘肺病（期别），再无其他具体信息，而企业变动情况也较大，曾经的很多中小企业已经破产、重组或搬迁，仅凭姓名找到当时的职业性尘肺病患者难度很大。

三、工作建议

（一）国家项目早安排、早部署，通盘考虑项目设计。

2019年我省于5月底接到国家项目经费分配方案，经过1个多月的反复论证、修改，于6月30日制定并下发了我省职业病防治6个项目的方案及经费分配计划，各市州截至8月中旬陆续完成本级项目方案和工作部署，各县区从8月至9月才正式开始项目工作，项目实施的时间压力大、任务重，推进困难，建议2020年国家能尽量赶在3~4月份下发项目方案和经费分配计划，给基层预留较充分的工作实施时间。此外，建议国家在项目设计之初，能通盘考虑全年进度、工作节奏、细化监测及调查方案，尽量避免临时调整工作要求。

（二）加强技术培训和指导。

由于我省技术力量有限，对于项目数据的审核、分析，以及项目工作开展中应注意的技术质控内容等，在具体工作过程中尚存在很多问题，建议国家能有针对性地多开展培训和指导。此外，建议增加对市州、县区工作人员的培训名额，加大对基层工作人员的职业病专业技术培训力度，培养职业病防治专业队伍。此外，建议加强项目技术培训。

（三）尽快出台有关尘肺病患者兜底保障政策。

通过本次尘肺病患者随访与回顾性调查工作，摸排出一批有尘肺病表现，但由于没有明确的主体责任单位，而仅有临床诊断证明的患者；此外，还有部分无任何保障的职业性尘肺病患者，建议国家尽快出台有关尘肺病病患者兜底保障政策，为此类患者提供医疗保障。

四、下一步工作计划

（一）以此次职业性尘肺病随访调查为基础，扎实开展尘肺病攻坚行动。

依托我省全民健康信息平台，开发尘肺患者管理模块，开展尘肺病患者信息采集和随访管理，实现一人一档。筛选重点地区，建立尘肺病康复站。

（二）积极开展尘肺病诊断，保障患者权益。

在本次随访调查工作中，摸排出部分患者，由于没有主体责任单位，而没有诊断证明书，但在按照尘肺病治疗（洗肺）；或拿到的诊断证明是一般医疗机构出具的。对此情况，建议下一步能放宽职业史证明，参考劳动者自述或工友旁证资料等，作出诊断结论。

（三）探索职业性尘肺病患者兜底保障机制。

积极联合财政、民政、扶贫办、医保局等部门，结合实际制定针对无保障贫困职业性尘肺患者的兜底帮扶政策，并推进各类报销政策的统筹，实现一站式报销制度、简化患者报销手续，为尘肺病患者开通绿色就医通道，同时加强政策宣传，保证患者受益、政策落到实处。

第五部分　资料性附件

1.《甘肃省财政厅 甘肃省卫生健康委员会关于下达2019年基本公共卫生服务补助资金的通知》（甘财社〔2019〕59号）

2.《关于印发2019年甘肃省重点职业病监测等五个职业病防治项目工作方案的通知》（甘卫职健函〔2019〕343号）

3.《关于开展甘肃省重点职业病监测项目现场技术指导和调研工作的通知》（甘疾控函〔2019〕149号）

4.《关于进一步做好全省尘肺病随访与回顾性调查工作的通知》（甘疾控职放发〔2019〕272号）

5.甘肃省卫生健康委于9月30日立即下发《关于召开全省加快推进尘肺病随访调查工作视频会议的紧急通知》

6.《关于加快推进全省职业性尘肺病患者随访与回顾性调查工作的通知》（甘疾控职放发〔2019〕364号）

7.《关于举办2019年甘肃省职业病防治项目培训班的通知》（甘卫职健函〔2019〕101号）

8.《关于举办2019年甘肃省职业病防治项目技术培训班的通知》（甘疾控函〔2019〕177号）

9.《关于甘肃省职业病防治项目工作总结表扬的通知》（甘疾控职放发〔2019〕254号）

附录4：甘肃省职业性尘肺病随访调查技术方案

一、调查目标

在2019年随访调查工作的基础上，各地疾控机构重点围绕前期未实际随访到本人或家属、或随访调查信息不全或存疑的职业性尘肺病患者，摸清我省1949至2019年底已报告的职业性尘肺病患者的健康状况生存情况和现患病例的病情以及保障情况。

二、调查范围和内容

以1949至2019年底报告的所有职业性尘肺病病例及已经诊断为职业性尘肺病但未上报的病例为对象开展随访调查，重点是前期尚未随访调查到或者随访调查结果信息不全或信息存疑的个案。

调查内容包括职业性尘肺病患者的年龄、性别、存活情况、患者所在用人单位的名称、所在地区、行业分类，患者的接尘工龄、尘肺病类型、期别及诊断日期；存活的尘肺病患者，还需调查患者的身份证信息、户籍所在地址或常住地址、享受低保情况、参加工伤保险及各种医疗保障情况；死亡病例还需调查死亡日期和死因。调查病种为《职业病分类和目录》所列矽肺、煤工尘肺、石墨尘肺、炭黑尘肺、石棉肺、滑石尘肺、水泥尘肺、云母尘肺、陶工尘肺、铝尘肺、电焊工尘肺、铸工尘肺、根据《尘肺病诊断标准》和《尘肺病理诊断标准》可以诊断的其他尘肺病共13种。

三、调查方法和内容

（一）职业性尘肺病患者名号一致性的核查

省卫生健康委协调省公安厅核查2019年调查的我省职业性尘肺病患者信息后，对核查出现的姓名和身份证号码信息不一致的情况，由省疾控中心返回至原信息报送单位所属地区的市州疾控中心，由市州疾控中心组织原信息报送单位逐条认真核查并纠正患者姓名和/或身份证信息，逐一确认无误，做到姓名和身份证号码一致后将核查信息反馈至省疾控中心。此项工作要求各市州在接到需要核查的信息之日起12日内完成。

（二）失访信息的深入调查

对2019年调查中失访的职业性尘肺病患者（仅获取姓名、出生日期等部分信息），应对照原始调查表，逐条核对身份证号码；对身份证号码缺失者应通过原诊断机构、用人单位、人社部门、地方档案馆留存有关原始资料等途径尽量获取。将补充完善的身份证信息数据，会同第一项核查后的数据，一并反馈至省疾控中心。

（三）缺失信息的补充调查

省卫生健康委协调我省民政、人力资源社会保障、医保等部门核查补充有关职业性尘肺病患者低保、工伤保险、医保等信息后，对照《职业性尘肺病随访个案信息汇总表》（附件2）中报告信息要求，对信息缺失或有错误者，由省疾控中心统一筛查出并反馈至各市州，进一步调查完善，核实后将信息反馈至省疾控中心。此项工作务必于7月底前完成。

（四）针对户籍、诊断机构所在地不一致的未随访调查到的职业性尘肺病患者信息核查

1.在本省诊断，但目前未随访到的本省户籍职业性尘肺病患者。由用人单位所在地的疾控机构负责汇总相关基础信息，于5月29日前提交至省疾控中心，再分发给户籍所在地的疾控机构组织开展随访调查（主要是身份证信息的核实），会同第一项核查后的数据，一并反馈至省疾控中心。

2.在本省诊断，但目前未随访到的外省户籍职业性尘肺病患者。由用人单位所在地的疾控机构负责汇总相关基础信息，于5月29日前提交至省疾控中心，再交由外省组织开展随访调查。调查完成后，由省疾控中心进行统计上报。

3.对于在外省诊断，移交我省协助随访的甘肃籍职业性尘肺病患者，由户籍所在地的疾控机构随访调查。调查完成后，反馈至省疾控中心，再移交外省进行统计上报。

各地要对交换数据量进行详细记录，在年底工作量计算时一并纳入。

四、质量控制

1.调查人员培训

加强调查人员培训，明确随访调查目的，统一随访调查要求，采取分级分批培训的模式。

2.现场调查质量控制

要根据随访调查对象的规模及信息资料完整程度，合理分配调查人员和安排调查进度。调查人员每天结束调查后，应对调查表（见附件1）进行核查，检查调查表填写是否有错项、漏项及明显的逻辑错误，对发现的问题及时处理。每天现场调查结束后，做好调查表回收和保管工作。

各市要设立质量考核小组，在调查过程中抽查调查质量，调查完后进行复查考核。在完成的调查表中要随机抽取5%进行核查。核查结果与原调查结果进行比较，统计调查结果符合率。

3.数据录入阶段质量控制

数据录入人员须经严格培训，职业性尘肺病随访个案信息汇总表和填写要求见附件2和填表说明。遇到调查表填写不准的应及时询问调查人员，核实相关信息。录入过程中发现的逻辑错误，应及时与原始资料进行核对和更正。

4.数据审核

扎实开展数据审核工作。审核应注意以下几方面：

（1）出生日期与已收集的身份证号码上日期不一致；

（2）身份证号码只有15位和18位两种类型，出现其他类型均需核实；

（3）存活患者填写了死亡日期或者死亡患者无死亡日期；

（4）用人单位所属行业编码、均转换为填表说明中的2位数字编码（数字范围1~59）；

（5）接尘工龄年和月均应为整数，实际接尘月数不应超过11；

（6）首次诊断年龄小于16岁；

（7）三个期别诊断日期的时间先后逻辑问题；

（8）原则上各个期别的诊断时间间隔应不少于1年，若出现两个期别的诊断时间间隔少于1年的个案信息应重点核实信息来源和准确性；

（9）所有日期类型变量均应严格按照填表说明要求的格式进行填报。

五、数据处理和报告撰写

各市州应于2020年7月底前完成全部职业性随访调查工作。市州疾控中心应于2020年8月2日前将"职业性尘肺病随访调查数据库"报送省疾病预防控制中心，于2020年8月15日前将《职业性尘肺病随访调查报告》报送同级卫生健康行政部门和省疾病预防控制中心。

甘肃省疾病预防控制中心汇总分析全省数据后，于2020年8月10日前将《甘肃省职业性尘肺病随访调查报告》报送省卫生健康行政部门审核；于2020年8月20日前将《甘肃省职业性尘肺病随访调查报告》（包括数据库）报送至国家疾病预防控制中心职业卫生与中毒控制所。

六、部门职责

（一）省级疾病预防控制中心

负责职业性尘肺病随访调查技术方案的制定和组织实施。具体负责对各有关单位调查人员进行业务技术培训；开展质量控制和现场指导，抽查数据质量并进行验证复核；审核、汇总分析各市州上报的随访调查数据，撰写随访调查报告。

（二）市州疾病预防控制中心

负责本辖区职业性尘肺病随访调查工作的组织实施，协助、指导开展辖区职业性尘肺病患者信息核查、补充。对辖区有关单位调查人员进行业务技术培训；开展质量控制和现场指导，抽查数据质量并进行验证复核；对区县级提交的汇总数据进行审核，及时发现数据缺失、重复、逻辑错误、极端值等问题及时反馈给调查小组进行核实、修订，确保提交的数据信息全面、准确。撰写本辖区随访调查报告。

（三）县区疾病预防控制中心

负责成立调查小组，安排专门部门和人员作为调查人员，具体负责辖区职业性尘肺病患者信息核查、补充工作的开展，汇总分析调查数据。

附件1

职业性尘肺病随访调查表

_____患者姓名（N1）患者联系方式（仅供各随访单位留存）_____

□□□□□□□□出生日期（N2）

□□□□□□□□□□□□□□□□□□身份证号（N3）

□性别（N4）1.男 2.女

用人单位所在地（N5）_____省（N5a）_____市（N5b）_____县（N5c）

□□□□□□用人单位所在地编码（N5d）

□存活情况（N6）1.存活 2.死亡 3.失访

□□□□□□□□若死亡，死亡日期（N6a）

_____用人单位名称（N7）

□□用人单位所属行业（N8）

□□接尘工龄_年（N9）□□接尘工龄_月（N9a）

□□职业性尘肺病名称（N10）1.矽肺 2.煤工尘肺 3.石墨尘肺 4.炭黑尘肺 5.石棉肺 6.滑石尘肺 7.水泥尘肺 8.云母尘肺 9.陶工尘肺 10.铝尘肺 11.电焊工尘肺 12.铸工尘肺 13.其他尘肺

□□□□□□□□壹期诊断日期（N11）

□□□□□□□□贰期诊断日期（N12）

□□□□□□□□叁期诊断日期（N13）

□工伤保险保障（N14a）1.享受 0.未享受

□用人单位赔付（N14b）1.享受 0.未享受

□城乡居民基本医疗保险（N14c）1.享受 0.未享受

□大病保险（N14d）1.享受 0.未享受

□其他（医疗救助、扶贫救助等）（N14e）1.享受 0.未享受

医保门诊报销比例（％）（N14X）_ _医保住院报销比例（％）（N14Y）_____

□低保补助情况（N15a）1.享受 0.未享 每月享受低保金额（元）（N15b）

_____患者常住地址（N16a）□□□□□□常住地所在地编码（N16b）

□□随访信息来源（N17）1.公安 2.民政 3.社会保障 4.职业病诊断机构 5.综合医院 6.企业 7.居（村）委会 8.患者本人或亲属 9.死因监测系统 10.其他

□□□□□□□□随访日期（N18）_____随访人姓名（N19）

附件2

职业性尘肺病随访个案信息汇总表

患者姓名	出生日期	身份证号*	性别	用人单位所在地	用人单位所在地编码	存活情况	死亡日期	用人单位名称	用人单位所属行业	接尘工龄 年	接尘工龄 月	职业性尘肺病种名称	壹期诊断日期	贰期诊断日期	叁期诊断日期	保障情况	医保门诊报销比例(%)	医保住院报销比例(%)	低保补助情况	每月享受低保金额(元)	患者常住地址**	常住地所在地编码**	随访信息来源	随访日期	随访人姓名
N1	N2	N3	N4	N5	N5d	N6	N6a	N7	N8	N9	N9a	N10	N11	N12	N13	N14	N14X	N14Y	N15a	N15b	N16a	N16b	N17	N18	N19
																a b c d e									

* 确认死亡的患者，且死亡当时无身份证号，不要求填写身份证号码，但需要核实死亡日期和出生日期；

** 2019年底前已完成随访调查的患者，填写户籍所在地址和相应编码。

填表说明：

一、表格中N1~N5d和N7~N13项为基础数据。N6、N6a、N14~N19项为随访核实信息后填写的数据。

二、2006—2018年的数据：表格中N1~N5d和N7~N13项由"职业病与职业卫生信息监测系统"导出CSV格式文件，调查小组随访核实信息后，补充N6、N6a、N14~N19项，并按照本填表说明对行业编码进行转换。

三、2005年及以前的数据：表格中N1~N5d和N7~N13项由诊断机构配合调查小组填写信息，随访核实信息后，补充N6、N6a、N14~N19项。死亡病例的基础个案资料（包括出生日期、接尘工龄、尘肺病病种、诊断日期、诊断期别、死亡日期资料）和失访病例的基础个案资料（包括出生日期、接尘工龄、尘肺病病种、诊断日期、诊断期别资料）不应有缺失。

四、数据通过国家平台新系统"职业病及健康危害因素监测信息系统"的"信息反馈"模块上传，请文件不要超过30M，最好不超过10M。若超过30M的文件，请拆分文件至30M之内上传。省级审核、汇总提交数据库，汇总省内全部数据，以Excel软件的".xlsx"文件提交。文件名为"***省职业性尘肺病随访与回顾调查资料2020年**月**日提交"，死因汇总表文件名为"***省职业性尘肺病死亡患者死因调查资料2020年**月**日提交"。

五、变量填报说明

（一）患者姓名（N1）：文本型变量。填写职业性尘肺病患者在公安管理部门正式登记注册的姓氏和名称，要与身份证姓名一致。无身份证的死亡病例，填写诊断证明书上的姓名。已完成随访调查的，在向相关部门核实信息的同时向其获取患者联系方式，尚未完成的，随访时记录联系方式。

（二）出生日期（N2）：日期型变量，Excel录入为日期格式。填写患者的出生年月日，如1970年1月3日，录入1970/01/03。如经核实确实无法弄清具体日期，出生日期"月"填6月（06），"日"填15日（15）。

（三）身份证号（N3）：文本型变量，18位。系患者身份证上唯一的法定标识符。对2005年及以前的数据，死亡病例无法获取身份证号者，不填写。

（四）性别（N4）：数值型变量。填写患者的性别编码，1.男性 2.女性。

（五）用人单位所在地（N5）：文本型变量。患者首次诊断职业性尘肺病时所在的用人单位地理位置的行政区域名称。2006-2018年导出的数据仅包含N5，2005年及以前的数据包括省（N5a）、市（N5b）、县（N5c）名称3个变量。

（六）用人单位所在地编码（N5d）：数值型变量。患者首次诊断职业性尘肺病时所在的用人单位地理位置所在行政区域（省市县）的6位编码，按"职业病与职业卫生信息监测系统"上的编码进行填写。

（七）存活情况（N6）：数值型变量。选择核实后的患者存活情况，填写相应编码。编码如下：1.存活 2.死亡 3.失访。

选择死亡时，应填写死亡日期（N6a），为患者死亡的具体年月日，Excel录入为日期格式，如2019年9月2日，录入2019/09/02。如经核实确实无法明确具体日期，死亡日期"月"填6月（06），"日"填15日（15）。

（八）死亡原因（单独上报死亡患者的死因汇总表）：随访完成后，汇总已完成随访调查的并且有明确身份证号码的死亡患者信息，利用姓名和身份证号码通过死因监测系统获取直接死因、中间死因和根本死因（根本死因需有ICD-10编码）信息和死亡日期信息，汇总后按照汇总表要求的格式进行上报。

（九）用人单位名称（N7）：文本型变量。患者首次诊断职业性尘肺病时所在的用人单位具体名称。如为退休患者，填报退休时所在单位。对于由政府或民政部门组织集体诊断的，填政府或民政部门名称。2005年及以前的病例，无法弄清用人单位名称者，填写"不详"。

（十）行业（N8）：数值型变量。按国家统计局《国民经济行业分类》（GB/T 4754—2011）填写患者用人单位所属行业大类或门类。编码如下：1.农业 2.林业 3.畜牧业 4.渔业 5.农、林、牧、渔服务业 6.煤炭开采和洗选业 7.石油和天然气开采业 8.黑色金属矿采选业 9.有色金属矿采选业 10.非金属矿采选业 11.开采辅助活动 12.其他采矿业 13.农副食品加工业 14.食品制造业 15.酒、饮料和精制茶制造业 16.烟草制品业 17.纺织业 18.纺织服装、服饰业 19.皮革、毛皮、羽毛及其制品和制鞋业 20.木材加工和木、竹、藤、棕、草制品业 21.家具制造业 22.造纸和纸制品业 23.印刷和记录媒介复制业 24.文教、工美、体育和娱乐用品制造业 25.石油加工、炼焦和核燃料加工业 26.化学原料和化学制品制造业 27.医药制造业 28.化学纤维制造业 29.橡胶和塑料制品业 30.非金属矿物制品业 31.黑色金属冶炼和压延加工业 32.有色金属冶炼和压延加工业 33.金属制品业 34.通用设备制造业 35.专用设备制造业 36.汽车制造业 37.铁路、船舶、航空航天和其他运输设备制造业 38.电气机械和器材制造业 39.计算机、通信和其他电子设备制造业 40.仪器仪表制造业 41.其他制造业 42.废弃资源综合利用业 43.金属制品、机械和设备修理业 44.电力、热力、燃气及水生产和供应业 45.建筑业 46.批发和零售业 47.交通运输、仓储和邮政业 48.住宿和餐饮业 49.信息传输、软件和信息技术服务业 50.金融业 51.房地产业 52.租赁和商务服务业 53.科学研究和技术服务业 54.水利、环境和公共设施管理业 55.居民服务、修理和其他服务业 56.教育 57.卫生和社会工作 58.文化、体育和娱乐业 59.公共管理、社会保障和社会组织。

（十一）接尘工龄：数值型变量，包含接尘工龄_年（N9）（填写范围为0~80，不详的填写99）和接尘工龄_月（N9a）（填写范围为0~11）。填写从开始接触粉尘到首次确诊为职业性尘肺病期间的实际接触粉尘时间的累加值。患者确诊为职业性尘肺病后仍未脱离粉尘作业，其实际接尘工龄仍终止于首次诊断职业性尘肺病的日期。接尘工龄_年（N9），为实际接尘工龄的整年数；接尘工龄_月（N9a），为实际接尘工龄去除整年后的月份数。

（十二）职业性尘肺病名称（N10）：数值型变量。依据《国家卫生计生委等4部门关于印发<职业病分类和目录>的通知》（国卫疾控发〔2013〕48号）中所附的《职业病分类和目录》，选择职业性尘肺病名称的编码。编码如下：1. 矽肺 2.煤工尘肺 3.石墨尘肺 4.炭黑尘肺 5.石棉肺 6.滑石尘肺 7.水泥尘肺 8.云母尘肺 9.陶工尘肺 10.铝尘肺 11.电焊工尘肺 12.铸工尘肺 13.其他尘肺。

（十三）职业性尘肺病诊断时间（诊断壹、贰、叁期日期，N11~N13）：日期型变量，Excel录入为日期格式。填写诊断各期职业性尘肺病时的具体年月日，如2019年9月2日，录入2019/09/02。如经核实确实无法明确具体日期，诊断日期"月"填6月（06），"日"填15日（15）。

（十四）保障情况〔N14，包含N14a 工伤保险保障，N14b用人单位赔付，N14c 城乡居民基本医疗保险，N14d大病保险，N14e 其他（医疗救助、扶贫救助等）〕：数值型变量。根据现患病例2019年保障情况填写，编码如下：1.享受；0.未享受。

如享受基本医疗保险，则汇总患者姓名和身份证号码信息，统一交由医保部门获取2019年以来患者门诊和住院医保报销比例信息（N14X和N14Y，保留一位小数），若医保报销比例分单病种和多病种的情况，则单病种以呼吸系统疾病报销比例为准，否则以全病种报销比例为准。填写内容以2019年医保部门实际获取数据为准，未获取到相关数据的患者填999，患者有住院/门诊记录但未给予报销的情况填写0。

（特别说明：若以职业性尘肺病为由就医，医疗机构明确无法进行医保报销的患者，请各随访单位按县区上报说明此类情况）

如享受低保（N15a，编码：1.享受 0.未享受），则汇总患者姓名和身份证号码信息，统一交由民政部门获取患者2019年所享受的每月低保金额（N15b）。

（十五）患者常住地址（N16a）：文本型变量。仅针对存活患者进行调查，具体到乡镇、街道和门牌。2019年底前已完成随访调查的患者，填写户籍所在地址。

（十六）常住地所在地编码（N16b）：数值型变量。患者当前经常居住的行政区域（省市县）的6位编码，按"职业病与职业卫生信息监测系统"上的编码进行填写。2019年底前已完成随访调查的患者，填写户籍所在地址相应编码。

（十七）随访信息来源（N17）：数值型变量。选择核实现患病例存活情况的信息来源的相应编码。编码如下：1.公安部门 2.民政部门 3.社会保障部门 4.职业病诊断机构 5.综合医院 6.企业 7.居（村）委会 8.患者本人或亲属 9.死因监测系统 10.其他。

（十八）随访日期（N18）：日期型变量，Excel录入为日期格式。如2019年9月2日，录入2019/09/02。

（十九）随访人姓名（N19）：文本型变量，填写随访某职业性尘肺病患者相关情况的工作人员的姓名。

附件3

尘肺病随访调查流程图

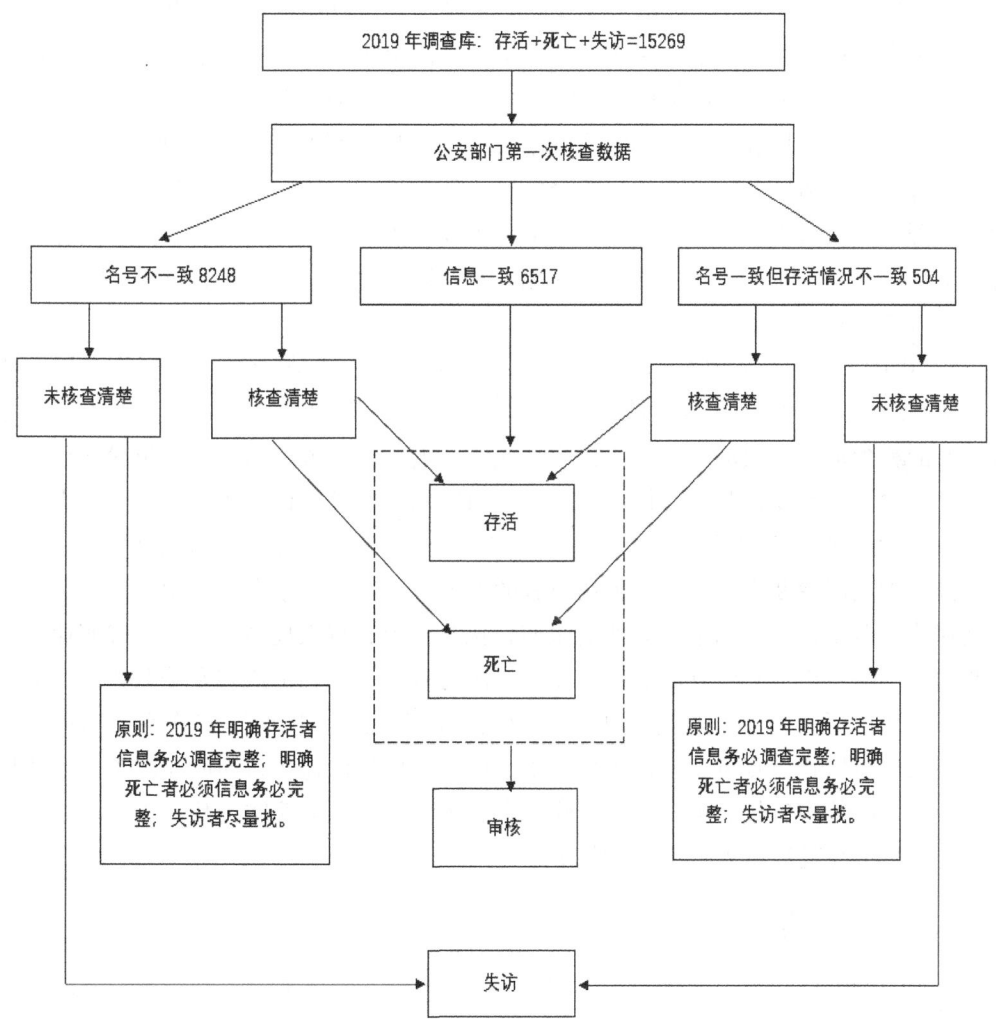

附录5：甘肃省尘肺病防治攻坚行动实施方案

为贯彻落实《甘肃省职业病防治"十三五"规划》有关要求，加强尘肺病预防控制和尘肺病患者救治救助工作，着力解决当前我省尘肺病防治工作中存在的重点和难点问题，保障劳动者职业健康权益，根据国家卫生健康委等10部门联合制定的《尘肺病防治攻坚行动方案》，特制定本实施方案。

一、总体要求

（一）指导思想

以习近平新时代中国特色社会主义思想为指导，认真贯彻党的十九大和十九届二中、三中全会精神，全面落实习近平总书记在全国卫生与健康大会上和视察甘肃重要讲话精神，坚持以人民健康为中心，贯彻预防为主、防治结合的方针，按照"摸清底数，加强预防，控制增量，保障存量"的思路，坚持政府领导、部门协作，预防为主、防治结合，分类指导、落实责任，综合施策、强化考核的原则，动员各方力量，实施分类管理、分级负责、综合治理，有效加强尘肺病预防控制，大力开展尘肺病患者救治救助工作，坚持标本兼治，完善尘肺病防治体系，切实保障劳动者职业健康权益。

（二）行动目标

到2020年底，摸清用人单位粉尘危害基本情况和报告职业性尘肺病患者健康状况。煤矿、非煤矿山、冶金、建材等尘肺病易发高发行业（以下简称"涉尘重点行业"）的粉尘危害专项治理工作取得明显成效，纳入治理范围的用人单位粉尘危害申报率、粉尘浓度定期检测率、接尘劳动者在岗期间职业健康检查率，主要负责人、职业健康管理人员和劳动者培训率均在95%以上。尘肺病患者救治救助水平明显提高；稳步提高被归因诊断为职业性尘肺病患者的保障水平。涉尘重点行业用人单位劳动者工伤保险覆盖率在80%以上。职业健康监督执法能力有较大提高，基本建成职业健康监督执法网络，市、县级有职业健康监督执法力量，乡镇和街道有专兼职执法人员或协管员。涉尘重点行业新增建设项目职业病防护设施"三同时"实施率达到95%以上，用人单位监督检查覆盖率在95%以上，职业健康违法违规行为明显减少。职业病防治技术支撑能力有较大提升，初步建成省、市、县级职业病防治技术支撑网络。尘肺病防治目标与脱贫攻坚任务同步完成。

二、重点任务

（一）粉尘危害专项治理行动。按照"摸清底数、突出重点、淘汰落后、综合治理"的路径，开展粉尘危害专项调查，煤矿、非煤矿山、冶金等重点行业粉尘危害专项治理，水泥行业执法专项行动，对已经开展专项治理行业领域组织"回头看"监督检查，对不具备安全生产条件或不满足环保要求的用人单位开展治理整顿，督促用人单位依法落实尘肺病防治主体责任，根据不同行业的粉尘危害特点，采取科学、有效的综合防治措施改善作业环境，预防和控制粉尘危害，确保实现治理目标。

（二）尘肺病患者救治救助行动。加强尘肺病监测、筛查和随访，对诊断为尘肺病的患者采取多种措施实施分类救治救助，实施重点行业工伤保险扩面专项行动，提高尘肺病患者救治救助水平，防止"因病致贫、因病返贫"。

（三）职业健康监管执法行动。加强职业健康监管队伍建设，重点充实市、县两级职业健康监管执法人员。加强对涉尘重点行业建设项目职业病防护设施"三同时"监督检查，确保这些重点行业领域新增建设项目"三同时"实施率超过95%。强化对粉尘危害风险高的用人单位的监督检查，到2020年底前，涉尘重点行业监督检查覆盖率在95%以上，职业健康违法违规行为明显减少。

（四）用人单位主体责任落实行动。督促用人单位设置或者指定职业健康管理机构（或组织），涉尘重点行业的用人单位，必须配备专职管理人员，负责粉尘防治日常管理工作。督促用人单位依法及时、如实申报粉尘危害项目，按照要求开展粉尘日常监测和定期检测工作，加强防尘设施设备的维护管理，为劳动者配发合格有效的防尘口罩或防护面具。督促用人单位依法与劳动者签订劳动合同，告知劳动者粉尘危害及防护知识，为劳动者缴纳工伤保险；依法组织劳动者进行上岗前、在岗期间和离岗时的职业健康检查，为劳动者建立个人职业健康监护档案，对检查发现有职业禁忌的，及时调离相关工作岗位。以健康企业建设为载体，推动企业提升粉尘危害防治水平。在涉尘重点行业推行平等协商和签订劳动安全卫生专项集体合同制度，督促用人单位认真履行职业病防治责任和义务。到2020年底前，涉尘重点行业用人单位劳动者工伤保险覆盖率在80%以上，企业普遍依法与劳动者签订劳动合同。

（五）防治技术能力提升行动。分级建立完善省、市、县三级支撑网络。按照"市州能诊断，县区能体检，镇街有康复站，村居有康复点"的目标，加强诊治康复能力建设。

三、实施步骤

分摸底与动员发动、治理整改、冲刺攻坚、总结提高四个阶段进行。

（一）摸底与动员发动阶段（2019年11月底前）。各市州要制定实施方案，开展动员部署，汇总形成本地涉尘重点企业清单，组织涉尘重点企业负责人进行学习动员，启动各项专项监督执法工作；省卫生健康委要按照国家统一安排，启动全省粉尘危害专项调查工作。

（二）治理整改阶段（2019年12月—2020年3月）。各市州要组织涉尘重点企业进行自查自改；深化监督执法，完成水泥行业执法专项行动有关核查、执法和提请关闭等工作；完成尘肺病监测、筛查和随访，汇总建立本地尘肺病患者名单、开展一人一档建立工作，并根据名单筛选防控重点县区和康复重点乡镇、重点村；调研确定重点技术支撑机构和本地承担职业病诊断、职业健康检查机构；对用人单位开展缴纳工伤保险、签订劳动合同情况的督导。省卫生健康委要开展职业健康监管执法队伍调研，督促市县加强人员配置。

（三）冲刺攻坚阶段（2020年4月—2020年9月）。各市州要完成对本地涉尘企业、建设项目的监督检查、整改核查工作；确定并公布市州职业病诊断指定机构和职业健康检查机构；完成本地粉尘危害专项调查和本地尘肺病患者档案建立工作；完成本地涉尘企业检查，深入开展重点监督执法；开展缴纳工伤保险、签订劳动合同第二轮督导及查处工作。省、市州卫生健康委要按照全国统一部署，组织开展重点技术支撑机构建设和重点地区尘肺病康复站（点）试点工作。

（四）总结提高阶段（2020年10月—12月）。各级要对本地工作情况及指标完成情况进行汇总，开展成效评估、总结并继续推进有关工作，逐级上报工作总结。

四、保障措施

（一）加强组织领导。将尘肺病等职业病防治工作纳入省防治重大疾病工作部门联席会议工作内容，部门联席会议相关成员单位要按照职责分工，主动研究尘肺病防治工作中的重大问题，认真组织落实本方案确定的任务措施，建立工作台账，互通信息，密切配合，切实抓好落实。省政府委托省卫生健康委与各市级人民政府签订目标责任书，会同有关部门开展监督检查，保障如期完成攻坚行动目标。

各级人民政府要将尘肺病等职业病防治工作纳入本地区国民经济和社会发展规划，加强领导，保障投入。各有关部门要加强协调，密切合作，立足本部门职责，积极落实防治措施。各市、县级人民政府要将尘肺病防治纳入政府议事日程，成立主要领导负责的防治工作领导小组，将尘肺病防治作为脱贫攻坚的重要内容，与健康扶贫工作紧密结合，明确目标与责任，建立工作台账，研究落实各项防治措施，及时协调解决防治工作中的重大问题。要逐级签订目标责任书，层层压实责任，细化防治任务，并具体落实到县级人民政府及相关部门。

（二）完善政策法规。省防治重大疾病工作部门联席会议成员单位要研究加强职业健康工作的相关政策，按照部门职责分工，进一步完善我省工伤保险、医疗保障、生活保障、支撑能力建设等相关政策及配套制度规定。

（三）强化基础保障。各级卫生健康行政部门要加强疾病预防控制机构、职业病防治院所、综合性医院和专科医院职业病科等队伍建设，逐级分类加强职业卫生技术人员业务培训，着力提高市、县、乡三级职业健康服务能力。严格从事职业病诊断的医师管理，强化专业培训和继续教育，发展壮大诊断医师队伍。各级卫生监督机构在各类监督检查中，不仅要将职业健康培训作为必查内容，而且要结合检查，开展送培训上门服务，组织劳动者收看职业病危害警示教育视频，切实提高企业劳动者防护意识和能力。各级人力资源社会保障行政部门要统筹运用工伤保险基金预防费用，在各类农民工技能培训中安排职业病防治常识教育，夯实防控基础。省、市教育部门要引导普通高校、职业院校加强职业健康相关学科专业建设，重点加强对临床医学、预防医学等与职业健康相关专业人才的培养。

（四）营造良好氛围。各级卫生健康行政部门要会同司法、人社、广电、工会部门，充分运用广播、电视、报纸等传统媒体以及微博、微信等新媒体，采用劳动者喜闻乐见的语言和方式，组织职业病防治专家，深入生产一线，广泛开展尘肺病防治法治宣传教育、健康教育和科普宣传，普及粉尘危害防治知识和相关法律法规，动员组织全社会力量共同参与尘肺病防治工作。要加强舆论引导，积极宣传报道各地区、各部门的先进经验和典型做法，营造有利于攻坚行动开展的浓厚氛围。

（五）开展监督检查。各级卫生健康行政部门要会同有关部门制订监督检查方案，开展定期和不定期监督检查，对工作内容和实施效果进行综合评估，评估结果纳入政府目标考核内容。省级部门监督检查计划见附件3，督查结果向省政府报告。

附件1

甘肃省尘肺病防治攻坚行动重点任务及责任分工

攻坚行动	重点任务及目标	责任部门
（一）粉尘危害专项治理行动	1.按照国家卫生健康委部署，开展包括粉尘危害基本情况专项调查在内的职业病危害现状调查。按照属地管理原则，组织开展专项调查，全面掌握用人单位粉尘危害基本信息及其地区、行业、岗位、人群分布情况，分级建立粉尘危害基础数据库，2020年底前完成调查工作	省卫生健康委负责，各市、县级人民政府落实
	2.集中开展煤矿、非煤矿山、冶金等重点行业粉尘危害专项治理工作。按照省卫生健康委《甘肃省职业病危害治理工作方案》确定的治理目标、任务、步骤和要求，加强督导检查，推动用人单位进行整治和改造，控制和消除粉尘危害	省卫生健康委负责，各市、县级人民政府落实
	3.对2017年部署开展的水泥行业安全生产和职业健康执法专项行动，继续按照要求推进实施，突出对包装和装车环节的治理改造，确保所有水泥生产企业在2019年底前实现既定治理目标	省卫生健康委、应急厅按职责分工负责，各市、县级人民政府落实
	4.对已经开展过粉尘危害专项治理的陶瓷生产、耐火材料制造、石棉开采、石材加工、金矿开采等行业领域，通过组织"回头看"监督检查，巩固提高治理成效	省卫生健康委负责，各市、县级人民政府落实
	5.对不具备安全生产条件或不满足环保要求的矿山、水泥、冶金、陶瓷、石材加工等用人单位，坚决依法责令停产整顿，对整治无望的申请当地政府依法予以关闭	省应急厅、甘肃煤矿安监局、省生态环境厅按职责分工负责，各市、县级人民政府落实
（二）尘肺病患者救治救助行动	6.加强尘肺病监测、筛查和随访。按照全国重点职业病监测项目安排，做好尘肺病主动监测和筛查试点工作，开展已报告尘肺病患者随访和回顾性调查，通过各级疾控中心职业病信息管理系统逐级上报相关信息，同时报送本级人民政府。依托全民健康信息平台开展尘肺病患者信息采集和比对，组织对所有诊断为尘肺病的患者建立档案，实现一人一档	省卫生健康委负责，财政厅配合，各市、县级人民政府落实

续表

攻坚行动	重点任务及目标	责任部门
	7.对诊断为尘肺病的患者实施分类救治救助。(1)对于已经诊断为职业性尘肺病且已参加工伤保险的患者，严格按照现有政策规定落实各项保障措施；对于已经诊断为职业性尘肺病、未参加工伤保险，但相关用人单位仍存在的患者，由用人单位按照国家有关规定承担其医疗和生活保障费用。依法开展法律援助，为已诊断职业性尘肺病的患者提供优质便捷的法律服务	省人社厅、卫生健康委、司法厅、省政府国资委按职责分工负责，各市、县级人民政府落实
	7.对诊断为尘肺病的患者实施分类救治救助。(2)对于已经诊断为职业性尘肺病，但没有参加工伤保险且相关用人单位已不存在等特殊情况，以及因缺少职业病诊断所需资料、仅诊断为尘肺病的患者，将符合条件的纳入救助范围，统筹基本医保、大病保险、医疗救助三项制度，做好资助参保工作，实施综合医疗保障，梯次减轻患者负担；对基本生活有困难的，全面落实生活帮扶措施。在国家将符合条件的尘肺病治疗药品和治疗技术纳入基本医疗保险、工伤保险的支付范围后，医疗保障部门、人力资源社会保障部门及时做好衔接和支付工作	省卫生健康委、人社厅、民政厅、医保局按职责分工负责，各市、县级人民政府落实
	8.实施尘肺病重点行业工伤保险扩面专项行动。定期了解粉尘危害基础数据库信息更新情况，及时将相关用人单位劳动者纳入工伤保险统筹范围。到2020年底前，涉尘重点行业用人单位劳动者工伤保险覆盖率达到80%以上，重点行业企业普遍依法与劳动者签订劳动合同	省人社厅负责，省卫生健康委配合，各市、县级人民政府落实
(三)职业健康监管执法行动	9.按照监管任务与监管力量相匹配的原则，加强职业健康监管队伍建设，重点充实市、县两级职业健康监管执法人员。加强地市、县两级执法装备投入，强化职业健康监管执法人员培训，到2019年底前，人员培训率达到100%	省卫生健康委负责，各市、县级人民政府落实
	10.加强对涉重点行业新建、改建、扩建项目职业病防护设施"三同时"的监督检查，对违反规定拒不整改的，严厉处罚、公开曝光，强化震慑作用，确保这些重点行业领域新增建设项目"三同时"实施率超过95%	省卫生健康委负责，省总工会配合，各市、县级人民政府落实
	11.按照分类分级监管原则，强化对粉尘危害风险高的用人单位的监督检查。对作业场所粉尘浓度严重超标但未采取有效工程或个体防护措施的，要进行重点监督，加大执法频次，依法从严处罚。对于粉尘浓度严重超标且整改无望的企业，要依法予以关闭。到2020年底前，涉尘重点行业监督检查覆盖率达到95%以上，职业健康违法违规行为明显减少	省卫生健康委负责，省总工会配合，各市、县级人民政府落实
(四)用人单位主体责任落实行动	12.督促用人单位设置或者指定职业健康管理机构（或组织）。煤矿、非煤矿山、冶金、建材等粉尘危害严重的用人单位，必须配备专职管理人员，负责粉尘防治日常管理工作	市、县卫生健康委负责
	13.督促用人单位依法及时、如实申报粉尘危害项目，按照要求开展粉尘日常监测和定期检测工作，加强防尘设施设备的维护管理，为劳动者配发合格有效的防尘口罩或防护面具	市、县卫生健康委负责
	14.督促用人单位依法与劳动者签订劳动合同，告知劳动者粉尘危害及防护知识，为劳动者缴纳工伤保险；依法组织劳动者进行上岗前、在岗期间和离岗时的职业健康检查，为劳动者建立个人职业健康监护档案，对检查发现有职业禁忌的，及时调离相关工作岗位	市、县卫生健康委、人力资源社会保障部门按职责分工负责
	15.以健康企业建设为载体，推动企业提升粉尘危害防治水平	省卫生健康委负责，各市、县级人民政府落实
	16.在重点行业推行平等协商和签订劳动安全卫生专项集体合同制度，督促用人单位认真履行职业病防治责任和义务	省总工会负责，各市、县级人民政府落实

续表

攻坚行动	重点任务及目标	责任部门
（五）防治技术能力提升行动	17.分级建立完善省、市、县三级支撑网络。按照国家即将出台的职业病防治技术支撑体系建设指导意见有关要求，进一步整合职业病防治院所、疾控中心和医疗卫生机构的资源和力量，加强技术支撑体系建设，到2020年底前，试点建设或命名一批支撑机构	省卫生健康委负责，省发改委配合，各市、县级人民政府落实
	18.按照"市州能诊断，县区能体检，镇街有康复站，村居有康复点"的目标，加强诊治康复能力建设。到2020年底前，每个市州至少确定1家医疗卫生机构承担职业病诊断；粉尘危害企业或者接触粉尘危害劳动者较多的县区（防控重点县区），至少确定1家医疗卫生机构承担职业健康检查，配备高千伏X光摄影仪或数字化直接成像（DR）系统等仪器设备，并根据工作需要装备移动式体检车。在重点地区开展尘肺病康复站（点）试点工作，常住尘肺病患者达到100人的乡镇（康复重点乡镇），依托乡镇卫生院或社区卫生服务中心建立尘肺病康复站，设置氧疗室、治疗室、教育室、抢救室等用房，配备心电图机、吸氧装置、呼吸机等医疗设备，备齐治疗尘肺病常用药物；常住尘肺病患者达到10人的村居（康复重点村），依托村卫生室建立尘肺病康复点，配备制氧机等设备，备有常用药物	省卫生健康委负责，各市、县级人民政府落实

附件2

甘肃省尘肺病防治攻坚行动实施步骤及重点工作安排

步骤	时间段	重点工作安排	责任部门
（一）摸底与动员发动阶段（2019年11月底前）	2019年11月底前	1.各市州成立政府主要领导负责的尘肺病防治工作领导小组，制定本级实施方案，开展动员部署，与所辖县区人民政府签订责任书 2.汇总税务、卫生健康、应急管理部门掌握的在产、在建企业名单，甄别形成本地涉尘重点企业清单及联系方式，并进行动态更新	各市州政府及有关部门
		3.汇编法律法规有关职业病防治规定要求并在网站公布 4.按照国家统一安排，启动全省粉尘危害专项调查工作，并组织开展调查人员培训	省卫生健康委
		5.各市州分级组织或统一组织辖区所有涉尘重点企业负责人，进行动员部署，明确攻坚行动相关目标、要求和时限，学习法律法规有关职业病防治规定要求	各市州卫生健康委会同同级人社部门、总工会
		6.将本地涉尘重点企业清单报省卫生健康委	各市州卫生健康委
		7.继续组织正在开展的职业病危害专项治理，组织纳入治理企业开展自查自改 8.启动本地涉尘重点行业建设项目职业病防护设施"三同时"专项监督检查和已开展过专项治理行业的"回头看"监督执法工作 9.开展职业病防治技术支撑能力调查，彻底摸清所辖职业病防治、诊断和职业健康检查三类机构的技术能力底数	各市州卫生健康委会同同级有关部门
		10.开展本地水泥生产企业监督检查，对未达到水泥行业安全生产和职业健康执法专项行动两项达标标准的，下达限期整改指令，督促落实粉尘治理目标	各市州卫生健康委会同同级应急管理部门

续表

步骤	时间段	重点工作安排	责任部门
（二）治理整改阶段（2019年12月—2020年3月）	2019年12月—2020年1月	11.各市州卫生健康委按照职业病危害专项治理工作安排，组织开展第二轮执法检查，强化对粉尘危害风险高的用人单位的监督检查 12.组织未纳入职业危害专项治理的其他涉尘重点企业自查自改、制定整改方案	各市州卫生健康委
		13.按照本地涉尘重点企业清单，组织对未为接触职业病危害劳动者缴纳工伤保险、未与劳动者依法签订劳动合同的用人单位，开展第一轮次督导工作	各市州人力资源社会保障部门
		14.制发尘肺病患者一人一档电子化档案建立有关通知	省卫生健康委
（二）治理整改阶段（2019年12月—2020年3月）	2019年12月—2020年1月	15.完成尘肺病主动监测、筛查和尘肺病患者随访、调查工作 16.开展职业健康监管执法队伍调研，督促市县加强人员配置 17.做好执法人员培训和相关执法装备的配备工作	省卫生健康委会同各市州卫生健康委
		18.按水泥行业安全生产和职业健康执法专项行动有关治理目标时限要求，完成水泥生产企业整改治理情况的核查、执法和提请关闭等工作	各市州卫生健康委会同同级应急管理部门
	2020年1月—3月	19.调研确定省级重点技术支撑机构；市州调研确定市、县级重点技术支撑机构	省、市州卫生健康委分别负责
		20.组织职业病危害专项治理第三轮重点检查，重点对整改情况进行核查与执法 21.组织对未纳入职业病危害专项治理的其他涉尘重点企业开展监督检查 22.将各类监督检查中发现的未依法缴纳工伤保险或未依法签订劳动合同的用人单位情况通报同级人力资源社会保障部门 23.汇总尘肺病监测、筛查和随访调查数据，以及基本医疗有保障清零筛查有关贫困人口尘肺病患病情况，建立本地尘肺病患者名单联系库，开展一人一档建立工作 24.筛选上报防控重点县区和康复重点乡镇、重点村名单	各市州卫生健康委
（三）冲刺攻坚阶段（2020年4月—2020年9月）	2020年4月—6月	25.基本完成对本地涉尘企业监督检查、整改核查和重点行业领域建设项目职业病防护设施"三同时"专项监督检查	各市州卫生健康委
		26.按照全国统一部署，组织开展重点地区尘肺病康复站（点）试点工作	省卫生健康委
		27.开展缴纳工伤保险、签订劳动合同第二轮督导及查处工作	各市州人力资源社会保障部门
		28.依托中央转移支付有关专项经费，开展省级、市与县级重点技术支撑机构建设	省、市州卫生健康委分别负责
	2020年4月—9月	29.引导加强职业病诊断机构和职业健康检查机构建设，2020年9月前确定并公布至少一家市州职业病诊断指定机构和各防控重点县区至少一家职业健康检查机构 30.相关市州完成本地基层卫生机构尘肺病康复站（点）试点工作 31.完成本地粉尘危害专项调查，并据此更新涉尘企业名单和尘肺病患者名单 32.全面完成对本地尘肺病患者档案建立工作 33.全面完成对本地涉尘企业检查，深入开展重点监督执法，对粉尘浓度严重超标且未整改到位或整改无望的，依法从严处罚、停产整顿或提请地方政府予以关闭	各市州卫生健康委

续表

步骤	时间段	重点工作安排	责任部门
(三)总结提高阶段	2020年10月—12月	34.对本地工作情况及指标完成情况进行汇总,开展成效评估、总结并继续推进有关工作,逐级上报工作总结。各市州总结于2020年12月5日前报送省卫生健康委	市、县卫生健康委分别牵头负责

备注:附件1重点任务中,第5项、第7项和第12项、第13项、第14项贯穿各阶段,由各责任单位按要求开展

附件3

甘肃省尘肺病防治攻坚行动省级部门监督检查计划

序号	督查时间段	牵头部门	督查内容	督查形式	情况反馈
1	2019年12月—2020年2月	省卫生健康委	各市州攻坚行动安排部署、企业动员及涉尘企业名单汇总,专项治理、"三同时"监督检查和"回头看"监督执法、技术支撑能力调查开展情况	结合卫生系统年终考核开展	向省政府报告,重点情况通报有关市州人民政府
2	2019年12月—2020年2月	省人社厅	各市州组织开展工伤保险、签订劳动合同的第一轮次督导工作情况	结合人社系统年终考核开展	重点情况通报有关市州政府,抄报省卫生健康委
3	2020年3月—10月	省总工会	各市州在重点行业推行平等协商和签订劳动安全卫生专项集体合同制度情况	结合工会系统其他相关活动开展	抄报省卫生健康委
4	2020年3月—4月、7月—8月	省卫生健康委	各市州分阶段重点工作的进展情况	电话调度情况为主,抽查为辅	重点情况通报有关市州人民政府,抄报有关部门
5	2020年7月—9月	省人社厅	各市州组织开展工伤保险、签订劳动合同的第二轮次督导工作情况	结合人社系统相关活动开展	重点情况通报有关市州政府,抄报省卫生健康委
6	2020年11月—12月	省卫生健康委	各市州攻坚行动重点工作总体情况	电话调度情况与抽查相结合	向省政府报告,抄报有关部门,重点情况通报有关市州政府
7	攻坚行动期间适时组织	省应急厅	各市州对不具备安全生产条件的重点行业企业治理整顿、提请关闭情况	结合其他专项或日常监督检查	2020年10月—11月将攻坚行动期间有关工作汇总情况,抄报省卫生健康委
8	攻坚行动期间适时组织	省生态环境厅	各市州对矿山、水泥、冶金、陶瓷、石材加工等企业进行执法检查,提请关闭情况	结合其他专项或日常监督检查	
9	攻坚行动期间适时组织	省医保局	各地落实农村贫困人口尘肺病患者的大病保险保障、医疗救助情况	结合其他专项或日常监督检查	
10	攻坚行动期间适时组织	省民政厅	各地对符合条件的尘肺病患者落实生活帮扶措施情况	结合其他专项或日常检查	

附录6：2020年甘肃省职业性尘肺病患者信息核查及补充调查工作方案

为贯彻落实国家卫生健康委等5部门《关于开展职业性尘肺病患者有关信息核查工作的通知》（国卫办职健函〔2020〕299号）要求，认真做好职业性尘肺病患者信息核查与补充调查工作，结合我省实际，制定本方案。

一、工作目标

在2019年职业性尘肺病患者随访调查的基础上，卫生健康、公安、民政、人社、医疗保障部门密切配合，重点围绕前期未实际随访调查到或调查信息不全、存疑的职业性尘肺病患者，开展信息核查与补充调查工作，摸清新中国成立以来至2019年底我省已报告职业性尘肺病患者的健康状况与保障情况，确保6月底之前全面完成职业性尘肺病患者信息核查工作。

二、信息核查与补充调查的内容

核查与补充调查内容包括，职业性尘肺病患者的姓名、出生年月、性别、存活情况、患者用人单位的名称及所在地区、用人单位行业分类、接尘工龄、尘肺病类型、期别及诊断日期等；存活的尘肺病患者，还需调查患者的身份证信息、户籍所在地址或常住地址、享受低保情况、参加工伤保险及各种医疗保障情况；死亡病例还需调查死亡日期等情况。调查病种为《职业病分类和目录》所列所有职业性尘肺病，包括矽肺、煤工尘肺、石墨尘肺、炭黑尘肺、石棉肺、滑石尘肺、水泥尘肺、云母尘肺、陶工尘肺、铝尘肺、电焊工尘肺、铸工尘肺、根据《尘肺病诊断标准》和《尘肺病理诊断标准》可以诊断的其他尘肺病等13种。

三、各部门职责

（一）省、市州卫生健康部门

分别牵头负责全省和市州职业性尘肺病患者信息核查的组织实施，协调同级公安、民政、人社、医保等部门，加强信息沟通和督促，确保核查工作质量和进度。

（二）省、市州公安部门

省公安厅充分发挥公安系统数据库优势，对省卫生健康委提供的职业性尘肺病患者信息，开展信息核查及补充工作。市州公安局在同级卫生健康部门提出协查要求时，做好相关信息的核查或协助调查工作。

（三）省、市州民政部门

省民政厅依托现有社会救助人员信息库，查询并反馈患者中2019年获得低保等救助情况、住址、联系方式等信息。市州民政局在同级卫生健康部门提出协查要求时，做好相关信息的核查或协助调查工作。

（四）省、市州人社部门

省人社厅会同各市州人社局，依托各自掌握的有关数据，自上而下逐级查询并反馈本级掌握的有关患者相关信息。

（五）省、市州医保部门

省医保局会同有关市州医保局，依托各自掌握的有关数据，自上而下逐级查询并反馈本级掌握的有关患者相关信息。

四、信息核查与补充调查流程

（一）名、号一致性核查：5月10日前，省卫生健康委将2019年随访调查到的所有职业性尘肺病患者基本信息，提供给省公安厅。省公安厅对其中姓名、身份证号码齐全的信息，进行姓名、身份证号码一致性核查：如核查一致，反馈患者民族、出生日期、出生地、死亡标识及死亡时间等信息；如核查不一致，查询姓名、身份证号码分别可能对应人员的家庭住址、联系方式等线索信息，反馈省卫生健康委。对有姓名、身份证号码不全的信息，根据姓名和其他信息（出生年月、单位名称等），匹配可能的身份证号码及相应人员的家庭住址、联系方式等线索信息，反馈省卫生健康委。以上工作在5月17日前完成。

（二）省卫生健康委将省公安厅反馈回的线索信息，按照原随访调查来源或线索信息中人员住址，分发相关市州，5月31日前各市州卫生健康委完成相关补充调查、核实工作。

（三）省卫生健康委收集各地卫生健康部门调查核实的尘肺病患者信息，再次提供给省公安厅，并重复第一项工作内容。此项工作在6月8日前完成。

（四）省卫生健康委将经两次名号一致性核查后的患者信息数据，提供给省民政、人社、医保部门进行查询及补充。

省人社厅依托本级掌握的数据信息，查询并反馈有关患者的工伤保险参保登记信息、享受工伤保险待遇及住址、联系方式等信息，将本级未查询到有关信息人员的基本信息，全部分发到各市州人社局进行上述信息的查询，收集汇总后反馈省卫生健康委。省、市州人社部门在信息查询中，如果发现有名单之外的职业性尘肺病患者信息，也应补充入库，并将所有补充信息及时反馈同级卫生健康部门进行进一步调查。

省医保局依托本级数据库，查询并反馈有关患者的2019年以来患者基本医保参保情况，在定点医疗机构的基本医保、大病保险、医疗救助待遇享受、个人负担金额等信息，将本级未查询到有关信息人员的基本信息，全部发往相关市州医保局进行上述信息的查询，收集汇总后反馈省卫生健康委。

各市州卫生健康委将调查收集的补充信息报省卫生健康委。

此项工作在6月22日前完成。

（五）省卫生健康委汇总收集各部门、各市州卫生健康委提供的所有信息，形成我省1949至2019年底职业性尘肺病患者信息库，并上报国家卫生健康委。如遇需要再次核查的数据信息，提请相关部门另行核查。此项工作在6月30日前完成。

五、有关要求

（一）高度重视核查工作。开展信息核查及补充调查工作，是保证职业性尘肺病患者随访调查工作质量、研究制定职业性尘肺病患者保障措施的一项基础性工作，事关经济社会稳定大局。各有关部门要提高政治站位，加强协作配合，在时限要求内，共同做好患者信息核查工作。

（二）做好组织协调工作。省、市州卫生健康委要按照本方案要求，牵头组织并积极协调各有关部门做好相关信息核查与反馈工作。各有关部门应确定责任处室（单位）和工作联络人，确保事有人做、责有人担。

（三）妥善保管信息资料。各部门应认真做好信息资料交接，准确及时记录有关信息数据，妥善保管有关信息和资料，严防敏感信息外泄。

附录7：2020年甘肃省重点职业病监测及尘肺病随访调查工作现场技术指导与质控工作报告

甘肃省卫生健康委：

为切实做好我省2020年重点职业病监测项目及尘肺病随访调查工作，有效落实国家卫生健康委2020年重点任务硬性指标和质控要求，依据《关于开展2020年甘肃省重点职业病监测及尘肺病随访调查工作现场技术指导与质控的通知》（甘疾控函〔2020〕104号）要求，我中心组织人员对全省有关工作开展了现场技术指导与质控，现将结果汇报如下：

一、技术指导范围与覆盖单位

本次技术指导覆盖全省10个市：兰州市、嘉峪关市、金昌市、白银市、天水市、武威市、张掖市、酒泉市、平凉市及陇南市。17个县区：红古区、七里河区、永昌县、金川区、白银区、平川区、秦州区、麦积区、凉州区、古浪县、甘州区、肃州区、金塔县、崆峒区、华亭县、成县及康县。27家疾控机构；20家职业健康检查机构；5家职业病诊断机构；以及3家厂矿企业。

技术指导方式：采取听取汇报、访谈、查阅资料、登录信息系统、现场抽查等相结合的方式进行。

二、2020年尘肺病随访调查工作

全省各地疾控中心，在卫生行政部门的协调支持下，取得了当地公安、民政、人社等部门的工作配合，在当地有关部门进一步查找失访的尘肺病患者信息，确保调查信息的准确性。此外，全省各地均发布了关于开展职业性尘肺病患者信息登记的公告，发布在卫生部门官方网站、微信号、新闻头条并刊登在各地方报刊上，有望找到失访的尘肺病患者。省级技术指导组在当地疾控中心的组织配合下，一起想办法、找突破，赶赴有关厂矿企业职工医院、乡卫生院等有关单位，实地查看了随访调查工作资料，在进行随访调查数据复核工作的同时，又查找到了部分尚未报告的尘肺病患者信息。

现场质控人员协助当地疾控中心项目负责人对当地数据库进行梳理、审核和分类，具体将数据分为：终库数据、需进一步调查补充的存活和死亡数据、有身份证号码的失访数据以及其他失访数据四类。明确各类信息人群的工作重点和方向，为基层工作人员进一步开展随访调查明确工作思路。

目前，我省第二次提交给公安部门进行核查的数据共计3089例，提交民政、人社、医保部门进行核查的数据共计17 847例（由于时间紧，各地报来的数据尚未查重，因此其中包括重复数据）。目前民政核查信息已经反馈，计划待人社、医保部门核查信息反馈后统一匹配添加至原库中。我省进入终库的死亡患者信息共计2332条；已经完成基础信息调查的存活患者信息共计5897条。本次现场复核尘肺病随访调查信息共计828例，调查结果符合率为98.1%。

1.存在问题

（1）仍有两千余例失访患者无法取得联系。其中主要分为两种情况：

第一种情况是部分患者虽未联系到本人，但获取到身份证信息、诊断日期、期别、病种名称等，经公安部门比对后可以初步判断存活或死亡情况，但由于公安部门无法提供死亡销户日期，而造成死亡日期空项；无法提供存活患者常住地址和联系方式，从而无法联系到本人，也无法获取常住地址。

第二种情况是很多七八十年代诊断的患者信息来源于统一下发的文件或存档名录，而文件中仅简单罗列姓名、病种名称和诊断期别，由于人员流动，患者早已不在当地，同时缺少身份证号码，尽管市级公安部门通过姓名进行多次比对，但重名太多，无法进一步查找，此类患者查找困难非常大，很多信息都缺失。虽然已经发布了公告，但能找来的患者少之又少，尤其是如果患者已死亡，家属更不会找来提供信息。

（2）死亡患者中有部分接尘工龄和/或诊断日期无法提供。由于死亡患者的有关资料很多都烧毁，用人单位经历破产重组，很多早先的资料也遗失，造成信息不全的情况。

2.职业健康检查机构和职业病诊断机构工作开展情况

目前，我省在备案工作开展前有资质和备案工作开展后已备案的职业健康检查机构共计171家，其中已经备案的机构有111家；开展工作的机构有92家。已备案的机构中有33家尚未开展工作；未备案的机构中有14家在开展工作。

我省有资质的职业病诊断机构共计31家，目前开展工作的诊断机构11家。

附录8：2020年甘肃省职业性尘肺病回顾性随访调查报告

一、背景

2019年按照国家卫生健康委职业健康司《关于印发2019年重点职业病监测项目工作方案的通知》和《甘肃省财政厅 甘肃省卫生健康委员会关于下达2019年基本公共卫生服务补助资金的通知》（甘财社〔2019〕59号）要求，甘肃省卫生健康委制定下发《关于印发2019年甘肃省重点职业病监测等五个职业病防治项目工作方案的通知》（甘卫职健函〔2019〕343号）。甘肃省疾病预防控制中心在省卫生健康委的安排协调下，大力推动随访调查工作的全面开展，先后下发《关于进一步做好全省尘肺病随访与回顾性调查工作的通知》（甘疾控职放发〔2019〕272号）和《关于加快推进全省职业性尘肺病患者随访与回顾性调查工作的通知》（甘疾控职放发〔2019〕364号），全年共计举办2期现场培训班和1次视频会议，对全省尘肺病随访调查工作组织开展了2次技术指导与质量控制。截至2020年1月8日，全省共计开展随访调查15 269例，无任何线索信息者246例。随访到的病例中存活7855例，占51.4；死亡5435例，占35.6；找到线索但信息不全1979例，占13.0。2019年国家下达任务数15 515例，甘肃省随访调查到存活和死亡病例共计13 290例，随访调查率为85.7。

2020年我省在2019年尘肺病随访调查工作基础上，以前期未随访调查到或调查结果存疑、信息不全的患者信息为重点，开展深入随访调查和核实，协调同级公安、民政、人社、医保等部门，摸清全省职业性尘肺病患者的健康状况与保障情况，确保数据质量。

二、工作实施情况

（一）组织实施

1.全力协调开展部门间联合信息核查。接到国家五部门联合下发的《关于开展职业性尘肺病患者有关信息核查工作的通知》（国卫办职健函〔2020〕299号）后，甘肃省卫生健康委高度重视，即刻着手安排有关工作，并于4月29日邀请我省公安、民政、人社、医保有关工作处室负责同志，召开尘肺病患者信息核查协调联席会议。会上进一步沟通明确了各部门职责及需要协助核查的内容，从而建立了各部门协作调查的机制。随后制定并由省卫生健康委、公安厅、民政厅、人社厅和医保局等5部门联合制定并下发《关于印发<2020年甘肃省职业性尘肺病患者信息核查及补充调查工作方案>的通知》（甘卫职健函〔2020〕324号）。

2.制定工作方案。接到国家卫生健康委和中国疾控中心下发的项目方案和项目技术方案后,第一时间阅读学习并结合甘肃省尘肺病随访调查工作实际情况,省卫生健康委和省疾病预防控制中心先后制定并印发了《2020年甘肃省尘肺病随访调查工作实施方案》(甘卫职健函〔2020〕323号)和《2020年甘肃省尘肺病随访调查工作技术方案》(甘疾控职放发〔2020〕230号)。

3.加强培训,突出重点开展技术指导。省卫生健康委、省疾病预防控制中心组织全省各市州、县区卫生健康行政部门和疾控中心有关工作负责人参加"2020年职业性尘肺病随访调查工作视频培训会议"。重点对国家2020年职业性尘肺病随访调查工作要求,我省今年的尘肺病随访调查工作思路、方法、步骤和质控要求等进行了深入细致的培训。

省疾病预防控制中心派出四个督查组,分别对白银、兰州、平凉、武威、金昌、嘉峪关、天水等重点地区开展了监督指导。督导人员深入厂矿企业与基层调查人员一起想办法、找突破,取得了一定进展。省卫生健康委职业健康处对平凉、白银等工作进展缓慢地区的有关行政科室负责人进行了电话约谈和指导。

甘肃省尘肺病随访调查工作组织实施情况汇总表

地区	联合4部门发文名称	是否制定随访方案并下发	随访方案培训人数	是否督导	督导次数
甘肃	《关于印发<2020年甘肃省职业性尘肺病患者信息核查及补充调查工作方案>的通知》(甘卫职健函〔2020〕324号)	是《2020年甘肃省尘肺病随访调查工作实施方案》(甘卫职健函〔2020〕323号)《2020年甘肃省尘肺病随访调查工作技术方案》(甘疾控职放发〔2020〕230号)	《关于召开全省职业性尘肺病随访调查技术方案视频培训会议的通知》(甘疾控函〔2020〕81号)培训人数:106人	是《关于开展2020年甘肃省重点职业病监测及尘肺病随访调查工作现场技术指导与质控的通知》(甘疾控函〔2020〕104号)	对部分重点地区开展2次督导

(二)随访调查实施

1.职业病报告、监测部门随访调查实施情况

5月22日全省随访调查工作动员和培训视频会后,各级卫生健康行政部门和疾病预防控制中心按照下发的工作方案和技术方案,全面启动了2020年尘肺病随访调查工作。省疾病预防控制中心将经公安机关第一次比对后身份证与姓名不一致或生存情况存疑的2315例、失访的1979例信息,以及依托全民健康信息平台及电子病历库、健康档案库查找到的1793例线索信息,逐级下发到市县调查单位,开展进一步核实和补充查找。同时,各级发挥主观能动性,积极从企业、医疗机构、社保部门、档案馆等查找历史记录资料,并主动联系当地公安部门进行信息核查,千方百计查找、补充、核实患者信息。

积极面向社会发布公告。全省14个市州及存在粉尘危害严重企业的县区均发布了"关于开展职业性尘肺病患者信息登记的公告",发布在卫生部门官方网站、微信号、新闻头条并刊登在各地方报刊上,尽最大努力找到失访的尘肺病患者。

2.跨部门协查实施情况

省卫生健康委全力协调确定了卫生、公安、民政、人社、医保5部门的联合协作信息核查工作机制，各部门积极配合开展有关信息的核查及补充工作。

医保和民政部门分别组织开展了3次核查，核查量达18 524人次；公安部门组织开展2次核查，核查量达18 358人次；人社部门组织开展1次核查，核查量达16 699人次。通过各部门的联合核查，一是找到了部分失访患者信息，二是更正了2019年不确定的调查信息，三是为进一步随访调查提供了线索信息，从而不断压缩失访比例，提高获取信息质量。

此外，为了获得更多线索，省卫生健康委积极协调省总工会，通过重点行业和企业工会系统，获取尘肺病患者线索信息，进一步开展随访调查，2020年省总工会系统提供尘肺病患者信息共计103例，其中与现有信息重复40例，最终补充63例。

3.跨省市协查实施情况

2020年甘肃省协助外省核查职业性尘肺病病例信息共计74例，均提供至我省公安、医保、民政和人社部门进行核查，其中核查到信息24例，其他信息各部门均未查找到有关线索。

甘肃省没有委托外省开展信息核查工作。原因主要有两种情况：一是部分甘肃籍在外打工人员，我省通过联系家属或本人已经获取到有关信息；二是失访患者中大部分均无身份证号码，无法核查所在地，也无法委托其他省份协助核查。

（三）质量控制

1.实施过程质控

首先，在随访调查工作开展之初，进行了统一规范化培训，结合2019年工作中发现的问题，对调查表中各项内容的填写和数据录入要求进行了详细的培训说明，随访调查人员按照统一方法、统一标准、统一控制的原则开展职业性尘肺病患者随访调查工作。

第二，安排固定的调查人员在每日结束调查后对当日调查信息填写情况进行检查、核实，具体查阅填写信息完整情况、核查调查信息是否有明显错项和逻辑错误等问题，如发现有问题需及时核实、更正。每日调查结束后，及时回收并妥善保管调查表。

第三，数据录入人员须严格按照要求填写录入，方式统一为Excel表格中录入或修改，并要求：新增信息涂黄色，更正信息涂红色，以便后期核查确认。录入过程中对调查信息进行二次检查，如发现有逻辑错误或缺漏项等问题，及时与原始资料进行核对和更正，确保信息准确。

第四，在省、市疾病预防控制中心设立质量考核小组，在调查过程中随机抽取5%的调查表，复核调查录入信息与调查表、原始资料的一致性，复核结果（符合率）纳入年底项目工作考核中。截至2020年8月14日，甘肃省疾控中心抽样复核828例，调查结果符合率为98.1%；各市州疾控中心共完成复核1567例，调查结果符合率为96.9%。

2.数据分析质控

扎实开展数据审核质控工作。着重从以下几方面设置逻辑校验公式,把好最后一道关。

一是出生日期与已收集的身份证号码中日期应一致;二是身份证号码位数只有15位和18位两种类型;三是存活患者填写了死亡日期或者死亡患者无死亡日期;四是接尘工龄和首诊年龄的差值不应小于16,实际接尘月数不应超过11;五是接尘工龄和年龄的差值不应小于16;六是首次诊断年龄不应小于16岁;七是三个期别诊断日期的时间先后逻辑和时间间隔应不少于1年。

三、结果

(一)总体情况

甘肃省2006—2019年间在国家"职业病与职业卫生信息监测系统"报告新发职业性尘肺病诊断信息2277例,2020年通过随访调查核实确诊信息13 644例,同时发现在2006—2019年间存在信息漏报的情况,经过核查有911例职业性尘肺病患者信息没有按时上报系统(见表1-1)。

甘肃省收到外省需要协助核查数据74条,经过核查,找到并反馈信息24条(见表1-2)。

甘肃省随访调查到1949—2019年诊断的15 760例职业性尘肺病患者信息,其中调查明确为现患病例者7426例,占47.1%;死亡6218例,占39.5%;失访2116例,占13.4%。2020年国家下达职业性尘肺病随访调查任务数15 681例,甘肃省完成随访调查13 644例,随访调查率为87.0%(见表1-3)。

表1-1 甘肃省职业性尘肺病随访调查总体情况

地区	截至2019年底任务数	收集个案卡数			随访到的人数			任务完成率*(%)
		诊断已报告	诊断未报告	小计	诊断已报告	诊断未报告	小计	
兰州	2797	716	0	716	3465	130	3595	123.9
嘉峪关	548	284	0	284	418	0	418	76.3
金昌	927	327	0	327	672	0	672	72.5
白银	3337	217	0	217	2707	135	2842	81.1
天水	560	23	0	23	165	15	180	29.5
武威	2114	133	0	133	1824	177	2001	86.3
张掖	1988	99	0	99	1576	289	1865	79.3
平凉	520	200	0	200	362	0	362	69.6
酒泉	1832	198	0	198	1186	141	1327	64.7
庆阳	32	5	0	5	30	6	36	93.8
定西	63	1	0	1	68	15	83	107.9
陇南	160	61	0	61	131	0	131	81.9
临夏	5	1	0	1	23	1	24	460.0
甘南	770	9	0	9	80	5	85	10.4
矿区	28	3	0	3	23	0	23	82.1
合计	15 681	2277	0	2277	12 733	911	13 644	81.2

*:任务完成率=随访到的诊断已报告总人数/截至2019年底任务数×100。

表1-2 甘肃省随访协查情况

地区	协助外省调查数据情况		请外省协助调查数据情况	
	收到数据量	反馈数据量	发出数据量	收回数据量
北京	3	2	0	0
天津	0	0	0	0
河北	4	4	0	0
山西	0	0	0	0
内蒙古	10	0	0	0
辽宁	0	0	0	0
吉林	2	0	0	0
黑龙江	0	0	0	0
上海	0	0	0	0
江苏	0	0	0	0
浙江	5	0	0	0
安徽	5	3	0	0
福建	0	0	0	0
江西	0	0	0	0
山东	0	0	0	0
河南	14	12	0	0
湖北	0	0	0	0
湖南	0	0	0	0
广东	0	0	0	0
广西	0	0	0	0
海南	0	0	0	0
重庆	0	0	0	0
四川	0	0	0	0
贵州	1	1	0	0
云南	0	0	0	0
西藏	0	0	0	0
陕西	7	0	0	0
甘肃	0	0	0	0
青海	4	0	0	0
宁夏	5	2	0	0
新疆	14	0	0	0
兵团	0	0	0	0
合计	74	24	0	0

表1-3 甘肃省各年度职业性尘肺病报告及存活情况

首次诊断年份	各年度职业性尘肺病报告例数	已随访到的病例		合计	现患比例
		现患病例	死亡病例		
1986年及以前	4951	650	4082	4732	13.7
1987	174	54	106	160	33.8

续表

首次诊断年份	各年度职业性尘肺病报告例数	已随访到的病例		合计	现患比例
		现患病例	死亡病例		
1988	290	56	218	274	20.4
1989	125	42	67	109	38.5
1990	136	41	89	130	31.5
1991	68	33	30	63	52.4
1992	103	33	53	86	38.4
1993	89	29	52	81	35.8
1994	203	57	101	158	36.1
1995	105	50	47	97	51.5
1996	120	58	42	100	58.0
1997	355	197	141	338	58.3
1998	475	287	156	443	64.8
1999	194	109	53	162	67.3
2000	355	254	43	297	85.5
2001	503	285	148	433	65.8
2002	533	331	158	489	67.7
2003	418	356	39	395	90.1
2004	479	396	41	437	90.6
2005	1340	966	76	1042	92.7
2006	425	322	95	417	77.2
2007	95	72	11	83	86.7
2008	260	196	52	248	79.0
2009	141	117	18	135	86.7
2010	385	287	88	375	76.5
2011	212	171	23	194	88.1
2012	266	211	51	262	80.5
2013	296	252	44	296	85.1
2014	170	150	19	169	88.8
2015	347	314	33	347	90.5
2016	153	143	10	153	93.5
2017	314	291	22	313	93.0
2018	258	252	6	258	97.7
2019	369	364	4	368	98.9
年度不详	1053	0	0	0	—
合计	15 760	7426	6218	13 644	54.4

（二）职业性尘肺病现患病例人口学特征分布情况

按照用人单位所在地分析甘肃省现患职业性尘肺患者口学特征分布情况，结果显示甘肃省现患职业性尘肺患者中97.7%为男性；男女性患者平均年龄65.8±11.6，年龄中位数67岁（见表2）。

表2 甘肃省职业性尘肺病现患病例人口学特征分布情况

地区	男性				女性				合计			
	例数	%	年龄均值±SD	年龄中位数	例数	%	年龄均值±SD	年龄中位数	例数	%	年龄均值±SD	年龄中位数
兰州市	1738	97.6	67.0±11.5	68.0	42	2.4	59.1±11.6	57.0	1780		66.8±11.6	68.0
嘉峪关市	243	99.2	64.3±12.2	65.0	2	0.8	54.0±1.4	54.0	245		64.2±12.2	65.0
金昌市	353	96.7	66.8±11.8	68.0	12	3.3	67.8±7.3	68.0	365		66.8±11.7	68.0
白银市	1248	99.1	67.0±11.7	68.0	12	1.0	56.9±9.6	60.0	1260		66.9±11.7	68.0
天水市	109	97.3	67.8±11.1	68.0	3	2.7	81.0±3.5	83.0	112		68.2±11.2	68.0
武威市	499	96.9	64.9±10.6	66.0	16	3.1	56.1±7.9	56.0	515		64.6±10.6	66.0
张掖市	1639	97.8	66.0±10.9	68.0	37	2.2	64.4±11.8	64.0	1676		66.0±10.9	67.0
平凉市	178	97.8	62.4±13.2	63.0	4	2.2	64.3±1.9	63.5	182		62.4±13.1	63.0
酒泉市	1044	96.3	64.2±11.8	66.0	40	3.7	61.8±10.5	64.5	1084		64.1±11.7	66.0
庆阳市	17	100.0	58.9±13.4	53.0	0	0.0	0.0±0.0	0.0	17		58.9±13.4	53.0
定西市	24	96.0	60.5±12.1	56.5	1	4.0	48.0±0.0	48.0	25		60.0±12.1	56.0
陇南市	111	99.1	61.1±13.5	59.0	1	0.9	72.0±0.0	72.0	112		61.2±13.5	59.5
临夏州	11	100.0	71.2±7.8	71.0	0	0.0	0.0±0.0	0.0	11		71.2±7.8	71.0
甘南州	22	100.0	64.6±11.5	65.0	0	0.0	0.0±0.0	0.0	22		64.6±11.5	65.5
甘肃矿区	4	100.0	74.8±12.7	79.5	0	0.0	0.0±0.0	0.0	4		74.8±12.7	79.5
合计	7239	97.7	65.9±11.6	67.0	170	2.3	61.5±11.1	63.5	7410*		65.8±11.6	67.0

*：将用人单位不在本省的2006年以后的16例数据提交至外省后，现患例数变为7410例。

（三）职业性尘肺病现患病例分期情况

分析现患职业性尘肺病病例分期情况，结果显示甘肃省新发的壹期职业性尘肺病患者数量最多，占比73.7%；其次为贰期患者，占比21.3%（见表3-1）。

不同的尘肺病病种也以壹期患者居多，其中云母尘肺、陶工尘肺、铝尘肺和石墨尘肺的壹期患者占比达96.0%以上（见表3-2）。

表3-1 甘肃省职业性尘肺病现患病例分期情况

地区	职业性尘肺病分期						合计
	壹期	%	贰期	%	叁期	%	
兰州市	1371	77.02	335	18.8	74	4.2	1780
嘉峪关市	165	67.4	55	22.5	25	10.2	245
金昌市	245	67.1	88	24.1	32	8.8	365
白银市	897	71.2	292	23.2	71	5.6	1260
天水市	87	77.7	22	19.6	3	2.7	112
武威市	377	73.2	119	23.1	19	3.7	515
张掖市	1319	78.7	284	17.0	73	4.4	1676
平凉市	112	61.5	55	30.2	15	8.2	182
酒泉市	749	69.1	288	26.6	47	4.3	1084
庆阳市	13	76.5	3	17.7	1	5.9	17
定西市	19	76.0	5	20.0	1	4.0	25

续表

地区	职业性尘肺病分期						合计
	壹期	%	贰期	%	叁期	%	
陇南市	79	70.5	20	17.9	13	11.6	112
临夏州	10	90.9	1	9.1	0	0.0	11
甘南州	15	68.2	7	31.8	0	0.0	22
矿 区	1	25.0	3	75.0	0	0.0	4
合 计	5459	73.7	1577	21.3	374	5.1	7410

表3-2 各类职业性尘肺病现患病例分期情况

尘肺病种	职业性尘肺病分期						合计
	壹期	%	贰期	%	叁期	%	
矽肺	2040	67.7	748	24.8	224	7.4	3012
煤工尘肺	2660	77.1	667	19.3	124	3.6	3451
石墨尘肺	25	96.2	0	0.0	1	3.9	26
炭黑尘肺	20	87.0	3	13.0	0	0.0	23
石棉肺	240	76.0	58	18.4	18	5.7	316
滑石尘肺	5	62.5	1	12.5	2	25.0	8
水泥尘肺	204	77.9	57	21.8	1	0.4	262
云母尘肺	2	100.0	0	0.0	0	0.0	2
陶工尘肺	9	100.0	0	0.0	0	0.0	9
铝尘肺	35	97.2	1	2.8	0	0.0	36
电焊工尘肺	42	85.7	7	14.3	0	0.0	49
铸工尘肺	35	70.0	15	30.0	0	0.0	50
其他尘肺	142	85.5	20	12.1	4	2.4	166
合 计	5459	73.7	1577	21.3	374	5.1	7410

(四)职业性尘肺病现患病例病种分布情况

1.地区分布情况

结果显示,甘肃省职业性尘肺病患者主要分布在兰州市(占24.0%)、张掖市(占22.6%)、白银市(占17.0%)和酒泉市(占14.6%)。主要尘肺病病种为煤工尘肺(占46.6%)和矽肺(占40.6%);其中兰州、武威、张掖、平凉等市以煤工尘肺为主,嘉峪关、金昌、白银、陇南等市以矽肺为主。石墨尘肺、炭黑尘肺、水泥尘肺、铝尘肺、电焊工尘肺等尘肺病患者主要分布于兰州、白银和张掖等市,石棉肺患者主要分布于酒泉、兰州、张掖、白银等市(见表4-1)。

2.行业分布情况

结果显示,甘肃省职业性尘肺病患者主要分布在煤炭开采和洗选业(占60.5%)、有色金属矿采选业(占14.2%),其次为非金属矿采选业(占6.4%)、建筑业(占3.7%)、黑色金属矿采选业(占2.6%)、非金属矿物制品业(占2.2%)、黑色金属冶炼和压延加工业(占1.8%)、有色金属冶炼和压延加工业(占1.7%)等行业(见表4-2)。

表 4-1 甘肃省不同地区职业性尘肺病现患病例病种分布情况

地区	矽肺 例数	矽肺 %	煤工尘肺 例数	煤工尘肺 %	石墨尘肺 例数	石墨尘肺 %	炭黑尘肺 例数	炭黑尘肺 %	石棉肺 例数	石棉肺 %	滑石尘肺 例数	滑石尘肺 %	水泥尘肺 例数	水泥尘肺 %	云母尘肺 例数	云母尘肺 %	陶工尘肺 例数	陶工尘肺 %	铝尘肺 例数	铝尘肺 %	电焊工尘肺 例数	电焊工尘肺 %	铸工尘肺 例数	铸工尘肺 %	其他尘肺 例数	其他尘肺 %	合计
兰州市	659	37.0%	899	50.5%	7	0.4	12	0.7	54	3.0	1	0.1	70	3.9	0	0.0	2	0.1	15	0.8	16	0.9	8	0.4	37	2.1	1780
嘉峪关市	130	53.1%	88	35.9%	1	0.4	1	0.4	6	2.4	0	0.0	6	2.4	0	0.0	0	0.0	2	0.8	3	1.2	1	0.4	7	2.9	245
金昌市	194	53.2%	126	34.5%	4	1.1	0	0.0	19	5.2	0	0.0	5	1.4	0	0.0	0	0.0	1	0.3	3	0.8	2	0.5	11	3.0	365
白银市	644	51.1%	492	39.0%	1	0.1	3	0.2	32	2.5	2	0.2	40	3.2	0	0.0	0	0.0	3	0.2	4	0.3	4	0.3	35	2.8	1260
天水市	43	38.4%	39	34.8%	0	0.0	1	0.9	6	5.4	0	0.0	9	8.0	0	0.0	0	0.0	1	0.9	3	2.7	5	4.5	5	4.5	112
武威市	138	26.8%	301	58.4%	4	0.8	1	0.2	15	2.9	0	0.0	34	6.6	1	0.2	0	0.0	1	0.2	5	1.0	8	1.6	7	1.4	515
张掖市	629	37.5%	872	52.0%	5	0.3	3	0.2	52	3.1	4	0.2	55	3.3	0	0.0	3	0.2	5	0.3	4	0.2	14	0.8	30	1.8	1676
平凉市	58	31.9%	108	59.3%	0	0.0	0	0.0	4	2.2	0	0.0	2	1.1	0	0.0	2	1.1	1	0.5	1	0.5	0	0.0	6	3.3	182
酒泉市	421	38.8%	456	42.1%	4	0.4	2	0.2	120	11.1	0	0.0	37	3.4	1	0.1	2	0.2	6	0.6	8	0.7	6	0.6	21	1.9	1084
庆阳市	8	47.1%	4	23.5%	0	0.0	0	0.0	1	5.9	0	0.0	1	5.9	0	0.0	0	0.0	0	0.0	0	0.0	1	5.9	2	11.8	17
定西市	11	44.0%	8	32.0%	0	0.0	0	0.0	2	8.0	0	0.0	1	4.0	0	0.0	0	0.0	0	0.0	0	0.0	0	0.0	3	12.0	25
陇南市	60	53.6%	45	40.2%	0	0.0	0	0.0	3	2.7	1	0.9	0	0.0	0	0.0	0	0.0	0	0.0	0	0.0	1	0.9	2	1.8	112
临夏州	6	54.5%	5	45.5%	0	0.0	0	0.0	0	0.0	0	0.0	0	0.0	0	0.0	0	0.0	0	0.0	0	0.0	0	0.0	0	0.0	11
甘南州	10	45.5%	7	31.8%	0	0.0	0	0.0	2	9.1	0	0.0	2	9.1	0	0.0	0	0.0	1	4.5	0	0.0	0	0.0	0	0.0	22
矿区	1	25.0%	1	25.0%	0	0.0	0	0.0	0	0.0	0	0.0	0	0.0	0	0.0	0	0.0	0	0.0	2	50.0	0	0.0	0	0.0	4
合计	3012	40.6%	3451	46.6%	26	0.4	23	0.3	316	4.3	8	0.1	262	3.5	2	0.0	9	0.1	36	0.5	49	0.7	50	0.7	166	2.2	7410

表4-2 甘肃省不同行业职业性尘肺病现患病例病种分布情况

行业	矽肺 例数	%	煤工尘肺 例数	%	石墨尘肺 例数	%	炭黑尘肺 例数	%	石棉肺 例数	%	滑石尘肺 例数	%	水泥尘肺 例数	%	云母尘肺 例数	%	陶工尘肺 例数	%	铝尘肺 例数	%	电焊工尘肺 例数	%	铸工尘肺 例数	%	其他尘肺 例数	%	合计 例数	%
1	8	53.3	7	46.7	0	0.0	0	0.0	0	0.0	0	0.0	0	0.0	0	0.0	0	0.0	0	0.0	0	0.0	0	0.0	0	0.0	15	0.2
2	2	22.2	5	55.6	0	0.0	0	0.0	0	0.0	1	11.1	0	0.0	0	0.0	0	0.0	0	0.0	0	0.0	1	11.1	0	0.0	9	0.1
3	0	0.0	1	100.0	0	0.0	0	0.0	0	0.0	0	0.0	0	0.0	0	0.0	0	0.0	0	0.0	0	0.0	0	0.0	0	0.0	1	0.0
5	0	0.0	4	50.0	1	12.5	0	0.0	1	12.5	0	0.0	0	0.0	0	0.0	0	0.0	1	12.5	0	0.0	0	0.0	1	12.5	8	0.1
6	1680	37.5	2376	53.0	10	0.2	9	0.2	130	2.9	6	0.1	137	3.1	0	0.0	4	0.1	19	0.4	17	0.4	24	0.5	71	1.6	4483	60.5
7	10	47.6	5	23.8	0	0.0	0	0.0	3	14.3	0	0.0	1	4.8	0	0.0	0	0.0	0	0.0	0	0.0	1	4.8	1	4.8	21	0.3
8	110	58.2	54	28.6	2	1.1	2	1.1	5	2.6	0	0.0	6	3.2	0	0.0	0	0.0	0	0.0	3	1.6	1	0.5	6	3.2	189	2.6
9	554	52.6	392	37.2	2	0.2	1	0.1	27	2.6	1	0.1	20	1.9	0	0.0	1	0.1	3	0.3	5	0.5	7	0.7	39	3.7	1053	14.2
10	182	38.2	142	29.8	1	0.2	1	0.2	107	22.5	0	0.0	24	5.0	0	0.0	3	0.6	1	0.2	4	0.8	2	0.4	9	1.9	476	6.4
11	13	65.0	7	35.0	0	0.0	0	0.0	0	0.0	0	0.0	0	0.0	0	0.0	0	0.0	0	0.0	0	0.0	0	0.0	0	0.0	20	0.3
12	14	40.0	18	51.4	0	0.0	0	0.0	1	2.9	0	0.0	1	2.9	0	0.0	0	0.0	0	0.0	0	0.0	0	0.0	1	2.9	35	0.5
13	0	0.0	2	100.0	0	0.0	0	0.0	0	0.0	0	0.0	0	0.0	0	0.0	0	0.0	0	0.0	0	0.0	0	0.0	0	0.0	2	0.0
14	1	50.0	1	50.0	0	0.0	0	0.0	0	0.0	0	0.0	0	0.0	0	0.0	0	0.0	0	0.0	0	0.0	0	0.0	0	0.0	2	0.0
15	2	40.0	2	40.0	0	0.0	0	0.0	0	0.0	0	0.0	1	20.0	0	0.0	0	0.0	0	0.0	0	0.0	0	0.0	0	0.0	5	0.1
17	1	20.0	4	80.0	0	0.0	0	0.0	0	0.0	0	0.0	0	0.0	0	0.0	0	0.0	0	0.0	0	0.0	0	0.0	0	0.0	5	0.1
18	1	50.0	1	50.0	0	0.0	0	0.0	0	0.0	0	0.0	0	0.0	0	0.0	0	0.0	0	0.0	0	0.0	0	0.0	0	0.0	2	0.0
19	0	0.0	0	0.0	0	0.0	0	0.0	0	0.0	0	0.0	0	0.0	0	0.0	0	0.0	0	0.0	0	0.0	0	0.0	1	100.0	1	0.0
20	1	33.3	2	66.7	0	0.0	0	0.0	0	0.0	0	0.0	0	0.0	0	0.0	0	0.0	0	0.0	0	0.0	0	0.0	0	0.0	3	0.0
21	0	0.0	2	66.7	0	0.0	0	0.0	1	33.3	0	0.0	0	0.0	0	0.0	0	0.0	0	0.0	0	0.0	0	0.0	0	0.0	3	0.0
22	2	33.3	3	50.0	0	0.0	0	0.0	1	16.7	0	0.0	0	0.0	0	0.0	0	0.0	0	0.0	0	0.0	0	0.0	0	0.0	6	0.1
23	0	0.0	1	100.0	0	0.0	0	0.0	0	0.0	0	0.0	0	0.0	0	0.0	0	0.0	0	0.0	0	0.0	0	0.0	0	0.0	1	0.0

续表

行业	矽肺 例数	矽肺 %	煤工尘肺 例数	煤工尘肺 %	石墨尘肺 例数	石墨尘肺 %	炭黑尘肺 例数	炭黑尘肺 %	石棉肺 例数	石棉肺 %	滑石尘肺 例数	滑石尘肺 %	水泥尘肺 例数	水泥尘肺 %	云母尘肺 例数	云母尘肺 %	陶工尘肺 例数	陶工尘肺 %	铝尘肺 例数	铝尘肺 %	电焊工尘肺 例数	电焊工尘肺 %	铸工尘肺 例数	铸工尘肺 %	其他尘肺 例数	其他尘肺 %	合计 例数	合计 %
24	0	0.0	0	0.0	0	0.0	0	0.0	1	100.0	0	0.0	0	0.0	0	0.0	0	0.0	0	0.0	0	0.0	0	0.0	0	0.0	1	0.0
25	12	35.3	13	38.2	0	0.0	0	0.0	4	11.8	0	0.0	0	0.0	0	0.0	0	0.0	0	0.0	4	11.8	1	2.9	0	0.0	34	0.5
26	10	43.5	7	30.4	0	0.0	0	0.0	1	4.3	0	0.0	1	4.3	0	0.0	0	0.0	0	0.0	1	4.3	1	4.3	2	8.7	23	0.3
27	0	0.0	1	100.0	0	0.0	0	0.0	0	0.0	0	0.0	0	0.0	0	0.0	0	0.0	0	0.0	0	0.0	0	0.0	0	0.0	1	0.0
28	1	50.0	1	50.0	0	0.0	0	0.0	0	0.0	0	0.0	0	0.0	0	0.0	0	0.0	0	0.0	0	0.0	0	0.0	0	0.0	2	0.0
29	1	20.0	2	40.0	0	0.0	2	40.0	0	0.0	0	0.0	0	0.0	0	0.0	0	0.0	0	0.0	0	0.0	0	0.0	0	0.0	5	0.1
30	71	43.3	56	34.1	0	0.0	1	0.6	4	2.4	0	0.0	17	10.4	1	0.6	0	0.0	1	0.6	2	1.2	1	0.6	10	6.1	164	2.2
31	59	44.4	54	40.6	5	3.8	5	3.8	1	0.8	0	0.0	3	2.3	0	0.0	0	0.0	0	0.0	1	0.8	0	0.0	5	3.8	133	1.8
32	43	33.6	60	46.9	1	0.8	0	0.0	2	1.6	0	0.0	9	7.0	0	0.0	0	0.0	7	5.5	2	1.6	0	0.0	4	3.1	128	1.7
33	9	40.9	7	31.8	0	0.0	0	0.0	0	0.0	0	0.0	1	4.5	0	0.0	0	0.0	0	0.0	2	9.1	3	13.6	0	0.0	22	0.3
34	2	33.3	3	50.0	0	0.0	1	16.7	0	0.0	0	0.0	0	0.0	0	0.0	0	0.0	0	0.0	0	0.0	0	0.0	0	0.0	6	0.1
35	7	87.5	1	12.5	0	0.0	0	0.0	0	0.0	0	0.0	0	0.0	0	0.0	0	0.0	0	0.0	0	0.0	0	0.0	0	0.0	8	0.1
36	1	100.0	0	0.0	0	0.0	0	0.0	0	0.0	0	0.0	0	0.0	0	0.0	0	0.0	0	0.0	0	0.0	0	0.0	0	0.0	1	0.0
37	3	21.4	6	42.9	0	0.0	0	0.0	1	7.1	0	0.0	1	7.1	0	0.0	0	0.0	0	0.0	2	14.3	0	0.0	1	7.1	14	0.2
38	8	32.0	7	28.0	0	0.0	0	0.0	2	8.0	0	0.0	3	12.0	0	0.0	0	0.0	1	4.0	2	8.0	2	8.0	0	0.0	25	0.3
39	2	66.7	0	0.0	0	0.0	0	0.0	0	0.0	0	0.0	1	33.3	0	0.0	0	0.0	0	0.0	0	0.0	0	0.0	0	0.0	3	0.0
40	3	100.0	0	0.0	0	0.0	0	0.0	0	0.0	0	0.0	0	0.0	0	0.0	0	0.0	0	0.0	0	0.0	0	0.0	0	0.0	3	0.0
41	19	43.2	13	29.5	0	0.0	0	0.0	3	6.8	0	0.0	3	6.8	0	0.0	0	0.0	0	0.0	1	2.3	3	6.8	2	4.5	44	0.6
43	7	46.7	6	40.0	0	0.0	0	0.0	0	0.0	0	0.0	1	6.7	0	0.0	0	0.0	0	0.0	0	0.0	1	6.7	0	0.0	15	0.2
44	26	38.2	34	50.0	1	1.5	0	0.0	1	1.5	0	0.0	3	4.4	0	0.0	0	0.0	0	0.0	2	2.9	0	0.0	1	1.5	68	0.9
45	101	37.1	113	41.5	3	1.1	1	0.4	14	5.1	0	0.0	26	9.6	0	0.0	1	0.4	3	1.1	1	0.4	1	0.4	8	2.9	272	3.7

续表

行业	矽肺 例数	%	煤工尘肺 例数	%	石墨尘肺 例数	%	炭黑尘肺 例数	%	石棉肺 例数	%	滑石尘肺 例数	%	水泥尘肺 例数	%	云母尘肺 例数	%	陶工尘肺 例数	%	铝尘肺 例数	%	电焊工尘肺 例数	%	铸工尘肺 例数	%	其他尘肺 例数	%	合计 例数	%
46	2	33.3	4	66.7	0	0.0	0	0.0	0	0.0	0	0.0	0	0.0	0	0.0	0	0.0	0	0.0	0	0.0	0	0.0	0	0.0	6	0.1
47	12	63.2	5	26.3	0	0.0	0	0.0	0	0.0	0	0.0	1	5.3	0	0.0	0	0.0	0	0.0	0	0.0	1	5.3	0	0.0	19	0.3
48	1	50.0	1	50.0	0	0.0	0	0.0	0	0.0	0	0.0	0	0.0	0	0.0	0	0.0	0	0.0	0	0.0	0	0.0	0	0.0	2	0.0
51	2	100.0	0	0.0	0	0.0	0	0.0	0	0.0	0	0.0	0	0.0	0	0.0	0	0.0	0	0.0	0	0.0	0	0.0	0	0.0	2	0.0
52	1	50.0	1	50.0	0	0.0	0	0.0	0	0.0	0	0.0	0	0.0	0	0.0	0	0.0	0	0.0	0	0.0	0	0.0	0	0.0	2	0.0
53	2	66.7	1	33.3	0	0.0	0	0.0	0	0.0	0	0.0	0	0.0	0	0.0	0	0.0	0	0.0	0	0.0	0	0.0	0	0.0	3	0.0
54	5	29.4	6	35.3	0	0.0	0	0.0	6	35.3	0	0.0	0	0.0	0	0.0	0	0.0	0	0.0	0	0.0	0	0.0	0	0.0	17	0.2
55	2	66.7	0	0.0	0	0.0	0	0.0	0	0.0	0	0.0	0	0.0	0	0.0	0	0.0	0	0.0	0	0.0	0	0.0	1	33.3	3	0.0
56	1	14.3	5	71.4	0	0.0	0	0.0	0	0.0	0	0.0	0	0.0	0	0.0	0	0.0	0	0.0	0	0.0	0	0.0	1	14.3	7	0.1
57	3	50.0	3	50.0	0	0.0	0	0.0	0	0.0	0	0.0	0	0.0	0	0.0	0	0.0	0	0.0	0	0.0	0	0.0	0	0.0	6	0.1
58	1	50.0	1	50.0	0	0.0	0	0.0	0	0.0	0	0.0	0	0.0	0	0.0	0	0.0	0	0.0	0	0.0	0	0.0	0	0.0	2	0.0
59	14	48.3	11	37.9	0	0.0	0	0.0	0	0.0	0	0.0	2	6.9	0	0.0	0	0.0	0	0.0	0	0.0	0	0.0	2	6.9	29	0.4
总计	3012	40.6	3451	46.6	26	0.4	23	0.3	316	4.3	8	0.1	262	3.5	2	0.0	9	0.1	36	0.5	49	0.7	50	0.7	166	2.2	7410	100.0

*行业编码：1.农业 2.林业 3.畜牧业 4.渔业 5.农、林、牧、渔服务业 6.煤炭开采和洗选业 7.石油和天然气开采业 8.黑色金属矿采选业 9.有色金属矿采选业 10.非金属矿采选业 11.开采辅助活动 12.其他采矿业 13.农副食品加工业 14.食品制造业 15.酒、饮料和精制茶制造业 16.烟草制品业 17.纺织业 18.纺织服装、服饰业 19.皮革、毛皮、羽毛及其制品和制鞋业 20.木材加工和木、竹、藤、棕、草制品业 21.家具制造业 22.造纸和纸制品业 23.印刷和记录媒介复制业 24.文教、工美、体育和娱乐用品制造业 25.石油加工、炼焦和核燃料加工业 26.化学原料和化学制品制造业 27.医药制造业 28.化学纤维制造业 29.橡胶和塑料制品业 30.非金属矿物制品业 31.黑色金属冶炼和压延加工业 32.有色金属冶炼和压延加工业 33.金属制品业 34.通用设备制造业 35.专用设备制造业 36.汽车制造业 37.铁路、船舶、航空航天和其他运输设备制造业 38.电气机械和器材制造业 39.计算机、通信和其他电子设备制造业 40.仪器仪表制造业 41.其他制造业 42.废弃资源综合利用业 43.金属制品、机械和设备修理业 44.电力、热力、燃气及水生产和供应业 45.建筑业 46.批发和零售业 47.交通运输、仓储和邮政业 48.住宿和餐饮业 49.信息传输、软件和信息技术服务业 50.金融业 51.房地产业 52.租赁和商务服务业 53.科学研究和技术服务业 54.水利、环境和公共设施管理业 55.居民服务、修理和其他服务业 56.教育 57.卫生和社会工作 58.文化、体育和娱乐业 59.公共管理、社会保障和社会组织。

（五）职业性尘肺病现患病例工龄分布情况

结果显示，甘肃省职业性尘肺病患者的接尘工龄平均为19.2±8.8年，中位数为19.6年；接尘工龄较短的病种有：矽肺、石棉肺、云母尘肺及其他尘肺，接尘工龄较长的病种有：铝尘肺和炭黑尘肺。

甘肃省接尘工龄小于或等于5年的职业性尘肺病患者有498例，多为矽肺和煤工尘肺（见表5）。

表5 职业性尘肺病现患病例接尘工龄分布情况（工龄单位：年）

尘肺病病种	病例数	平均值±SD	中位数	工龄≤5年病例数
矽肺	3012	17.5±8.7	19.2	308
煤工尘肺	3451	20.3±8.5	19.9	136
石墨尘肺	26	23.0±10.4	22.5	0
炭黑尘肺	23	25.0±9.8	25.0	1
石棉肺	316	17.7±8.8	16.4	27
滑石尘肺	8	19.3±8.1	20.0	0
水泥尘肺	262	24.0±7.8	24.5	0
云母尘肺	2	17.5±2.1	17.5	0
陶工尘肺	9	18.2±9.7	15.0	0
铝尘肺	36	26.6±9.9	25.0	1
电焊工尘肺	49	23.7±10.3	23.0	0
铸工尘肺	50	22.2±9.3	22.2	1
其他尘肺	166	17.1±9.8	17.4	24
合计	7410	19.2±8.8	19.6	498

（六）职业性尘肺病现患病例享受保障情况

甘肃省现患职业性尘肺病患者中，享受工伤保险待遇者5335例，占72.0%；享有用人单位赔付者609例，占8.2%；有医疗保险者6780例，占91.5%；有大病医疗保险者4029例，占54.4%；有其他保障（例如医疗救助、贫困救助等）者703例，占9.5%；无任何保障者204例，占2.7%。甘肃省无任何保障的职业性尘肺病患者主要集中在兰州市、酒泉市、张掖市和白银市；临夏州的无任何保障者占比最高，占18.2%（见表6-1）。

甘肃省未享受工伤保险，但享受居民医疗保险的职业性尘肺病患者共计1857例，其中医保门诊报销比例低于50%的患者有1231例，占66.3%；医保门诊报销比例高于80%的患者有167例，占9.0%。医保住院报销比例低于50%的患者有1304例，占70.2%；医保住院报销比例高于80%的患者有53例，占2.9%（见表6-2）。省内医保门诊报销比例高于50%的职业性尘肺病患者占比较多（大于50%）的市州有：庆阳市、定西市和陇南市；省内各市州职业性尘肺病患者医保住院报销比例多低于50%。

甘肃省现患职业性尘肺病患者中，享受低保者共计374人，每月每人享受的低保金额平均为385元（见表6-2）。

表6-1 职业性尘肺病现患病例享受各类保障情况

地区	总病例数	工伤保险		用人单位赔付		医疗保险		大病医疗保险		其他保障		无任何保障	
		例数	%	例数	%	例数	%	例数	%	例数	%	例数	%
兰州市	1780	1347	75.8	154	8.7	1566	88.0	801	44.9	145	8.2	60	3.4
嘉峪关市	245	189	77.5	22	9.0	230	93.9	147	59.8	15	5.7	3	1.2
金昌市	365	282	77.3	22	6.0	337	92.3	169	46.3	24	6.6	6	1.6
白银市	1260	981	77.9	146	11.6	1188	94.4	649	51.5	163	12.9	22	1.7
天水市	112	64	57.1	11	9.8	106	94.6	60	53.6	10	8.9	2	1.8
武威市	515	408	79.2	32	6.2	482	93.6	323	62.7	37	7.2	6	1.2
张掖市	1676	1106	66.0	105	6.3	1557	92.9	1039	62.0	135	8.1	41	2.4
平凉市	182	145	79.7	17	9.3	167	91.8	83	45.6	12	6.6	6	3.3
酒泉市	1084	696	64.2	68	6.3	980	90.4	649	59.9	148	13.7	48	4.4
庆阳市	17	8	47.1	3	17.6	16	94.1	10	58.8	1	5.9	0	0.0
定西市	25	10	40.0	1	4.0	23	92.0	17	68.0	1	4.0	1	4.0
陇南市	112	77	68.8	21	18.8	96	85.7	64	57.1	8	7.1	7	6.3
临夏州	11	8	72.7	3	27.3	8	72.7	5	45.5	2	18.2	2	18.2
甘南州	22	10	45.5	4	18.2	20	90.9	9	40.9	2	9.1	0	0.0
甘肃矿区	4	4	100.0	0	0.0	4	100.0	4	100.0	0	0.0	0	0.0
合计	7410	5335	72.0	609	8.2	6780	91.5	4029	54.4	703	9.5	204	2.7

表6-2 职业性尘肺病现患病例医保报销比例和低保情况

地区	现患病例	应调查医保报销比例总人数*	门诊医保报销比例			住院医保报销比例			享受低保人数	每月每人享受低保金额（元）**
			<50%	50%~80%	>80%	<50%	50%~80%	>80%		
兰州市	1780	369	265	82	22	269	95	5	68	368.6
嘉峪关市	245	53	27	22	4	35	17	1	9	419.8
金昌市	365	75	65	5	5	56	16	3	16	405.3
白银市	1260	256	161	70	25	155	92	9	49	376.7
天水市	112	45	37	4	4	35	9	1	3	365.0
武威市	515	101	68	25	8	68	27	6	33	407.1
张掖市	1676	527	317	141	69	356	158	13	82	388.1
平凉市	182	31	20	7	4	24	7	0	6	342.5
酒泉市	1084	336	241	79	16	262	62	12	91	395.2
庆阳市	17	9	4	4	1	8	1	0	3	223.0
定西市	25	14	5	7	2	8	5	1	4	403.8
陇南市	112	28	11	11	6	18	9	1	8	389.1
临夏州	11	1	0	0	1	0	1	0	1	350.0
甘南州	22	12	10	2	0	10	1	1	1	84.0
甘肃矿区	4	0	0	0	0	0	0	0	0	0.0
合计	7410	1857	1231	459	167	1304	500	53	374	385.0

*应调查医保报销比例总人数指未享受工伤保险，但享受居民医保总人数（即变量N14a填0，N14c填1的人数）

**低保金额填写地区平均数，保留整数即可。

（七）失访人群特征分布及原因分析

甘肃省随访调查到1949—2019年诊断的15 760例职业性尘肺病患者信息，其中未能调查到存活情况的失访病例数共计2116例，占13.4%。获取的失访病例均有部分线索信息，其中仅有姓名者有53例，仅有姓名和身份证的病例有268例，但其中多为姓名和身份证号码匹配不一致，造成继续查找的困难较大（见表7-1、2）。

表7-1 职业性尘肺病失访人群基本情况

地区	失访总人数*	无任何个案资料病例		仅有姓名的病例		有姓名和身份证的病例	
		例数	%	例数	%	例数	%
兰州市	339	0	0.0	0	0.0	57	16.8
嘉峪关市	23	0	0.0	0	0.0	2	8.7
金昌市	55	0	0.0	0	0.0	7	12.7
白银市	512	0	0.0	0	0.0	75	14.8
天水市	32	0	0.0	0	0.0	4	12.5
武威市	69	0	0.0	0	0.0	6	8.7
张掖市	443	0	0.0	0	0.0	55	12.4
平凉市	122	0	0.0	0	0.0	13	10.7
酒泉市	264	0	0.0	0	0.0	23	8.7
庆阳市	3	0	0.0	0	0.0	0	0.0
定西市	3	0	0.0	0	0.0	0	0.0
陇南市	3	0	0.0	0	0.0	1	33.3
临夏州	0	0	0.0	0	0.0	0	0.0
甘南州	3	0	0.0	0	0.0	0	0.0
甘肃矿区	4	0	0.0	0	0.0	2	50.0
不详市	241	0	0.0	53	22.0	23	9.5
合 计	2116	0	0.0	53	2.5	268	12.7

*失访总人数=截至2019年底任务总数+诊断未报告的个案总数–随访到的总人数。

表7-2 失访病例首次诊断年份分布情况

首次诊断年份	报告病例数	失访人数*
1986年及以前	4951	219
1987	174	14
1988	290	16
1989	125	16
1990	136	6
1991	68	5
1992	103	17
1993	89	8
1994	203	45
1995	105	8
1996	120	20
1997	355	17
1998	475	32

续表

首次诊断年份	报告病例数	失访人数*
1999	194	32
2000	355	58
2001	503	70
2002	533	44
2003	418	23
2004	479	42
2005	1340	298
2006	425	8
2007	95	12
2008	260	12
2009	141	6
2010	385	10
2011	212	18
2012	266	4
2013	296	0
2014	170	1
2015	347	0
2016	153	0
2017	314	1
2018	258	0
2019	369	1
年度不详	1053	1053
合计	15760	2116

*各年失访病例数=该年报告总病例数-该年已随访的报告病例数。

（八）失访病例中现患和死亡病例估算

甘肃省随访调查到1949—2019年诊断的15760例职业性尘肺病患者信息，其中未能调查到存活情况的失访病例数共计2116例。通过划分首诊年度时间段，计算各时间段内现患病例和死亡病例所占比例，以此概率推算失访的2116例尘肺病患者中有1227例存活，889例死亡。我省有1053例失访患者因诊断日期缺失而无法划分进入相应时间段，因而使用总体存活患者占比率和死亡患者占比率估算该部分失访患者存活情况（见表8）。

表8 失访病例存活情况估算

报告时期	总报告病例	随访到的报告病例				失访病例总数	失访病例估算	
		现患例数	占比（%）	死亡例数	占比（%）		现患例数	死亡例数
1986年及以前	4951	650	13.7	4082	86.3	219	30	189
1987—1989	589	152	28.0	391	72.0	46	13	33
1990—1999	1848	894	53.9	764	46.1	190	102	88
2000—2005	3628	2588	83.7	505	16.3	535	448	87

续表

报告时期	总报告病例	随访到的报告病例				失访病例总数	失访病例估算	
		现患例数	占比（%）	死亡例数	占比（%）		现患例数	死亡例数
2006—2010	1306	994	79.0	264	21.0	48	38	10
2011—2019	2385	2148	91.0	212	9.0	25	23	2
年度不详	1053	—	—	—	—	1053	573	480
合　计	15 760	7426	54.4	6218	45.6	2116	1227	889

（九）失访病例中存活病例保障情况估算

通过划分首诊年度时间段，计算各时间段内职业性尘肺病现患病例中享受保障（包括工伤保险、用人单位赔付、医疗保险等保障类型中任意一种）的患者所占比例，以此概率推算可能存活的1227例尘肺病患者中，有1193例按比例享有保障。我省有1053例失访患者因诊断日期缺失而无法划分进入相应时间段，因而使用总体保障享受比例估算该部分失访患者保障情况（见表9）。

表9　失访病例保障情况估算

报告时期	总报告病例	随访到的报告病例			失访病例总数	失访病例估算	
		现患例数	享受保障例数*	占比（%）		现患例数	享受保障例数
1986年及以前	4951	650	599	92.2	219	30	28
1987—1989	589	152	109	71.7	46	13	9
1990—1999	1848	894	847	94.7	190	102	97
2000—2005	3628	2588	2552	98.6	535	448	441
2006—2010	1306	994	987	99.3	48	38	38
2011—2019	2385	2148	2131	99.2	25	23	23
年度不详	1053	—	—	—	1053	573	558
合　计	15 760	7426	7225	97.3	2116	1227	1193

*享受任意一种保障情况即为享受保障。

（十）死因情况信息汇总

调查显示，用人单位在甘肃省的死亡病例共计6216例，病种主要为煤工尘肺（占57.8%）和矽肺（占38.4%）。死亡病例多分布在兰州、白银、张掖、酒泉等市。在死因监测系统中查询到有死因信息者共计240例，其中1例用人单位所在地不在本省，故用人单位在本省的查询到死因信息者共计239例。根本死因分布主要为：恶性肿瘤3例，呼吸系统疾病4例，消化系统疾病1例，其他死因231例。

表10　死亡患者死因分布情况

地区	死亡总人数	尘肺病病种			死因系统查询到有死因信息总人数	根本死因主要类别人数*			
		矽肺	煤工尘肺	其他		②	③	⑦	⑬
兰州市	1666	626	979	61	53	0	0	1	52
嘉峪关市	115	45	69	1	5	1	0	0	4
金昌市	286	112	164	10	8	1	0	0	7

续表

地区	死亡总人数	尘肺病病种			死因系统查询到有死因信息总人数	根本死因主要类别人数*			
		矽肺	煤工尘肺	其他		②	③	⑦	⑬
白银市	1651	638	942	71	77	1	4	0	72
天水市	104	39	60	5	6	0	0	0	6
武威市	217	85	125	7	8	0	0	0	8
张掖市	1310	509	757	44	50	0	0	0	50
平凉市	210	77	127	6	10	0	0	0	10
酒泉市	529	221	286	22	21	0	0	0	21
庆阳市	10	1	7	2	0	0	0	0	0
定西市	14	5	8	1	0	0	0	0	0
陇南市	16	9	7	0	0	0	0	0	0
临夏	9	2	7	0	0	0	0	0	0
甘南州	64	14	48	2	0	0	0	0	0
矿区	15	7	8	0	1	0	0	0	1
总计	6216**	2390	3594	232	239	3	4	1	231

*根本死因主要类别人数根据各地区死因系统查询情况填写排名前五位的死因类别编号及人数。[分类编码：①传染病和寄生虫病（A00~B99）②恶性肿瘤（C00~C97）③呼吸系统疾病（J00~J99）④内分泌、营养和代谢疾病（E00~E90）⑤精神和行为障碍（F00~F99）⑥神经系统疾病（G00~G99）⑦消化系统疾病（K00~K93）⑧心脏病（I00~I52）⑨脑血管病（I60~I69）⑩肌肉骨骼和结缔组织疾病（M00~M99）⑪泌尿生殖系统疾病（N00~N99）⑫损失和中毒（V01~Y98）⑬其他死因（无法归类于以上死因）]

**删除2例用人单位不在本省病例后，死亡病例为6216例。

四、总结

（一）甘肃省职业性尘肺病总体调查情况

甘肃省随访调查到1949—2019年诊断的15 760例职业性尘肺病患者信息，其中调查明确为现患病例者7426例，占47.1%；死亡6218例，占39.5%；失访2116例，占13.4%。2020年国家下达职业性尘肺病随访调查任务数15681例，甘肃省完成随访调查13 644例，随访调查率为87.0%。调查同时，发现在2006—2019年间存在信息漏报的情况，经过核查有911例职业性尘肺病患者信息没有按时上报系统。

（二）甘肃省职业性尘肺病现患病例情况

1.甘肃省职业性尘肺病患者主要分布在兰州市（占24.0%）、张掖市（占22.6%）、白银市（占17.0%）和酒泉市（占14.6%）。主要尘肺病病种为煤工尘肺（占46.6%）和矽肺（占40.6%）；其中兰州、武威、张掖、平凉等市以煤工尘肺为主，嘉峪关、金昌、白银、陇南等市以矽肺为主。

2.甘肃省职业性尘肺病患者主要分布在煤炭开采和洗选业（占60.5%）、有色金属矿采选业（占14.2%），其次为非金属矿采选业（占6.4%）、建筑业（占3.7%）等行业。

3.甘肃省现患职业性尘肺患者中97.7%为男性；男女性患者平均年龄65.8±11.6，年龄中位数67岁。接尘工龄平均为19.2±8.8年，中位数为19.6年。接尘工龄小于或等于5年的职业性尘肺病患者有498例，多为矽肺和煤工尘肺。新发职业性尘肺病患者中以壹期患者数量居多，占比73.7%。

4.甘肃省现患职业性尘肺病患者中，91.5%有医疗保险，72.0%享受工伤保险待遇，54.4%有大病医疗保险，仍有2.7%无任何保障。无任何保障的职业性尘肺病患者主要集中在兰州市、酒泉市、张掖市和白银市。

5.省内医保门诊报销比例高于50%的职业性尘肺病患者占比较多（大于50%）的市州有：庆阳市、定西市和陇南市；省内各市州职业性尘肺病患者医保住院报销比例多低于50%。

6.省内现患职业性尘肺病患者中，享受低保者共计374人，每月每人享受的低保金额平均为385元。

（三）甘肃省职业性尘肺病死亡病例情况

用人单位在甘肃省的死亡病例共计6216例，病种主要为煤工尘肺（占57.8%）和矽肺（占38.4%）。死亡病例多分布在兰州、白银、张掖、酒泉等市。在死因监测系统中查询到用人单位在本省的有死因信息者共计239例，根本死因分布主要为：恶性肿瘤3例，呼吸系统疾病4例，消化系统疾病1例，其他死因231例。

（四）甘肃省职业性尘肺病失访病例情况

1.甘肃省未能调查到存活情况的2116例失访病例数，均获取到了部分线索信息，其中仅有姓名者53例，仅有姓名和身份证的病例有268例，但其中多为姓名和身份证号码匹配不一致，从而对继续查找造成很大困难。

2.通过现患病例和死亡病例所占比例，推算失访患者中有1227例存活，889例死亡。通过现患病例中享受保障患者比例，推算有1193例患者按比例享有保障。

情况说明：8月18日收到陕西省疾病预防控制中心反馈的用人单位在甘肃省的26例病例数据，其中存活19例，死亡7例，均为2006年以后首诊病例。由于缺失"用人单位所属行业""接尘工龄_年""接尘工龄_月""职业性尘肺病病种名称"四项关键信息，因而无法合并进入我省职业性尘肺病患者随访调查库进行统计分析。

五、经验与建议

（一）经验做法

1.梳理工作思路，充分发挥5部门联合协作优势，查漏补缺，确保信息准确。2020年接到国家任务安排后，第一时间对我省尘肺病随访调查工作思路进行了梳理，明确今年工作需要着力补充的短板，绘制工作流程图，明确各部门信息核查时间节点及衔接方式。充分利用医保、民政和人社部门提供的住址和联系方式信息，对2019年失访和调查存疑数据进行补充调查和信息更正。

2.多渠道广泛搜集尘肺病患者信息。在我省卫生健康委职业健康处的沟通协调下，从以下几方面加大力度搜集尘肺病患者信息：

一是从全民健康信息平台中检索出了近两千余条因尘肺病就诊的患者信息，进行逐条电话核实。二是通过省总工会系统，调查获取尘肺病患者线索信息。三是动员全省14个市州和存在粉尘危害严重企业的县区，在卫生部门官方网站、微信号、新闻头条及各地方报刊上发布"关于开展职业性尘肺病患者信息登记的公告"。四是深入省内三大煤矿企业开展技术指导，现场查阅有关档案资料，对企业做好解释工作消除顾虑，争取企业的积极配合。

（二）存在的问题

1.仍有两千余例失访患者无法取得联系。其中主要分为两种情况：

第一种情况是部分患者虽未联系到本人，但获取到身份证信息、诊断日期、期别、病种名称等，经公安部门比对后可以初步判断存活或死亡情况，但由于公安部门无法提供死亡销户日期，而造成死亡日期空项；无法提供健在患者常住地址和联系方式，从而无法联系到本人，也无法获取常住地址。

第二种情况是很多20世纪七八十年代诊断的患者信息来源于统一下发的文件或存档名录，而文件中仅简单罗列姓名、病种名称和诊断期别，由于人员流动，患者早已不在当地，同时缺少身份证号码，尽管市级公安部门通过姓名进行多次比对，但重名太多，无法进一步查找，此类患者查找困难非常大，很多信息都缺失。虽然已经发布了公告，但能找来的患者少之又少，尤其是如果患者已死亡，家属更不会找来提供信息。

2.存在信息漏报的问题。本次调查中发现，调查到的2006年以后的患者信息超出了国家系统中上报的患者个案信息，共计有911例。通过进一步核查发现有以下几种情况：一是有部分患者无主体责任单位，做出了尘肺病的诊断，并享受到当地政府补偿待遇，此类信息没有在国家系统中上报，本次调查中随访了有关信息。二是我省部分大型煤炭企业破产关停后曾专门组织专家对破产企业的劳动者进行集体职业性尘肺病诊断，诊断后的结果可能存在漏报。三是有部分晋期病例没有上报。由于首次诊断日期在2006年以前，2006年以后患者晋期时诊断医师没有将此病例及时上报，造成此类信息的漏报。四是部分死亡患者的诊断资料已销毁，诊断信息由家属或从前相识人员回忆提供，可能存在诊断日期不准确的情况。五是存在诊断机构未及时将患者信息上报国家系统的情况。具体以上五种情况分别有多少个案信息，还需进一步调查核实。

3.死亡患者中有部分接尘工龄和/或诊断日期无法提供。由于死亡患者的有关资料很多都烧毁，用人单位经历破产重组，很多早先的资料也遗失，造成信息不全的情况。

4.部分患者有尘肺病表现，但无职业性诊断证明书。调查中发现有部分患者，按照尘肺病治疗（洗肺），由于没有主体责任单位，而没有诊断证明书；或拿到的诊断证明是一般医疗机构出具的。在本次调查中也统一排查出，作为下一步工作的基础。

5.2020年我省调查到的患者信息数量超出国家任务数79例，分析原因可能在失访患者中，有部分患者线索信息是通过全民健康库和贫困患者建档立卡信息库中获取，其中标注为尘肺病的患者由于无法联系到，而无法确定是否为职业性尘肺病患者，此类也在本次调查中一并列出。

6.基层工作人员匮乏,亟须建立职业病防治专业队伍。

我省15个市州仅2个市疾控中心有职业卫生科,86个县区均未专门成立职业卫生科,基层工作人员需要同时完成国家下达的多项工作,人员严重匮乏,因此做好职业卫生工作,亟须建立专业的职业病防治队伍。

7.职业性尘肺病患者医疗保险率低于全民医保率,工伤保险和其他社会保险率尚需提高,仍有部分无任何保障患者存在。职业性尘肺病患者是全民中的一类特殊人群,普遍具有教育水平不高、贫困人口居多的特点,尤其是其中没有固定用人单位的劳动者,其工伤保险、医疗保险和其他社会保险购买概率较低,甚至无任何救治救助保障,生活情况堪忧,也为社会安全埋下隐患,应当引起重视。

(三)工作建议

1.加强技术培训和指导。由于我省技术力量有限,对于项目数据的审核、分析,以及项目工作开展中应注意的技术质控内容等,在具体工作过程中尚存在很多问题,建议国家能有针对性地多开展培训和指导。此外,建议增加对市州、县区工作人员的培训名额,加强对基层工作人员的职业病专业技术培训力度,培养职业病防治专业队伍。此外,建议加强项目技术培训。

2.尽快出台有关尘肺病病患者兜底保障政策。通过本次尘肺病患者随访与回顾性调查工作,摸排出一批有尘肺病表现,但由于没有明确的主体责任单位,而仅有临床诊断证明的患者;此外,还有部分无任何保障的职业性尘肺病患者,建议国家尽快出台有关尘肺病病患者兜底保障政策,为此类患者提供医疗保障。

(四)下一步工作计划

1.以此次职业性尘肺病随访调查为基础,扎实开展尘肺病攻坚行动。依托我省全民健康信息平台,开发尘肺患者管理模块,开展尘肺病患者信息采集和随访管理,实现一人一档。筛选重点地区,建立尘肺病康复站。

2.积极开展尘肺病诊断,保障患者权益。在本次随访调查工作中,摸排出部分患者,按照尘肺病治疗(洗肺),由于没有主体责任单位,而没有诊断证明书;或拿到的诊断证明是一般医疗机构出具的。对此情况,建议下一步能放宽职业史证明,参考劳动者自述或工友旁证资料等,作出诊断结论。

3.探索职业性尘肺病患者兜底保障机制。积极联合财政、民政、扶贫办、医保局等部门,结合实际制定针对无保障贫困职业性尘肺患者的兜底帮扶政策,并推进各类报销政策的统筹,实现一站式报销制度、简化患者报销手续,为尘肺病患者开通绿色就医通道,同时加强政策宣传,保证患者受益、政策落到实处。

附录9：甘肃省尘肺病研究相关论著

序号	年度（年）	作者	文章题目	作者单位	发表期刊名称
1	1988	冯岩	中医对煤工矽肺的辨证论治	甘肃靖远矿物局职工医院	职业卫生与病伤
2	1989	蔡健芳，张东普，魏礼仪	57例聚氯乙烯作业工人X线改变	兰州化学工业公司职工医院，甘肃盐化职工医院	中国工业医学杂志
3	1990	胡遵群	204例煤工尘肺死因分析	甘肃窑街矿务局医院	
4	2000	居军，徐向红，祁兵，等	尘肺患者肺泡灌洗液中层粘连蛋白的变化	甘肃省人民医院，兰州建筑通用机械总厂职工医院	甘肃科学学报
5	2001	朱俐冰，孙克刚，刘玉琴	甘肃省职业卫生现状及管理对策	甘肃省劳动卫生职业病防治研究所	中国职业医学
6	2002	吕素芳	矽肺的药物治疗及免疫研究	甘肃酒钢公司劳动卫生职业病研究所	中国冶金工业医学杂志
7	2002	李坤山，王俊豪，李贵平，等	早期铝尘肺高仟伏摄影的X线分析研究	白银市第一人民医院，白银市第二人民医院，甘肃中医学院第二附属医院	甘肃中医学院学报
8	2003	李坤山，张书盛	矽肺大阴影高电压X线摄影与高分辨率CT对照分析	甘肃省白银市第一人民医院放射科，甘肃省人民医院放射科	中国医学影像技术
9	2004	吕素芳	某钢铁公司矽肺患者免疫状况的调查	甘肃酒钢劳研所	中国工业医学杂志
10	2004	马小平，莫吉宾	煤工尘肺患者围手术期处理的探讨	靖远煤业有限责任公司职工总医院	中国职业医学
11	2004年	张勤	1153例煤矿尘肺病例调查分析	靖远煤业有限责任公司职工总医院	中国职业医学
12	2005	蔡曦光	8例非职业性尘肺的分析	甘肃省人民医院	环境与健康杂志
13	2005	魏永民，江伟文	尘肺误诊为肺结核的病例分析	兰州石油化工机器总厂职工医院	实用医技杂志
14	2005	张学恒，古金莲	对100例矽肺病死亡因素调查分析及对策	甘肃煤炭第一工程公司职工医院	卫生与健康
16	2005	刘玉琴，周雪峰	甘肃省1989~2003年尘肺发病状况分析	甘肃省医学科学研究院	工业卫生与职业病
17	2006	王婷，尚慧，殷素雅，等	矽肺患者血清铜蓝蛋白的活性与微量元素铜相关初探	金昌金川公司职工医院	工业卫生与职业病

续表

序号	年度（年）	作者	文章题目	作者单位	发表期刊名称
18	2006	郭致文，李晓春，俞亚珍，等	武威市242名煤矿工尘肺患者肺通气功能测定结果分析	武威市疾病预防控制中心，武威市卫生局卫生监督所，武威市人民医院	中国自然医学杂志
19	2007年	晁晖，万毅新	尘肺病诊断中高千伏X射线平片的优势	兰州大学临床医学院，兰州大学第二医院	工业卫生与职业病
20	2007	杨文德	农民工工伤保险制度的困境和出路	甘肃省社会科学院甘肃社会科学杂志社	中州学刊
21	2008	孟紫强，杨振华，潘竞界	沙尘天气多发区民勤县发现多例非职业性尘肺病	山西大学环境医学与毒理学研究所，甘肃省民勤县疾病预防控制中心	生态毒理学报
22	2008	常杰，杭小平，魏彩娥，等	尘肺病相关致病因素及防治对策的调查研究	庆阳市疾病预防控制中心	中国卫生工程学
23	2008	马小平	尘肺患者合并急腹症的处理	甘肃省白银市靖远煤业集团有限责任公司总医院	中国普通外科杂志
24	2009	寇振霞，孙淑兰，何玉红，等	甘肃省2006年新发职业病发病特点分析	甘肃省疾病预防控制中心，国电靖远第一发电有限公司	工业卫生与职业病
25	2009	连国桢	煤炭企业职业危害因素分析与防范	甘肃华辰安全评价咨询有限公司	经济研究导刊
26	2009	王新军，杨景祥，寇彪	矽肺并发自发性气胸76例临床分析	甘肃煤炭第一工程有限责任公司医院	中国煤炭工业医学杂志
27	2010	王洁，张东成，周晶，等	甘肃省火力发电厂工作场所职业病危害因素现状	甘肃省疾病预防控制中心	职业与健康
28	2010	廖萍泰，包福真，何玉红，等	甘肃省疾控中心1986年—2009年接尘作业体检人员X线胸片阅片和尘肺病诊断情况分析	甘肃省疾病预防控制中心	卫生职业教育
29	2011	陈海生	甘肃省外出务工农民社会保障调查研究	社会发展	甘肃农业大学人文学院
30	2011	廖萍泰，包福真，何玉红，等	甘肃省疾控中心1986—2009年接尘作业体检企业情况分析	甘肃省疾病预防控制中心	中国工业医学杂志
31	2011	李震，高晓东	阿尔金山地区石棉肺流行现状调查分析	甘肃省疾病预防控制中心	卫生职业教育
32	2011	马菊红，郝尊敏，王友军，等	2006—2009年甘肃省白银市职业病危害因素监测质量评价	白银市疾病预防控制中心	疾病监测
33	2011	李凌梅 朱萍	靖远矿区矽肺患者肾上腺皮质功能评价分析	甘肃靖远煤业公司总医院	中国社区医师

续表

序号	年度(年)	作者	文章题目	作者单位	发表期刊名称
34	2011	宋桂丹	矽肺合并气胸的临床观察与康复护理	甘肃煤炭第一工程有限责任公司医院	中国社区医师
35	2011	巴红妮	矽肺合并心衰的护理	甘肃煤炭第一工程有限责任公司医院	中国社区医师
36	2012	樊凤花，潘世杰	矽肺患者下呼吸道感染病原菌分布与阳性球菌耐药性分析	甘肃白银市靖煤公司总医院	中国社区医师
37	2012	马忠祥，李玲	欠发达地区推广中医药防治职业病可行性浅析	甘肃省中医院	西部中医药
38	2012	廖萍泰，包福真，何玉红，等	2002—2009年某石英砂厂农民工矽肺随访情况分析	甘肃省疾病预防控制中心	中国工业医学杂志
39	2012	宋鹏，陈旭生	DR摄影和高千伏摄影技术在尘肺诊断中的应用对比分析	白银有色集团公司劳动卫生研究所，甘肃省第三人民医院	甘肃医药
40	2012	金玉，李盛，王式功，等	沙尘污染对长期暴露人群呼吸系统症状的影响	兰州大学，兰州市疾病预防控制中心	兰州大学学报
41	2013	王金玉，李盛，王式功，等	沙尘污染对暴露人群呼吸系统健康的影响	兰州大学，兰州市疾病预防控制中心	中国沙漠
42	2013	王金玉，李盛，王式功，等	沙尘污染对人体健康的影响及其机制研究进展	兰州大学，兰州市疾病预防控制中心	中国沙漠
43	2013	梁伟	甘肃省农民工社会保障典型模式调查	甘肃省农业科学院农业工程咨询研究中心	甘肃农业科技
44	2013	廖萍泰，李慧，曹明强，等	矽肺患者血清中IL-17和IL-21的检测和意义	甘肃省疾病预防控制中心	工业卫生与职业病
45	2013	曹明强，马兴铭，廖萍泰，等	矽肺患者血清细胞因子和氧化损伤水平检测	甘肃省疾病预防控制中心	细胞与分子免疫学杂志
46	2013	周雪峰	170例农民工矽肺病例分析	甘肃省第三人民医院	卫生职业教育
47	2014	李海燕，蒲宏全，王秋英，等	2001—2010年某职业人群住院患者直接经济负担趋势分析	甘肃省金川集团职工医院，兰州大学公共卫生学院	中国全科医学
48	2014	何健，寇振霞，寇嘉宁，等	2001—2012年甘肃省职业病发病情况分析	兰州大学公共卫生学院，甘肃省疾病预防控制中心	中国工业医学杂志
49	2014年	孙杰，韩敏娟，曹鹏鹏，等	COPD稳定期患者痰上清液与血清IL-6、IL-8及LTB4含量相关性研究	甘肃中医学院，甘肃中医学院附属医院	中国社区医师
50	2014	王金玉	长期暴露于沙尘人群的肺通气功能	兰州大学，兰州市疾病预防控制中心	中国沙漠

续表

序号	年度（年）	作者	文章题目	作者单位	发表期刊名称
51	2014	黄英，王梦嘉，李红梅，等	中西医结合治疗矽肺65例疗效观察	卫生职业教育	甘肃省第三人民医院，兰州大学第一医院
52	2015	寇振霞，邢再玲，梅良英，等	因病致贫返乡农民工健康状况调查及医疗救助模式探讨	甘肃省疾病预防控制中心，中国疾病预防控制中心职业卫生与中毒控制所，湖北省疾病预防控制中心，十堰市职业病防治院，郧西县疾病预防控制中心，陇西县疾病预防控制中心，武山县疾病预防控制中心，中华预防医学会	中国工业医学杂志
53	2015	王宇明，宋荣梅	2009—2013年甘肃省白银市健康危害因素网络直报质量分析	白银市疾病预防控制中心	疾病监测
54	2015	马国强	100例矽肺胸部高千伏X线片与高分辨率CT表现对照分析	甘肃省第二人民医院	甘肃医药
55	2015	张帆，达瑛	SCT和高分辨率CT在尘肺征象上的表现	甘肃省第三人民医院	卫生职业教育
56	2015	廖萍泰，何健，樊玉芳，等	甘肃省职业病防治重点地区职业健康检查结果分析	甘肃省疾病预防控制中心	工业卫生与职业病
57	2015	王玥，王声远，张琳，等	甘肃省某镍矿职业病危害调查及评价	哈尔滨医科大学公共卫生学院，牡丹江市第一人民医院	职业与健康
58	2015	陈旭生，刘艳群，张文，等	高千伏X线片、DR、CT在尘肺病诊断中的应用评价	甘肃省第三人民医院	卫生职业教育
59	2015	陈旭生，刘艳群，张文，等	高千伏X线片、DR及CT联合应用在尘肺病诊断中的应用价值	甘肃省第三人民医院	甘肃医药
60	2015	王东晓，孙杰	慢性阻塞性肺病发病机制的研究进展	甘肃中医药大学	世界最新医学信息文摘
61	2015	杨承博，章小宏	煤矿工人肺通气功能损伤及影响因素分析	甘肃省靖远煤电股份责任有限公司总医院	疾病预防控制通报
62	2017	杨翠丽	矽肺合并肺结核40例临床分析	甘肃省兰州市红古区窑街煤电集团有限公司总医院	世界最新医学信息文摘
63	2017	杨小兰，胡增军，刘丽君，等	矽肺合并下呼吸道感染246株病原菌分析	白银市第一人民医院检验科，甘肃省中医院白银分院科教科	中国工业医学杂志
64	2017	韩春娟	矽肺合并重症哮喘的治疗体会	甘肃省工伤康复中心	甘肃科技

续表

序号	年度(年)	作者	文章题目	作者单位	发表期刊名称
65	2017	廖萍泰,何玉红,樊玉芳	甘肃省疾控中心2012年—2016年职业病诊断情况分析	甘肃省疾病预防控制中心	中国工业医学杂志
66	2017	肖永霞	复杂型尘肺的影像表现	甘肃省窑街煤电集团公司总医院	影像研究与医学应用
67	2017	丁艺	康复护理在矽肺合并慢性阻塞性肺疾病中的应用分析	甘肃省白银市靖远煤业集团有限责任公司康复医院	护理研究
68	2017	安惠萍	职业性接触二氧化钛粉尘对呼吸系统和血压的影响	甘肃矿区疾病预防控制中心	职业卫生与应急救援
69	2018	吴得安,王倩	中西医结合治疗矽肺临床观察	卫生职业教育	甘肃省第三人民医院
70	2018	何耀彩	优质护理模式下心理护理在矽肺患者护理中的应用价值	甘肃省白银市中西医结合康复医院	护理实论
71	2018	贾莉	螺旋CT在尘肺鉴别诊断的应用价值分析	甘肃省第三人民医院	影像研究与医学应用
72	2018	杨彦明	高千伏与低千伏X线胸片诊断尘肺的实效性	甘肃省天水市疾病预防控制中心	影像研究与医学应用
73	2018	杨树义	CT肺功能成像技术在尘肺诊断中的应用	甘肃省舟曲县人民医院	甘肃科技
74	2018	王云兰,司长源	尘肺病53例X线影像特征分析	甘肃省敦煌市疾病预防控制中心	世界最新医学信息文摘
75	2018	曹小俊,雷丰丰,刘华	沙尘颗粒物对大鼠呼吸系统的损伤及作用机制的研究	宁夏医科大学,甘肃省人民医院呼吸科	宁夏医科大学学报
76	2019	赵文莉,廖萍泰,寇振霞,等	甘肃省2010—2017年职业病发病报告情况分析	甘肃省疾病预防控制中心	中华劳动卫生职业病杂志
77	2020	李怡,厚银环,桑迎竹	沙尘天气致呼吸系统损伤及其机制的研究进展	甘肃省人民医院,静宁县人民医院呼,中国科学院西北生态环境资源研究院沙漠与沙漠化重点实验室	中国临床新医学
78	2020	李盛,高金霞,韩晓琴,等	2015—2017年兰州市重点职业病监测结果分析	兰州市第一人民医院,兰州市疾病预防控制中心,兰州大学基础医学院,兰州大学第二医院,兰州市中医医院	环境卫生学杂志
79	2020	李建兵,王玉明,王彩环,等	2015—2019年嘉峪关市重点职业病现况分析	甘肃省嘉峪关市疾病预防控制中心,兰州大学公共卫生学院	疾病预防控制通报
80	2020	张文	64排螺旋CT诊断煤工尘肺的效果分析	甘肃省第三人民医院	影像研究与医学应用
81	2020	赵文莉,李慧,寇振霞,等	2010—2018年甘肃省尘肺病流行特征分析	甘肃省疾病预防控制中心	中华劳动卫生职业病杂

续表

序号	年度(年)	作者	文章题目	作者单位	发表期刊名称
82	2021	赵文莉，李慧，廖萍泰，等	1949年至2019年甘肃省职业性尘肺病流行特征分析	甘肃省疾病预防控制中心	中国工业医学杂志
83	2021	宋荣梅，郝尊敏，王宇明，等	2015—2018年白银市煤矽尘作业工人检出疑似煤工尘肺的结果分析	白银市疾病预防控制中心	工业卫生与职业病
84	2022	赵文莉，李慧，孙卫，等	甘肃省职业性尘肺病现患病例社会保障享受情况分析	甘肃省疾病预防控制中心	中华劳动卫生职业病杂志
85	2022	廖萍泰，寇振霞，赵文莉，等	2016—2020年甘肃省职业病报告及时性分析	甘肃省疾病预防控制中心	中国工业医学杂志
86	2022	李红梅，张旭辉	中西医治疗特发性肺纤维化的研究进展	中医研究	甘肃中医药大学，甘肃中医药大学附属医院
87	2022	李绍玄，董彦荣，王文军，等	甘肃省用人单位职业病危害因素现状调查	兰州大学公共卫生学院，甘肃省卫生健康委员会综合监督局	职业与健康
88	2023	赵文莉，李慧，何玉红，等	甘肃省2010—2020年职业性尘肺病的疾病负担分析	甘肃省疾病预防控制中心	中华劳动卫生职业病杂志
89	2023	赵文莉，李慧，何玉红，等	甘肃省尘肺病患者直接医疗费用及其影响因素研究	甘肃省疾病预防控制中心	工业卫生与职业病
90	2023	赵文莉，何玉红，李慧	2008—2020年甘肃省职业病病例分析	甘肃省疾病预防控制中心	工业卫生与职业病
91	2023	张海涯，赵文莉，何小刚，等	2009—2019年甘肃省尘肺病患者生存情况及影响因素分析	甘肃省疾病预防控制中心	工业卫生与职业病